医院财务分析

田立启　编著

人民卫生出版社
·北　京·

图书在版编目（CIP）数据

医院财务分析 / 田立启编著. -- 北京 : 人民卫生出版社, 2024. 11. -- ISBN 978-7-117-37135-3

Ⅰ. R197.322

中国国家版本馆 CIP 数据核字第 2024TL8962 号

医院财务分析

Yiyuan Caiwu Fenxi

编　　著：田立启
出版发行：人民卫生出版社（中继线 010-59780011）
地　　址：北京市朝阳区潘家园南里 19 号
邮　　编：100021
E - mail：pmph @ pmph.com
购书热线：010-59787592　010-59787584　010-65264830
印　　刷：北京华联印刷有限公司
经　　销：新华书店
开　　本：787 × 1092　1/16　　印张：28
字　　数：646 千字
版　　次：2024 年 11 月第 1 版
印　　次：2024 年 11 月第 1 次印刷
标准书号：ISBN 978-7-117-37135-3
定　　价：98.00 元
打击盗版举报电话：010-59787491　E-mail：WQ @ pmph.com
质量问题联系电话：010-59787234　E-mail：zhiliang @ pmph.com
数字融合服务电话：4001118166　E-mail：zengzhi @ pmph.com

前言

当前，我国正在推进公立医院高质量发展。公立医院高质量发展的总体要求，就是通过努力，实现公立医院发展方式从规模扩张转向提质增效，运行模式从粗放管理转向精细化管理，资源配置从注重物质要素转向更加注重人才技术要素。促使公立医院坚持公益性和主体地位、提供公平可及系统持续的医疗服务，更好地满足人民日益增长的医疗卫生服务需求。

医院要推进高质量发展，就要整合医疗、教学、科研等业务系统和人、财、物等资源系统，建立医院运营管理决策支持系统，推动医院运营管理的科学化、规范化、精细化。医院运营管理是一个复杂的系统，信息就是这个系统的内生性要素之一。医院的医疗、教学、科研等活动最终都可以反映到经济活动上来，通过对医院经济活动的分析，可以诊断医院管理存在的问题，检验、衡量医院的管理水平，促进医院管理系统的改善。

财务分析在实现医院决策科学化、改善运营管理及政府对医疗行业管理、促进医疗资源有效配置与使用方面发挥重要作用。然而，我国医院财务分析长期以来缺乏系统性、规范性的框架体系，在实际工作中，许多医院并没有开展规范的财务分析工作，即便开展了，医院也还存在许多的问题，一定程度上影响了医院的高质量发展。因此，医院必须建立、健全财务分析体系，通过开展财务分析，揭示医院管理的成效及存在的问题，为医院决策提供有效的信息，实现医院管理决策的科学化。本书写作的初衷就是为了适应医院财务分析的内容和现实的需求，探索医院财务分析的基本理论和技术方法。

本书构建了医院财务分析的框架体系，系统地阐述了医院财务分析的基本理论、基本方法，将理论与实践紧密结合在一起，同时吸收、借鉴了国内外最新财务分析研究成果。本书共由十章组成。

第一章讲解了医院财务分析的基本理论、基本方法、分析内容等。

第二章讲解了作为财务分析背景的财务信息问题。

第三章至第五章讲解了医院资产负债表、收入费用表、现金流量表的阅读、质量分析问题。

第六章讲解了医院偿债能力分析的理论与方法。主要包括影响偿债能力的基本因素，短期及长期能力分析等问题。

第七章讲解了医院运营能力分析的理论与方法。主要包括运营能力分析框架，影响运营效率因素分析，资产的使用效率分析等问题。

第八章讲解了医院盈余能力分析的理论与方法。主要包括医疗收入分析、医疗费用分析、成本分析、盈余分析等。

第九章讲解了医院发展能力分析的理论与方法。主要包括医院发展能力分析模型构建、指标体系设计及分析问题。

第十章讲解了医院财务综合评价、财务分析报告撰写问题。

作为一本以学术性和实践性相结合的财务分析专著，本书的特色可以概括为以下几个方面：

1．理论与实践相结合　本书通过理论与实践相结合的方式，系统构建了医院财务分析体系。在理论层面实现了将财务分析理论应用于医院的财务分析，建立了具有医院特点的财务分析理论体系。在实践层面，作者利用长期的财务分析的实践的经验，在阐述基本理论的基础上引进诸多的实务分析技巧，并辅之以具有实证意义的分析案例，对于医院管理人员具有很好的指导和示范作用。

2．突出应用性、操作性　本书在编写过程中非常注重案例的引入，穿插了大量的案例。这些案例大多取自于近年来我国医院及行业的真实数据及事件，因而本书不仅具有很强的可读性，而且具有良好的实用性，有助于提高读者分析问题和解决问题的能力。

3．内容新颖、视角独特　本书是根据最新的政府会计制度、医院具体特点而编写的，该书内容新颖、完全符合医疗行业政策、法律法规，避免了教学与实务的脱节。在写作本书的过程中，所引用的案例主要是某医院连续五年的真实数据，通过这样一个有时间跨度的实例，完整地展示了整个医院的财务分析体系，使得读者可以系统学习医院的财务分析理论与实务。

本书是作者结合国内外财务分析理论及最新进展，总结多年从事医院财务分析的经验而撰写的一本详细、全面和实用的有关医院财务分析的书籍。但愿本书能为实现医院财务分析规范化、科学化，推动我国对卫生健康经济管理队伍建设、卫生健康经济领域治理体系和治理能力现代化、推动我国医院高质量发展起到积极作用。

本书适合医疗卫生机构从事管理的人员学习、培训，也适合政府主管部门、医疗保险部门相关人员阅读参考，还可作为医学院校卫生经济、管理专业的教材。

本书写作过程中参考了大量的学术专著和文献资料，这些专家学者的真知灼见让笔者获益匪浅，在此对他们表示诚挚的敬意。

由于时间和精力所限，本书不足之处在所难免，敬请读者批评、指正！

田立启
2024 年 2 月

目录

第一章
医院财务分析概述

本章概要

财务分析对医院的财务状况、运营成果以及财务总体情况和未来发展趋势的分析和评价。本章介绍了医院财务分析的概念、作用，财务分析与相关学科的关系；医院财务分析的主体及目的；医院财务分析的内容、程序、财务分析的局限性；介绍了医院财务分析常用的方法。

学习目标

1. 掌握医院财务分析的概念、作用。
2. 了解医院财务分析的主体及目的。
3. 掌握医院财务分析的内容与程序。
4. 掌握医院财务分析常用的方法。

第一节 医院财务分析的概念与作用

一、医院财务分析的概念

医院财务分析是一定的财务分析主体以医院的财务报表和其他材料为依据，采用专门的方法，对医院的财务状况、运营成果、财务风险以及财务总体情况和未来发展趋势的分析和评价。现阶段，随着我国医药卫生体制改革的不断深入，我国医院的管理体制和运行机制都发生了深刻的变化，医院的财务活动也变得极为复杂。因此，科学、合理地分析与评价医院的财务状况及趋势，对于加强医院科学管理，实现医院可持续发展具有积极的意义。

一般来讲，财务分析的基础就是财务报表。财务报表分析产生于 19 世纪末 20 世纪初，当时借贷资本在企业资本中的比重较大，银行需要对贷款人进行信用调查分析，借此判断客户的还款能力，随着社会筹资范围的扩大，公众进入资本市场，投资人要求的信息更为广泛，财务分析由银行对借款人的偿还能力的分析，扩展到为投资人的盈利分析。这时的财务分析开始对企业的获利能力、资本结构、利润等进行分析，从而发展成为比较完善的外部财务分析体系。

公司组织发展起来后，财务分析的领域得以扩展。财务分析已不仅仅限于初期的银行信用分析和一般的投资分析，财务分析的领域逐渐扩展到对企业进行全面的、系统的筹资分析、投资分析和经营分析。同时，公司管理当局为取得投资人和债权人的支持和信任，也开展了内部财务分析，他们通过财务分析找出公司管理缺陷及发展趋势，为公司管理决策提供依据。随着社会经济发展，财务分析在资本市场、企业重组、绩效评价、企业价值评估等领域中的应用也越来越广泛。

1949 年以后，由于在医院管理体制上片面强调医院是福利事业，且实行高度的集中化管理，不进行严格的经济核算，不搞成本核算。当时医院运营的显著特点是“大锅饭、独家办、一刀切、不核算”，根本不分析医院的运营状况，所谓财务工作只局限于记账、报账和算账。党的十一届三中全会以来，在我国改革开放的大好形势下，在卫生事业也要按经济规律办事的时代背景下，许多有志之士，从各地的实际出发，认真研究卫生机构的经营管理，研究医疗服务成本的管理和控制，制定了各种形式的经济责任制，对促进卫生事业的发展起了积极的作用。同时，由于医院自身管理以及政府在投资卫生系统配置及布局的需求，许多医院开始对医院财务进行分析，并且上级政府也将医院的财务指标纳入对医院评价指标体系中。但是，至今在医院管理中，尚未形成一套科学完整的有关医院财务分析与评价的指标体系。

当前，深化医改进入深水区和攻坚期，医院也进入高质量发展的机遇期。加强医院的科学管理，满足人民群众不断增长的医疗服务需求，促进以患者为中心的服务模式、以成本和质量控制为中心的管理模式、以医疗质量和服务绩效为核心的分配制度和现代化医院新型管理模式的建立，是深化医改、改善民生、提升全民健康水平的要求。因此，科学合理地分析与评价医院的财务状况，对医院实现有效管理，提高医院的经济和社会效益，促进医院的可持续发展具有积极的意义。

二、医院财务分析的作用

对医院的运营状况进行科学合理的财务分析和评价，可以透视医院经济活动的内在联系，同时将医院的经济状况与内部条件、外部社会相结合，进行综合分析，可以找出医院自身的优势与弱点，可以对医院的财务状况进行实事求是的评价。财务分析的最基础的功能是将大量的报表数据转换成对医院决策有用的信息，减少决策过程中的不确定性。具体来讲，医院财务分析的功能和作用有以下几个方面。

（一）有助于评估医院的经济实力

经济实力是医院综合竞争力的重要组成内容，医院的综合竞争能力的大小受许多因素的影响，如医疗技术、服务质量、科研水平、人力资源质量以及管理能力、技术能力、变革能力、经济实力等。医院经济实力的强弱主要表现为资产规模状况、运营能力、成本水平、发展能力等。在市场经济下，保持医院有较强竞争力的先决条件是医院有良好的可持续发展能力，医院要实现可持续发展应该有良好的收入能力、较高的费用管理水平及经济效益。而经济效益的高低，通常是用收入增长率、营业边际比率等指标加以衡量和预测。对医院来讲，在政府投入一定的情况下，获利能力的高低将直接决定其未来发展。债权人尤其是长期债权人，也会十分注重其债务人的潜在盈利能力，因为盈利能力对长期偿债能力具有重要意义。

（二）衡量医院运营业绩及管理者对受托责任的履行情况

通过对医院财务会计报告等资料进行分析，可以了解医院营运能力、偿债能力、盈余能力、发展能力等，便于医院管理者及其他报表使用者了解医院财务状况和运营结果，并通过分析找出影响财务状况和运营成果的因素，便于管理者进行管理和监督。同时，通过财务分析有助于科学合理评价管理者的工作业绩，评价其受托责任的履行情况，并据此奖优罚劣，以促进管理者不断改进工作。

（三）评价医院的管理效率及改进管理

无论是政府投资、社会捐赠，还是债权人将资金投放到医院，都会关注医院的运营管理状况。医院的资产是医院拥有或控制的经济资源，本身就体现出投资者对管理者委托运营的责任，资产管理效率或营业效率如何，通常需借助于各种资产周转率指标加以衡量和评价。通过财务分析可以寻找医院财务管理中存在的问题及原因，发现进一步提高利用效率的可能性，以便从各个方面揭露矛盾、找出差距、寻求措施，促进管理决策的科学化，不断提升医院管理效率。

（四）评估医院的运营风险

医院的财务风险和运营风险，以及其未来发展是利益相关者进行投资、信贷或运营决策的重要依据，而有关一个医院的财务和运营风险、收益及未来发展趋势，主要是通过财务分析来实现。因此，进行财务分析，对利益相关者评估医院可能存在的风险具有重要意义。

（五）预测医院未来发展趋势

医院的未来运营活动都是在一定的客观环境条件下进行的，都要受到客观条件的制约。医院为了科学地组织医疗活动，最有效地使用人力、物力和财力，实现最佳的经济效益，在规划未来的运营活动中，必须善于从客观的经济条件出发，按照客观经济规律办事，预测医院未来发展趋势，并据以作出正确的决策。医院的财务分析在医院的预测中具有重要的作用，因为通过财务报表分析，可以从经济活动这一复杂的现象中，把那些偶然的、非本质的东西摒弃，抽出那些必然的、本质的东西，然后针对医院目前运营的情况，对未来的发展趋势，作出相应的决策。对医院财务报表所提供的会计信息和其他经济信息，通过分析、加工，使之形成与预测医院未来发展的趋势有相关性的高级信息，从而提高经济决策的科学性。

（六）为政府及卫生管理部门制定宏观卫生政策提供依据

对医院财务进行分析是制定卫生政策、物价收费政策、财政政策、医保支付与筹资政策的重要依据和前提。通过对医院提供的报表及有关资料的汇总、分析，可以分析整个医疗卫生行业经济运行状况，各种政策法规的落实和执行情况，为完善政府卫生政策提供依据和帮助。

三、财务分析与相关学科的关系

财务分析是在医院经济分析、财务管理和会计基础上形成的一门综合性、边缘性学科，它依据经济理论和实践的要求，综合了相关学科的长处，形成的一门具有独立的理论体系和方法论体系的经济应用学科，它与经济活动分析、财务会计、管理会计、财务管理等学科之间既有联系，又有显著区别。

（一）财务分析与经济活动分析

从财务分析与经济活动分析的关系看，它们的相同点在于“分析”，它们有着相同的分析程序、分析方法、分析形式等。它们的区别主要表现在：

1．财务分析与经济活动分析的对象和内容不同。财务分析的对象是财务活动，包括资金的筹集、投放、运用、回收、分配等。经济活动分析的对象是医院的经济活动，它包括医院的财务活动和一切医疗活动。

2．财务分析与经济活动分析的依据不同。财务分析的依据主要是医院财务报告资料及有关的医疗信息等。经济活动分析的资料包括医院内部的各种会计资料、统计资料，医院管理、人力资源、设施设备等资料。

3．财务分析与经济活动分析的主体不同。财务分析的主体具有多元性，它既可以是政府、医疗保险管理机构、卫生管理部门、债权者，又可以是医院管理者、员工及其他与医院有关或对医院感兴趣的部门、单位或个人。经济活动分析通常是一种运营分析，分析的主体一般是医院管理当局。

（二）财务分析与财务会计

财务分析与财务会计的相同点在于两者的前提一致，都遵循会计主体独立、持续经营、货币计量等基本假设；两者的目的相近，都是为决策和管理服务。财务分析与财务会计存在非常密切的联系，主要表现在：

1．财务会计是财务分析的基础，财务分析以财务会计核算的报表资料为依据进行，没有财务会计资料的正确性，就没有财务分析的准确性。

2．财务分析中的财务报表会计分析，要以会计原则、会计政策选择为依据，财务会计定期提供医院过去和目前的经济活动的会计信息，财务分析利用这些会计信息，分析医院的运营及财务状况。从这一角度来说，财务分析也是财务会计的一部分。在我国，医院的财务会计中包括会计分析部分，但是财务会计中的财务报表分析或会计分析以及依据会计资料进行的分析，并不是财务分析的全部含义，财务分析还包括对管理会计资料，其他业务资料及医疗市场信息资料的分析。

财务分析与财务会计存在着密切的联系，同时两者也有明显的区别，主要表现在：

1．研究对象不同　财务会计是研究如何通过会计核算程序客观、公正、准确地反映医院的医疗活动的成果，财务分析则是研究如何分析医院的运营及财务状况。

2．研究内容不同　财务会计研究的是记账和核算方法、程序，财务分析研究的是以会计报表为主的会计信息。

（三）财务分析与管理会计

管理会计是研究财务预测、财务决策、财务控制和财务考核与评价方法的科学，通常分为规划与决策会计和控制与业绩评价会计两部分。管理会计的目的是寻求对医院财务状况进行有效预测、决策和控制的方法和手段，它对医院的财务管理工作起着深化和推动的作用。目前，管理会计已成为医院财务管理的有效工具。财务分析与管理会计具有一定的联系，管理会计在一些步骤上应用财务分析方法，财务分析也需要以管理会计资料为依据进行。两者的相同点是：对医院来说目标相近，都是为医院的决策提供信息，为医院的管理服务。但是，财务分析无论是从理论体系，还是从方法论体系上都与管理会计有明显不同，二者的区别主要表现在：

1．职能不同　管理会计侧重于预测和决策；财务分析则注重于分析和判断。

2．服务对象不同　管理会计主要侧重为医院内部管理服务，规划和控制医院运营管理活动；财务分析则服务于与医院有利益关系的所有当事人。

3．所受限制不同　管理会计可以不受会计准则、会计制度的严格限制，其核算方法可以根据实际情况采用多种多样的专门方法。财务分析的主要依据是财务报告资料，财务分析只能建立在有关会计核算制度或法律的基础上，受到有关核算原则和法律的制约。

（四）财务分析与财务管理

财务管理是研究如何筹集资金、运用资金和有效管理资金的科学，财务会计提供的会计信息和财务管理产生的财务结果是财务分析的主要依据。通过财务分析，揭示医院运营和财务管理的状况，可以促进医院提高决策能力和财务管理水平。因此，财务分析反过来又促进医院财务管理和财务会计工作。

1．财务分析与财务管理的相同点

（1）基础相同：财务分析和财务管理都以财务会计信息为基础，离开了客观、公正、准确的财务会计信息，就无法实施有效的财务分析和财务管理。

（2）研究内容相近：两者都将医院经济活动中的财务问题作为研究对象。

（3）目的相近：都是为医院的管理服务。

2．财务分析与财务管理的区别

（1）职能与方法不同：财务分析的职能与方法的着眼点在于分析，财务管理的职能与方法的着眼点在于管理。财务管理包括预测、决策、计划、预算、控制、分析、考核、评价等，财务管理中的财务分析往往只局限于对财务报表的比率分析，不是财务分析的全部含义。

（2）研究财务问题的侧重点不同：财务分析侧重于对医院财务活动状况和结果的研究；财务管理则侧重于对财务活动全过程的研究。

（3）服务对象不同：财务管理主要为医院内部管理服务；财务分析服务对象包括政府、卫生管理部门、财政、医疗保险机构、债权人、投资人及医院内部管理当局等利益相关者。

财务分析与经济活动分析、财务会计、管理会计、财务管理既有密切联系，又有明显区别。但是，无论是经济活动分析、财务管理，还是财务会计、管理会计都不能完全代替财务分析，财务分析是在医院经济活动分析、财务会计、管理会计、财务管理等学科基础上形成的一门独立的综合性边缘学科。所谓独立性是指它将与医院的经济活动分析、财务管理、财务会计、管理会计相互并列，而不是某学科的组成部分；所谓综合性边缘性是指财务分析不是对原有学科中关于财务报表分析问题的简单重复或拼凑，它是依据经济理论和实践要求，综合了相关学科的长处而形成的一门具有独立的理论体系和方法论体系的经济应用学科。

第二节 医院财务分析的主体

医院财务分析是与医院利益相关的各个组织或个人根据各自的目的，使用各种技术对医院的财务报表所提供的数据进行分析、比较和解释，据此对医院的运营状况作出判断。由于不同利益相关者关心医院的目的和侧重点的不同，为了从一般目的的财务报表中得出自己感兴趣的信息，他们往往需要根据自己的目的，使用各种技术方法对财务报表数据进行加工、处理和分析，进而得出结论。

一般而言，医院的财务分析主体分为内部主体和外部主体。内部主体是指对医院进行财务分析的医院内部人士，主要包括：①医院管理者；②医院员工。外部主体主要是对医院进行财务分析的医院外部组织或个人，包括：①债权人；②政府部门；③供应商；④投资者；⑤医疗保险机构；⑥社会公众；⑦竞争对手；⑧其他组织等。这些利益相关者构成了医院财务分析的主体。如图 1-1 所示。

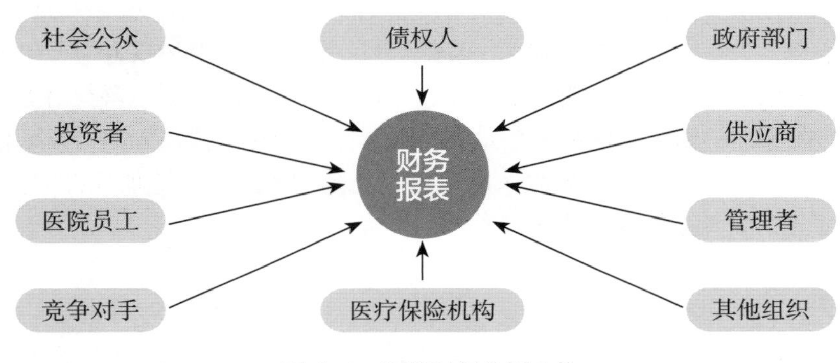

图 1-1　医院财务分析主体

所以医院财务报表分析的主体是由各种各样的组织和个人组成的，财务分析可以帮助分析主体加深对医院的了解，减少判断的不确定性，从而增加决策的科学性。不同的财务分析主体需要通过医院的财务分析作出相应的决策，因而在进行财务分析时有各自不同的分析目的。

一、管理者

医院的管理者作为医院委托代理关系中的受托者，对医院的财务状况和运营成果承担相应的责任。为了完成其受托责任，他们需要对医院进行有效的管理与监控。同医院外部的所有者和债权人相比来说，医院的管理者虽然拥有更多了解医院信息的渠道和监控医院的方式与方法，但是财务信息仍然是一个十分重要的信息来源，财务分析仍然是一种非常重要的监控方法。与外部分析主体相比，医院的管理者作为内部的分析主体，所掌握的财务信息更加全面，所进行的财务分析更加深入，而财务分析的目的也就更加多样化。

医院的管理者对医院的医疗活动进行日常管理，就需要通过财务分析及时发现医院运营中的问题，以便进行有效地控制与科学规划。

医院的管理者通过财务分析，可以全面掌握医院的运营能力、偿债能力、盈利能力、可持续发展能力等信息，从而为医院的发展作出科学合理的发展战略和策略。

医院的管理者还可以借助于财务分析检查各项财务计划的完成情况，了解医院内部的各个部门和员工的业绩进行评价和奖惩，并为今后的医院运营编制科学的预算等。

二、医院员工

医院的员工与医院存在着雇佣关系，医院财务状况的好坏与其自身的利益具有密切的关系。员工通过分析医院的财务状况，可以判断其工作的收益性、稳定性、安全性以及福利和保障等。另外员工还可以通过财务分析了解自己以及所在医院的业绩和存在的问题，为今后的工作找到方向。

三、债权人

医院的贷款提供者是医院的重要债权人，它们将资金提供给医院，一方面要求医院按期偿付贷款本金，另一方面要求医院支付贷款利息。因此，医院债权人需要对医院的信用和风险情况以及偿债能力进行分析。他们通过密切观察医院的有关运营与财务状况，及时搜集与分析医院相应的财务与非财务信息，从而对医院的短期偿债能力与长期偿债能力作出理性的判断，以便决定是否需要向医院提出其他附加条件，如追加抵押或担保的要求，以及应该继续合作或者提前收回债权等。

四、供应商

医院的供应商是医院药品、材料、设备等资源的提供者。它们在向医院提供药品、材料和设备时即成为医院的债权人。对医院的供应商来说，医院缺乏流动性和短期偿债能力，将直接影响到他们的资金的周转。如果医院是该供应商的重要客户，则当医院拖欠货款时，供应商将面临是否继续供货的两难选择。继续供货，可能为自身带来坏账损失；停止供货，又将失去一个重要的客户，影响其销售规模。因此，供应商对医院的流动性和长期偿债能力也会非常关注。

五、政府管理部门

我国的公立医院是由政府举办的社会公益性事业。政府管理部门在履行职能时，往往需要财务分析。政府的财政补偿政策、医疗服务价格政策、药品加成政策、医保政策以及国家卫生资源的筹资、配置政策等都需要通过分析医院的经济运行状况来制定。因此，政府相关的职能部门也是医院财务分析的主体之一。

政府管理部门对医院的财务分析有利于监督医院是否遵循了相关政策法规，强化对医院的管理，以维护正常的医疗市场秩序，保障国家和社会的利益。

六、医疗保险管理机构

我国的医疗保障体系主要由城市职工医疗保险、城镇居民医疗保险、农村新型合作医疗组成。医疗保障体系有两大功能，其一是筹资，即确保医药费用负担的风险可以在广大的人群中分担，解决“看病贵”的问题；其二是购买，即代表参保者的利益，扮演第三方购买者的角色，以较低的成本购买较好的医疗服务，控制医疗费用的上涨并保证医疗质量，促进医疗机构通过竞争提升服务效率。保险管理机构在履行职能时，必须对医院的财务进行分析，通过财务分析了解医院的费用水平、成本状况、服务质量及资源的使用效率等，以确保医疗保险资金的科学、合理地筹集与使用。

七、社会公众

医院的服务对象是社会人群，通过提供医疗保健服务来满足人们的医疗需求。医疗服务产品与其他商品相比具有明显的特殊性，因此社会公众对医院的关心是非常强烈的。他们不仅关心医院的服务质量、技术水平、医疗流程，同时还非常关注医院的收费价格水平、医院的医疗行为以及医疗费用的水平等，为他们的消费选择提供依据。要了解这些方面的信息，社会公众需借助于对医院的财务的分析。

八、竞争对手

医疗市场中的竞争对手希望了解医院财务状况的信息，如收入、成本、费用以及运营效率等方面的指标。一方面可以作为参照来判断医院之间的相对效率与效益，找出其同竞争对手之间的差距及优势，为医院的竞争能力打下基础；另一方面也可以为今后的兼并重组提供依据。

九、投资者

投资者是指医院的投资人或股东。投资者进行财务分析希望了解如下问题：一是医院当前与长期的盈余水平高低，以及医院盈余是否容易受重大变动的影响；二是医院目前的财务状况如何，医院的风险与报酬如何；三是与其他竞争者相比，医院处于何种地位。

十、其他组织

其他一些与医院经济有关的企业、事业单位以及社会中介机构，如会计师事务所、律师事务所、资产评估事务所以及经济咨询机构等也会关注医院的财务状况。

第三节　医院财务分析的内容与程序

一、医院财务分析的内容

医院财务分析的内容取决于其分析主体和分析动机，不同的分析主体所关注的经济与财务侧重点不同，因此分析的内容也有差异。通常来说，医院财务分析有如下一些内容。

（一）偿债能力分析

1．流动性与短期偿债能力分析　流动性是指医院的资源满足短期现金需要的能力。医院的短期现金需要通常包括支付日常医疗活动的开支和偿还短期债务的需要。医院的流动性越强，医院的日常支付能力和短期偿债能力就越强，医院的日常医疗活动就越顺畅，短期债务就越安全。

医院的流动性与短期偿债能力直接关系着医院的运营安全和短期债务安全，而安全是医院生存和发展的前提。因此，不仅短期债权人会重视对医院流动性与短期债权能力的分析，医院管理者、政府、员工等都会关注医院的流动性和短期偿债能力。

2．财务风险与长期偿债能力分析　医院的财务风险有广义和狭义之分。广义的财务风险是指医院由于外部环境因素不确定性的影响而带来的债务偿还、收益水平下降等的可变性。狭义的财务风险又叫筹资风险，是指在医院的发展过程中与筹资活动有关的风险，也就是医院偿还债务的不确定性。医院的财务风险与医院长期的偿债能力密不可分。如果医院不能偿还到期的长期债务，必然会影响医院的发展和正常的医疗活动。

医院的财务风险和长期偿债能力直接关系到医院的长期运营安全和长期债务安全。医院的风险同收益成正比，医院如何通过财务杠杆，正确处理好医院发展同风险的最佳平衡，就成为长期债权人、医院管理者、政府等分析主体所关注的内容。

（二）运营能力分析

资产是能为医院带来经济利益的经济资源，同时又是对负债和净资产的保障。因此，医院的资产管理水平直接影响着医院的效率及可持续发展。医院的资产管理主要包括资产结构和资产管理效率等内容。医院的资产管理水平与运营能力从深层次上影响着医院的安全性和资产的使用效益，因而是医院管理者、债权人、政府、医疗保险管理机构等分析主体所关注的内容。

（三）盈余能力分析

医院是公益性事业单位，不以营利为目的，但其在向社会公众提供医疗服务时所发生的支出必须得到补偿，这是医院实现持续发展的前提。假如医院在运营中持续亏损，其就会失去生存的能力，最终会影响人民群众的健康水平，所以关注盈余是医院管理者不能回避的问题。医院的盈余能力体现在收入水平、成本费用状况以及与资金占用有关的盈余能力指标。通过对医院盈余能力的分析，可以了解医院发展的稳定性和持续性，同时找出影响医院盈余能力的关键因素，从而为医院从内部管理入手，强化医院成本费用管理，提高效率提供依据。可以说盈余能力的分析是现代医院财务分析中最为重要的内容。

（四）发展能力分析

传统的医院的财务分析是从静态的角度出发分析医院的财务状况和经营成果，只强调偿债能力、收支结余能力和营运能力的分析。面对日益激烈的医疗市场竞争，单纯静态的财务分析是不够全面的。首先，医院的价值取决于未来的可持续发展能力以及竞争能力，取决于医院的技术能力，效益与效率在未来的增长以及医院在市场中的竞争地位和竞争能力，而不是过去或目前所取得的经营效果。其次，增强医院的盈利能力、资产营运效率和偿债能力，都是为了未来的生存和发展的需要，是为了提高医院的持续发展能力和竞争能力。所以要全面衡量一个医院的价值，不仅要从静态角度分析其经营能力，还应从动态角度出发，分析和预测医院的发展能力。

（五）综合分析

综合分析就是对医院的各个方面进行系统、全面分析，从而对医院的财务状况和经营成果作出整体的评价与判断。由于医院是一个不可分割的主体，各个方面有着千丝万缕的联系，因此各分析主体在对上述内容进行侧重分析后，还应将这些内容融合起来，对医院的总体情况做一定的了解。尤其对医院管理者而言，要关注医院的生存与发展，就必须全面把握医院的运营状况，并找到其中的各种联系，为医院的管理指明方向。

在医院的财务分析中还应关注对竞争能力、风险防范能力的分析。同时，医院作为公益性事业单位，还应承担社会责任。因此，对医院的财务分析还应该分析其在执行国家医疗收费价格、医疗费用控制等方面的内容。

二、医院财务分析的程序

医院财务分析的程序是指医院进行财务分析所应遵循的一般规则，财务分析程序是进行财务分析的基础与关键。为了有效地分析财务信息，使财务分析能够顺利进行，并对医院的财务状况作出准确的判断，保证分析质量，建立规范与合理的财务分析程序有着十分重要的意义。医院的财务分析不是一种固定程序的工作，不存在唯一的通用分析程序，一般情况下医院财务分析应按照以下程序进行。如图 1-2 所示。

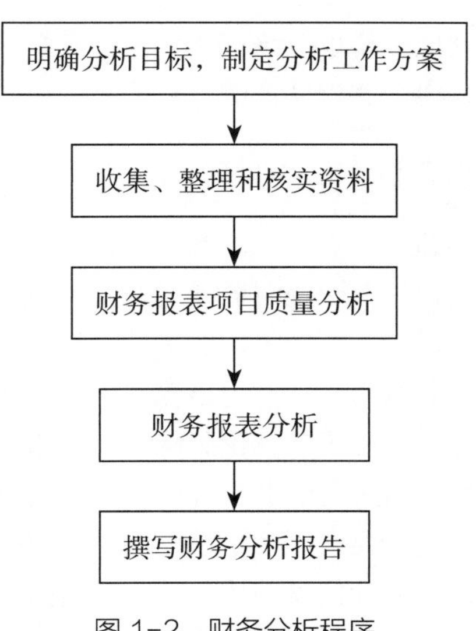

图 1-2　财务分析程序

（一）明确分析目标，制定分析工作方案

明确分析目标是财务分析的关键，财务报表分析过程应始终围绕着分析目标而进行。医院的财务分析主体不同，财务分析的内容不同，财务分析的目标也会不同，这就要求分

析者首先应明确分析目标。分析目标确定之后，就应该根据分析目标所确定的内容和范围，确定分析的重点内容，分清主次和难易，并据此制定工作方案。财务分析工作方案一般应包括：分析的目的和内容、分析工作的步骤、标准和完成的时间、分析人员的分工和职责等，周密的工作方案有利于分析工作的顺利进行。

（二）收集、整理和核实资料

收集、整理和核实资料是保障分析工作质量和分析工作顺利进行的基础性程序。一般来说，资料的收集、整理与核实应该贯穿于医院财务工作的始终，在日常的工作中就应该注意收集资料，应尽量避免在进行分析时才收集资料，切忌在资料不全时就着手进行技术性分析。医院财务分析的主要依据是医院的财务数据，而财务报表是财务数据的主要载体，因此财务报表是需要收集的最主要资料，包括资产负债表、收入费用表、医疗业务成本报表、现金流量表等。另外，报表附注、财务情况说明书也是财务分析需要参考的资料。除此之外，进行财务分析还要收集内部医疗业务方面的有关资料、医院人力资源方面的资料。同时还要收集医院外部的宏观政治经济形势信息、医疗卫生行业信息、其他同类医院运营方面的信息。资料收集可以通过查找资料、专题调研、座谈会或有关会议等多种渠道来完成。

收集资料的过程中还需要对所收集的资料进行整理，整理资料是根据分析的目的、内容和范围，将资料进行分类、选择和修正，并做好登记和保管工作，使之便于使用和理解，以便提高分析工作的效率。

核实资料是财务分析的一个重要环节，目的是保证资料真实、可靠和正确无误。对医院的财务报表以及其他的相关资料要全面审阅，对于不正确或不具有可比性的资料，应要求改正和剔除、调整。对于其他资料也应该核实，摸清其真实性和可靠程度，并分清有用和无用，对于无用的资料、真实可靠程度低的资料应当舍弃。

（三）财务报表项目质量分析

医院财务报表的质量分析即重点对医院的资产负债表、收入费用表、现金流量表等报表的各个明细项目进行解读，评价医院的财务状况与经营成果的真实程度。其中对资产负债表着重分析各项目的质量状况以及资产结构、负债结构、净资产结构等；对收入费用表着重分析收入与费用的配比及其真实性；对现金流量表的分析，了解医院本期及以前各期现金的流入、流出及结余情况，从而正确评价医院当前及未来的偿债能力和支付能力，发现医院在财务方面存在的问题。通过对财务报表的质量分析判断医院的会计系统是否真正地反映医院经济状况。通过对会计要素不确定性的确认和对会计政策适当性与会计估计合理性的评价，分析人员可以评估会计信息的质量，同时通过对会计灵活性、会计估计的调整，修改会计数据，为财务分析奠定基础，增强财务分析结论的可靠性。

（四）财务报表分析

在上述工作的基础上，分析人员可以利用各种分析工具对医院的财务状况进行分析，包括偿债能力分析、盈余能力分析、运营能力分析、发展能力分析等，从而对医院的财务状况有一个全面的分析。在进行财务分析时，应根据分析的目的和要求选择正确的分析方法和分析指标。债权人要进行医院偿债能力分析，必须选择反映医院偿债能力的指标或反映医院流动性的指标进行分析，如流动比率、速动比率、资产负债率等指标；投资者要进行财务分析，应选择反映医院盈余能力的指标进行分析，如总资产盈余率、净资产盈余率等。正确选择与计算指标是正确判断医院财务状况的关键所在。

在医院的财务分析过程中，应将医院作为一个整体来看待，进行财务分析的目的是管理决策所用，如果忽视了财务状况的综合分析，仅对单项的指标进行分析，是不可能发现问题的实质的，也不可能得出合理的财务分析结果。因此，应根据有关指标之间的关系，将反映偿债能力、盈余能力、运营能力、发展能力等各项指标有机结合起来进行综合分析，甚至还需要结合一些非财务指标来进行衡量和判断，如管理者基本素质、患者满意度、创新能力等指标，这样才能对医院的财务状况作出更深入、更细致的分析，从而对医院运营业绩的优劣作出合理的判断和评价。

（五）撰写财务分析报告

财务分析报告是分析组织和人员，对医院财务状况和运营成果进行分析和评价的书面文件。分析报告要对分析时期、分析过程、所采用的方法和依据作出交代，要对分析目的作出明确回答，评价要客观、全面、准确，要做必要的分析。分析报告中还应包括分析人员针对分析过程中发现的问题，提出改进措施或建议，并对今后的发展提出预测性的分析意见。

三、医院财务分析的局限性

医院财务分析的主要依据之一是来自于医院的财务报告，财务报告本身的缺陷而造成的财务分析的局限性也就在所难免，这种局限性一般表现在以下几方面。

1．会计报表的历史成本原则可能使其反映的数据同现行的价格有差距。我国医院的报表是以历史成本原则编制的，从而要求医院的资产按照取得的成本计价，负债按发生时交易的资产或劳务的价格或约定的金额计量，而且一旦入账，就不再考虑市价的变动。这就使得它所揭示的信息难以符合现实的情况，从而损失财务报表的有用性。

2．财务报告是在医院的会计政策与会计估计的基础上而编制的，不同会计政策与会计估计的运用在一定程度上会影响到医院财务信息的可比性，进而影响到医院财务分析结果的合理性与可利用性。

3．会计报表是以货币计量为前提，使其难以对非货币计量的因素进行全面的反映。由于财务报表提供的数据必须能用货币计量，但医院的许多重要信息难以通过货币计量，如医院人力资源状况、医疗技术、服务质量、市场拓展、医疗流程、医院发展规划等方面的信息在财务报表中不能体现，而这些内容却对医院的经营发展具有重大的影响。因此，以财务报表为主要信息依据的财务分析结果存在着反映内容方面的缺陷。

4．财务分析只是对过去的历史资料进行分析，只能作为未来的参考，并非绝对可靠。医院财务报表的数据，是医院过去的经济活动的结果，是作为对医院过去经营活动的总结，其反映的是静态的、滞后的、过去的信息。因此，用医院的财务分析的数据来预测未来时，只能作为动态预测的参考。

5．医院的财务信息有可能被人为操纵或粉饰。医院发生的业务有一些虽已发生，但其发生的金额或发生时间需要会计人员的判断来决定，由于会计人员的主观能动性和其他人为因素的影响，医院的财务报表及其所提供的信息有可能被人为操纵或粉饰。在此基础上所进行的财务分析便不可避免地带有了人为修饰的痕迹，无法准确地评价医院的现状，不能客观地反映医院经济活动状况。

6．医院的财务分析受到环境的制约。由于医院的财务报告是由医院编制的，在编制报告时具有很大的倾向性，使得财务分析结果的公正性、客观性受到制约，同时由于在实际分析时，对财务分析方法选择的人为偏好以及分析人员的专业水平及素质等，都会影响到医院财务分析的质量。

第四节 医院财务分析的方法

在财务分析中，分析主体可以根据不同的目的选用不同的方法，这里对常见的几种分析方法作简要的介绍，这些方法在后面章节的具体分析中都会用到。

一、比较分析法

（一）比较分析法的概念

比较分析法是将相关财务数据或财务指标数值与所确定的比较标准进行对比分析，计算其差异数，并分析差异产生的原因或以此推测指标变动的趋势的一种分析方法。用于比较的数据既可以是绝对数，也可以是百分比数据，还可以是各种财务比率。

比较分析法在于揭示财务活动中的数量关系和存在的差距，从中发现问题，为进一步分析原因，挖掘潜力指明方向。比较分析法是最基本的分析方法，在财务的分析中被广泛应用，而且其他分析方法也是建立在比较分析法基础上的。

比较分析法所用于比较的标准，常见的有历史标准、医院计划或预算标准、行业标准、行业先进医院指标等。

1．历史标准 所谓历史标准，就是以医院历史数据为标准。历史数据可以是历史上曾达到的最佳水平、历史平均水平等。将医院的当期运营情况同历史情况进行比较，属于一种纵向比较。通过纵向比较可以确定项目增减变动的方向和幅度以及变动趋势，也可以及时发现其中一些重大事项及偶发因素对医院运营的影响，可以进一步找到医院财务状况和运营成果发生变化的原因，并及时作出决策，以保持医院良好的发展趋势。

2．行业标准 所谓行业标准，就是以医疗行业的有关数据作为标准。医疗行业的数据可以是行业的平均水平、同级别医院的平均水平、行业先进水平、竞争对手水平等。将本医院的情况同所在行业进行比较，属于一种横向比较。通过比较，可以确定医院在行业中所处的地位，找出与行业先进水平、竞争对手之间的差异，并进一步分析差异的原因，为医院今后的发展指明方向。

3．预算标准　所谓预算标准，就是以医院的预算作为标准。选择预算或计划作为标准，有助于医院加强预算管理，将医院的日常医疗活动纳入计划，有序进行。将医院当期的实际情况与预算比较，可以对医院完成预算情况进行评判，找到实际与预算的差异以及差异的原因，便于医院有的放矢，不断提高和改善管理与决策水平。对于因医院内部管理和控制造成的差异，医院应及时调整；对于因外部市场环境变化造成的差异，医院应积极应对。

（二）比较分析法的形式

根据比较分析对象的不同，比较分析法有两种形式。

1．绝对数的比较分析　绝对数比较分析是将某指标的实际数与比较对象的数值进行比较，以分析揭示其数量差异。

2．相对数的比较分析　相对数的比较分析是将某相对数指标与比较对象的相对数值进行比较，以揭示相对数之间的差异。

一般来说，绝对数比较只通过差异数说明金额，但没有表明变动程度，而相对数比较则可以进一步说明变动程度。在实际工作中，绝对数比较和相对数比较可以交互使用，以便通过比较作出正确的判断。

【例 1-1】某医院同医疗行业先进水平资料，见表 1-1。

表 1-1　某医院、行业先进水平资料

项目	行业先进水平	某医院	差异
总费用率 /%	90	98	+8
管理费用率 /%	20	27	+7
人员经费支出率 /%	30	40	+10
人均医疗收入 / 元	600 000	400 000	-200 000
百元固定资产收入 / 元	120	100	-20
平均每门诊人次费用 / 元	140	149	+9
平均每一出院患者费用 / 元	7 000	8 000	+1 000
药品收入比例 /%	50	54	+4

通过比较以上资料，我们可以作出如下分析：

（1）该医院的总费用率为 98%，而行业先进水平为 90%；管理费用率为 27%，而行业先进水平为 20%。该医院可能存在支出较多、管理水平低、医疗业务收入较少的可能。该医院应加强管理、控制费用、降低费用，尤其应加强对管理费用的控制，严格控制支出的范围和开支标准，降低医院的费用。同时，应合理组织收入，提高医院的管理效益。

（2）该医院人员经费支出率为 40%，高于行业先进水平，该医院可能存在人员安排不合理、超编及人员支出超标的可能，过高的人员费用可能会挤占医院的公用经费，影响医院的社会功能。医院应加强人员管理，合理配置人力资源，严格控制编制。

（3）该医院人均医疗收入为 400 000 元，低于行业先进水平，可能是由于业务量较少及人员数量较多造成的。医院应加强管理，增加业务量或精减不必要的人员，以增加人均收入。

（4）该医院百元固定资产收入为 100 元，低于行业先进水平，原因可能是该医院固定资产较多、设备利用率较低、资产结构不合理、收入较低造成的。医院应合理配置医疗资源，加强固定资产管理，提高设备利用率，同时在固定资产的投资方面应科学合理的决策。

（5）该医院每门诊人次费用为 149 元，高于行业先进水平，应注意门诊是否存在不合理的检查及用药现象，是否存在诱导需求的现象。

（6）该医院每一出院患者费用为 8 000 元，高于行业先进水平，可能是由于该医院出院者平均住院天数较长、每床日费用较高造成的，应加强床位周转，缩短患者住院天数，采取措施减轻患者的负担。

（7）该医院的药品收入比例为 54%，高于行业平均水平，可能是该医院药品的采购、管理、使用等方面存在不合理的现象，应加强药品的管理，规范医疗行为，科学、合理、经济地使用药品，减轻患者的负担，提高社会效益。

该医院通过同行业先进水平的对比分析，可以找出医院管理的缺陷及存在问题，以便在今后的工作中加以改进。

比较分析法是医院财务分析中最常用的一种分析方法，采用比较分析法，便于信息使用者在了解医院经营状况、财务状况、资产安全性等的同时，分析并揭示其存在的不足与薄弱环节，了解其行业的竞争力，为相应的财务决策提供依据。

（三）比较分析法应注意的问题

采用比较分析法时，必须注意相关指标的可比性，具体来说有以下几点：

1．指标范围、内容和计算方法的一致性　在采用比较分析法时，对于比较指标的范围、指标所包含的内容以及指标的计算方式与方法等必须注意其一致性，只有一致才具有可比性。

2．会计计量标准、会计政策和会计处理方法的一致性　在医院会计核算中，会计计量标准、会计政策和会计处理方法都有变动的可能，假如发生变动，则必然会影响数据的可比性。因此，在运用比较分析法时，对由于会计计量标准、会计政策和会计处理方法的变动而不具可比性的会计数据，就必须进行调整，否则就不适合直接比较。

3．时间单位和区间的一致性　在采用比较分析法时，比较标准的选择、指标的计算等都必须注意数据的时间及其长度的一致性。无论是实际与实际对比、实际与预算对比，还是与本医院同行业先进水平、竞争对手的对比，所选择的时间单位和区间都必须具有可比性，这样可以保证通过比较分析所作出的结论和判断具有可靠性和准确性。

4．医院类型、规模、级别应大体一致　在采用比较分析法进行医院同其他医院的对比时，所选择的医院类型、规模及级别应尽量具有可比性。如综合性医院同专科医院之间、不同规模及级别的医院其财务资料一般不具有可比性。只有大体一致的医院之间的数据才具有可比性，比较的结果才具有实用性。

二、趋势分析法

（一）趋势分析法的概念

趋势分析法是通过比较医院连续多个期间的财务数据，运用动态数值表现各个时期的变化，揭示医院财务状况和经营成果的发展趋势与规律的一种分析方法。

医院的经济现象是复杂的，受多方面因素变化的影响，如果只从某一时期或某一时点出发，就很难看清它的发展趋势和规律。因此，必须把连续数期的数据按时期或时点的先后并列排列，并计算它的发展速度、增长速度、平均发展速度和平均增长速度，从趋势上来分析问题，找出引起医院财务状况和运营成果变动的主要项目、判断变动趋势的性质是否有利，以预测医院将来的发展趋势。

（二）趋势分析技术方法

1．绝对数额分析　绝对数额分析就是将若干期的连续的绝对额进行对比。这种分析可以直观地看出相关的项目的变动是呈上升、下降、不断波动的趋势还是保持相对稳定。

【例 1-2】某医院 2015—2019 年连续 5 年医疗收入金额，见表 1-2。

表 1-2　某医院 2015—2019 年医疗收入

单位：万元

项目	2015 年	2016 年	2017 年	2018 年	2019 年
医疗收入	312 177	388 237	436 999	509 530	558 498
比上年增加	—	76 060	48 762	72 531	48 968

从表 1-2 可以看出，该医院的医疗收入自 2016 年至 2019 年连续增长，呈现出较好的增长趋势。

绝对数分析形式难以更准确地观察其逐年变动的幅度大小及其变化趋势，也不便于不同规模医院之间的比较分析。对此，还需要进一步计算增长变化的比率或趋势百分比，通过相对变动数据观察其趋势。

2．环比分析　环比分析就是计算相关项目相邻两期的变动百分比，即某项目分析期的数值相对于前期数值的增长率。这种分析方法不仅可以看出相关项目变动的方向，还可以看出其变动的幅度以及发展趋势，为医院的财务预测、决策提供依据。环比增长率的计算公式为：

$$环比增长率=\frac{某项目分析期数值-某项目前期数值}{某项目前期数值}\times 100\%$$

【例 1-3】某医院 2015—2019 年连续 5 年医疗收入及环比增长率，见表 1-3。

表 1-3　某医院 2015—2019 年医疗收入及环比增长率

单位：万元

项目	2015 年	2016 年	2017 年	2018 年	2019 年
医疗收入	312 177	388 237	436 999	509 530	558 498
环比增长率	—	24.36%	12.56%	16.60%	9.61%

从表 1-3 可以看出，虽然该医院医疗收入逐年增加，但其增长幅度却呈现下降趋势。

在环比分析中应注意，如果前期的项目数值为零或负数，则无法计算出有意义的变动百分比。

3．定基分析　定基分析就是选定一个固定的期间作为基期，计算分析期的相关项目与基期相比的增长率。这种分析方法不仅能看出相邻两期的变动方向和幅度，还可以看出一个较长时期内的总体变动趋势，便于进行较长时期的分析。定基分析的计算公式为：

$$\text{定基增长率}=\frac{\text{某项目分析期数值}}{\text{某项目基期数值}}\times 100\%$$

定基分析中，基期的选择非常重要，因为基期是所有期间的参照。分析时一般应选择医院经营比较正常的年份作为基期，不要选择项目为零或负数的期间，否则计算的定基百分比就不具有典型意义。

【**例 1-4**】某医院 2015—2019 年连续 5 年医疗收入及定基增长率，见表 1-4。

表 1-4　某医院 2015—2019 年医疗收入及定基增长率

单位：万元

项目	2015 年	2016 年	2017 年	2018 年	2019 年
医疗收入	312 177	388 237	436 999	509 530	558 498
定基增长率	—	24.36%	39.98%	63.22%	78.90%

从表 1-4 可以看出，该医院医疗收入逐年增长，2019 年较 2015 年增长 78.90%，表明该医院医疗收入增长呈现较好的增长趋势。

趋势分析法是医院财务分析常用的分析方法，采用这种方法，可以分析识别引起变化的主要原因、变动的性质，并预测医院未来的发展前景。在应用趋势分析法时可以绘成统计图表，这样会更为直观反映出趋势变化。

（三）趋势分析法应注意问题

1．分析时应剔除偶然性因素的影响，以使分析的数据能表述正常的经营情况，否则各期间的趋势分析可能被歪曲。

2．当趋势分析涉及的时间较长时，物价水平的变动对各期财务数据的影响程度较大，必要时可以剔除物价变动因素的影响后再作趋势分析。

3．分析时应结合医院经营的内外环境变化，应注意一些重大事项和会计政策不一致时对财务数据的影响。

三、比率分析法

（一）比率分析法概念

比率分析法是将相关的财务项目进行对比，计算出特定经济意义的比率，据以评价医院财务状况和经营成果的一种分析方法。比率是一种相对数，它揭示了指标间的某种关系，把某些用绝对数不可比的指标转化为可比的指标，并以百分比、比或分数表示，从而将复杂的财务资料予以简化，获得明确与清晰的概念。

（二）比率分析法主要形式

根据分析的不同目的和要求，比率分析法主要有构成比率分析、相关比率分析和趋势比率分析三种。

1．结构比率分析　结构比率是反映某个经济项目的各组成部分与总体之间关系的财务比率。其计算公式为：

$$结构比率=\frac{某项财务指标的部分数值}{某项财务指标的总体数值}\times 100\%$$

通过结构比率，可以分析构成内容的变化，从而掌握经济活动的特点和变化趋势。如将资产各项目分别与总资产项目相除得到的比率，可以确定医院资产结构中存在的问题，为进一步优化医院的资产结构确定重点和方向；将负债各项目分别与总负债相除得到的比率，可以了解医院负债的构成状况，为医院的负债管理提供依据。通过对收入费用项目的构成分析，可以了解医院业务收入及费用管理中存在的问题。

【例 1-5】某医院 2018 年、2019 年费用结构，见表 1-5。

表 1-5　某医院 2018 年、2019 年费用结构

项目	2018 年	2019 年
业务活动费用	92.04%	93.19%
单位管理费用	6.23%	6.23%
其他费用	1.73%	0.58%
合计	100%	100%

从表 1-5 可以看出，该医院的业务活动费用在费用中占有较大比重，其结构 2019 年比 2018 年增加了 1.15 个百分点，单位管理费用没有变化，其他费用所占结构 2019 年比 2018 年下降了 1.15 个百分点。

2．相关比率分析 相关比率是反映两个不同性质但又相互联系的财务指标的数额相除后得出比率，并据此对医院的财务状况和运营成果进行分析。其计算公式如下。

$$相关比率=\frac{A\text{ 项财务指标数值}}{B\text{ 项财务指标数值}}\times 100\%$$

两个性质不同的项目在医院的运营活动中可能会存在某种必然联系，通过对这种联系的认识和控制，就可以了解、评价、改善医院的运营管理和财务状况。例如，流动资产与流动负债相除得到的流动比率，盈余与收入相除得到的收入盈余比率等都属于相关比率。概括起来相关比率可以分为反映医院偿债能力的比率，包括反映短期偿债能力和长期偿债能力的比率；反映医院运营能力的比率，即反映医院资产周转及使用效率的各种比率；反映医院盈余能力的各种比率等。

【例 1-6】某医院 2018 年、2019 年反映短期偿债能力指标，见表 1-6。

表 1-6 某医院 2018 年、2019 年短期偿债能力指标

项目	2018 年	2019 年
现金比率	0.51	0.53
速动比率	1.02	1.13
流动比率	1.09	1.19
现金流量与流动负债比率	0.31	0.28

从表 1-6 中可以看出，该医院 2019 年现金比率、速动比率、流动比率均较 2018 年有所提高，而现金流量与流动负债比率较 2018 年有所下降。

3．趋势比率分析 趋势比率分析是将不同时期或不同时日的同类财务指标进行动态分析，以揭示医院财务状况或运营成果的变动趋势。

反映某个经济项目的不同期间数据之间关系的财务比率，如当期收入与上期收入相除得到的比率、当期资产与三年前资产相除得到的比率等。在趋势分析法中介绍的环比增长率和定基增长率实际上就是趋势比率。

比率分析法是应用最为广泛的一种财务分析方法。医院的财务项目繁多，很容易让分析者抓不住重点，理不清关系。运用财务比率分析，能够揭示出很多重要的有意义的经济关系，可以有效发现医院财务管理中存在的问题。同时对于外部分析者准确把握医院的财务状况也是一种简单、快速的科学分析方法。比率分析法从出现至今，经过一个不断发

展、完善的过程，由最初的仅为企业债权人分析企业的短期偿债能力使用发展到现在的广泛使用，由单一的指标发展到现在的多个指标，由单一的比率计算方法到现在的多种比率计算方法，而且完整的财务比率指标体系已基本形成，财务比率运用的程序和方法也基本规范。比率分析法在财务分析方法中的地位将日趋重要。

当然对于比率分析法的作用也不能估计太高，它和其他的分析方法一样，只适用于某些方面，揭示信息的范围也有一定的局限。因为财务比率本身只能作为一种分析的线索，指出医院的优势和劣势，一般不能直接说明差异的原因。也就是说，财务比率本身不能提供答案，也不具有预测功能。更为重要的是，在实际运用比率分析法时，还必须以比率揭示的信息为起点，结合有关的资料和实际情况做深入的探究，才能作出正确的判断和结论。同时，还需要和其他的分析方法结合起来应用，财务比率分析才会在医院的财务分析中发挥较大的作用。

（三）比率分析法应注意的问题

1．在财务比率分析时，应注意分析比率之间说明问题的一致性　运用比率分析最重要的是通过财务比率了解医院的全貌，而不能仅仅依据某一个比率来作出判断。比如较高的固定资产周转率可能说明医院的固定资产使用率高，也可能说明医院的固定资产不足或更新太慢。再如，医院的床位周转慢可能是床位使用率较低造成的，也可能是医院的床位布局不合理造成的。因此，在进行财务比率分析时，必须注意其说明问题的一致性，在实际的分析中应注意将各种比率有机地联系起来进行全面分析，不可单独地根据一种或几种比率，否则难以准确地判断医院的整体情况。

2．正确计算比率　在进行财务比率分析时，应该正确地计算比率，所计算的比率应该具有一定的经济意义。如将医疗收入同负债相除计算出来的比率就没有什么意义，也不会有利于医院的管理。同时，由于医院财务报表的期间不同，采用比率指标来对比资产负债表和利润表数据存在一些不可比因素，因为利润表是期间会计报表，反映整个会计年度的经营成果，而资产负债表只是反映某个时点的财务状况，反映不出各项目的全年平均数据。因此，在计算有关财务比率指标时必须加以注意。

此外，在比率分析中，经常遇到带负号的数据，分子或分母带负号所计算的比率是没有意义的。如果要计算，必须附有详细的说明资料。

3．注意会计政策对财务比率的影响　在医院会计制度中有许多会计处理方法可供选择，不同的会计处理方法会产生不同的财务报表数据，进而影响各财务比率的数值及可比性。因此，要实现医院与医院之间的比较，必须注意医院自身及医院之间的会计政策和程序上存在的差异，在比较分析时，还需要对这些数据的差异进行调整。

4．注意医院类型、规模、级别应大体一致　在采用比率分析法进行医院同其他医院的对比时，所选择的医院类型、规模及级别应尽量具有可比性。如综合性医院同专科医院之间、不同规模和级别的医院其财务资料一般不具有可比性。只有大体一致的医院之间的数据才具有可比性，比较的结果才具有实用性。

四、因素分析法

（一）因素分析法概念

因素分析法，又称连环替代法，是指在分析某一因素变化时，假定其他因素不变，分别测定各个因素变化对分析指标的影响程度的计算方法。

医院的很多指标往往是由多个相互联系的因素共同决定的，当这些因素发生不同方向、不同程度的变动时，对相应的财务指标也会产生不同的影响。因此，对这些财务指标的影响因素进行分析，有助于寻找问题的成因，便于抓住主要矛盾，找到解决问题的线索。

（二）因素分析法程序

因素分析法的程序是：先确定某一综合指标的各个影响因素以及各影响因素之间的相互关系，并计算其在标准状态下的综合指标数值，然后依次将其中一个当作可变因素进行替换，有几个因素就替换几次，再分别找出每个因素对差异的影响程度。用数学公式表示为：

设某一经济指标由 a、b 两个因素的乘积构成，a_0、b_0 代表基期或标准的水平，a_1、b_1 代表该指标的实际水平，则有：

实际指标：$a_1 \times b_1$　　　基期指标：$a_0 \times b_0$

实际指标与基期指标差异为：$d = a_1 \times b_1 - a_0 \times b_0$

以基期水平为比较基数：

$$a_0 \times b_0 \tag{1}$$

第一次替换，将 a_0 替换为 a_1：

$$a_1 \times b_0 \tag{2}$$

第二次替换，是在第一次替换的基础上，将 b_0 替换为 b_1：

$$a_1 \times b_1 \tag{3}$$

则 a 因素的影响 $d_a = (2) - (1) = a_1 \times b_0 - a_0 \times b_0 = (a_1 - a_0)\ b_0$

而 b 因素的影响 $d_b = (3) - (2) = a_1 \times b_1 - a_1 \times b_0 = (b_1 - b_0)\ a_1$

最终，$d = d_a + d_b$，则为财务指标实际与基期数值之间的差异。

【**例 1-7**】某医院 2018 年、2019 年门（急）诊人次及每门诊人次费用的资料，见表 1-7。

表 1-7　某医院门诊有关指标资料

年度	门诊人次 / 万人次	每门诊人次费用 / 元	门诊收入 / 万元
2018 年	70	135	9 450
2019 年	80	140	11 200

要求采用因素分析法，分析各因素对医院门诊收入的影响程度。

医院的门诊收入是门诊人次同每门诊人次费用的乘积，即：

门诊收入＝门诊人次 × 每门诊人次费用

根据因素分析法的程序，可得出：

2019 年门诊收入：80×140＝11 200（万元）

2018 年门诊收入：70×135＝9 450（万元）

2019 年比 2018 年增加：11 200－9 450＝1 750（万元）

在此基础上，按照替代的顺序进行替代，并计算每次替代后的结果：

2018 年门诊收入：70×135＝9 450（万元）　（1）

第一次替代，以 2019 年门诊人次替代：80×135＝10 800（万元）　（2）

第二次替代，以 2019 年每门诊人次费用替代：80×140＝11 200（万元）　（3）

利用上述计算结果，确定各因素对门诊收入的影响程度：

门诊人次变动而增加的收入：（2）－（1）＝10 800－9 450＝1 350 万元

每门诊人次费用增加而增加的收入：（3）－（2）＝11 200－10 800＝400 万元

通过以上分析可知，该医院 2019 年门诊收入比 2018 年增加 1 750 万元。其中由于门诊人次增加而导致门诊收入同比增加了 1 350 万元；由于每门诊人次费用增加而导致门诊收入增加了 400 万元。

（三）因素分析法应注意的问题

1．因素分解的相关性　运用因素分析法进行分析必须注意构成因素的相关性，即分析指标同其影响因素之间必须真正相关，要具有实际的经济意义，要按照影响因素同综合性指标之间的因果关系，确定影响因素，并根据各个影响因素的依存关系确定计算公式。同时，各因素变动对总括指标的影响程度之和应等于总括指标的增减变化量，即总括指标的变化量正好被模型中所包含因素的作用分解完毕。

2．计算过程的假设性　在分析某一因素对分析指标的影响数量时，必须假设其他因素不变，即第一个因素的影响程度是在其他因素均不发生变化的条件下测算的结果；第二个因素的影响程度是在扣除了第一个因素的影响程度和其他因素均不发生变化的条件下测算的结果。依次连环计算各个因素对分析指标的影响，只有这样才能分清各单一因素对分析对象的影响程度。在现实中，有些因素对经济指标的影响是共同作用的结果，如果共同影响的因素越多，这种假定的准确性就越差，分析结果的准确性也就会降低。因此，在因素分解时，并非分解的因素越多越好，而应根据实际情况，具体问题具体分析，使之与分析前提的假设基本相符。因为因素分解过细，从表面上有利于分清原因和责任，但在共同影响因素较多时，反而影响分析结果的正确性。

3．因素替代的顺序性　在分析各因素对总体的影响程度时，必须注意替代的顺序，如果替代的顺序不一样，分解出的各个因素的影响值就不一样，不能准确地说明问题。因素的替代顺序该如何确定，是一个非常重要的理论与实践问题。一般来说，替代顺序在前的因素对财务指标的影响程度不受其他因素的影响或影响较小，而替代顺序在后的因素对财务指标的影响程度受其他因素的影响较大。从这个角度看，为分清责任，将对分析指标影响较大，并能明确责任的因素放在前面可能更好一些。在实际分析中，当经济指标被分解为多个因素时，如果这些指标既有数量指标，又有质量指标，应先替代数量指标，而后替代质量指标；当多因素指标中既有实物量指标又有价值量指标时，应先替代实物量指标，而后替代价值量指标；当多因素指标中存在两个以上的同类指标时，应依据事物的先后与主次依存关系来确定各因素对总体的影响。

在医院的财务报表分析中，有时还使用回归分析、模拟模型等技术方法。同时，除了大量使用定量的分析方法之外，也常常采用定性分析的方法。例如，对于医院财务报表的质量分析，就要以资产、结余、现金流量等概念为起点，逐渐推理并开展研究，形成较为完整的分析体系。

需要注意的是，上述各种财务分析的方法都有其局限性。同时，许多财务分析方法在功能上相近，在方法上可能存在着互相替代的关系。因此在实际应用时，应注意结合使用各种具体方法。例如，将医院的当期的某个财务比率同历史水平进行比较，以分析该比率的变动趋势，就既运用了比率分析法，又应用了比较分析法和趋势分析法。

本章小结

医院财务分析是一定的财务分析主体以医院的财务报表和其他材料为依据，采用专门的方法，对医院的财务状况、运营成果、财务风险以及财务总体情况和未来发展趋势的分析和评价。

医院财务分析的主体是与医院存在现实或潜在的利益关系，为了特定目的，对医院财务状况、运营成果、现金流量情况等进行分析和评价的组织和个人。财务分析的目的是满足不同分析主体对财务信息的不同需求，分析主体不同，分析的目的也不相同。

财务分析的内容与财务分析的目的有密切的关系。分析的目的不同，分析的内容和侧重点也会有差别。财务分析的内容包括偿债能力分析、营运能力分析、盈余能力分析、发展能力分析、综合分析。

在医院的财务分析中，分析主体可以根据不同的目的选用不同的方法。财务分析常用的方法有比较分析法、趋势分析法、比率分析法、因素分析法等。在财务分析中，既可以选择某一种方法，也可以将多种方法结合使用。

财务分析是一项比较复杂的工作，必须按科学的程序进行，才能取得预期的效果，财务分析的基本程序包括以下几个步骤：明确分析目的，制定分析方案；收集、整理和核实资料；财务报表项目质量分析；财务报表分析；撰写财务分析报告。

思考题

1. 什么是医院财务分析？医院财务分析有何作用？
2. 简述医院财务分析的主体及其分析的主要目的。
3. 简述医院财务分析的内容。
4. 简述医院财务分析的程序。
5. 什么是比较分析法？它有何优缺点？
6. 什么是趋势分析法？应用时应注意什么问题？
7. 什么是比率分析法？应用时应注意什么问题？
8. 什么是因素分析法？因素分析法的特征是什么？

第二章

医院财务分析的信息基础

本章概要

财务信息是财务分析的主要依据，充分、准确的财务信息是保证高质量财务分析的重要前提。本章介绍了医院财务信息的形成、来源与特征；医院财务信息的质量要求；医院财务报表编制的基本假设；医院财务报表编制的法规体系。

学习目标

1. 了解医院财务信息的来源与特征。
2. 掌握医院财务信息的质量要求。
3. 掌握医院财务报表编制的基本假设。
4. 熟悉医院财务报表编制的法规体系。

第一节　医院财务信息的来源与特征

一、医院财务信息的形成

财务信息主要指以财务报表为代表的会计数据。财务分析中，财务信息是分析的主要依据，充分、准确的财务信息是保证高质量财务分析的重要前提。医院的运营纷繁复杂，包括筹资、投资和日常运营等多种活动，涉及医疗、科研、教学（以下简称“医、教、研”）以及人、财、物等方方面面。医院每天发生的各种各样的活动的目的是为医院带来运营成果，而这些活动又会不断地改变医院的财务状况。如果没有一个精炼、简化的信息系统，任何一个决策者，即使医院内部的管理人员，也很难对医院的各项活动有全面的了解，很难对医院的运营成果和财务状况有正确的判断和决策。因此，医院的运营活动就需要通过会计系统转化为会计数据，并最终以财务报表的形式表现出来，向医院管理者、投资者、政府等信息使用者提供简练概括、一目了然的财务信息。

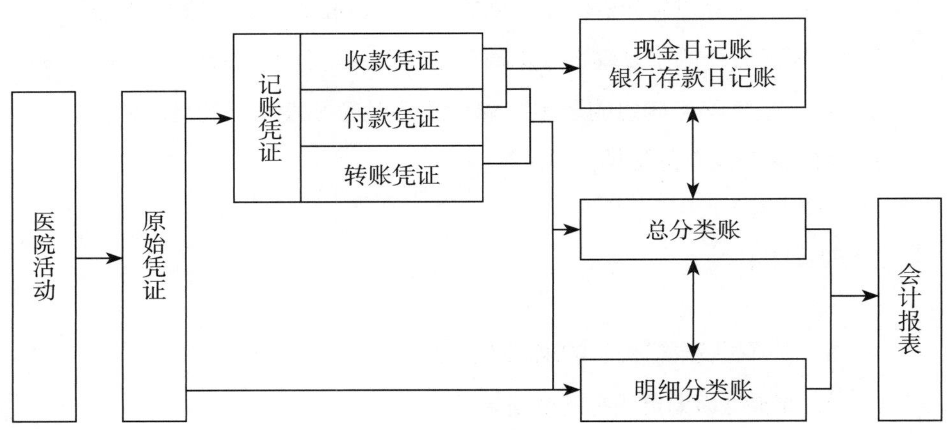

图 2-1　会计流程图

图 2-1 的会计流程图可以帮助我们直观地了解医院财务信息的形成过程，医院的各项经济活动通过会计循环，最终以财务报告的形式来反映医院的会计信息。医院财务报告是医院向外界传递自身经营情况信息的一种载体，信息使用者通过阅读财务报表就可以了解他们感兴趣的信息。

二、医院财务信息的来源

财务信息的来源一般包括来自内部的信息资料和源于医院外部的信息资料。来自内部的信息资料主要包括医院的财务报告、财务预算及其他财务相关资料。而来自外部的信息资料主要包括注册会计师的审计报告、行业财务信息、其他中介机构的评估、评价报告等。

（一）医院财务报告

财务报告是综合反映医院在一定时期的财务状况、收支情况和现金流量的书面文件。它是医院财务分析的主要信息来源。

财务报告按照其编制与报送所涵盖的时期不同，可以分为年度决算财务报告、季度、月度等中期财务报告。

医院的财务报告，从形式上是由会计报表、会计报表附注、预算会计报表、财务情况说明书组成的。具体的报告构成，如图 2-2 所示。

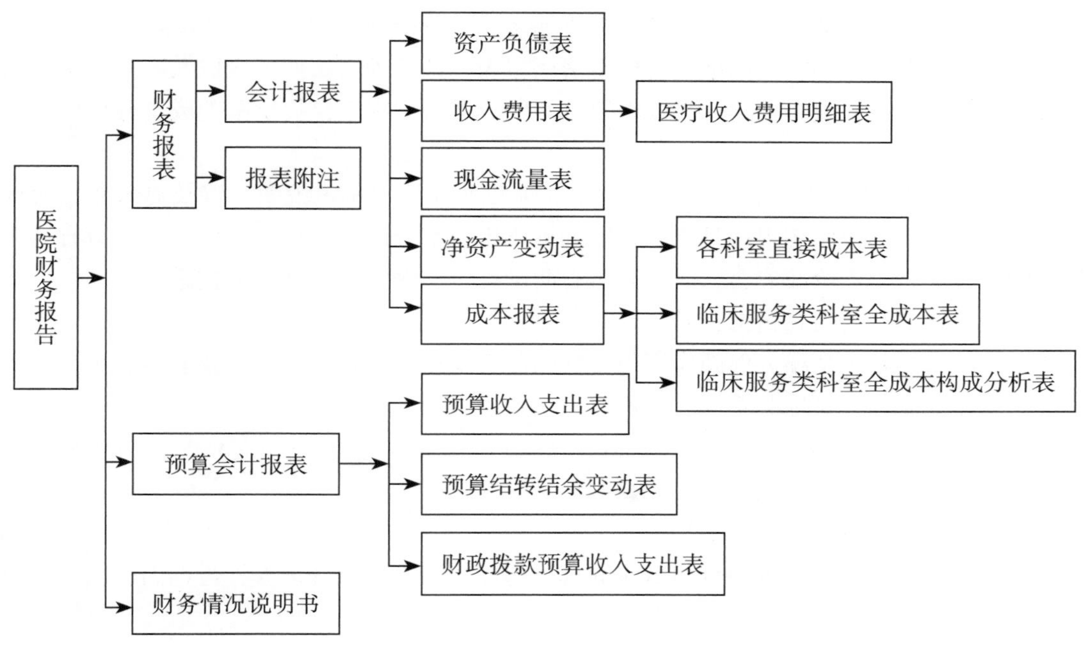

图 2-2　财务报告的基本构成

财务报告各构成部分反映的具体内容分别为：

1. 会计报表的具体反映内容　资产负债表是反映医院在某一特定日期的财务状况的会计报表。它反映医院在某一特定日期所拥有或控制的经济资源，所承担的现时义务和所有者对净资产的要求权。它可以提供医院在报表日的资产、负债、净资产总额及结构的信息，也可以了解医院资产偿债能力、规模发展能力，结合收入费用表还可以观察医院资产的运营能力和营运效果。

收入费用表是反映医院在某一会计期间财务成果情况的会计报表。提供的是有关政府财政拨款收入、事业收入（医疗收入、科教收入）、其他收入等以及与其相匹配的业务活动费用、单位管理费用、其他费用等发生情况及其运营业绩的信息。收入费用表的各项数据，实际上体现了医院在开展医疗、教学、科研等活动中的管理效率和效益，是对医院运营绩效的评价。同时，收入费用表所提供的信息可以为政府合理确定医疗服务价格政策、财政补助政策提供依据。

现金流量表是反映一定会计期间内有关现金和现金等价物的流入和流出情况的报表。它以现金流入与流出反映医院在一定期间的运营活动、投资和筹资活动的动态情况，反映医院现金流入与流出的全貌。通过现金流量表，可以对医院的支付能力和偿债能力，以及医院对外部资金的需求情况作出较为可靠的判断。

净资产变动表是反映医院在某一会计年度内各项净资产变动情况的报表。净资产变动表是医院会计报表的重要组成部分，可以提供一定时期医院净资产各个组成项目金额的变动情况。

成本报表是反映医院在某一会计期间内有关成本对象的成本情况及其构成的状况。包括：各科室直接成本表、临床服务类科室全成本表和临床服务类科室全成本构成分析表。除此以外，医院还需编制对内报送的成本费用报表，如管理费用明细表以及项目成本、病种成本、每门诊人次成本、每床日成本等方面的成本费用报表，提供医院成本分析所需的会计信息。

2．附注 附注是对在会计报表中列示的项目所作的进一步说明，以及对未能在会计报表中列示项目的说明。附注是财务报表的重要组成部分。凡对报表使用者的决策有重要影响的会计信息，不论政府会计制度是否有明确规定，医院均应当充分披露。

医院附注的主要内容包括：

（1）医院的基本情况：医院应当简要披露其基本情况，包括单位主要职能、主要业务活动、所在地、预算管理关系等。

（2）会计报表编制基础。

（3）遵循政府会计准则、制度的声明。

（4）重要会计政策和会计估计。

医院应当采用与其业务特点相适应的具体会计政策，并充分披露报告期内采用的重要会计政策和会计估计。主要包括以下内容：

1）会计期间。

2）记账本位币，外币折算汇率。

3）坏账准备的计提方法。

4）存货类别、发出存货的计价方法、存货的盘存制度，以及低值易耗品和包装物的摊销方法。

5）长期股权投资的核算方法。

6）固定资产分类、折旧方法、折旧年限和年折旧率；融资租入固定资产的计价和折旧方法。

7）无形资产的计价方法；使用寿命有限的无形资产，其使用寿命估计情况；使用寿命不确定的无形资产，其使用寿命不确定的判断依据；单位内部研究开发项目划分研究阶段和开发阶段的具体标准。

8）公共基础设施的分类、折旧（摊销）方法、折旧（摊销）年限，以及其确定依据；政府储备物资分类，以及确定其发出成本所采用的方法；保障性住房的分类、折旧方法、折旧年限。

9）其他重要的会计政策和会计估计。

10）本期发生重要会计政策和会计估计变更的，变更的内容和原因、受其重要影响的报表项目名称和金额、相关审批程序，以及会计估计变更开始适用的时点。

3．预算会计报表　预算会计报表包括预算收入支出表、预算结转结余变动表和财政拨款预算收入支出表。预算收入支出表是反映医院在某一会计年度内各项预算收入、预算支出、预算收支差额的情况；预算结转结余变动表是反映医院在某一会计年度内预算结转结余变动情况的报表；财政拨款预算收入支出表是反映医院本年财政拨款预算资金收入、支出及相关变动的具体情况的报表。通过预算会计报表所提供的信息可以了解医院在预算执行中存在的问题，以便采取措施，保证医院各项预算收入及支出顺利完成，同时也可以为评价医院的绩效提供依据。

4．财务情况说明书　财务情况说明书是医院对其财务状况与经营成果所做的数字和文字的说明。一般应说明以下情况：

（1）医院运营的基本情况。

（2）预算和财务计划的完成情况，以及预算和财务计划执行过程中存在的问题。

（3）医院收支费用增减的原因，以及在收支管理方面取得的成绩及存在的问题及改进建议。

（4）盈余及其分配情况。

（二）财务预算

财务预算是医院年度的财务收支计划，包括收入预算和支出预算。财务预算侧重于以货币资金的形式，对一定期间内的资金需求与资金来源、财务收支与经营成果及其分配等进行策划。它既是财务决策内容的货币化表现，也是医院进行日常运营的基本财务约束。财务预算的信息与使用有助于财务分析者了解医院计划完成程度、计划执行情况，分析医院脱离计划或产生差异的原因。

（三）审计报告

审计报告是注册会计师根据独立审计准则的要求，在完成必要的审计程序以后而出具的对被审计单位财务报表表示意见的具有法定证明效力的书面文件。财务报表向报表使用者提供了医院财务状况、运营成果与现金流量等方面的信息，但财务报表是由医院管理层编制和提供的，如果没有注册会计师对其审计、监督，财务报告的可靠性和公允性就值得怀疑。财务报告的使用者就可能在不可靠的信息的指引下作出错误的判断与决策。

审计报告是审计工作的结果，是注册会计师以第三者身份对财务报告的质量作出的专业判断和评价，是报表使用者判断医院财务真实程度的重要依据。

注册会计师通过审计报告出具的审计意见有四种类型：无保留意见的审计报告、有保留意见的审计报告、否定意见的审计报告、拒绝表示意见的审计报告。

1．无保留意见的审计报告　无保留意见的审计报告是注册会计师对医院的会计报表进行全面审计以后，发表肯定性意见的一种审计报告。在同时满足以下条件下，注册会计师可以出具无保留意见的审计报告。

（1）会计报表的编制符合《政府会计基本准则》和具体准则、《政府会计制度》《医院财务制度》和国家其他财务会计法规的规定。

（2）会计报表在所有重大方面公允地反映了被审计单位的财务状况、运营成果和现金流量情况。

（3）会计处理方法遵循了一致性原则。

（4）注册会计师已按照审计准则的要求，实施了必要的审计程序，在审计过程中未受到阻碍和限制。

（5）不存在应调整而被审计单位未予调整的重要事项。

无保留意见意味着注册会计师认为医院的会计报表和有关记录在所有重大方面合法、公允和一致性地反映了医院在某一时点上的财务状况和某一期间内的经营成果及现金流量情况，能满足报表使用者的需要，并对表示的意见负责。这种审计报告对医院极为有利，当然也是投资者希望看到的信息。对于注册会计师出具的无保留意见的财务报告，仍然需要运用其他分析方法对财务报告进行认真分析。

2. 有保留意见的审计报告 有保留意见的审计报告是注册会计师对医院的会计报表进行全面审计以后，发表的在整体上对医院的会计报表予以肯定，但在个别方面与医院管理者不一致的意见，认为医院可能存在某些不符合《政府会计基本准则》和具体准则、《政府会计制度》《医院财务制度》规定的做法。

在下列情况下，注册会计师应出具有保留意见的审计报告：

（1）个别重要财务会计事项的处理或个别重要会计报表项目的编制不符合《政府会计基本准则》和具体准则、《政府会计制度》《医院财务制度》及国家其他有关财务会计法规的规定，被审计单位拒绝调整。

（2）因被审计单位受到局部限制，使注册会计师无法按照审计准则的要求取得应有的审计证据。

（3）个别重要会计处理方法的选用不符合一贯性原则。

（4）存在影响会计报表的个别重大事项，如或有损失或未确定事项。

有保留意见的审计报告是注册会计师认为医院的运营活动和会计报表在整体上公允，但在个别方面存在重要错误或问题而给予的一种大部分肯定，局部否定或不表态的评价意见。报表使用者对于有保留意见的审计报告应引起足够的重视，因为对有保留意见的会计事项进行调整后的会计信息才是真实客观的，否则错误的信息将会使财务分析出现失误。

3. 否定意见的审计报告 否定意见是注册会计师对医院的会计报表进行全面审计以后，发表的全面否定医院会计报表的审计报告。

存在下列情况之一时，应当出具否定意见的审计报告：

（1）会计处理方法严重违反了《政府会计基本准则》和具体准则、《政府会计制度》《医院财务制度》的规定，以及国家其他财务会计法规的规定，被审计单位拒绝进行调整。

（2）会计报表严重扭曲了被审计单位的财务状况、运营成果和现金流量情况，被审计单位拒绝进行调整。

注册会计师出具否定意见，表明被审计单位会计报表的表达是不公允、不客观的，注册会计师不得已而给出的否定性评价。也就是说，被审计医院的会计报表是不可靠、不值得信赖的。普遍认为，否定意见的审计报告的提出会使医院陷入困境，报表使用者对其财务报表中的内容不能用正常的思维方式和方法进行阅读和分析。

4．拒绝表示意见的审计报告　当注册会计师由于某些限制而不能对某些重要事项取得证据，没有完成审计取证工作，因而无法判断问题归属时，就应当出具拒绝表示意见的审计报告。

拒绝表示意见也是一种审计意见，意味着注册会计师的审计范围受到了重大限制，在审计过程中无法取得充分而有效的审计证据，因而对被审计单位的会计报表不能发表意见，既不能有所保留，也不能加以肯定或否定。也就是无法判断被审计单位的会计报表是否符合《政府会计基本准则》和具体准则、《政府会计制度》《医院财务制度》的规定。

三、医院财务报表分析其他信息

在医院财务报表分析中，除财务报表所揭示的信息外，还需要借助其他非财务信息。医院同财务报表分析相关的非财务信息包括来自于医院内部和医院外部两类信息。

（一）医院内部的非财务信息

医院的内部非财务信息对于医院的财务分析极为重要，在报表分析中通常需要借助于内部的非财务信息，才能得出有用的结论和建议。

1．管理类信息　医院运营管理的好与坏，总是与医院内部的管理状况联系在一起的。从实践上看，许多医院财务状况差，主要是由于内部的运营管理能力低、运营管理不善导致的。因此，在进行报表分析时，对医院的运营管理状况进行分析是非常必要的。具体包括：

（1）医院是否有战略目标。

（2）医院是否建立了战略管理架构。

（3）医院医疗流程如何，现行的组织结构是否有利于战略和流程。

（4）医院如何细分其组织结构。

（5）医院内部是否有绩效衡量指标和奖励制度。

（6）现有的组织结构是否有能力收集到有关信息。

（7）最高层管理人员是否冗余，中层管理层是否强大有力。

（8）医院的近期和远期目标是否可度量并得到了很好的宣传。

（9）管理者是否很好地进行授权。

（10）医院管理变革和创新能力等。

2．人力资源信息　人力资源的质量是影响医院运营和财务状况的重要因素，有时甚至是决定性的因素。具体包括：

（1）员工文化水平、专业技能、团队精神、价值观等。

（2）医院的人员是否充足，抑或存在人员冗余问题。

（3）技术人员的结构是否合理。

（4）人力资本（成本）状况如何。

（5）员工的工作态度、积极性、忠诚度是否存在问题等。

3．医疗活动信息　医疗活动决定医院的质量及技术，直接影响着医院的财务状况。具体包括：

（1）医疗流程是否合理。

（2）医疗服务质量及其相关评价指标。

（3）专业技术人员的能力。

（4）医院运作的效率、设备的使用状况、设施及设备布局是否合理、是否存在瓶颈。

（5）药品及卫生材料的供应是否存在问题、和供应商之间是否存在问题。

（6）医院内部的医疗资源的配置是否合理。

（7）医院的后勤与管理是否支持医疗活动等。

4．科研及技术开发　医院的科研和技术能力影响着医院的财务状况，决定着医院的竞争力和可持续发展能力。具体包括：

（1）医院研究和技术开发的能力、管理研究和开发部门的人员能力。

（2）医院研究和开发的市场定位是否和市场相符合。

（3）研究和开发的成果。

（4）医院对研究和开发的投资、研究和开发的资源是否有效配置。

（5）医院的技术更新率。

（6）医院的研究是否更多的应用到医疗活动。

（7）医院的技术是否具有竞争力等。

5．实物类信息　医院会计报表中所披露的信息都是用货币计量的价值类信息，价值是依托于使用价值而存在的。因此，在对价值指标进行分析时，必须对使用价值类的实物指标进行分类。比如分析医院的存货资产，就需要联系医院药品、卫生材料的结构及质量情况进行分析。对固定资产进行价值分析时，则需要有关固定资产构成、固定资产物理及经济寿命方面的信息。

（二）医院的外部环境信息

1．政治、政策类环境　政治环境是指一个国家或地区的政治制度、体制、路线方针政策、法律法规等方面。一个国家经济体制的选择是由政治力量决定的，尽管在其背后由经济力量所支配，在我国经济体制的转轨过程中，尽管市场竞争法则已迅速地被引入众多的行业，但关系到国家安危、国计民生、意识形态的领域，政府仍然发挥主导性作用。

政府的政策广泛地影响着医院的运营，由于医院是公益性事业单位，其向社会提供公共服务。因此，政府对医疗市场和医院的干预表现得更为直接，政府通过物价管制、财政政策、卫生政策、医保政策等干预医院的运营。因此，在制定医院运营战略时，对政府政策的长期性和短期性的判断与预测十分重要，医院的运营与发展应对政府发挥长期作用的政策有必要准备，对短期性的政策则可视其有效时间而作出反应。

医疗市场的运作需要一整套能够保证市场秩序的“游戏”规则和奖惩制度，这就形成了市场的法律系统，作为国家意志的强制表现，法律、法规对于规范医疗市场和医院行为有直接的规范作用。立法在医疗市场上的作用主要表现在维护公平竞争、维护消费者的利益、维护社会利益这三个方面。因此，医院在制定医院的运营战略时，要充分了解既有的相关法律法规的规定，特别要关注那些正在酝酿的法律、法规带来的影响，这是医院参与市场竞争的重要前提。

2．经济环境 所谓经济环境是指医院运营过程中所面临的各种经济条件、经济特征、经济联系等客观因素。一个医院的成功与否，在很大程度上取决于整个经济运行状况。对于经济环境的分析，关键是以下几点：

（1）宏观经济周期：目前国家经济是处于何种阶段，以及宏观经济呈现出怎样的一种规律周期性地运行。在衡量经济形式的诸多指标中，国内生产总值（gross domestic product，GDP）是最常用的一种，它是衡量一个国家或地区经济实力的重要指标。

（2）人均收入：人均收入是一个重要的经济指标，它与医疗市场的消费能力以及支付能力有着很大的正相关关系。

（3）人口因素：人口因素是一个重要的参考指标，一个国家的人口总量往往决定着该国许多行业的市场潜力，特别是在生活必需品和非耐用品方面更是如此。因此，市场潜力与人口因素为正相关关系。

（4）价格因素：价格因素是经济环境中的一个敏感因素，价格的升降和货币的升贬之间具有负相关关系。

此外，国家的经济性质、经济体制等因素与医院的经营有着密切的关系。但此类经济因素与一个国家的政治因素相关，因此在进行经济分析时要结合政治因素来考虑。另外，还要考虑财政政策、货币政策、产业政策、物价政策、汇率的升降情况，能源供给与成本、市场机制的完善程度等，都应根据实际情况进行分析。

3．社会文化和人口信息 社会文化与人口环境因素是指一定时期内整个社会发展的一般状况，主要包括人口统计因素和文化方面的因素。前者包括人口出生率、人口自然增长率、平均寿命、死亡率、移民率、人口的年龄结构、性别结构、劳动力资源结构、教育程度结构、产业结构、民族结构、地域结构、人口质量、人口城市化、家庭组成情况、人口控制情况等。后者包括人们的价值观、工作态度、消费倾向、伦理道德、风俗习惯等。他们对社会经济的发展都有巨大的影响。对社会文化与人口环境的分析主要是了解和把握社会发展的现状及未来趋势。

社会文化决定了人们的价值观、士气、风俗习惯等，不同的民族、种族和地域及国家，有不同的文化传统和社会行为规则，也就会产生不同的风俗习惯和道德观念，进而影响人们的医疗消费行为与方式。即使是在同一个民族或国家内，不同的年龄、文化水平、职业及社会阶层或地理气候等方面的影响，也会使人们的观念和行为产生差异。整个社会的文化水平高，对医院来说可以获得高质量的人力资源；反之，劳动力素质差，很难适应医院的医疗经营活动，但人员又无法替代，医院只好增加款项加以培训和教育，从而提高了医院的医疗成本。各种社会因素都会对医疗和消费产生不同的作用，从而影响医院的运营管理行为。

社会人口的质量主要是指人口的身体素质、思想道德素质和文化科学技能素质，这是就个体质量来说。总的人口质量则既决定于个体的人口素质，还包括人口结构是否合理及其与社会经济发展的适应程度等。人口的质量及其特征对于医院经营非常重要。目前，我国已经进入人口老龄化阶段，0～14 岁年龄组人口占总人口的 22.89%，65 岁及以上人口占总人口的 6.96%。我国的老龄人口占世界人口的 1/5，占亚洲的 1/2。人口老龄化进展比其他国家都要快，法国 115 年，美国 60 年，日本 25 年，我国 18 年。据估计现阶段 65 岁及以上人口占总人口的 8.34%。城市老年人口患病率为 60.2%，城市总人口的患病率为 23.7%，老年人患病率比总人口患病率高 1.54 倍；农村老年人口患病率 22.6%，农村总人口患病率 7.4%，老年人比总人口患病率高 2.1 倍。自 1980 年以来，我国老年人口每年以 3% 的速度增加，据估计 2050 年我国的老年人口将达到 1/5。2000 年居住在城镇的人口占总人口的 36.03%，与 1990 年相比上升了 9.86 个百分点。老年人口人均卫生费用与非老年人口比较，日本、美国、荷兰等达到 4 倍以上。据估计人生 80% 的医疗费都是在 60 岁以后发生的。

人们的消费倾向、风俗习惯也直接影响医院的运营。在计划经济时期，人民的生活水平低下，社会只能提供基本的医疗需求，同时，由于卫生资源的计划配置，对质量的要求也不高。现在随着人们生活水平的提高，人们的医疗消费也呈现多样化，对医疗服务的要求也发生变化。同时不同的风俗习惯也影响人们对医疗消费的需求，而这一切都会影响医院的医疗活动。

在医院的财务分析过程中，人口结构和人口动态的变化是非常重要的，人口动态导致了针对不同的经济战略、社会战略以及组织战略的需求，许多医院的决策都是首先基于对人口的结构与动态的研究，如人口老龄化程度的加快、生育率的降低、慢性疾病的增多、疾病构成的变化、疾病流行特征等都会影响医院的运营。

4．技术和资源环境 科学技术是第一生产力，经济增长主要依靠技术进步，医疗服务质量的提高也离不开技术的进步。现代社会的科技日新月异，医疗技术的更新换代空前提高。科学技术的飞速发展给所有医院提供了有利的发展机会，也给某些医院带来了威胁。医院要在竞争中生存和发展，必须对技术环境进行认真的认识和分析，密切关注科学技术发展的新动向，研究和掌握新技术、新工艺、新材料，才能在激烈的医疗市场竞争中取得主动权。

科学技术主要从两个方面对医疗行业和医院产生巨大影响：一方面是通过技术的开发与更新，一些新的技术与治疗方法应用于临床，改变市场需求；另一方面是开发新药品、新材料、新设备等使医院的技术及效率提升，质量提高，从而赢得竞争优势。当前普遍应用于临床的介入治疗、基因治疗、生物治疗、干细胞治疗、腔镜以及远程手术、会诊等便是医学科学技术发展的例证。

第二节 医院财务信息的质量要求

会计信息质量要求是对医院财务报告中所提供会计信息的基本规范，是处理具体会计业务的基本依据。会计信息质量要求是利益相关者选择适用的会计准则、程序和方法的衡量标准，从某种程度上来说是医院会计目标的具体化。按照我国《政府会计准则——基本准则》的规定，会计信息质量标准要求包括可靠性、相关性、全面性、及时性、可比性、可理解性、重要性、实质重于形式等。

一、可靠性

可靠性要求医院应当以实际发生的交易或事项为依据进行确认、计量和报告，如实反映符合确认和计量要求的各项会计要素及其相关信息，保证会计信息真实可靠、内容完整。

会计信息要有用，必须以可靠性为基础，假如医院财务报告所提供的信息不可靠，就会使财务分析的结论出现错误。为了贯彻可靠性要求，医院应当做到以下三个方面。

1. 以实际发生的经济业务或者事项为依据进行确认、计量，将符合会计要素定义及其确认条件的资产、负债、净资产、收入、费用、预算收入、预算支出和预算结余等如实反映在报表中，不得根据虚构的、没有发生的或者尚未发生的经济业务或者事项进行确认、计量和报告。

2. 在符合重要性和成本效益原则的前提下，保证会计信息的完整性，其中包括编报的报表及其附注内容等应当保持完整，不能随意遗漏或者减少应予披露的信息，与使用者决策相关的有用信息都应当充分披露。

3. 在对实际发生的经济业务或者事项进行确认、计量，包括在财务报告、决算报告中的会计信息应当是中立的、无偏的。如果医院在决算报告、财务报告中为了达到事先设定的结果或效果，通过选择或列示有关会计信息以影响决策和判断，这样的报告信息就不是中立的。

二、相关性

相关性要求医院提供的会计信息应当与报表使用者的经济决策需要相关，有助于财务报表使用者对医院过去、现在或者未来的情况作出评价或者预测。

相关性要求医院所提供的会计信息应当与信息使用者的经济决策需要相关，一项信息是否具有相关性取决于预测价值和反馈价值。

1. 预测价值　如果一项信息能帮助决策者对过去、现在和未来事项的可能结果进行预测，则该项信息具有预测价值。决策者可根据预测的结果，作出最佳选择。因此，预测价值是构成相关性的重要因素，具有影响决策者决策的作用。

2. 反馈价值　一项信息如果能有助于决策者验证或修正过去的决策和实施方案，即具有反馈价值。把过去决策所产生的实际结果反馈给决策者，使其与当初的预期结果相比较，验证过去的决策是否正确，总结经验以防止今后再犯同样的错误。反馈价值有助于未来决策。

会计信息是否有用，是否具有价值，关键是看其与使用者的决策需要是否有关，是否有助于报表使用者作出正确的决策。会计信息质量的相关性要求，需要医院在确认、计量和报告会计信息的过程中，充分考虑使用者的决策模式和信息需要。但是，相关性是以可靠性为基础的，两者之间并不矛盾，不应将两者对立起来。也就是说，会计信息在可靠性前提下，尽可能地做到相关性，以满足财务报告使用者的决策需要。

三、全面性

全面性是指医院应当将发生的各项经济业务或者事项统一纳入会计核算，确保会计信息能够全面反映医院预算执行情况和财务状况、运行情况、现金流量等。

全面性要求医院在符合重要性和成本效益的原则下无论是对其有利还是不利的信息均应进行反映，不能按照主观判断任意取舍，随意遗漏或者减少应该披露的信息。

《政府会计制度准则》中要求对固定资产、公共基础设施、保障性住房和无形资产计提折旧或摊销，引入坏账准备等减值概念，确认预计负债、待摊费用和预提费用以及对基建投资按照《政府会计制度》规定统一进行会计核算等都是会计信息全面性质量要求的体现。

四、及时性

及时性是指医院对已经发生的经济业务或者事项，应当及时进行会计核算，不得提前或者延后。

会计信息的价值在于帮助使用者作出经济决策，具有时效性。即使是可靠、相关的会计信息，如果不及时提供，就失去了时效性，对于使用者的效用就大大降低甚至不再具有实际意义。在会计确认、计量和报告过程中贯彻及时性，一是要求及时收集会计信息，即在经济业务或者事项发生后，及时收集整理各种原始单据或者凭证；二是要求及时处理会计信息，即按照《政府会计准则》的规定，及时对经济业务或者事项进行确认或者计量，并编制出财务报告；三是要求及时传递会计信息，即按照国家规定的有关时限，及时地将编制的财务报告传递给财务报告使用者，便于其及时使用和决策。

医院在实务中，为了及时提供会计信息，可能需要在有关经济业务或者事项的信息全部获得之前即进行会计处理，这样就满足了会计信息的及时性要求，但可能会影响会计信息的可靠性；反之，如果医院等到与经济业务或者事项有关的全部信息获得之后再进行会计处理，这样的信息披露可能会由于时效性问题，对于使用者决策的有用性将大大降低。这就需要在及时性和可靠性之间作相应权衡，以便更好地满足财务报告使用者的经济决策需要。

五、可比性

可比性要求医院提供的会计信息应当相互可比。这主要包括两层含义：

1．同一医院不同时期可比 医院会计信息质量的可比性要求同一医院不同时期发生的相同或者相似的交易或者事项，应当采用一致的会计政策，不得随意变更。但是，满足会计信息可比性要求，并非表明医院不得变更会计政策，如果按照规定或者在会计政策变更后可以提供更可靠、更相关的会计信息的，可以变更会计政策。有关会计政策变更的情况，应当在附注中予以说明。

2．不同医院相同会计期间可比 医院会计信息质量的可比性要求不同医院同一会计期间发生的相同或者相似的交易或者事项，应当采用规定的会计政策，确保会计信息口径一致、相互可比，以使不同医院按照一致的确认、计量和报告要求提供有关会计信息。

六、可理解性

可理解性是指政府会计主体提供的会计信息应当清晰明了，便于报告使用者理解和使用。

医院编制财务报告、决算报告、提供会计信息的目的在于使用，而要使使用者有效使用会计信息，应当能让其了解会计信息的内涵，弄懂会计信息的内容，这就要求财务报告所提供的会计信息应当清晰明了，易于理解。只有这样，才能提高会计信息的有用性，实现财务报告的目标，满足向财务报告使用者提供决策有用信息的要求。

会计信息毕竟是一种专业性较强的信息产品，在强调会计信息的可理解性要求的同时，还应假定使用者具有一定的关于政府会计主体业务和会计方面的知识。对于某些复杂的信息，如交易本身较为复杂或者会计处理较为复杂，但其对使用者的经济决策相关的，政府会计主体应当在财务报告中予以充分披露。

七、实质重于形式

实质重于形式是指政府会计主体应当按照经济业务或者事项的经济实质进行会计核算，不限于以经济业务或者事项的法律形式为依据。

医院发生的经济业务或者事项在多数情况下，其经济实质和法律形式是一致的。但在有些情况下，会出现不一致。例如，以融资租赁方式租入的资产虽然从法律形式来讲单位并不拥有其所有权，但是由于租赁合同中规定的租赁期相当长，接近于该资产的使用寿命，租赁期结束时承租单位有优先购买该资产的选择权，在租赁期内承租单位有权支配资产并从中受益等。因此，从其经济实质来看，单位能够控制融资租入资产所创造的未来经济利益，在会计确认、计量和报告上就应当将以融资租赁方式租入的资产视为单位的资产，列入单位的资产负债表。

又如，《政府会计制度》中的平行记账模式相比之前的双分录模式，计提固定资产折旧，将折旧计入成本费用而不是冲减净资产等，也是会计信息实质重于形式质量要求的体现。

第三节　医院财务报表编制的基本假设

医院的会计部门在从事财务会计活动，编制会计报表时，要遵循一定的原则，而会计原则又建立在一些基本的会计假设基础之上。会计假设是指会计机构和会计人员对那些未经确认或无法正面论证的经济业务或会计事项，根据客观的正常情况或变化趋势所作出的合乎情理的判断。会计假设是收集、加工、处理会计信息所需依据的基础观念。

一、会计主体假设

会计主体是指会计工作为之服务的一个特定单位。凡是具有经济业务，存在价值运动的任何特定的单独实体，都可以用会计为之服务，成为会计主体。会计主体假设规定了会计处理与财务报告的空间范围，也限定了医院会计处理与报告的范围。有了会计主体假设，会计处理的经济业务和财务报告才可以按特定的主体来识别。

会计主体假设的作用除了限定医院会计处理与报告的空间范围外，还对会计概念、会计行为、会计法规建设及报表编制等方面有重大影响。比如，对会计的影响，要求基本的会计概念具有鲜明的会计主体性。例如，会计中的资产概念，指的是特定医院可以支配的经济资源。离开了一定的会计主体，就不可能谈论会计概念。这是会计学概念与其他经济学科概念的本质区别。又如，对医院会计行为的影响，要求医院的会计行为的出发点应站在医院主体的立场而不是医院以外的立场。按照会计主体假设的要求，医院会计行为只能对医院管理层负责，而不能对医院以外的其他利益集团负责。实际上《中华人民共和国会计法》中规定的“单位负责人对本单位会计工作和会计资料的真实性、完整性负责”的内容，就是在法律建设中尊重会计活动基本规律和基本要求的体现。再如，对会计报表编制的影响，要求特定会计主体的财务报表只能反映某些特定主体的财务状况与经营成果等。明确会计主体假设对医院会计具有重要意义，对制定会计政策、评价医院会计行为等方面具有重要意义。

二、持续经营假设

持续经营假设的基本含义是医院或者会计主体的经营活动将无限期地持续下去。通俗地讲，就是医院在可以预见的未来，不会面临破产，进行清算。持续经营假设为会计的正常活动作出时间的规定。这一概念，使财务会计上的一些公认原则和基本原理，如历史成本原则、收入实现原则、配比原则等得以建立在“非清算基础”之上，从而为很多常见的财产计价和收益确定问题提供了理论依据。例如长期使用的房屋、机器设备等价值的折旧和摊销方法，在会计上都要按它们的使用年限分期转为费用就是以这一假设为前提的。也正是在这个假设之下，医院在会计信息收集和处理上所使用的会计程序和方法才能保持稳定，才能达到正确记载和陈述报告，为决策者提供可靠的会计信息。

当然，如有迹象表明，一个会计主体需要停业清理，甚至破产清算时，所有以这一假设作为基础的会计原则和会计程序、方法就都不再适用。即在医院经济状况恶化，无法持续经营的情况下，也不允许采用持续经营这一假设而另行作出合乎情理的另一种会计处理，比如不再继续使用的经济资源将按清理变现的实际价值计价。

三、会计期间假设

会计期间假设的基本含义是医院在持续经营过程中所发生的各种经济业务都可以归属于人为划分的各个相等的期间。在此期间，通常是以“年”作为会计期间，也可以按确定的财政年度。实际上许多国家的财政年度是不一致的，如美国的财政年度由 11 月 1 日开始，而英国则由 7 月 1 日开始，我国则以公历年度为财政年度。会计期间也可以按季度和月份来划分，提供中期会计信息。

会计期间是持续经营假设的必然结果，会计期间对于制定会计原则和会计程序具有极为重要的作用。由于存在会计期间的假设，为了分清各个期间的经营业绩和经营责任，在会计上就需要运用“应计”“递延”“分配”和“摊提”四种特殊的程序来处理一些经济业务，把财务会计建立在权责发生制的基础上，并使财务报表尽可能地反映某一期间内实际财务状况和经营成果。此外，一个医院取得一项具有预期经济利益的资源之后，会计之所以能把它分为“资产”（未耗用的、仍为预期的经济利益）和“费用”（已耗用的、已转为现实的经济利益），也就是基于持续经营和会计期间的假设。

四、货币计量假设

货币计量假设的基本含义是只有能用货币反映的经济活动，才能纳入会计系统中。会计作为一个经济信息系统，主要是提供定量而不是定性的信息。之所以选择货币作为计量单位，因为会计信息系统主要是用于接收、加工在每个会计主体中进行的价值运动的信息，而货币是价值的必然表现形式，因此，把货币确定为基本的计量单位是必然的选择。

货币计量单位表明，财务报表所表明的内容，只限于那些能够用货币计量的医院经济业务，而不能反映医院其他情况，不能说明诸如人力资源、医疗技术、管理能力、服务质量、医疗市场竞争等影响医院市场地位和经济状况的重要信息。

以货币为统一的计量单位，是与货币本身的价值稳定不变这一假设相连的，也就是说货币购买力的波动不予考虑。但是在通货膨胀，特别是持续的通货膨胀条件下，这一假设明显地同经济现实发生矛盾，并将导致会计信息的不真实、不可比和不相关，为解决这个问题，通货膨胀会计随之产生。

第四节 医院财务报表编制的法规体系

医院的财务报表的编制与报告内容必须遵循一些强制性、约束性的法规，它们既是约束会计行为的标准，也是对会计工作进行评价的依据。目前，我国的会计规范体系主要有会计法律、行政法规、部门规章和会计规范性文件等组成，并形成了以会计法为核心，以政府会计准则和会计制度为基本内容的一个比较完整的规范体系。

一、《中华人民共和国会计法》

《中华人民共和国会计法》（以下简称《会计法》）是由国家最高权力机关通过一定的立法程序颁布实施的会计法律。《会计法》是调整我国经济生活中会计关系的法律总规范，是会计法律制度中层次最高的法律规范，是制定其他会计法规的依据，也是指导会计工作的最高准则。

中华人民共和国成立后的第一部《会计法》于1985年1月21日诞生，随后，1993年12月29日、1999年10月31日和2017年11月4日对《会计法》进行了重新修订，2017年修订的《会计法》自2017年11月5日起施行。

《会计法》中明确规定了其作用、适用范围、会计人员行使职权的保障措施和会计工作的管理体制等，明确规定了会计信息的内容和要求及会计核算、监督的原则，会计机构的设置，会计人员的配备以及相关人员的法律责任。

二、《政府会计准则——基本准则》与具体准则

2015年10月23日，中华人民共和国财政部令第78号公布《政府会计准则——基本准则》。该准则分总则、政府会计信息质量要求、政府预算会计要素、政府财务会计要素、政府决算报告和财务报告、附则6章62条，自2017年1月1日起施行。

为了适应权责发生制政府综合财务报告制度改革需要，规范政府发生的经济业务或事项的会计处理原则，具体规定经济业务或事项引起的会计要素变动的确认、计量和报告以及会计调整、编制报表与列报，提高会计信息质量。根据《政府会计准则——基本准则》，财政部制定了《政府会计准则第1号——存货》《政府会计准则第2号——投资》《政府会计准则第3号——固定资产》《政府会计准则第4号——无形资产》《政府会计准则第5号——公共基础设施》《政府会计准则第6号——政府储备物资》《政府会计准则第7号——会计调整》《政府会计准则第8号——负债》《政府会计准则第9号——财务报表的编制和列报》多项政府会计具体准则。

三、《政府会计制度》

自2019年1月1日起，《政府会计制度》在全国各级各类行政事业单位全面施行。《政府会计制度》由正文和附录组成。正文包括六部分内容：

第一部分为总说明，主要规范《政府会计制度》的制定依据、适用范围、会计核算模式和会计要素、会计科目设置要求、报表编制要求、会计信息化工作要求和施行日期等内容。

第二部分为会计科目名称和编号，主要列出了财务会计和预算会计两类科目表，共计103个一级会计科目。其中，财务会计下资产、负债、净资产、收入和费用五个要素共77个一级科目，预算会计下预算收入、预算支出和预算结余三个要素共26个一级科目。

第三部分为会计科目使用说明，主要对103个一级会计科目的核算内容、明细核算要求、主要账务处理等进行详细规定，本部分内容是《政府会计制度》的核心内容。

第四部分为报表格式，主要规定财务报表和预算会计报表的格式，其中，财务报表包括资产负债表、收入费用表、净资产变动表、现金流量表及报表附注，预算会计报表包括预算收入支出表、预算结转结余变动表和财政拨款预算收入支出表。

第五部分为报表编制说明，主要规定了第四部分列出的7张报表的编制说明，以及报表附注应披露的内容。

附录为主要业务和事项账务处理举例。本部分采用列表方式，以《政府会计制度》第三部分规定的会计科目使用说明为依据，按照会计科目顺序对单位通用业务或共性业务和事项的账务处理进行举例说明。

《政府会计制度》有机整合了《行政单位会计制度》《事业单位会计制度》和医院、基层医疗卫生机构、高等学校、中小学校、科学事业单位、彩票机构、地勘单位、测绘单位、林业（苗圃）等行业事业单位会计制度的内容。在科目设置、科目和报表项目说明中，一般情况下，不再区分行政和事业单位，也不再区分行业事业单位；在核算内容方面，基本保留了现行各项制度中的通用业务和事项，同时根据改革需要增加各级各类行政事业单位的共性业务和事项；在会计政策方面，对同类业务尽可能作出同样的处理规定。通过会计制度的统一，大大提高了政府各部门、各单位会计信息的可比性，为合并单位、部门财务报表和逐级汇总编制部门决算奠定了坚实的制度基础。

四、医院执行政府会计制度的补充规定

为了确保政府会计制度在医院的有效贯彻实施，财政部制定了《关于医院执行（政府会计制度——行政事业单位会计科目和报表）的补充规定》，自 2019 年 1 月 1 日起，各公立医院应当严格按照《政府会计制度》及相关补充规定进行会计核算，编制财务报表和预算会计报表，具体内容包括：

1. 关于在新制度相关一级科目下设置明细科目。
2. 关于报表及编制说明。
3. 关于坏账准备的计提范围。
4. 关于运杂费的会计处理。
5. 关于自制制剂的会计处理。
6. 关于固定资产折旧年限。
7. 关于弥补医疗亏损的账务处理。
8. 关于本期盈余结转的账务处理。
9. 关于本年盈余分配的账务处理。
10. 关于医疗收入的确认。
11. 关于医事服务费和药事服务费的会计处理。
12. 关于医院与医疗保险机构结算医疗款的账务处理。
13. 关于按合同完成进度确认科教收入。
14. 关于计提和使用项目间接费用或管理费的账务处理。
15. 关于成本报表。

五、其他的会计规范

主要有单位内部会计控制制度规范以及会计基础工作规范等。

我国医院会计规范体系结构见图 2-3。

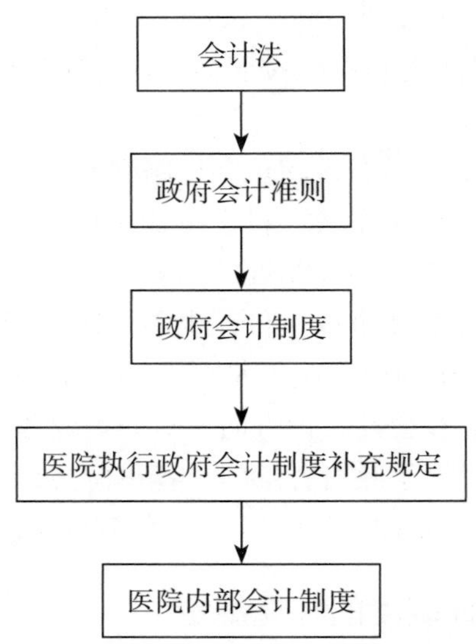

图 2-3 我国医院的会计规范体系结构

本章小结

财务信息主要指以财务报表为代表的会计数据。财务分析中，财务信息是分析的主要依据，充分、准确的财务信息是保证高质量财务分析的重要前提。

财务信息的来源包括来自内部的信息资料和医院外部的信息资料。来自内部的信息资料主要包括医院的财务报告、财务预算及其他财务相关资料，而来自外部的信息资料主要包括注册会计师的审计报告、行业财务信息、其他中介机构的评估、评价报告等。

会计信息质量要求是对医院财务报告中所提供会计信息的基本规范，是处理具体会计业务的基本依据。会计信息质量标准要求包括可靠性、相关性、全面性、及时性、可比性、可理解性、重要性、实质重于形式等。

会计假设是收集、加工、处理会计信息的基础观念。会计假设包括会计主体假设、持续经营假设、会计期间假设、货币计量假设。

医院财务报表的编制与报告内容必须遵循一些强制性、约束性的法规。目前我国的会计规范体系主要有会计法律、行政法规、部门规章和会计规范性文件等组成，并形成了以会计法为核心，以政府会计准则和会计制度为基本内容的一个比较完整的规范体系。

思考题

1. 简述医院财务报告体系的构成和主要内容。
2. 简述外部信息对医院财务分析的重要意义。
3. 简述医院财务信息的质量要求。
4. 简述医院财务报表编制的基本假设。
5. 简述医院财务报表编制应遵循的法规体系。

第三章

资产负债表分析

本章概要

资产负债表是医院的基本财务报表之一，它反映医院在某一特定时点的财务状况。对资产负债表的解读和分析是财务报告分析的重点。本章重点阐述了资产负债表的定义、作用、内容、格式要求；对资产负债表各项目的内涵、质量分析要点进行了解读；介绍了资产负债表的水平和结构分析。

学习目标

1. 熟悉资产负债表的作用、内容、格式要求。
2. 熟悉资产负债表各项目的经济内涵。
3. 掌握资产负债表项目质量分析要点。
4. 熟悉资产负债表的水平与结构分析。

第一节 资产负债表概述

一、资产负债表的定义

资产负债表是反映医院在某一特定日期财务状况的会计报表。它是根据“资产＝负债＋净资产”这一会计基本等式，按照一定的分类标准和一定的程序，把医院一定日期的资产、负债和净资产各项目予以适当排列，并对日常工作中形成的大量经济数据进行整理后编制而成的。它表明医院在某一特定日期所拥有或控制的经济资源、所承担的现时义务和所有者对净资产的要求权。

二、资产负债表的作用

（一）提供医院拥有或控制的经济资源及其分布情况

资产负债表左方提供了医院所拥有或控制的经济资源的总量，也就是资产总额的信息。控制一定数量的经济资源是医院进行医疗活动的基本条件，当医院拥有或控制了一定数量的经济资源后，就可以根据医院医疗工作的方针、目的、目标，结合医院的特点，合理配置这些资产。资产配置的合理程度反映在资产及各类资产内部各项目的分布和占用总额的结构上，不同性质的经济资源给医院带来的效率与效益的大小是不一样的，因此，对于报表使用者来说，仅仅了解控制的资源是不够的，还必须同时观察医院经济资源的具体结构及其结构的合理性，同样的经济资源，配置结构不同所能产生的效率和效益是不同的。资产负债表所反映的医院资产的具体项目，对报表使用者判断医院资产配置结构是否合理有效，以及评估医院未来发展能力，有着重要意义。

（二）反映医院债务规模及其构成情况

资产负债表的右上方反映了医院在特定时点所承担的负债总额及其结构。医院的资金主要来自政府财政拨款、患者的预交金及向债权人借入的资金等。通过资产负债表可以了解医院的负债情况，有多少是短期债务，有多少是长期债务，长期负债中有多少需要用当期流动资金偿还以及清偿的时间。人们常说的资本结构，实际上是通过资产、负债、净资产之间的相互关系体现出来的。不仅如此，在有负债的医院，其运营总是有风险的，风险程度的大小不仅通过负债与净资产的对比关系体现，而且还通过负债的结构体现，不同的负债结构特别是流动负债的比例大小不同，则负债经营的风险也不同。资产负债表既提供有关负债的具体结构项目数据，同时又为合理评价医院偿还债务的能力，债权人所冒的风险、医院财务安全程度等提供重要依据。

（三）反映医院净资产及其形成原因

资产负债表能够反映医院在特定时点所拥有的净资产及其形成的原因。医院的净资产包括累计盈余、专用基金、本期盈余等，其中累计盈余包括财政项目盈余、医疗盈余、科教盈余等。在某一特定时点，医院的资产应该等于负债加净资产，因此净资产就是资产减负债。

（四）反映医院未来的财务发展趋势

医院的资产负债表能够反映医院财务发展状况的趋势，从每年资产负债表中财务数据的变化可以反映医院财务状况的变化趋势，通过分析其变动情况，掌握变动规律，研究变动趋势。

（五）反映医院财务实力、偿债能力和支付能力

资产负债表提供了评估医院运营能力的资料，如将流动资产与流动负债进行比较，可计算出流动比率；将速动资产同流动负债进行比较，可计算出速动比率等。通过趋势分析可以反映医院资产规模的发展，通过资产、负债结构的分析，可以评估医院财务的弹性，同时，通过资产负债表，还可以揭示医院的变现能力、偿债能力和资金周转能力，从而为医院的管理者提供决策依据。

三、资产负债表的内容

资产负债表根据资产、负债、净资产之间的勾稽关系，按照一定的分类标准和顺序，把医院一定日期资产、负债、净资产各项目予以适当排列。它反映的是医院资产、负债、净资产的总体规模和结构。

（一）资产

资产是指医院过去的经济业务或者事项形成的，由医院控制的，预期能够产生服务潜力或者带来经济利益流入的经济资源。

服务潜力是医院利用资产提供公共产品和服务以履行政府职能的潜在能力。

经济利益流入表现为现金及现金等价物的流入，或者现金及现金等价物流出的减少。

医院从事医疗业务活动必须具备一定的物资资源，或者说物质条件。这些必要的物质条件表现为货币资金、房屋及建筑物、医疗设备、药品及卫生材料等以及不具有物质形态、但有助于医疗活动进行的专利权、土地使用权等无形资产等。

1．医院资产特征

（1）资产是由过去的交易或事项所形成的：医院的资产必须是现实的资产，而不能是预期的资产，是医院在过去一个时期里，通过交易或事项所形成的，是过去已经发生的交易或事项所产生的结果。至于未来交易或事项以及未发生的交易或事项可能产生的结果，则不属于现在的资产，不得作为资产确认。例如，医院通过由财政资金、科教资金或自有资金购买、自行建造等方式形成的某项设备，或因向患者提供医疗服务而形成的应收医疗款等，都是医院的资产；但医院预计在未来某个时点将要购买的设备，因其相关的交易或事项尚未发生，就不能作为医院的资产。

（2）资产是医院所占有或使用的：一般来说，一项资源要作为医院的资产予以确认，应该拥有此项资源的所有权。医院对该项经济资源具有实际运营管理权，能够自主地运用它从事医疗活动，向患者提供医疗服务，它意味着医院享有与该项经济资源的占有权和使用权及其相关的经济利益，并承担着相应的风险。但在某些情况下，对于一些特殊方式形成的资产，医院虽然对其不拥有所有权，但能够实际控制的和使用的，也应当确认为医院的资产，如融资租入的固定资产。

（3）资产是能以货币计量的经济资源：医院所拥有的各项经济资源，如房屋、设备、药品、卫生材料等，其实物形态是各不相同的，采用的计量方式也是多种多样的，如重量、长度、容积等。以各种实物形态存在的资产价值，需要通过货币这个一般等价物获得统一的表现和计量。货币计量构成了会计核算的一个基本前提。一种经济资源如果不能用货币计量，就难以确认和计量这种经济资源价值，这种不能确认和计量的经济资源也就不能被确认为资产。

（4）资产最重要的特征是预期能给医院带来社会及经济效益：医院是公益性的事业单位，不以营利为目的。其资产所强调的是对医疗资源的合理配置与有效使用，即用比较低廉的费用向社会提供比较优质的医疗服务，不断满足人民群众对医疗服务的需求。这一性质决定医院的资产更多的是追求社会与经济效益的统一。

2. 医院资产分类 医院拥有的资产，形态多样，在医疗活动中的特点也各不相同。医院的资产可按不同的标志进行分类。

按照流动性分为流动资产和非流动资产。

（1）流动资产是指可以在1年内（含1年）变现或耗用的资产，主要包括货币资金、短期投资、应收账款、预付账款、库存物资等。

（2）非流动资产是指除流动资产以外的其他资产，包括长期投资、固定资产、在建工程、无形资产、长期待摊费用等。

按照有无实物形态对资产进行分类，可以分为有形资产和无形资产。

（1）有形资产通常具有物质实体，如库存物资、固定资产等。

（2）无形资产通常表现为某种法定权利或技术，如专利权、商标权等。

（二）负债

负债是指医院过去的经济业务或者事项形成的，预期会导致经济资源流出医院的现时义务。医院履行该义务很可能导致含有服务潜力或者经济利益的经济资源流出且该义务的金额能够可靠地计量就可以确认为负债。现时义务，是指医院在现行条件下已承担的义务。未来发生的经济业务或者事项形成的义务不属于现时义务，不应当确认为负债。

1. 医院负债的特征

（1）负债是医院由于过去的经济业务或者事项形成的：负债是过去已经发生的经济业务或事项所产生的结果。即只有过去发生的经济业务或事项才能增加或减少医院的负债，而不能根据谈判中的交易或事项或计划中的经济业务来确认负债。例如，已经发生的借款行为会形成医院的负债，而计划中的银行借款行为则不会形成医院的负债；已经发生的购置医疗设备的行为可能形成医院的负债，而计划中的商品购买行为则不会形成医院的负债。

（2）负债是医院承担的现时义务：负债作为医院的一种义务，是由医院过去的经济业务或事项形成的现在已经承担的义务。如医院接受银行贷款形成的尚未偿还的短期借款，是医院已经承担的现时义务，构成医院的负债；如果医院没有接受银行贷款，则不承担还款的现时义务，也就不构成医院的负债。"现时义务"不等同于"未来承诺"，如医院管理层决定在今后某一时间购买某项资产，这只是一项"未来承诺"，其本身并不产生现时义务。一般情况下，只有在资产已经获得时才会发生现时义务。

（3）负债的清偿预期会导致含有经济利益或者服务潜力的资源流出医院：负债的清偿通常将导致医院含有经济利益或服务潜力的资产减少，如医院用现金、实物资产或者以提供劳务等方式偿还负债，会导致含有经济利益或服务潜力的资源流出医院。

2．负债的分类　医院拥有的负债可按不同的标志进行分类。医院的负债按照流动性，分为流动负债和非流动负债。

（1）流动负债是指预计在1年内（含1年）偿还的负债，包括短期借款、应付票据、应付账款、应付利息、预收账款、其他应付款及应缴款项等。

医院的流动负债按照其产生的原因可分为以下几类：

1）筹集资金产生的流动负债。如医院从银行和其他机构借入的短期借款等。

2）结算过程中形成的流动负债。如医院购入的药品、卫生材料、低值易耗品等已经到货，在货款尚未支付前形成的待结算应付账款，社会医疗保险机构预拨的医疗保险基金和预收患者门诊及住院时交纳的医疗款等。

3）业务活动过程中形成的流动负债。由于医院实行权责发生制，有些费用需要预先提取，如预提费用、应付职工薪酬等。按照国家规定应缴入国库或上缴行政部门的应缴未缴款项，以及一些其他的应付、暂收款项，如存入保证金等。

医院的流动负债根据其应付金额及其内容，又可以分类如下：

1）应付金额确定的流动负债。如短期借款、应付账款、预收账款、应付职工薪酬、其他应付款、预提费用等。

2）应付金额视经营情况而定的流动负债。这类流动负债需待医院在一定的经营期间才能确定金额。如应缴款项、应交增值税、其他应交税费等。

3）应付金额需予以估计的流动负债。这类负债是过去已经发生的业务，只是没有确切的应付金额。对于这类负债要通过分析客观的依据，比如医院以往业务的经验、类似医院的经验或专门的调查资料等，据以估计负债金额。

（2）非流动负债：非流动负债是指偿还期超过一年或者超过一年的一个营业周期以上的债务，包括长期借款、长期应付款、预计负债及委托代理负债等。

医院的非流动负债具有以下特点：

1）举借长期债务的目的是购置大型设备、增加病床规模和扩建医疗用房等，而流动负债的举债目的是满足日常医疗活动的需要。

2）非流动负债的金额比较大，并将在较长的时间内对医院的财务状况和运营状况产生持续的影响。

3）举借长期债务的资金一般投入到大型的项目，而这些投资具有不可逆转性，即一旦投资完成，想再改变已不可能，或者是代价太大，因此，加大了医院的财务风险。

4）非流动负债的偿还期限较长，一般超过一年或者超过一年的一个营业周期以上。

5）非流动负债可以分期偿还，或者分期偿还利息，定期偿还本金，或者确定债务到期时一次偿还本息。

医院非流动负债的分类：

1）按取得的途径，非流动负债可以分为从银行或金融机构取得的非流动负债和从非银行单位取得的非流动负债。前者为长期借款，后者主要为医院直接对外发行的债券等。

2）按应付金额是否肯定，非流动负债可分为应付金额肯定的非流动负债和应付金额需要估计的非流动负债。一般来说长期负债大都是应付金额肯定的负债，即在负债发生时，就可以明确到期的应偿还金额。但也有例外情况，如通过银行借入的引进国外大型医疗设备的贷款，就应将借款到期期间外汇与人民币变动的比率计入应偿还的金额，这就构成了长期负债中应付金额需要估计的部分。

3）按照经济内容，非流动负债可以划分为长期借款、长期应付款等。长期借款是指医院向银行等金融机构借入的偿还期在一年以上的各种款项，一般用于大型医疗设备的购置、基建工程、大修理工程等。长期应付款是指医院除长期借款外的其他各种长期应付款项，如融资租入固定资产的租赁费等。

医院的负债按照偿还时间与金额确定与否，分为基本确定的负债和预计负债。

（1）偿还时间与金额基本确定的负债按医院的业务性质及风险程度，分为融资活动形成的举借债务及其应付利息、运营活动形成的应付及预收款项和暂收性负债。

（2）预计负债是指与或有事项相关且满足预计负债确认规定条件的现时义务。医院常见预计负债主要包括：未决诉讼或未决仲裁、对外担保、质量保证、重组义务等产生的负债。或有事项，是指由过去的经济业务或者事项形成的，其结果须由某些未来事项的发生或不发生才能决定的不确定事项。未来事项是否发生在医院控制范围外。

（三）医院净资产

净资产是指医院资产减去负债后的余额。净资产包括累计盈余、专用基金、权益法调整、本期盈余、本年盈余分配、无偿调拨净资产、以前年度盈余调整等。净资产是指特定会计单位的所有者，在该单位资产总额中应享有的经济权益。其金额是资产总额减去负债总额后的余额。由于它应为投资者所拥有，故也可以称之为出资者权益。公立医院的投资者是国家，国家就是医院净资产的所有者。因此，对医院的净资产，可以称之为国家所有的出资者权益。

医院的净资产公式表示为：净资产＝资产－负债。

1．医院净资产特征 净资产是医院开展医疗活动和完成医、教、研各项任务的物质基础，是形成医院资产的基本来源。医院开展各项医、教、研活动，必须要有一定的资产作为物质保证，如房屋、设备、药品、卫生材料以及支付各项费用开支所需的资金等。取得这些资产的渠道有负债、提取和分配。负债是医院资产的暂时性来源，它随着款项的上缴、债务的偿还而消失；提取和分配的净资产则不同，一旦取得，即归医院所有和支配，医院可以用来安排各项开支，其拥有权和使用权是统一的。

2．医院净资产的分类

（1）累计盈余：累计盈余是医院历年实现的盈余扣除盈余分配后滚存的金额，以及因无偿调入调出资产产生的净资产变动额，按照规定上缴、缴回、医院间调剂结转结余资金产生的净资产变动额，以及对以前年度盈余的调整金额。

（2）专用基金：专用基金是医院按照规定提取或设置的具有专门用途的净资产，主要包括职工福利基金、医疗风险基金等。

（3）权益法调整：权益法调整是医院持有的长期股权投资采用权益法核算时，按照被投资单位除净损益和利润分配以外的所有者权益变动份额调整长期股权投资账面余额而计入净资产的金额。

（4）本期盈余：本期盈余是医院本期各项收入、费用相抵后的余额。

（5）无偿调拨净资产：无偿调拨净资产是医院无偿调入或调出非现金资产所引起的净资产变动金额。

四、资产负债表的格式

资产负债表是反映医院某一特定日期财务状况的财务报表，是静态报表。它是根据资产、负债及净资产的之间的相互关系，按照一定的分类标准和顺序，把医院一定日期的资产、负债和净资产各项目予以适当排列，且资产、负债及净资产必然以“资产＝负债＋净资产”为基本格式。它表明医院在某一特定日期所拥有或控制的经济资源、所承担的现时义务和所有者对净资产的要求权。

资产负债表一般有表首、正表两部分。其中表首概括地说明报表名称、编制单位、编制日期、报表编号、货币计量单位等。正表是资产负债表的主体，列示了反映医院财务状况的各个项目。

资产负债表正表的格式主要有账户式资产负债表和报告式资产负债表。

（一）账户式资产负债表

账户式资产负债表是根据“资产＝负债＋净资产”的会计等式，按照账户的形式列示各类项目，左方列示资产类项目，右方列示负债和净资产类项目，其中，左方的资产类项目按照变现能力由强到弱依次排列；负债类项目列在报表右方的上半部分，按偿还期限由短到长依次排列；净资产项目列示在报表的右下方。从形式上看，这种排列方式与会计常用的T字账户相似，故称“账户式资产负债表”。

通过账户式资产负债表，可以反映资产、负债和净资产之间的内在联系，并达到左右两方的平衡。同时资产负债表还提供了期初和期末的资料。可以相互比较，事实上，是一种比较资产负债表。表3-1是按照政府会计制度要求编制的账户式资产负债表。

表 3-1　资产负债表（账户式）

会政财 01 表

编制单位：＿＿＿＿＿＿＿＿＿　＿＿年＿＿月＿＿日　单位：元

资产	期末余额	年初余额	负债和净资产	期末余额	年初余额
流动资产：			流动负债：		
货币资金			短期借款		
短期投资			应交增值税		
财政应返还额度			其他应交税费		
应收票据			应缴财政款		
应收账款净额			应付职工薪酬		
预付账款			应付票据		
应收股利			应付账款		
应收利息			应付政府补贴款		
其他应收款净额			应付利息		
存货			预收账款		
待摊费用			其他应付款		
一年内到期的非流动资产			预提费用		
其他流动资产			一年内到期的非流动负债		
			其他流动负债		
流动资产合计			流动负债合计		
非流动资产：			非流动负债：		
长期股权投资			长期借款		
长期债券投资			长期应付款		
固定资产原值			预计负债		
减：固定资产累计折旧			其他非流动负债		
固定资产净值			非流动负债合计		
工程物资			受托代理负债		
在建工程			负债合计		

续表

资产	期末余额	年初余额	负债和净资产	期末余额	年初余额
无形资产原值			净资产：		
减：无形资产累计摊销			累计盈余		
无形资产净值			专用基金		
研发支出			权益法调整		
公共基础设施原值			无偿调拨净资产		
减：公共基础设施累计折旧			本期盈余		
公共基础设施净值					
政府储备物资					
文物文化资产					
保障性住房原值					
减：保障性住房累计折旧					
保障性住房净值					
长期待摊费用					
待处理财产损溢					
其他非流动资产					
非流动资产合计					
受托代理资产			净资产合计		
资产总计			负债和净资产总计		

（二）报告式资产负债表

报告式资产负债表又称为垂直式资产负债表，它是根据“资产－负债＝净资产”的会计等式，由上而下排列各项目，即资产类列示在最上方，负债类列示在中间，净资产类列示在最下方。从形式上看，报告式资产负债表根据书面报告的常规，采用了上下呼应的形式，故称“报告式资产负债表”，其基本格式如表 3-2 所示。

表 3-2 资产负债表（报告式）

会政财 01 表

编制单位：______________ ___年___月___日 单位：元

资产	期末余额	年初余额
流动资产：		
货币资金		
短期投资		
财政应返还额度		
应收票据		
应收账款净额		
预付账款		
应收股利		
应收利息		
其他应收款净额		
存货		
待摊费用		
一年内到期的非流动资产		
其他流动资产		
流动资产合计		
非流动资产：		
长期股权投资		
长期债券投资		
固定资产原值		
减：固定资产累计折旧		
固定资产净值		
工程物资		
在建工程		
无形资产原值		
减：无形资产累计摊销		
无形资产净值		
研发支出		

续表

资产	期末余额	年初余额
公共基础设施原值		
减：公共基础设施累计折旧		
公共基础设施净值		
政府储备物资		
文物文化资产		
保障性住房原值		
减：保障性住房累计折旧		
保障性住房净值		
长期待摊费用		
待处理财产损溢		
其他非流动资产		
非流动资产合计		
受托代理资产		
资产总计		
负债和净资产		
流动负债：		
短期借款		
应交增值税		
其他应交税费		
应缴财政款		
应付职工薪酬		
应付票据		
应付账款		
应付政府补贴款		
应付利息		
预收账款		
其他应付款		
预提费用		
一年内到期的非流动负债		
其他流动负债		

续表

资产	期末余额	年初余额
流动负债合计		
非流动负债：		
长期借款		
长期应付款		
预计负债		
其他非流动负债		
非流动负债合计		
受托代理负债		
负债合计		
净资产：		
累计盈余		
专用基金		
权益法调整		
无偿调拨净资产		
本期盈余		
净资产合计		
负债和净资产总计		

五、资产负债表的局限性

1．资产负债表不反映现时价值　资产负债表中的大部分项目都是以原始成本列示的，随着经济环境的变化、物价的波动，现时价值与原始成本会有一定的差异。信息使用者的有些决策须以现时价值为基础作出，因此以历史成本为基础的资产负债表信息需作适当调整。

2．资产负债表遗漏了许多无法用货币表示的重要信息　会计以货币计量，在资产负债表中遗漏了许多无法用货币计量的项目，如医院人力资源、管理者的能力、技术与服务质量、品牌、员工效率、员工对医院的忠诚度、医院的科研与教学能力等，而这些资源对医院的发展具有重要的价值。

3．由于会计分期的假设，医院呈报的报表只是其漫长运营期中的一个片段，不是医院运营的最终结果。对于报表中的财务数据，会计处理通常需要按照一定的会计程序和方法加以处理、分摊、调整和人为估计，受会计政策选择以及经济业务的不定性、连续性和衔接性的影响，会计报表无法呈报绝对准确的数据。

第二节　资产负债表项目质量分析

资产负债表是反映医院财务状况的会计报表。医院的财务状况质量好坏取决于资产、负债和净资产三个要素的质量状况。由于资产负债表只是反映医院特定时点的财务状况，只能反映医院以货币形式表达的资产、负债和净资产等会计要素的账面数据，而不能揭示它们的实际质量。因此，分析医院的资产负债表首先应该分析报表中的资产、负债和净资产各个项目的实际质量。

一、流动资产项目质量分析

根据资产的变现能力的强弱，医院的资产分为流动资产和非流动资产。流动资产是指可以在一年内（含一年）变现或者耗用的资产。医院的流动资产包括货币资金、短期投资、财政应返还额度、应收票据、应收账款、预付账款、应收股利、应收利息、其他应收款、存货、待摊费用、其他流动资产等。

分析流动资产，首先应对其占总资产比重进行分析，以判断医院资产的结构的合理性；其次应关注流动资产对流动负债的保证程度；最后应分析流动资产有效性以及流动资产内部各项目结构的合理性。

（一）货币资金质量分析

货币资金是指医院在开展业务过程中处于货币形态的资金。它包括库存现金、银行存款、零余额账户用款额度、其他货币资金。货币资金是医院资产中最活跃的因素，医院大量的经济活动，都是通过货币资金收支来进行的。例如，医院取得财政拨款收入、提供医疗服务获得的医疗收费补偿，购买的医疗设备，储备的药品、材料及物资，支付给医务人员工资，以及进行投资活动等事项，都需要通过货币资金进行结算。

一般来说，医院拥有足够多的货币资金时，对债权人、供应商的债务偿还和货款支付，有较大的保障，但医院的盈利能力会有所下降，因为货币资金只有在流通中才能增值。而货币资金短缺时，医院的支付能力又会受到影响，偿债能力会下降。因此，对货币资金分析除进行数量分析外，还要进行货币资金的运用质量以及构成质量分析。具体而言，应从以下几个方面进行分析。

1．分析医院日常货币资金规模是否适当　为维持医院医、教、研活动的正常开展，医院必须持有一定量的货币资金。由于货币资金具有双重特性，即流动性最强，盈利性最弱。医院货币资金持有量过多，表明医院的资金使用效率低，会影响医院的盈利能力，同时也必然会造成资金浪费；持有量过少，则意味着医院缺乏资金，将严重影响医院的正常业务活动，制约医院的发展，并进而影响医院的信誉，增加医院的财务风险。因此，分析医院的货币资金的规模是否适当，是货币资金质量分析的一个重要方面。

那么，一个医院货币资金的最佳持有量应为多少呢？由于医院的情况千差万别，我们不可能找到一个统一的标准，只能说，医院货币资金的适当规模，主要取决于下列因素：

（1）医院的资产规模：一般而言，医院的规模越大，相应的货币资金规模也就越大，而资产规模小的医院，拥有的货币资金越少。

（2）业务收支规模：医院医、教、研业务量多，业务收支频繁，且绝对额大，处于货币资金形态的资产就多。

（3）疾病的季节性影响：一般来说，疾病多发的季节，医院的业务量就会增加，相应的医院所需的货币资金数量就会多，反之就会少。

（4）医院的信誉及筹资能力：如果医院有良好的信誉，筹资渠道畅通，就没有必要持有大量的货币资金，而是投入业务运转。

（5）政府财政及医保支付：政府财政补偿能力、医保资金支付的及时性也会影响医院货币资金的持有数量。

（6）运用资金的能力：医院的货币资金如果仅停留在货币状态，则只能用于支付，会出现资金闲置，增加医院的成本，表明医院管理人员理财无道。如果医院的管理者利用货币资金的能力较强，则货币资金的比重可以维持较低水平，可以将货币资金用于医院的业务开展，提高资金的使用效益。

因此，医院在分析货币资金的规模时，必须综合考虑上述影响因素，应根据医院的业务特点、偿还债务的紧迫性、医院的信誉、国家的财政及医保政策等，确定医院的货币资金合适的持有数量。

2．分析医院货币资金的构成质量　医院资产负债表上的货币资金金额代表了资产负债表日医院的货币资金拥有量。医院的货币资金主要有库存现金、银行存款、零余额账户用款额度、其他货币资金。

零余额账户用款额度是用于核算实行国库集中支付的医院根据财政部门批复的用款计划收到的零余额账户用款额度。该账户每日发生的支付，于当日营业终了前由代理银行在财政部门批准的用款额度内与国库单一账户清算。财政授权支付的转账业务一律通过零余额账户办理。医院零余额账户的用款额度具有与人民币存款相同的支付结算功能，可办理转账、汇兑、委托收款和提取现金等支付结算业务。可以向本单位按账户管理规定保留的相应账户划拨工会经费、住房公积金及提租补贴，以及划拨经财政部门批准的特殊款项。对于零余额账户用款额度医院应根据资金的用途及时使用，并认真处理各项财政资金支付账务，定期、及时地核对账务。

其他货币资金主要包括银行本票、银行汇票、信用卡存款等，这部分资金主要是限制了自由支付的货币资金。这部分的资金比重不宜过大，因为过大会减弱资金的流动性。

此外，还要注意银行存款的币种结构，在有多种货币的情况下，由于不同货币币值汇率的走向不同，也决定了相应货币的“质量”。因此，对医院持有的各种货币进行汇率趋势分析，就可以确定医院持有的货币资金的未来质量。

3．分析医院货币资金收支过程中的内部控制的完善程度及实际执行质量　货币资金在收支过程中的完善程度以及实际执行质量，构成了对医院货币资金质量分析的另一重要方面。医院的各项资产、负债、收入、费用等，大多是通过货币资金的收付来实现的。医院服务的对象是个人，货币资金的收付频繁、复杂。医院中涉及货币资金的人员及部门较多，如财务、收款、挂号、医保等。因此，医院除应遵守国家有关货币资金管理规定外，还必须完善内部控制制度及实际执行质量，因为这决定了医院货币资金的运用质量。

医院的货币资金的运用质量，涉及货币资金的收支全过程。在货币资金的收入方面主要包括：

（1）医疗应收款的规模与催收管理。

（2）医疗保险资金拨付及管理。

（3）预收医疗款的管理（包括就诊卡、医保卡的管理）。

（4）门诊、住院收款环节及会计处理。

（5）财政、科教项目资金的合理使用与管理。

对于上述环节，医院应尽可能建立完善的控制制度，以保证医院内部各部门或人员在收款业务全过程的互相牵制态势。

在货币资金的支出方面，主要包括采购引起的支出，如采购药品、卫生材料、物资、医疗设备等；因设备、设施维修而发生的支出；因接受劳务、服务而发生的支出；结算医疗费用发生的预交金退款；以及医保报销、患者退费等。因此，在货币资金的支出控制方面主要包括：

（1）药品、材料、设备、维修、服务的采购需求的确定（包括数量、种类、质量等）。

（2）采购时机的确定。

（3）对供货商的选择。

（4）采购数量与折扣。

（5）付款时机。

（6）药品、卫生材料、物资的库存规模。

（7）预交金退付。

（8）医保结算报销。

（9）患者退费。

（10）具体付款环节以及会计处理。

上述付款环节，医院应尽可能建立完善的控制制度，尽量指定具有不同授权的人员或部门来完成，以形成相互牵制态势。因为，在付款过程中，控制制度的执行质量，决定了医院接受物资、服务的质量，并最终决定了医院的成本。

4．分析医院对国家有关货币资金管理规定的遵守质量 检查医院遵守《现金管理暂行条例》《支付结算办法》《票据管理法》《银行账户管理办法》的状况，是否有违法违规行为存在，分析医院财务报表资金数据的真实程度。对现金使用范围以外的经济往来，必须通过开户银行进行转账结算；库存现金实行限额管理，超过库存限额的现金及时存入开户银行；建立定额备用金制度，对门诊收费和住院收费岗位人员的备用金，要定期清理核对，抽查盘点。

（二）短期投资的质量分析

对外投资是指医院以货币资金购买国家债券或以实物、无形资产等开展的投资活动。

医院对外投资按照投资回收期的长短分为长期投资和短期投资。长期投资是指不能随时变现的、持有时间在一年以上的投资。短期投资是指能够随时变现、持有时间不超过一年的有价证券以及不超过一年的其他投资。

医院在医疗服务过程中，其业务活动具有季节性，在一年中有旺季和淡季，在旺季资金的需求量就多，淡季资金需求量相对较少，因而在淡季医院会出现闲置资金。这些闲置资金可用来购置国家债券，以获取短期利息收入，在旺季到来时，可将这些债券迅速转化为货币资金投入周转。

短期投资兼有货币资金和其他资产的优势，一方面短期债券投资风险小，可随时变现，满足医院的需要；另一方面，还可以获取一定的收益。当然，短期投资若属于风险较大的投资，医院的支付能力也会受到一定的影响，必须加强对短期投资的分析与管理。短期投资的分析应注重其流动性分析、投资的合规性分析，以及短期投资占流动资产的比重及其趋势变化分析。具体而言，应从以下几个方面进行分析。

1．分析短期投资的数量规模　由于医院是公益性事业单位，其应该向社会提供医疗服务，对外投资只是其经济活动的辅助内容，因此医院原则上不应该有较大规模的短期投资，以免影响正常的医疗业务开展。医院可以利用暂时闲置的资金，购买短期国家债券，以获取额外收益，同时在需要时可以及时将其转换为货币资金。

2．分析短期投资的资金来源　对于公立医院来说，医院从事短期投资的资金必须是自有资金。医院不得使用财政拨款、财政拨款结余以及科教项目资金对外投资。

3．分析短期投资的范围　对于公立医院来说，不得从事股票、期货、基金、企业债券等投资。严禁使用医院的资金以个人名义对外投资。

4．分析短期投资成本与收益　医院进行短期投资，应在取得时按照实际成本入账。实际成本是指取得短期投资时实际支付的全部价款，包括购买价格及购入时所支付的税金、手续费等相关费用。但不包括在取得一项短期投资时，实际支付的价款中包含已宣告到期付息但尚未领取的国债利息。对购入的国债中包含已宣告到期付息但尚未领取的利息，应单独核算，不构成实际成本。

短期投资的实际成本按以下方法确定。

（1）以现金购入的短期投资，按实际支付的全部价款，包括税金、手续费等相关费用，扣除已宣告到期付息但尚未领取的国债利息后的金额作为实际成本。

（2）投资者投入的短期投资，以投资各方确认的价值作为投资的实际成本。

（3）医院认购的国家债券，按实际支付的金额作价。

（三）财政应返还额度分析

财政应返还额度是指实行国库集中支付的医院，年度终了应收财政下年度返还的资金额度，即反映结转下年使用的用款额度。财政应返还额度通常是在年终和财政对账时，已经年终决算了，仍然有没有花完的由财政直接支付的用款额度，财政没有收回去，同意医院下年度继续支出的，或者是财政应该给医院拨款，但由于种种原因没有拨付下来，下年初拨付的本年度的用款额度。因此，分析时应了解财政应返还额度形成的原因，如果是因为财政项目执行进度慢而造成的，应该加强项目管理，加快进度，以避免财政部门收回资金。

（四）应收票据

应收票据是医院开展业务活动收到的商业汇票，包括银行承兑汇票和商业承兑汇票。商业汇票作为一种结算手段和信用工具，在单位之间使用得越来越频繁。商业汇票在到期之前，医院如果需要资金，可将持有的商业汇票背书后向银行办理贴现，因而具有良好的流动性。分析医院的应收票据时应关注以下几个方面：

1．分析应收票据的管理状况　医院应当设置“应收票据备查簿”，逐笔登记每一商业汇票的种类、号数和出票日期、票面金额、交易合同号和付款人、承兑人、背书人的姓名或单位名称、到期日期和利率以及收款日期和收回金额等资料，商业汇票到期结清票款后，应在备查簿内逐笔注销；医院应设置专人保管应收票据，且保管人员不得经办会计业务；对已贴现的票据应在备查簿中登记，以便日后追踪管理；对于即将到期的应收票据，应及时向付款人提出付款。

2．分析应收票据的合规性、合理性　应收票据是一种信用行为，反映了医院与服务对象的业务合作关系。分析时必须针对每一笔应收票据业务进行分析，以判断应收票据的合规性、合理性。具体可以通过“应收票据备查簿”登记的每一应收票据的种类、付款人或单位、金额、日期等资料，进行一一对应的分析，以判断医院应收票据发生的原因、真实性等。

3．关注已贴现应收票据　《中华人民共和国票据法》规定，票据贴现具有追索权，即如果票据承兑人到期不能兑付，背书人负有连带付款责任。这样，对医院而言，已贴现的商业汇票就是一种“或有负债”，若已贴现应收票据数额过大，也可能会对医院财务状况产生较大影响。因此，在分析时，要了解医院是否存在已贴现的商业承兑汇票，是否会因此而影响到医院的偿债能力。

（五）应收账款质量分析

应收账款是医院提供有偿服务、销售药品等应收取的款项，以及因出租资产、出售物资等应收取的款项。包括应收在院患者医疗款、应收医疗款、其他应收账款。不包括借出款、备用金、应向职工收取的各种垫付款项等。

1．应收在院患者医疗款的质量分析　应收在院患者医疗款是指医院因提供医疗服务而应向住院患者收取的医疗款。患者来医院住院时，按照规定需缴纳预交金，患者住院后发生的费用，按照政府会计制度要求，患者每天发生的费用，应按照权责发生制的原则及时确认收入，同时应当按照其实际发生额计入应收在院患者医疗款科目。当患者出院进行结算时，属于医保支付的部分转入应收医疗款，属于个人自负的部分同患者缴纳的预交金进行结算，多退少补；患者无力支付的部分转入应收医疗款。医院应收在院患者医疗款的数量同医院的规模相关，规模越大的医院应收在院患者医疗款越多。同时应收在院患者医疗款的规模同医院的医疗质量、技术水平、管理效率有关。对应收在院患者医疗款的分析，主要从以下几个方面进行。

（1）分析应收在院患者医疗款的规模：一般来说，医院业务规模越大，医院在院患者应收医疗款的数量就会越多。但规模越大，其可能发生欠款及坏账的可能性也越大。医院应收在院患者医疗款的规模，主要由下列因素决定：

1）医院业务量规模（住院床位数量、医院学科状况、医生数量等）。

2）医院效率（技术水平、服务能力、平均住院日等）。

3）医疗保险政策（支付范围、支付水平、基本医疗范围等）。

4）医疗价格政策（医疗服务价格、药品及材料价格等）。

5）医院管理能力（医疗纠纷、差错、患者满意度、药品及材料使用等）。

6）医院预收医疗款管理。

7）患者医疗消费需求及行为（药品及卫生材料使用、医疗欠费等）。

上述因素影响医院在院患者医疗款的规模，在进行财务分析时，必须综合考虑以上因素，来分析造成应收在院患者医疗款增加或减少的原因。

（2）分析医院应收在院患者医疗款的管理与控制质量：应收在院患者医疗款控制制度的完善程度及管理执行质量，是分析医院在应收在院患者医疗款的一个重要方面。在院患者医疗款在患者出院时会形成应收医疗款，如果管理不善就会形成欠费或者被医保拒付，给医院造成损失。因此，医院必须建立健全控制措施，主要包括以下几个方面。

1）建立健全应收在院患者医药费管理制度。

2）分户账控制：住院收费处要建立在院患者医药费明细账分户账，每天进行住院结算凭证、住院结算日报表和在院患者医药费明细账的核对，随时掌握在院患者费用情况，月末定期进行在院患者医药费核实。

3）结算起止时间控制：确定统一的住院收入每日、每月结算起止日期，及时准确地核算应收在院患者医药费。

4）利用计算机信息系统对患者医疗费用进行控制。

5）完善医院预交金管理制度。

6）科学合理使用药品及卫生材料。

（3）分析医院在院患者医疗款的构成质量：应收在院患者医疗款是由于住院患者在医院住院期间（出院时结算）而发生的，是造成医院欠费和坏账损失的前期，也就是说在这期间如果出现医疗纠纷、医疗差错、管理不善等问题，就会影响应收在院患者医疗款的质量，所发生的应收在院患者医疗款就可能给医院造成损失。也就是说，应收在院患者医疗款既可以转化为货币，又可以转化为坏账，形成医院的损失。因此，医院还必须从构成方面来分析应收在院患者医疗款，主要包括以下几个方面。

1）应收在院患者医疗款科室构成。

2）患者的费别构成（医保、新农合、自费、商业医疗保险等）。

3）患者的特征（性别、年龄、学历、职业、地域、经济条件等）。

4）是否有潜在风险（医疗纠纷、医疗差错等）。

5）管理不善（过度医疗、诱导需求、道德损害等）。

6）应收在院患者医疗款患者构成（在院患者住院时间、住院费用等，尤其应关注住院时间长、费用多的患者）。

2．应收医疗款的质量分析　应收医疗款是指医院因提供医疗服务而应向门诊患者、出院患者、医疗保险机构等收取的医疗款。

医院在向患者提供医疗服务的过程中，应以提高社会效益为最高宗旨，如果发生经济和治病的矛盾时，应当以治疗为主，首先抢救患者，救死扶伤，这就必然会发生一些患者的欠费。当发生患者欠费时，门诊或住院收费处管理人员应主动与业务人员配合，对所发生的欠费项目、金额及欠费患者的姓名、单位、住址、联系电话等进行详细记录，并报医院有关部门审批。门诊和住院收费处要有专人负责，及时填制“门诊患者欠费情况表”和“住院患者欠费情况表”，报财务部门进行账务处理。财务部门要建立与门诊和住院收费处对欠费业务的定期核对制度，以确保患者欠费明细账户与门诊收费处和住院结算处的患者欠费明细分类账户的一致。如果发现不相符，应及时查明原因，以防止挪用、伪造、贪污门诊或住院患者欠费等舞弊行为的发生。

对于与医疗保险机构结算而形成的应收医疗款，医院应加强管理，及时与医疗保险机构对账，确保款项及时结算，以提高资金的使用效益。

医院应当于每年年度终了，对应收医疗款进行全面检查，计提坏账准备。对于账龄超过规定年限、确认无法收回的应收医疗款，应当按照有关规定报经批准后，在坏账准备中冲销。

应收医疗款就其性质来讲，是医院为开展业务以及由于医保支付制度而发生的一项资金垫支。应收医疗款一方面占用了医院的资金，另一方面也具有发生坏账的风险。对应收医疗款的分析，应从其数额大小和质量高低两个方面进行，同时考虑坏账准备的影响。

（1）应收医疗款的规模分析：应收医疗款增多，一方面表现为医院收入增加；另一方面也表现为医院管理不力，使机会成本、坏账损失和催收成本增加。因此，医院应尽量减少其占用额，医院通过完善应收医疗款的管理责任制，建立健全应收医疗款核算的账簿记录，做到及时清理、催收，防止拖欠，加速资金周转，提高结算资金的使用效果。影响医院应收医疗款规模的因素主要有以下方面。

1）医院的规模：医院的规模越大，医疗收入越多，相应的应收医疗款也就越多，反之就会少。

2）医疗保险管理制度：由于现行医保政策规定，医院在接受医保患者住院时，患者只支付个人自负的部分，属于医疗保险支付的部分在当月结算后的月度中由医疗保险机构付给医院。因此，如果医院收治的医保患者多，则形成的应收医疗款数量就会多。同时，不同的医保支付制度也会影响医院应收医疗款的数量。

3）医院预收医疗款管理：一般讲，医院预收款管理及时，相应的应收医疗款的数量就会少。

4）对于欠费的催收管理：医院如果有完善的应收医疗款的催收制度，日常工作中能及时清理、催收，防止拖欠，则应收账款的数额就会少，发生损失的可能性越小。

5）坏账准备的提取：《医院财务制度》规定，医院可以采用余额百分比法、账龄分析法、个别认定法计提坏账准备，累计计提的坏账准备不应超过年末应收医疗款和其他应收款科目余额的 2%～4%。医院可能出于某些目的，调整坏账准备的提取方法或计提比例，从而人为调增或调减应收账款净额或收支结余。

医院在分析应收医疗款的规模时，应对上述因素进行分析，判断应收账款增加和减少的因素，哪些属于不合理的增长，哪些属于正常的增长。在分析时还可以结合医疗收入进行配比分析，以判断应收医疗款增减的合理性。一般而言，应收账款的增长率与医疗收入的增长率是呈一定的正相关关系的。应收医疗款、医疗收入增长率计算公式如下：

$$\text{应收医疗款增长率}=\frac{\text{本期期末应收医疗余额}-\text{上期期末应收医疗款余额}}{\text{上期期末应收医疗款余额}}\times 100\%$$

$$\text{医疗收入增长率}=\frac{\text{本期医疗收入}-\text{上期医疗收入}}{\text{上期医疗收入}}\times 100\%$$

应收医疗款余额是指应收账款下应收医疗款二级科目的金额，如果医院应收医疗款的增长率明显高于或低于医疗收入增长率，财务分析者可以初步判断应收账款的增长存在异常情况，并对其进行深入分析。

【**例 3-1**】表 3-3 列示了某医院 2018—2019 年应收医疗款和医疗收入数额。

表 3-3　某医院医疗应收款与医疗收入

单位：万元

项目	2018 年	2019 年
应收账款 - 应收医疗款	2 976	4 443
医疗收入	25 674	27 213

计算有关指标：

应收账款增长率：49.29%

医疗收入增长率：5.99%

该医院 2019 年的应收账款增长率 49.29%，而医疗收入增长率仅为 5.99%，应收医疗款增长率明显高于医疗收入增长率，表明该医院的应收账款管理有所松懈，应引起重视。在实际分析中，还可以对其进行趋势分析，也可以同其他医院对比分析。

（2）应收医疗款的账龄分析：应收医疗款的质量决定了应收账款转化为货币的能力，对应收医疗款进行账龄分析是判断应收医疗款质量的重要手段。一般来说应收账款的时间越长，发生坏账的可能性越大，通过对不同账龄的应收款的比例进行分析，同时考虑债务人的信誉状况，可以获得债权质量的好坏的信息，为医院组织催收工作和估计坏账提供依据。

在分析应收医疗款时，可以编制账龄分析表进行分析，账龄分析表，如表 3-4 所示。

表 3-4 账龄分析表

患者	住院期间	3 个月内	3～6 个月	6 个月～1 年	1～3 年	3 年以上	合计	比例
甲								
乙								
丙								
丁								
合计								
比例								100%

账龄分析表对于分析应收医疗款的质量十分有益，通过账龄分析表的资料，如果医院的应收医疗款时间较短则出现坏账的可能性很小。如果医院的应收医疗款超过三年，则收回的可能性很小，发生坏账的可能性很高。

应收医疗款作为流动资产的一项结算债权，一般应在一年内收回。但在实际业务中，许多医院将已无望收回的账款长期挂账，造成医院资产不真实，对此，可以采用账龄分析法，对医院超过一年的应收医疗款予以密切关注，或在分析时予以调整。

（3）对债务人的构成进行分析：在很多情况下，医院应收医疗款的质量，不仅与账龄有关，还与债务人的构成有关。因此，在有条件的情况下，可以通过对债务人的构成分析来对应收医疗款质量进行分析。

1）从债务人的主体构成进行分析：医院的应收医疗款应由医保进行结算的部分，如果不出现管理不善，以及没有超过医保结算标准，则应该能够收回，出现坏账的可能性较小。如果是个人性质的应收医疗款，则产生坏账的可能性很大。因此，对债务人的主体构成分析至关重要。

2）从债务人的区域构成及经济条件进行分析：从债务人的区域构成看，不同地区的债务人，由于经济发展水平、法制建设条件以及特定的经济环境等方面的差异，对自身的债务的偿还心态及偿还能力有相当大的差异，经济发展水平高、法制建设条件较好的地区的债务人，一般具有良好的债务偿还心理，因而医院对这些地区的债权可回收性较强；经济发展水平落后的地区，经济能力差的个人，其还款的能力较差。

（4）从应收医疗款发生的原因进行分析：在分析应收医疗款的质量时，还必须分析应收医疗款产生的原因，如果医院的应收医疗款是由于存在现实及潜在的医疗纠纷、医疗差错，则收回的可能性很小；由于医院违反医保管理规定，超过医保规定的标准，医保不可能拨付给医院；如果医院存在管理不善，违规使用药品、卫生材料、过度医疗等，则收回的可能性也很小。

（5）对应收医疗款的周转情况进行分析：应收医疗款的流动性决定了医院应收账款的变现能力，主要可以采用应收医疗款周转天数、应收医疗款周转次数、应收医疗款与日收入比等指标进行分析，并结合医院的特点，以及指标发展趋势对比情况进行分析（具体可以参考第九章）。

3. 其他应收账款的质量分析　其他应收账款是指医院除应收在院患者医疗款、应收医疗款以外的其他应收账款，如医院因提供科研教学等服务、按合同或协议约定应向接受服务单位收取的款项。

对其他应收账款的分析应关注以下几个方面。

（1）分析其他应收账款的规模：其他应收账款的规模与医院开展科研教学及其他业务的规模相关，一般情况下，医院规模大，医学科研能力强，相应的业务也就越多，则其他应收账款的规模会越大。

（2）分析其他应收款的管理：分析其他应收账款时，要通过明细账进行分析，对于已发生的其他应收账款要及时登记，设置相应的明细记录账，指定专人管理，可采取函证、对账等形式进行核对。对签订合同的其他应收账款要按照合同内容逐项核对，按照项目进度及时组织结算，催收。特别是其中的数额较大，时间较长的款项，要根据合同进度、约定的条件、付款的时间等进行认真审核。同时应建立其他应收账款催收制度，要指定专人负责催收，以免造成损失。

（六）预付账款的质量分析

预付账款是指医院按照合同规定，预先支付给供货单位或劳务提供单位的款项，以及按照合同规定向承包工程的施工企业预付的备料款和工程款。由于预付账款额度一般较大，且需要一定时间才能结束业务，因此，医院在预付账款时应持谨慎、稳健的原则，全面了解供货方的资质、信誉、物资保证和可靠程度等。

对预付账款的分析应关注以下几个方面。

1. 分析预付账款规模　一般情况下，医院的预付账款不会构成医院流动资产的主体部分。如果医院的预付账款较高，可能是医院的信誉不高造成的，也有可能是向有关单位提供贷款的信号，如果是这种情况，则有可能造成损失。

2. 分析预付账款的形成原因　预付账款的形成，主要由医院购买医疗器械、药品及卫生材料等，预付给供货单位的货款或因修缮等预付给提供劳务单位的款项。因此，医院在分析预付账款时，要查看医院签署的合同，判断合同的真实与合理性。医院在支付货款时，应采取谨慎、稳健的原则，要全面了解供货方的资质、信誉、物资保证和可靠程度等，并根据《合同法》的规定，与供货方签订有效合同，将风险降低到最低限度。对工程预付款要严格按规定执行。

3. 分析预付账款的管理　在分析预付账款时，还应关注医院对预付款项的催收、清理、审批情况。检查对于已发生的预付账款的登记、明细记录账，以及专人管理状况。

（七）应收股利质量分析

应收股利是指医院持有长期股权投资应当收取的现金股利或应当分得的利润。

在分析时应注意以下几个方面：

1．应区别已宣告发放但未收到的现金股利与已发放已收到的现金股利。

2．关注应收股利是否计入投资收益。

交易性股票投资和长期股票投资取得时实际支付的价款中包括已宣告但尚未领取的现金股利，因属于在购买时暂时垫付的资金，是在投资时所取得的一项债权，因此，在实际收到时冲减已记录的应收股利，不确认投资收益。在权益法核算长期股权投资时，当发放现金股利时冲减长期股权投资的账面价值，而不确认投资收益。交易性股票投资和成本法核算长期股权投资的应收股利应确认投资收益。

（八）应收利息质量分析

应收利息是指医院长期债券投资应当收取的利息。

在分析应收利息时应注意以下几点。

1．交易性债券投资和长期债券投资取得时实际支付的价款中包括已宣告但尚未领取的债券利息，因属于在购买时暂时垫付的资金，是在投资时取得一项债权，因此，在实际收到时应冲减已记录的应收利息，不确认投资收益。

2．债权投资还本付息类型。区别到期一次还本付息和分期付息到期还本，因为到期一次还本付息的债券投资的应计利息不包括在本项目内，应在确认投资收益时增加投资的账面价值，实际收到利息时冲减账面价值。分期付息的债券投资，应计未收利息与确认投资收益时作为应收利息单独核算，不增加投资的账面价值，实际收到时冲减已计的应收利息。

3．应收利息与投资收益的关系。由于债券的投资分为平价、溢价、折价三种方式，不同方式应收利息与投资收益的关系不同。在分期付息到期还本的方式下，如果是平价购买债券，计提的利息按债券面值以及实用的利率计算，并计入当期投资收益；如果是溢价购买债券，当期按债券面值和适用利率计算的应计利息扣除当期摊销的溢价和债券的费用，确认当期的投资收益；如果是折价购买债券，当期按债券面值和适用利率计算的应计利息与摊销的折价和合计扣除摊销的债券费用，确认为当期投资收益。

（九）其他应收款质量分析

其他应收款是指除财政应返还额度、应收票据、应收账款（应收在院患者医疗款、应收医疗款、其他应收账款）、预付账款、应收股利、应收利息以外的其他各项应收及暂付款项，如职工预借的差旅费、已经偿还银行尚未报销的本单位公务卡欠款、拨付给内部有关部门的备用金、应向职工收取的各种垫付款项、支付的可以收回的订金或押金、应收的上级补助和附属单位上缴款项等。

在分析应收利息时应注意以下几点。

1．分析其他应收款的管理 其他应收款是流动资产的重要组成部分，发生较为频繁、复杂，对其管理的好坏对医院的经济有着重要的影响。因此，必须加强对其他各种应收、暂付款项的管理，控制预付款的范围、比例和期限，减少资金占用，并组织清算，防止损失，加速资金周转。

2．关注应收账款的类型及构成 分析其他应收款时，要通过医院的明细账仔细分析它的构成、内容和发生时间，特别是其中的数额较大、时间较长的款项，要警惕不合理的占用，以及医院利用该项目转移收入行为。要特别分析医院应收的长期投资的利息或利润，是否按时入账，必要时可查询医院的对外投资以对照利息与利润的数额。

3．关注其他应收款的坏账处理　在分析其他应收款时，还应特别关注计提坏账准备及坏账处理环节，要警惕人为处置其他应收款坏账的行为，要提防一些“小项目”中潜伏的“大危机”。

4．关注其他应收款的会计处理　在分析其他应收款时，还应关注医院的会计核算控制。财务部门应指定专人负责其他应收款的核算与管理。按个人或单位名称设置明细分户账，及时组织结算、催收，防范资金不必要的损失。如对职工差旅费、临时采购备用金等要规定限期收回的时间，以便及时对账与催收。要建立其他应收款、备用金定期清理制度，要求至少每隔半年清理一次。对其他应收款清理结果提出合理化建议并及时用书面报告形式向有关负责人请示、汇报，经批准后对院内职工违规拖欠差旅费、备用金应采取强硬措施收回，对其他单位欠费也应采取相应措施催收。

（十）坏账准备的质量分析

医院的应收账款可能会因医疗保险机构拒付、患者经济状况困难或死亡等原因而无法收回，这类医院无法收回的或收回的可能性很小的应收款项就是坏账。因发生坏账而造成的损失，称为坏账损失。发生坏账对医院而言，意味着丧失其部分债权，进而丧失部分资产。对坏账准备的分析主要从以下几个方面进行。

1．关注坏账准备计提范围　《关于医院执行（政府会计制度——行政事业单位会计科目和报表）的补充规定》明确规定，医院应当对除应收在院患者医疗款以外的应收账款和其他应收款按规定提取坏账准备。

2．坏账准备确认　医院确认坏账损失时，应具体分析应收账款的特征、期限、历史上应收款回收时间和周期、债务单位和个人的信用及财务状况等因素。一般说来，医院有确凿证据表明应收款项不能收回或收回的可能性不大的，均应确认为坏账。医院坏账的确认应具备两个条件：一是无法收回的应收医疗款和其他应收款的账龄必须超过三年；二是必须经过确认为无法收回的。如应收医疗款中因医院管理不善而被医保拒付的部分和患者无力支付的部分；因债务人死亡，以其剩余财产清偿后仍然无法收回的款项；其他应收款中因债务人已撤销、破产、资不抵债等而无法收回的部分等。

3．坏账准备控制　对医院清查出来的坏账损失，并经逐级审批确定后，应按照有关程序处理：

（1）坏账准备金计提控制：医院内部有关责任部门经过查账审核，对应收款项的账户余额变动情况进行分析，通过核实后期收款情况、账户核对内部往来损失情况、复核损失账务处理凭证等方法，获取有效书面证明资料，并提出报告，阐明坏账损失形成的原因和事实依据。

（2）坏账损失确认控制：医院财务部门对坏账损失的不同情况、不同性质及不同的确认方法，经过追查有关责任部门和当事人的责任，提出结案意见，最终核定坏账损失的金额。同时，分析对医院资产的影响程度。

涉及诉讼的坏账损失，要取得人民法院判决书的确定内容和坏账损失金额，医院应委托律师事务所出具法律意见书面文件，及时核销坏账损失，并做好账务处理工作。

医院财务部门在已取得坏账损失有关部门提供书面资料的基础上，逐项进行审核，按照有关规定进行会计核算，对确认的坏账损失提出处理意见。经上级主管部门批准核销的坏账损失，财务部门应做好账务处理。

4．坏账准备的计提方法　按照政府会计制度规定，医院的坏账损失采用备抵法核算。备抵法是采用一定的方法按期估计坏账损失，计入当期费用，同时建立坏账准备，待坏账实际发生时，冲销已提的坏账准备和相应的应收账款。

在采用备抵法时，首先要按期估计坏账损失，政府会计制度规定可以采用的估计坏账损失的方法有应收款项余额百分比法、账龄分析法、个别认定法等。坏账准备提取方法一经确定，不得随意变更。如需变更，应当按照规定权限报经批准，并在会计报表附注中予以说明。

（1）余额百分比法：是根据会计期末应收款项的余额和估计的坏账准备提取比例来估算坏账损失的方法。从理论上讲，发生坏账多的医院，坏账准备提取比例应高一些，反之应低一些。在实际工作中，医院应当根据以往的经验、债务单位的财务状况等相关信息予以合理估计。

（2）账龄分析法：是根据应收款项账龄的长短来估计坏账损失的方法。账龄是指客户所欠款项的时间长度。会计期末，医院应先根据应收款项的账龄计算应提取的坏账准备金额，然后将其与坏账准备账面余额进行比较，以确定本期是补提坏账准备，还是冲减已计提的坏账准备。

（3）个别认定法：是根据每一项应收账款的情况来估计坏账损失的方法。同一会计期间，采用个别认定法计提坏账准备的应收账款，应从采用其他方法计提坏账准备的应收款项中剔除。

因此，在现行的医院财务制度下，应收账款损失的计提在相当的程度上取决于医院对该项目的主观判断，因此，不能排除医院在计提坏账准备时存在人为的因素。另外制度规定医院累计计提的坏账准备不应超过年末除应收在院患者医疗款之外的应收账款和其他应收款余额的2%～4%。这就要求财务部门在确定坏账准备的计提比例时，应根据医院以往的经验、债务人或债务单位的还款能力，以及其他相关信息合理地估计。并不是坏账准备计提越多，就表明医院的财务稳健，而是应根据历史经验和相关信息，合理估计应收款项产生坏账的可能性，计提坏账准备后的应收款项要真实地反映医院的财务状况。

（十一）存货的质量分析

存货是指医院为开展医疗服务及其他活动而储存的药品、卫生材料、低值易耗品、其他材料、加工物品等。

药品是医院为开展正常医疗服务活动用于诊断、治疗疾病而储存的特殊商品。是医院开展医疗服务活动的物资保障和重要手段。在医院的医疗服务活动过程中，药品的消耗占医院的各种物资消耗的比重很大，药品的招标采购、储备与周转是医院资金运动的重要组成部分，对药品的采购、销售、使用全过程的管理是医院经济管理的重点。医院药库及药房的药品统一按照进价核算，外购药品价格中不应包括为采购、运输药品而支付的各项采购费用。

卫生材料是指医院向患者提供医疗服务过程中耗费或者植入人体的各种医疗用材料。卫生材料是医院开展医疗服务活动的物资保障和重要手段。随着社会发展和医学科学技术的进步，临床使用的卫生材料逐渐增多，在医院的医疗服务活动过程中所耗费的卫生材料占医院各种消耗的比重逐渐增大。对卫生材料的采购、销售、使用全过程的管理也是医院经济管理的重点。

医院的卫生材料按照是否收费可分为可收费卫生材料和不可收费卫生材料。可收费卫生材料一般价值相对较高，如吻合器、心脏瓣膜、支架等；不可收费卫生材料一般价值较低，属于在医疗服务项目实施过程中耗费的材料，如纱布、绷带、酒精、棉球等。医院对于可收费的卫生材料的使用与管理应严格执行国家有关的价格政策以及基本医疗保险制度的规定。卫生材料的采购应当严格执行政府的有关规定。医院购入的卫生材料，其成本包括购买价款、相关税费、运输费、装卸费、保险费以及使得卫生材料达到目前场所和状态所发生的归属于存货成本的其他支出。

低值易耗品是指在医疗服务过程中经多次使用不改变其实物形态，而其单位价值又低于固定资产起价标准，或者其单位价值虽达到了固定资产的标准，但使用期限较短或易于损坏的物品。医院的低值易耗品种类繁多，对低值易耗品的采购、使用的管理也是医院经济管理的重点。医院低值易耗品应当于内部领用时一次性摊销，个别价值较高或领用报废相对集中的，可采用五五摊销法。

其他材料是指使用后就消耗掉或者逐渐消耗掉，不能保持原有形态的各种原材料，包括维修材料、五金交电材料、杂项材料等。

加工物品是指医院自制或委托外单位加工的各种物品。

存货是医院最重要的流动资产之一，通常在医院的流动资产中占较大的比重，因而在分析影响医院短期偿债能力、盈利能力的诸因素时，存货起着重要的作用。存货是医院管理的中心，其种类复杂，数量庞大，并且处于不断使用、消耗和重置中。医院的存货还有别于企业的存货，医院的存货耗用时，要承受政府降价而造成的跌价损失。同时，医院的存货大多用于患者的治疗过程，同患者的健康密切相关，是特殊的商品，一方面具有严格的质量标准，同时还具有明确的时效特征。因此，对医院存货的分析是医院财务分析的重要内容。

1. 对存货的数量分析 存货对保证医院医、教、研的正常运行具有重要意义，存货也是医院容易出现问题的领域，医院必须使存货数量与医院的业务规模保持平衡。医院存货数量过多，一方面会过多占用资金，另一方面可能会失效而产生质量问题；但如果存货出现短缺，则会影响医院的医疗工作。

存货数量分析要考虑两个方面：一是存货成本最小化，二是储存物资的品种及数量最佳化。而最佳存货成本和最优储存结构的结合点，就是医院存货管理的最佳状态。充足的存货不仅有利于医院医疗活动的顺利开展，节省采购费用，而且能及时满足患者的需求，提高工作效率，从而为医院增加收益，避免因存货不足影响医疗工作的开展。然而，存货的增加，必然要占用很多的资金，将使医院付出更大的持有成本，而且存货的储存与管理费用也会增加，影响医院获利能力的提高。因此，医院在存货的规模与成本之间权衡利弊，充分发挥存货功能，降低成本，增加收益，实现最佳组合，成为存货管理的基本目标。

医院在确定合理库存水平时，一般要考虑以下因素：

（1）医院业务规模：一般而言，医院的规模越大，存货的规模也就越大，而业务规模小的医院，拥有的存货较少。一般情况下，医院存货应同业务规模相适应，在医院业务规模扩大时，药品和耗材存货的适当增加是正常的，但如果变动较大，财务分析人员应深入分析，了解医院在存货管理方面是否存在问题。

（2）疾病的季节性影响：一般来说，疾病多发的季节，医院的业务量就会增加，相应的医院所需的药品、卫生材料等存货的数量就会多，反之就会少。医院财务分析人员应掌握医院业务的季节性变化的特点，科学合理配置药品及耗材。

医院应该从实际的需要出发，采用科学的方法，确定合理的存货水平。在这方面，经济进货批量模型有助于医院管理者进行存货管理。经济进货批量是指能够使一定时期与库存物资相关的总成本达到最低点的进货数量。合理保证供应、存储一定量的物资，关键是储备量要科学、经济，做到既满足供应又不至于造成积压浪费和影响资金周转。因此，确定合理的存货经济批量是制定采购计划的基本依据。通过对库存物资成本分析，并假设医院不允许缺货的前提下，可建立以下模型：

$$TC=\frac{A}{Q}\times B+\frac{Q}{2}\times C$$

即，存货相关总成本＝相关进货费用＋相关储存成本

其中：TC 为库存物资的相关总成本；A 为全年计划进货量；Q 为每次进货批量；B 为平均每次进货费用；C 为单位库存物资年储存成本。

当相关进货费用与相关储存成本相等时，库存物资相关总成本最低，而此时的进货批量就是经济进货批量。

对模型两边求导，得：经济进货批量 $Q=\sqrt{\frac{2AB}{C}}$

经济进货批量的库存物资相关总成本 $TC=\sqrt{2ABC}$

年度最佳进货批次 $N=\frac{A}{Q}$

经济进货批量平均占用资金＝ $\frac{PQ}{2}$（P为采购单价）

根据上述模型，库存物资的经济进货批量取决于全年物资需求总量 A，平均每次进货费用 B 及单位库存物资年储存成本 C 三个因素。由此可见，决定库存物资经济进货批量

的成本因素，除了变动性进货费用外，与变动性储存成本也密切相关。在一定时期内，增加进货批量，减少进货次数，尽管有利于降低进货费用，但会导致储存成本提高。

2．存货的计价方法分析　存货会随着时间的推移而不断变动，因此大多数医院面临采用何种成本计价，来确定各存货的成本，采用实际成本法核算时，按照《政府会计准则第 1 号——存货》规定，领用或发出的存货，可以按照先进先出法、加权平均法、个别计价法等确定其成本。

（1）先进先出法：是以先入库的物资先发出这样一种库存实物流转假设为前提，对发出物资进行计价的方法。采用这种方法，先入库的物资成本在后入库的物资成本之前转出，据此确定发出物资和结存物资的成本。

例如，假设 A 卫生材料月初库存为 0，1 日购入 100 个，单价 2 元；3 日购入 50 个，单价 3 元；5 日销售发出 50 个。则发出单价为 2 元，发出 A 卫生材料成本为 100 元，月末结存的 A 卫生材料的成本为 50×2＋50×3＝250 元。

（2）加权平均法：是指以月初库存物资的数量，加上本月采购物资的数量为权数，除以月初库存物资成本，加上本月购入物资数量，计算出本月库存物资的加权平均单位成本，以此为基础确定本月发出物资成本和月末结存库存物资成本的一种方法。计算公式：

$$加权平均单位成本=\frac{月初库存物资成本+本月购入物资成本}{月初库存物资数量+本月购入物资数量}$$

本月发出物资成本＝本月发出物资数量×加权平均单位成本

月末结存物资成本＝月末结存物资数量×加权平均单位成本

（3）个别计价法：是逐一辨认各批次发出物资和期末结存物资所属的购入批别，分别按其购入时所确定的单位成本，计算出作为确定各批次发出物资成本和期末结存物资成本的方法。

选择不同的存货计价方法，会对存货的成本产生差异，财务分析人员应充分关注这一差异。医院财务人员应充分预测经济环境、行业变动趋势、存货价格波动趋势、市场供求趋势等，来选择不同的存货计价方法。医院存货的计价方法一经确定，不得随意变更。一般情况下，对于性质和用途相似的存货，应当采用相同的成本计价方法确定发出存货的成本；对于不能替代使用的存货、为特定项目专门购入或加工的存货，通常采用个别计价法确定发出存货的成本。

医院在分析存货计价方法时，首先应分析其采用的计价方法的合理性以及应保持一致。如果医院存货计价方法发生改变，应关注其在会计报表附注中披露的理由的合理性。需要说明的是，在对存货的计价方法进行分析时，财务分析人员应首先了解宏观经济环境，医疗市场的发展状况，药品、耗材等存货的价格变换及数量情况，在此基础上再进行分析。

3．对存货的物理质量进行分析　存货的物理质量是指存货的自然质量，即存货的自然状态。如药品、卫生材料等是否完好无损，是否存在过期、失效，是否属于淘汰等。对药品的使用与管理应严格执行《中华人民共和国药品管理法》，是否符合国家规定的质量要求等。

对存货的质量分析，可以初步确定医院存货的状态，为分析存货的盈利性、周转性和变现性奠定基础。

4. 对存货的周期进行分析 存货周期是指某一类药品、材料或某个药品及材料进出库的循环时间。医院的存货具有典型的时效性，如果存货周期过长，有可能造成药品及材料的失效、过期、变质，进而影响药品安全性，危及患者身体健康。因此，医院应该关注医院存货的周期，定期检查分析医院的药品及材料的库存状况，分析医院库存药品及存货的时间，并动态监控。

5. 对存货的周转率进行分析 存货的周转率是一个动态的内部管理指标，其反映一定时期存货周转的速度。从公式上看，它是指药品及材料成本和平均存货的水平的比值，通常越大越好，表明医院存货转化为现金或应收账款的速度快，经营的管理效率高。但存货周转过高，也可能说明医院在管理方面存在一定的问题，如医院存货投入的资金太少，甚至可能因为存货储备不足影响医院的正常医疗工作。反之如果存货周转率过低，则表明医院存货的管理效率低，存货周转较慢，存货占用资金较多，影响医院资金使用效益。

6. 存货的日常管理 分析医院存货质量，还必须分析存货的日常管理，因为存货的质量同医院的存货管理水平密切相关，存货的日常管理分析需关注以下几个方面。

（1）实行预算管理，创新存货的管理途径：医院对存货的日常管理要求做到既要保证医疗业务需要，又要防止积压浪费，影响资金周转。为提高存货的使用效益，必须做到存货的存量要适中，储备要适宜。要真正管好用好医院的存货，就要不断创新存货管理途径，把存货管理纳入计划管理轨道。在编制年度财务预算时，把经费与物资捆绑在一起编制，实行“定额管理，定量供应”。

（2）明确管理职责，统一存货的采购核算：医院物资管理部门必须实行“统一计划，集中采购，归口管理”的管理机制。对物资采购实行由使用科室提出申请计划，由物资管理部门指定专人负责统一采购，由财务部门负责办理结算的办法。统一入账，统一管理，及时掌握存货数量和价值，尽量降低库存，减少资金占用。

（3）建章立制，提高存货的使用效益：为了加强存货的管理，医院必须从健全和完善管理制度入手，使存货管理做到有章可循，从而达到责任明确，管理规范的目的。要根据实际工作中出现的问题和医院管理的特点，建立存货编号管理制度，区分责任，实行专人专管。要建立存货采购、验收、进出库、保管、领用等管理制度，明确责任；要建立存货报废制度，报废要经过技术鉴定，查明原因，报经批准后方可报废，对人为损失要追究其当事人的赔偿责任。

（4）科学、有效地管理物资：医院对存货要按照“计划采购、定额定量供应”的办法进行管理，合理确定储备定额和质量构成，及时发现不良资产和沉淀资产。对低值易耗品实物采取“定量配置、以旧换新”等管理办法。领用实行一次性摊销，个别价值较高或领用报废相对集中的可实行五五摊销法。医院要定期对存货进行盘点，年终必须进行全面盘点清查，保证账实相符。对于存货盘盈、盘亏、变质、毁损等情况，应当及时查明原因，根据管理权限报经批准后及时进行处理。

（5）定期核查物资：清产核资的目的，一方面减少库存的压力，另一方面能够随时了解资产占用、使用情况。月末、季末、年末经过盘点，编制盘点表，查找盈亏原因，经过批准后进行账务处理，达到账账相符、账实相符，提高医院的资金使用效益。

（6）存货清查的方法：存货清查通常采用实地盘点法。在每次进行清查盘点前，应将已经收发的物资数量全部登记入账，并准备盘点清册。盘点时，应在盘点清册上逐一登记各种物资账面结存数量和实存数量，并进行核对。对账实不符的物资，应查明原因，分清责任，并根据清查结果编制“存货盘存报告单”，作为存货清查的原始凭证。

（十二）待摊费用的质量分析

待摊费用，是指医院已经支出，但应当由本期和以后各期分别负担的分摊期在 1 年以内（含 1 年）的各项费用，如预付保险费、预付租金等。医院的待摊费用应当按照其受益期限在 1 年内分期平均摊销，计入当期费用。如果某项待摊费用已经不能使医院受益，应当将其摊余价值一次全部转入当期费用。

分析待摊费用应注意以下几个方面。

1．分析待摊费用形成的原因 对于医院的每项待摊费用均应查明形成的原因，具体可查阅相关附件及合同。

2．关注待摊费用的规模 待摊费用本质上是一种费用，没有变现性，其数额越大，表明医院的资产质量越低。因此，对医院而言，这类资产数额越少越好。

二、非流动资产项目质量分析

非流动资产是指医院资产中变现时间在一年以上的那部分资产。其主要作用是满足医院正常的医、教、研活动的需要，保持医院适当的规模和竞争力。医院的非流动资产包括长期股权投资、长期债券投资、固定资产、工程物资、在建工程、无形资产、研发支出、受托代理资产、长期待摊费用、待处理财产损益等。

分析非流动资产，首先应对其占总资产比重进行分析，以判断医院资产的结构的合理性。其次应关注非流动资产对负债的保证程度。最后应分析非流动资产有效性以及非流动资产内部各项目结构的合理性。

（一）长期投资的质量分析

投资是指医院按规定以货币资金、实物资产、无形资产等方式形成的债权或股权投资。长期投资是指除短期投资以外的投资，具体是指医院按照规定取得的，持有时间超过 1 年（不含 1 年）的股权性质的投资，以及持有时间超过 1 年（不含 1 年）的债权投资。

长期投资是一项复杂的经济行为，它直接影响到医院的利益和发展，特别是长期投资具有投资期限长、金额大、变现能力差、投资风险大等特点，要求医院必须加强对长期投资的分析与管理。医院的长期投资决策上如果出现失误，医院有可能为此付出巨大的代价，可能成为医院今后发展的巨大包袱，甚至出现资金周转问题而导致财务危机。因此，分析医院的长期投资应注重其收益性分析，关注投资的目的、投资的合规性以及长期投资占医院资产的比重及其趋势变化分析。具体而言，应从以下几个方面进行分析。

1．关注医院长期投资的目的　一般来说，长期投资的目的有以下几个方面：

（1）处于医院竞争的考虑，形成医院的竞争优势：医院的对外长期投资，可能会处于某些战略性考虑，如通过对竞争对手实施并购而消除竞争，通过合作举办医院、成立医联体等扩大经营规模，以形成自己的竞争优势。

（2）获得稳定的供货渠道或者获取优惠的价格：通过对外投资扩大规模，降低供应商的议价能力，有效降低医疗成本，控制经营风险，稳定经营收益。

（3）获取管理及财务的协同效应：通过对外投资，医院可以通过实施有效管理，提高效率，有效降低医院的成本；通过内部的资金的合理使用与管理，获取财务的协同效应。

（4）为将来某些特定目的积累资金：医院处于未来发展的需要，通过对外投资为将来发展积累资金，如医院可以将闲置、冗余的资产通过对外投资，盘活资产，提高资产的使用效率，以获取收益，或者医院可以将尚未开展的项目资金用于购买债券，获取一定的收益，为将来的发展积累资金。

2．关注医院长期投资政策执行及投资范围　由于医院是公益性事业单位，其社会效益是最高准则，对外投资只是其经济活动的辅助内容，因此分析医院的对外投资，必须从政策上进行判断其合规、合法性。《医院财务制度》规定：医院应在保证正常运转和事业发展的前提下严格控制对外投资，投资范围仅限于医疗服务相关领域。医院不得使用财政拨款、财政拨款结余对外投资，不得从事股票、期货、基金、企业债券等投资。同时，医院的对外投资必须经过充分的可行性论证，并报主管部门（或举办单位）和财政部门批准。因此，在分析医院的对外投资时，必须认真分析医院对外投资是否符合财务管理制度的规定，是否存在超范围投资，投资资金是否是自有资金，是否报经主管部门批准，是否存在使用医院的资金以个人名义对外投资等。

3．关注医院长期投资种类　长期投资一般可分为长期债权投资和长期股权投资。

（1）长期债权投资：长期债权投资是指医院购入的在1年以上（不含1年）不能变现或不准备随时变现的债券和其他债权投资。长期债权投资，按照投资对象可以分为长期债券投资和其他长期债权投资两类。其他长期债权投资，是指长期债权投资中，除长期债券投资以外的长期债权投资。

（2）长期股权投资：长期股权投资是指通过投资取得被投资单位的股份。医院对其他单位的股权投资，通常视为长期持有，以及通过股权投资达到控制被投资单位，或对被投资单位施加重大影响，或为了与被投资单位建立密切关系，以分散运营风险。长期股权投资按照持股的对象可以分为股票投资和非股票投资。股票投资是医院以购买并持有受资方的股票的方式，对受资方进行的投资。非股票投资是指医院以购买股权但不持有股票的方式对受资方进行的投资。投资医院因拥有股权而成为受资方的股东，股东对医院经营决策等方面的影响大小，取决于其持有的股份的份额。

在对医院的长期投资进行分析时，一定要关注医院长期投资的种类。因为，不同种类的长期投资，对投资所动用的资源需求、投资风险的评估、投资收益的确认、投资的评价论证、对现金流量的影响均不相同。同时，在进行长期投资种类分析时，还必须严格政策的规定，不得超出医院财务制度所规定的范围投资。

4．关注医院长期投资所运用的资产形态　一般来说，医院的对外投资所运用的资产形态，主要有下列几类：

（1）货币资金：医院可以用自有资金对外长期投资。在利用货币资金对外投资时，不存在对货币资产估价问题，医院付出的货币资金就是为对外投资的数额。

（2）非货币资产：医院除用货币资产对外投资外，还可以用非货币资产对外投资。医院可以用于对外投资的非货币包括存货、固定资产（设备及房屋等）、无形资产等。在用非货币资产对外投资时，医院要对用于投资的资产进行价值评估。

5．关注投资的数量及其变化　医院是公益性事业单位，其主要的职能是从事医疗活动，向患者提供医疗服务，满足人民群众的医疗需求。医院要按照政府的区域卫生规划来合理地配置卫生资源，不能漫无边际地扩展规模，而影响自身的健康发展。因此，分析医院的长期投资，必须关注长期投资的数量。一般来说，医院不应该把自己的资金大量投向自身业务之外的领域。在分析时，可以将医院的长期投资与医院的资产总额或负债状况等进行比较，以判定规模的大小以及是否存在举债投资等问题。同时还应关注长期投资的数量的变化，关注医院长期投资的增加、追加或收回投资等方面。

6．分析被投资单位的质量状况　对医院的长期投资进行分析时，还应该分析被投资单位的状况。分析时，要了解医院对投资对象的投资规模、投资比例和持股比例等，对于投资规模大的控股、参股单位，应分析其经营情况、盈利能力、发展潜力，以判断医院长期投资是否具有风险、是否安全以及能否获益等。

分析被投资单位的质量时应重点关注以下方面。

（1）被投资单位发生严重亏损，或者连续发生亏损。

（2）被投资单位经营的政治或法律环境发生变化，可能导致被投资单位经营中止或出现巨额亏损。

（3）被投资单位的经营前景不容乐观，已出现市场需求发生变化、市场萎缩、财务状况恶化而被投资单位又没有改进的迹象。

（4）被投资单位的技术能力、服务能力发生重大变化，被投资单位已失去竞争能力，从而导致财务状况恶化，如进行清理整顿、清算等。

（5）有证据表明医院的某项投资已经不能给医院带来经济利益的其他情形。

医院应该加强对长期投资的管理和控制，及时了解被投资单位的经营状况，严格控制风险，对于因经营不善长期亏损、扭亏无望的长期投资，医院应及时清理收回，避免给医院带来更大损失。

7．注意长期投资所采用的会计政策及会计处理　对长期投资进行分析还应关注采用的会计政策。长期股权投资在持有期间，通常应当采用权益法进行核算。医院无权决定被投资单位的财务和经营政策或无权参与被投资单位的财务和经营政策决策的，应当采用成本法进行核算。

成本法是指投资按照投资成本计量的方法。

权益法是指投资最初以投资成本计量，以后根据医院在被投资单位所享有的所有者权益份额的变动对投资的账面余额进行调整的方法。

成本法和权益法的选择将导致医院在长期投资产规模、投资收益的确认等方面出现不同的结果。因此，分析时应关注医院核算长期投资所采用的方法，以免影响财务分析的准确性。另外，财务分析人员应分析对投资成本的确认是否正确，投资收益及亏损的处理是否恰当等。

医院因处置部分长期股权投资等原因无权再决定被投资单位的财务和经营政策或者参与被投资单位的财务和经营政策决策的，应当对处置后的剩余股权投资改按成本法核算，并以该剩余股权投资在权益法下的账面余额作为按照成本法核算的初始投资成本。其后，被投资单位宣告分派现金股利或利润时，属于已计入投资账面余额的部分，作为成本法下长期股权投资成本的收回，冲减长期股权投资的账面余额。

医院因追加投资等原因对长期股权投资的核算从成本法改为权益法的，应当自有权决定被投资单位的财务和经营政策或者参与被投资单位的财务和经营政策决策时，按成本法下长期股权投资的账面余额加上追加投资的成本作为按照权益法核算的初始投资成本。

医院按规定报经批准处置长期股权投资，应当冲减长期股权投资的账面余额，并按规定将处置价款扣除相关税费后的余额作应缴款项处理，或者按规定将处置价款扣除相关税费后的余额与长期股权投资账面余额的差额计入当期投资损益。

采用权益法核算的长期股权投资，因被投资单位除净损益和利润分配以外的所有者权益变动而将应享有的份额计入净资产的，处置该项投资时，还应当将原计入净资产的相应部分转入当期投资损益。

（二）固定资产的质量分析

固定资产是指医院为满足自身开展医、教、研活动或其他活动需要而控制的，使用期限超过一年（不含一年）、单位价值在 1 000 元以上（其中：专用设备单位价值在 1 500 元以上），并在使用过程中基本保持原有物质形态的资产。单位价值虽未达到规定标准，但使用年限超过一年（不含一年）的大批同类物资，如图书、家具、用具、装具等，应当确认为固定资产。

对于应用软件，如果其构成相关硬件不可缺少的组成部分，应当将该软件价值包括在所属硬件价值中，一并作为固定资产进行核算；如果其不构成相关硬件不可缺少的组成部分，应当将该软件作为无形资产核算。

固定资产是医院实物资产的主要组成部分，是医院从事医、教、研的重要劳动手段。它有助于提高医院的医疗技术水平、提升工作效率、改善就医条件。一般情况下，医院的固定资产具有如下特征：①固定资产是为医疗、教学、科研服务或维持医疗运营活动开展而持有的。这意味医院持有固定资产是为医疗、教学、科研服务，作为为患者服务的工具或手段，而不是直接用于出售的产品；②固定资产的使用期限超过一个会计年度。表明医院固定资产属于长期资产，随着使用和磨损，通过折旧方式逐步减少账面价值。对固定资产计提折旧，是对固定资产进行后续计量的重要内容；③固定资产具有实物特征。这一特征将固定资产与无形资产区别开来，有些无形资产可能同时符合固定资产的其他特征，但由于其没有实物形态，所以不属于固定资产。

固定资产反映医院的规模能力和技术水平。一家医院拥有的固定资产的规模和先进程度，代表着医院在行业中的相对竞争实力和竞争地位。针对某一项固定资产，其利用效率和利用效果的大小，与医院所处的不同时期、不同发展阶段以及客观的环境有着直接的联系。同时，固定资产在规模、配置以及分布等方面与医院的业务发展的吻合程度，也会影响其效能、周转性和变现性的大小。此外，固定资产的使用、配置也反映出医院的管理和决策水平。

固定资产项目在资产负债表中列示有固定资产的原价、累计折旧和固定资产净值。对固定资产的分析主要涉及以下几个方面。

1．固定资产取得的方式分析 医院固定资产的取得方式，按照其资金来源主要包括：政府财政资金形成的固定资产（含无偿调拨）、科教项目形成的固定资产、医院自有资金形成的固定资产、融资租赁、租入、其他方式形成的固定资产（接受捐赠）等。固定资产不同的取得方式，其对医院财务状况的影响也不一样，在分析医院财务状况的质量时，应分析其来源途径。

（1）财政资金形成的固定资产（含无偿调拨）：是指医院利用政府财政专项资金购买的固定资产或政府无偿调拨的固定资产。现行政策规定医院的基本建设以及大型医疗设备投资应由政府财政资金购买，政府财政资金购买的固定资产以及无偿调拨的固定资产增加了医院的资产总量，改善了医院的财务状况。

（2）科教项目形成的固定资产：是指利用科研、教学专项资金购买的固定资产。同政府财政资金一样也会增加医院的资产总量，优化医院的财务状况。

（3）医院自有资金形成的固定资产：是指医院利用货币资金或短期借款等方式取得的固定资产，这是医院最直接的取得固定资产的方式。这种取得固定资产的方式或者减少流动资产，或者增加流动负债，因而会影响医院的资产或负债的结构。

（4）融资租赁取得的固定资产：融资租赁取得的固定资产类似于分期付款购买的固定资产。按照融资租赁方式取得的固定资产应视同自己的固定资产处理，并采用与自有固定资产相一致的折旧政策。融资租赁应作为购买的固定资产应在设备交接后入账，同时确认负债。融资租赁的设备会增加医院的长期负债（1年以上支付部分）和流动负债（1年内支付部分），影响医院的举债能力。同时在支付期内还会减少医院的流动资产。

（5）租入的固定资产：租入的固定资产在承租期内支付租金，并将租金计入当期费用。租入的固定资产并不作为承租方的固定资产列示，但租入的固定资产支付的租金一般会高于折旧费用。租入固定资产可设置备查簿登记管理。

（6）接受捐赠方式取得的固定资产：接受捐赠的固定资产，增加了医院的资产。接受捐赠的固定资产应视同自己的固定资产管理，并提取折旧。

2．固定资产的配置和结构分析 医院的固定资产按照使用状态可分为在用的固定资产、未使用的固定资产和不需用的固定资产。未使用的和不需用的固定资产如果比例过大，会影响医院固定资产整体的利用效果，应尽早查明原因，及时采取措施予以处理。现实中有许多医院由于效率低下，大量的不需用的固定资产得不到及时处理，长期挂账，资产的真实价值与账面大相径庭，造成医院的会计信息失真。

医院的固定资产的结构合理性是非常重要的。对于医院来说，医疗用的固定资产，包括各类设备、设施，在全部资产中所占的比重一般较大，而且应保持一定的增长速度。而非医疗用固定资产，应在医院发展的基础上根据实际需要适当安排，但其增长速度一般不应超过医疗用固定资产的增长速度，且其份额应该较小。

医院固定资产的分布和结构是否合理，在很大的程度上决定其利用效率和效益的高低。分析时，应结合医院的特点、技术水平和医院发展等因素综合考虑。

3．固定资产规模分析　固定资产的规模必须与医院整体的规模、学科建设、技术特点、功能等相适应。同时也要与医院的流动资产规模保持一定的比例关系。如果医院固定资产配置规模过大，就会造成设备闲置、资产使用效率下降，形成资产浪费，从而影响医院整体的运营水平；而配置规模过小，能力不足，则形不成规模效益。因此，医院应当根据其发展战略的需要，适时制订业务发展计划，核定固定资产的需要量，据此添置新设备，扩大固定资产规模。

4．固定资产折旧分析　固定资产折旧是指在固定资产使用寿命内，对固定资产成本进行系统合理分配的过程。固定资产的原值、使用寿命是医院提取折旧时应考虑的主要因素。由于固定资产折旧具有一定的灵活性，会给医院固定资产账面价值、成本、盈余带来影响。在实际工作中，有一些医院由于没有严格执行折旧政策，结果造成会计信息失真。因此，财务人员必须分析固定资产会计政策，评价固定资产账面价值的真实性。在进行固定资产折旧分析时，应注意以下几个方面。

（1）分析医院固定资产预计使用年限合理性：分析时，应注意固定资产预计使用年限的估计是否符合国家有关规定，是否符合医院的实际情况。在实际工作中，有些医院会通过延长折旧年限，或者缩短折旧年限，使得折旧费用大量减少或增加，以调整固定资产净值或盈余。对于这样的会计信息失真现象，财务人员在分析时应持谨慎态度，并予以调整。

（2）分析医院折旧方法的合理性:《政府会计制度》规定，医院应计的折旧额为其成本，计提固定资产折旧时不考虑预计净残值。原则上应根据固定资产的性质，采用年限平均法或者工作量法计提固定资产折旧。医院应当根据医院的发展、环境及其他因素，选择合理的折旧方法。采用年限平均法计提固定资产折旧比较简便，但它也存在着一些明显的局限性。一般来说，固定资产在其使用前期工作效率相对较高，所提供的服务或者经济效益也较多，而在其使用后期，工作效率一般呈下降趋势，因而所能够提供的服务或者带来的经济效益也就逐渐减少。年限平均法不考虑这一事实，有其不合理之处。当固定资产各期的负荷程度相同，各期应分摊相同的折旧费用，这时采用年限平均法计提折旧是合理的。但是，若固定资产各期负荷程度不同，采用年限平均法计提折旧时，则不能反映固定资产的实际使用情况，提取的折旧数与固定资产的损耗程度也不相符。采用工作量法计提折旧时应确定计提的对象，一般情况下对于汽车以及某些大型设备可以采用工作量法，由于各种设备具有不同的工作量指标，在实际工作中应合理确定。

（3）观察医院的固定资产折旧政策是否前后一致：固定资产折旧方法一经确定，除非医院的经营环境发生变化，一般不得随意变更。固定资产应当按月计提折旧，并根据用途计入当期费用或者相关资产成本。固定资产提足折旧后，无论能否继续使用，均不再计提折旧；提前报废的固定资产，也不再补提折旧。已提足折旧的固定资产，可以继续使用的，应当继续使用，规范实物管理。固定资产因改建、扩建或修缮等原因而延长其使用年限的，应当按照重新确定的固定资产的成本以及重新确定的折旧年限计算折旧额。在分析时，应重点关注固定资产折旧政策的执行情况，因为医院变更固定资产折旧方法，可能隐藏一些不可告人的动机，如掩盖盈余、调整固定资产净值等。

5. 固定资产的增减及新旧状况的分析 医院在实际运营过程中，需要不断添置、替换固定资产，将旧的固定资产予以淘汰，以保证固定资产能满足医院的需要。医院固定资产的添置、退出、减值及其协调性可以反映医院的固定资产的质量。用以反映这方面的指标主要有固定资产更新率、固定资产退废率、固定资产的净值率等。

（1）固定资产的更新率

$$固定资产更新率=\frac{当年新增固定资产原值}{年初固定资产原值}\times 100\%$$

该指标可以反映一年中医院固定资产的增长状况。由于医学技术的发展，医院只有不断淘汰落后的医疗设备，更新先进的设备，才能保持先进水平，跟上时代的发展。医院的固定资产更新的速度应该同社会对医疗的需求相一致，但最低的界限至少应等于固定资产的退废率。

（2）固定资产退废率

$$固定资产退废率=\frac{当年退废固定资产原值}{年初固定资产原值}\times 100\%$$

该指标反映一年中报废的固定资产的原始价值状况，它从另一个角度说明了固定资产的更新。一般来说，新建医院固定资产的退废率较低，而老医院因设备陈旧，其退废率较高。固定资产的退废，要有相应的固定资产的更新与之配套，这样才能维持医院的正常的医疗能力。

（3）固定资产的净值率

$$固定资产净值率=\frac{固定资产净值}{固定资产原值}\times 100\%$$

该指标反映医院固定资产的新旧程度，反映医院固定资产的相对技术先进水平。

对医院固定资产增减变动的分析，可以判断医院固定资产配置的质量水平。分析时应关注医院固定资产增加和减少的具体内容，如增加的固定资产是新设备的引进，还是简单的替换，是医疗用固定资产增加还是非医疗用固定资产的增加；减少的固定资产是正常的退出，还是管理使用不当造成的。财务人员在分析时，还应该将固定资产的更新率、退废率以及净值率进行协调性分析，以判断医院固定资产的变化与医院规模及能力的协调性。

6．固定资产处置的分析　医院在运营过程中，对那些不适用或不需用的固定资产进行的出售转让、对不能继续有效使用的固定资产按规定进行清理、对遭受灾害而发生毁损的固定资产、投资转出及捐赠的固定资产都属于固定资产处置范畴。在进行固定资产分析时，应分析医院固定资产处置的类别，并及时查明原因。

对于固定资产清理，在分析时需要关注的是，医院对于不良固定资产的处理方式，是通过出售转让、投资转出还是报废处置？医院对于不良固定资产是及时处理还是根本置之不理，长期挂账？固定资产的处置是正常的折耗还是管理不善造成的？发生非常损失的固定资产比例大不大，医院是否可以避免？医院固定资产的处置是否按照规定报经主管部门批准？这些情况都可以反映出医院固定资产管理中存在的问题，分析固定资产处置能帮助医院管理当局发现问题，及时解决，不断提高固定资产的使用效率。

7．固定资产的使用效率分析　固定资产是医院生存发展的物质基础，反映医院的技术装备水平和竞争能力，关系到医院的医疗技术水平和质量。因此，固定资产的使用效率在很大程度上决定医院的盈余能力和可持续发展能力。所以固定资产的使用效率如何，对医院来讲是至关重要的。

分析医院固定资产的使用效率，从总体上可以计算周转率，计算公式为：

$$\text{固定资产周转率}=\frac{\text{医疗收入}}{\text{平均固定资产原值}}\times 100\%$$

医院要想提高固定资产的周转率，就应加强对固定资产的管理，做到固定资产投资规模适当、结构合理。医院固定资产规模过大，会造成设备闲置，形成资产浪费，固定资产的使用效率下降；规模过小，形不成规模优势，影响医院整体能力的发挥。固定资产的结构合理，是指医院医疗用的固定资产和非医疗用固定资产应保持一个恰当的比例，即医疗用的固定资产，能满负荷运行并能够完全满足医院医、教、研的需求，非医疗用固定资产能够担当起服务的职责。同时固定资产应及时维护、保养和更新，使固定资产保持良好的状态。对技术性能落后、维护成本高的固定资产要及时淘汰处理，及时引进技术水平高、质量好、效率高的固定资产。

对于固定资产的分析，除了从总体上关注周转能力外，还必须进行细化的分析，对于大型的医疗设备还应进行重点的追踪与监控。同时还应考察医院固定资产与医院成本的关系，以考察固定资产的获利能力。此外，计算固定资产与医院工作量之间的关系也可以考察医院固定资产的使用效率，也可以将医院的固定资产的使用效率与往年度以及竞争对手比较，分析其波动的原因，可能会从中发现医院固定资产使用效率低的问题并及时查明原因。

8．固定资产与其他资产组合的协同性分析　固定资产与其他资产组合的协同性，强调的是固定资产通过与其他资产适当的组合，在使用过程中产生协同效应的能力。由于相同物理性能的资产，在不同医院、不同科室，甚至在同一医院不同时期，都有可能表现出不同的贡献能力，因此，在对固定资产进行质量分析时，一定要强调其相对有用性。应将固定资产同医院的技术、管理、人才、规模、市场等结合起来分析，这也是固定资产本身所具有的一项重要特征。例如，有的医院拥有先进的医疗设备和设施，却缺乏技术与管理人才；有的医院有规模与设备，但缺乏优势学科与市场；有的医院有技术优势及人才，但缺乏先进的医疗设备与设施。医院分散的要素优势成不了医院的整体优势，并且会出现严重的优势闲置。所以如果把医院的不同优势要素联合在一起，就会使潜在的优势变为竞争优势。这样不仅充分利用了医疗资源，而且解决了医疗能力短缺、投资不足、设备闲置等并存的问题，实现医疗卫生资源的合理配置与使用效率的提升。显而易见，重组与联合是解决固定资产不足与闲置并存问题的有效手段。对于医院内部管理来说，对于固定资产的整合也是提升医院资产使用效率的重要途径。

（三）在建工程的质量分析

在建工程是医院进行的与固定资产有关的各项工程，包括医疗、教学、科研、办公业务用房；职工食堂、职工活动场所、职工浴室等用房；道路、围墙、水塔和污水处理等公用设施的新建、改建、扩建、装修和修缮工程，以及大型设备的安装、修理等。

在建工程在本质上是正在形成的固定资产，它是医院固定资产的一种特殊表现形式。在建工程往往涉及资金量大、建设周期长以及投资不可逆转等特点，会在很大的程度上影响医院的财务状况，一旦出现失误会给医院带来财务风险，影响医院的业务活动的正常进行及可持续发展。因此，在分析医院的在建工程时应关注以下几个方面。

1．分析在建工程项目资金来源　医院的在建工程资金属于长期资金，如果工程出现问题，会使大量的流动资金沉淀，甚至造成医院流动资金周转困难。医院在建工程所需资金主要来源有：政府财政资金、医院自有资金、科教项目资金、银行借款等。在建工程资金不同的来源，其对医院财务状况的影响也不一样，在分析在建工程时，必须关注在建工程的资金来源途径。政府财政专项资金用于工程建设增加了医院的资产总量，会改善医院的运营状况；利用科教项目资金所进行的在建工程同政府财政资金一样也会增加医院的资产总量，优化医院的财务状况；医院利用自有资金所进行的工程项目，会减少流动资产；利用银行借款所进行的工程项目会增加长期负债，影响医院资产或负债的结构。

2．分析在建工程与医院实力的协调性　分析医院的在建工程应结合医院的发展战略、规模、技术水平、经济能力来分析。对于涉及规模扩大的基建工程项目，由于需要大量的资金，如果利用自有资金建设，会严重影响医院的财务状况，一旦出现失误，会影响医院的运营。因此，医院的项目投资应避免“蛇吞象”现象，应综合考虑区域医疗需求、市场竞争、医院自身能力等作出适宜的规模发展规划。

3．关注在建工程的规范性与管理科学性　分析在建工程还应重点关注工程项目的规范性和管理的科学性，包括项目的立项与批复、项目资金来源、项目实施以及项目的竣工过程，具体应考虑以下几个方面。

（1）医院的投资及固定资产的购置，以及工程项目的立项和建造，都必须经过充分论证及科学合理的决策，且报经上级主管部门批准方可实施。在建工程所需的资金来源也必须规范合理，按照现行医院财务制度规定，医院原则上不得借入非流动负债，确需借入的，应按照规定报主管部门（或举办单位）会同相关部门审批，并原则上由政府负责偿还。

（2）建立健全工程项目预算制度：预算制度是工程项目管理制度中最重要的制度。医院应编制旨在预测与控制工程项目立项、建造和合理运用资金的年度预算，对立项和建造应按照预算对实际支出与预算的差异以及未列入预算的特殊事项，应履行特别的审批手续，研究其发生的必然性及合理性。

（3）建立健全账簿记录制度：医院应按照工程项目类别和每项工程项目进行明细分类核算，对于投入的工程物资等及时、准确地进行记录和核算。

（4）建立健全工程管理职责：对于工程项目的预算、决算、招标、投标、评标、工程质量监督，工程物资采购、审批、验收、保管等，均应明确划分权限及责任，由专门部门和专人负责。

（5）建立健全工程项目监督管理制度：一般工程项目投入资金较多，人员较多，从立项到施工再到竣工验收决算时间较长，尤其是工程质量至关重要。工程发包、承包、施工、验收等过程中比较容易发生舞弊行为。因此，医院应对工程项目的全过程实施监督和管理，组织各部门协作配合，调整各方利益，以确保工程项目总目标的最终实现。

（6）建立健全工程项目竣工、验收、决算制度：工程项目竣工以后，医院应组织对工程项目进行验收和决算。重点从以下几个方面着手：一是概算和预算的准确性和完整性；二是审查工程项目竣工决算的项目是否真实准确，是否有不属于工程范围的项目挤入工程项目的竣工表；三是对偏离预算的费用应妥善处理，以正确核算工程项目的总成本，确定固定资产的原值。

4．关注在建工程的建设周期及其账务处理 医院的在建工程资金属于长期资金，如果工程管理出现问题或管理效率低下，必然造成建设周期延长，会使大量的流动资金沉淀，增加医院资金成本，还会导致医院流动资金周转困难，影响医院的正常医疗工作。因此，分析在建工程项目时，应深入了解工程的工期长短，及时发现存在的问题，并查明原因。同时，还应重点审查在建工程项目账务处理的及时性，如工程完成没有及时入账、项目投入使用但没有办理固定资产入账手续等问题。

（四）无形资产的质量分析

无形资产是指医院控制的没有实物形态的可辨认非货币资产，如专利权、商标权、著作权、土地使用权、非专利技术等。

无形资产尽管没有实物形态，但随着科技进步特别是知识经济时代的到来，对医院运营的影响越来越大。在知识经济时代，医院控制的无形资产越多，其可持续发展能力和竞争力就越强，因此，医院应当重视培育无形资产。

由于无形资产不具备实物形态，难以正确评价无形资产的真正价值。因此，财务分析人员必须深入分析无形资产质量。对无形资产进行分析时，应当注意以下几个方面。

1．关注无形资产的确认 无形资产在同时满足下列条件的，应当确认：一是与该无形资产相关的服务潜力很可能实现或经济利益很可能流入医院；二是该无形资产的成本或者价值能够可靠地计量。

医院在判断无形资产的服务潜力或者经济利益是否很可能实现或者流入时，应当对无形资产在预计使用年限内可能存在的各种社会、经济、科技因素作出合理估计，并且应当有确凿的证据支持。医院购入不构成相关硬件不可缺少组成部分的应用软件应当确认为无形资产。医院自创商誉及内部产生的品牌、报刊名等，不应确认为无形资产。医院自行研究开发项目研究阶段的支出，应当于发生时计入当期费用；医院自行研究开发项目开发阶段的支出，先按合理方法进行归集，如果最终形成无形资产的，应当确认为无形资产，如果最终未形成无形资产的，应当计入当期费用。

2．分析无形资产的计量　与有形资产相比，无形资产性质特殊，无形资产能够给医院未来带来经济利益的大小具有较大的不确定性。无形资产的经济价值在很大程度上受医院外部因素的影响，预期的获利能力不能准确地确定。无形资产取得的成本不能代表其经济价值，一项取得高成本的无形资产可能给医院带来较小的经济利益，而取得低成本的无形资产则可能给医院带来较大的经济利益。因此，需要分析医院无形资产的计量。

（1）初始计量：资产在取得时，应当按取得时的实际成本计量。无形资产的取得方式不同，其价值的构成也不相同。

1）购入的无形资产：购入的无形资产，其成本包括实际支付的购买价款、相关税费以及可归属于该项资产达到预定用途所发生的其他支出。

单位取得的土地使用权通常应当确认为无形资产。土地使用权用于自行开发建造房屋等建筑物时，土地使用权的账面价值不与建筑物合并计算为建筑物成本，而仍应作为无形资产进行核算。单位外购建筑物，实际支付的价款中包括土地使用权的价值和建筑物的价值，应当对支付的价款按照合理的方法在土地使用权和建筑物之间进行分配；确实无法合理分配的，应当将支付的价款全部计为建筑物成本，作为固定资产核算。

医院委托软件公司开发的软件，视同外购无形资产确定其成本。

2）自行开发的无形资产：医院自行开发的无形资产，其成本包括自该项目进入开发阶段后至达到预定用途前所发生的支出总额。

3）置换取得的无形资产：医院通过置换取得的无形资产，其成本按照换出资产的评估价值加上支付的补价或减去收到的补价，加上换入无形资产发生的其他相关支出确定。

4）接受捐赠的无形资产：医院接受捐赠的无形资产其成本按照有关凭据注明的金额加上相关税费确定；没有相关凭据可供取得，但按规定经过资产评估的，其成本按照评估价值加上相关税费确定；没有相关凭据可供取得、也未经资产评估的，其成本比照同类或类似资产的市场价格加上相关税费确定；没有相关凭据且未经资产评估、同类或类似资产的市场价格也无法可靠取得的，按照名义金额入账，相关税费计入当期费用。确定接受捐赠无形资产的初始入账成本时，应当考虑该项资产尚可为医院带来服务潜力或经济利益的能力。

5）医院无偿调入的无形资产，其成本按照调出方账面价值加上相关税费确定。

（2）后续计量

1）无形资产的摊销：各种无形资产的摊销也是一个值得财务人员深入分析考虑的问题。由于资产负债表上的无形资产是无形资产原值减去摊销后的摊余价值，因此，无形资产摊销金额的计算正确与否，会影响无形资产账面价值的真实性。财务人员在分析时应该仔细审核无形资产摊销是否符合会计制度有关规定。

医院应当于取得或形成无形资产时合理确定其使用年限。无形资产的使用年限为有限的，应当估计该使用年限。无法预见无形资产为医院提供服务潜力或者带来经济利益期限的，应当视为使用年限不确定的无形资产。

医院应当对使用年限有限的无形资产进行摊销，但已摊销完毕仍继续使用的无形资产和以名义金额计量的无形资产除外。摊销是指在无形资产使用年限内，按照确定的方法对应摊销金额进行系统分摊。

对于使用年限有限的无形资产，政府会计主体应当按照以下原则确定无形资产的摊销年限：一是法律规定了有效年限的，按照法律规定的有效年限作为摊销年限；二是法律没有规定有效年限的，按照相关合同或单位申请书中的受益年限作为摊销年限；三是法律没有规定有效年限、相关合同或单位申请书也没有规定受益年限的，应当根据无形资产为政府会计主体带来服务潜力或经济利益的实际情况，预计其使用年限；四是非大批量购入、单价低于 1 000 元的无形资产，可以于购买的当期将其成本一次性全部转销。

医院应当按月对使用年限有限的无形资产进行摊销，并根据用途计入当期费用或者相关资产成本。

医院应当采用年限平均法或者工作量法对无形资产进行摊销，应摊销金额为其成本，不考虑预计残值。因发生后续支出而增加无形资产成本的，对于使用年限有限的无形资产，应当按照重新确定的无形资产成本以及重新确定的摊销年限计算摊销额。使用年限不确定的无形资产不应摊销。

2）无形资产的处置：医院按规定报经批准出售无形资产，应当将无形资产账面价值转销计入当期费用，并将处置收入大于相关处置税费后的差额按规定计入当期收入或者做应缴款项处理，将处置收入小于相关处置税费后的差额计入当期费用。

医院按规定报经批准对外捐赠、无偿调出无形资产的，应当将无形资产的账面价值予以转销，对外捐赠、无偿调出中发生的归属于捐出方、调出方的相关费用应当计入当期费用。

医院按规定报经批准以无形资产对外投资的，应当将该无形资产的账面价值予以转销，并将无形资产在对外投资时的评估价值与其账面价值的差额计入当期收入或费用。

无形资产预期不能为医院带来服务潜力或者经济利益的，应当在报经批准后将该无形资产的账面价值予以转销。

3. 关注医院账外的无形资产　现实中，医院可能有多项能为医院发展带来积极贡献的无形资产很难出现在资产负债表中，只能游离在资产负债表外，如名医、名科、重点学科、技术等。此外，作为无形资产重要组成部分的人力资源也未在资产负债表中得到体现。这些无形资产对医院的发展具有重要意义。医院会计报表中的无形资产往往是医院购买的或者医院所有者投入的无形资产价值，而医院长期积累形成的无形资产通常在账面上不反映，即使反映也是很小的一部分。事实上，医院长期积累形成的无形资产对医院的获利能力和竞争能力也有重要贡献，在本质上与外购的无形资产并无区别。因此，资产负债表上所反映的无形资产价值，显然有偏颇之处，无法真实反映出医院所拥有的全部无形资产价值。

医院账外无形资产价值的实现方式，可以有多种选择。主要有对外股权投资、转让、销售无形资产的所有权或使用权，作为抵押或担保物取得贷款等。与民营及社会资本合作办医等。

4．关注无形资产的类别比重 无形资产可分为可辨认无形资产和不可辨认无形资产。可辨认无形资产包括专利权、非专利技术、商标权、著作权、土地使用权、特许权、电子计算机软件等。不可辨认的无形资产是指商誉。一般而言，专利权、商标权、著作权、土地使用权、特许权等无形资产价值质量较高，且易于鉴定。

5．无形资产质量表现的特殊性 无形资产质量表现的特殊性，主要在以下几个方面：第一，无形资产自身的变现质量（即被出售的质量），即在医院对外出售或转让无形资产时，质量较高的无形资产将有较高的变现价值；第二，在对外投资中被作为无形资产入资的质量状况，即特定无形资产用于对外投资的可能性以及质量；第三，与特定医院有形资产相结合产生较好效益的潜力。

这就是说，在对医院财务状况进行全面分析时，应当考虑账面内无形资产的不充分性、医院账外无形资产存在的可能性以及无形资产价值的不确定性等因素，综合分析医院无形资产的质量。

（五）委托代理资产的质量分析

受托代理资产是指医院接受委托方委托管理的各项资产，包括受托指定转赠的物资、受托存储保管的物资等的成本。

在受托代理交易过程中，医院通常只是从委托方收到受托资产，并按照委托人的意愿将资产转赠给指定的其他组织或者个人，或者按照有关规定将资产转交给指定的其他组织或者个人，医院本身并不拥有受托资产的所有权和使用权，它只是在交易过程中起中介作用。对受托代理资产进行分析，应注意以下几个方面。

1．关注受托代理资产的确认与计量 依照医院接受代理资产的确认和计量原则，当医院在确认一项受托代理资产时，应同时确认一项受托代理负债。

2．关注受托代理资产范围 医院受托代理资产应按委托人的意愿将资产转赠给指定的其他单位或个人。比如社会团体机构、个人交给医院并委托捐赠给指定对象的用于疾病防治、疾病救助、慈善及发展医疗技术、医学科研等公益性的物资设备，像医疗设备、教学仪器、科研器具、救灾物资等。在分析时要有别于捐赠物资，关键是所有权的界定，对接受捐赠的资产以及资产带来的收益具有控制权，而受托代理业务中，医院并不是受托代理资产的最终受益人，而是“暂代保管”。

受托存储保管的物资，也要和政府储备物资区分开来，说到底还是产权关系，一个是受托，一个是根据职能和工作需要储备。

3．关注受托代理资产的管理规范性 医院受托代理业务通常应签订明确的书面协议，而且通常是委托方、受托方和受益人三方共同签订。在开展受托代理业务中，委托人需要明确指出受益人的范围或姓名、受益单位的名称。医院受托代理资产的受益人是由委托人具体指定的，医院无更改权利，医院必须将受托代理资产按照协议发放给受益人。

（六）长期待摊费用的质量分析

长期待摊费用是指医院已经支出，但摊销年限在 1 年以上（不含 1 年）的各项费用，包括开办费支出、以经营租赁方式租入的固定资产发生的改良支出等。长期待摊费用实质上是按照权责发生制原则资本化的支出，本身没有交换价值，不可转让，因而根本没有变现性，盈利性的大小要视具体情况而定，一般来说其数额越大，表明医院未来的费用负担越重。对长期待摊费用进行分析，应当注意以下几个方面。

1．观察长期待摊费用增减变化，分析长期待摊费用比重的合理性　长期待摊费用本质上是一种费用，在实际中并不能为医院直接使用，因此，对于医院而言，这类资产数额应当越少越好，占资产总额比重也越低越好。如果一个医院长期待摊费用的金额较大，占资产总额的比重较高时，说明医院的资产总价值比资产负债表上所反映的数字要小得多。

2．分析长期待摊费用是否存在会计失真的现象　在实际工作中，一些医院根据自身需要将长期待摊费用科目当作盈余的“调节阀”。例如，在有盈余任务目标不能完成的情况下，医院将一些影响收支的且不属于长期待摊费用的核算范围的费用，转入该科目待摊；而在盈余目标完成情况良好且超过目标时，医院也会处于“以丰养歉”考虑，或为了减少盈余，将长期待摊费用大量提前转入管理费用摊销，已达到降低盈余的目的。因此，财务分析人员在对长期待摊费用披露信息质量进行分析时，应对以下几个方面加以关注：

（1）分析长期待摊费用的确认。

（2）摊销期限。

（3）摊销方式。

如果长期待摊费用项目不能使以后会计期间受益的，应当将尚未摊销的该项目的摊余价值全部转入当期损溢。

3．分析长期待摊费用与盈余增长趋势是否适用　一般来说，只要医院在本期没有大搞装修、完成技改项目或者对租入资产进行改造等情形发生，资产负债表中的长期待摊费用规模应当呈减少的趋势。如果医院长期待摊费用规模增加幅度较大，此时财务人员应注意会计报表中关于长期待摊费用确认标准和摊销的会计政策，重点检查会计报表附注中关于长期待摊费用项目中的明细表，核查每个项目产生以及摊销的合理性；同时特别注意本年度增加较大和未予正常摊销的项目。如发现有人为的操纵行为，应予调整。

（七）待处理财产损溢分析

待处理财产损溢，是指医院在资产清查财产过程中查明的各种盘盈、盘亏和报废、毁损的价值。

对待处理财产损溢的分析应关注以下几个方面。

1．关注待处理财产损溢的数量　对医院的待处理财产损溢的分析首先应关注医院待处理财产损溢的数量的多少，分析与判定医院待处理财产损溢的合理性。

2．分析待处理财产损溢的真实性　同时应审查医院资产负债表、收入费用表等资料，验证医院资产负债表的真实性和会计处理的正确性，有无将以前年度的费用、亏损或当期费用列入待处理财产损溢账户长期挂账的情况。同时还应查验医院盘盈、盘亏、毁损的财产物资的原因。

3．关注待处理财产损溢的报批及账务处理 检查分析医院待处理财产损溢的报经批准以及及时进行账务处理情况。有无未经批准自行处置的情况，有无长期挂账未处理的情况。

三、流动负债项目质量分析

负债是指医院过去的经济业务或者事项形成的，预期会导致经济资源流出医院的现时义务。现时义务，是指医院在现行条件下已承担的义务。未来发生的经济业务或者事项形成的义务不属于现时义务，不应当确认为负债。医院应当在满足以下两个条件时，确认为负债：一是履行该义务很可能导致含有服务潜力或者经济利益的经济资源流出医院；二是该义务的金额能够可靠地计量。

医院在维持日常医疗活动以及为了长期发展的需要，一般会采用向外举债的方式筹集资金，从而形成医院的负债。另外，还有一些负债是由过去的交易或事项形成的潜在义务，其存在必须通过未来不确定事项的发生或不发生予以证实；或由过去的交易或事项形成的现实义务，履行该义务时很可能导致经济利益流出医院或该义务的金额不能可靠地计量，这种负债叫作或有负债，如医疗事故纠纷诉讼潜在的损失、不确定事项等。

负债对于医院的意义在于它是医院重要的资金来源，医院在开展医疗活动中，有一定数量的负债，对医院的正常业务活动的开展具有积极意义。医院应该合理安排负债的数额、合理使用和按期偿还，并随时关注医院的偿债能力，以免出现债务风险。医院的流动性与偿债能力对医院的债权人、供应商、员工、管理者、政府、医疗保险管理机构、患者等医院的利益相关者都非常重要，并会影响到医院的医疗活动、筹资活动、投资活动的正常进行。医院如果经常拖欠药品、材料、器械等供应商的货款，拖欠员工的工资及奖金，则会影响供应商对医院的态度和员工的工作情绪，从而影响医院正常的医疗、科研活动顺畅进行。医院如果不能按期偿还银行借款等，则会影响医院的信誉，加大今后筹资的难度。如果医院的筹资能力受损，将会失去投资机会，使得医院的可持续发展受到制约。如果医院的医疗活动由于流动性及偿债能力不足而不能正常运行，则势必会影响患者就医，影响社会医疗保障体系的正常运转，给社会带来不稳定的因素。所以对于医院管理者来说，必须认真做好负债的管理。

医院的负债按照流动性，分为流动负债和非流动负债。流动负债是指医院预计在 1 年内（含 1 年）偿还的负债，包括短期借款、应付票据、应付账款、预收账款、应交增值税、应付职工薪酬等。非流动负债是指流动负债以外的负债，包括长期借款、长期应付款等。

医院的流动负债具有偿还期限短、筹资成本低、偿还方式灵活等特点。分析流动负债，首先应对其总量进行分析，并将其总额与医院的资产进行配比分析，并应结合医疗行业特点、医院的运营特征、技术特征等进行。其次，应分析负债的结构，即流动负债和非流动负债分别在负债中的比重，并结合医院的资产结构分析，重点考查医院的偿债能力。最后，对负债的各个项目逐项进行分析，结合该项目的偿还特征判断负债的合理性和偿还性。

在分析负债项目时还应该特别注意的是，由于负债率过高会影响医院的偿债能力，因负债而产生的利息会减少医院的盈余，因而有些医院会采取隐瞒负债的做法。对此，会计报表使用者应引起重视，具体应结合对医院的现金流量的分析，判断医院负债披露的真实性和完整性。同时，分析医院的负债还应该重点关注医院的举债是否符合政策的要求。

（一）短期借款的质量分析

短期借款是医院向银行或其他金融机构等借入的期限在1年内（含1年）的各种借款。其主要目的是用于补充医院的流动资金、偿还短期债务等。

由于医院医疗业务的发展、疾病流行的季节性变化、债权债务的急迫性等因素，医院需要短期借入资金，医院借入短期借款后，就构成了医院的负债。短期借款能及时满足医院资金的需求，但在归还短期借款时，除了归还借入的本金外，还应支付利息，资产负债表应按照实际利率确定短期借款的利息费用。具体而言，应从以下几个方面进行分析。

1．分析短期借款与流动资产规模的适应性 一般来说，医院的短期借款与医院的业务活动相连，通常用于补充医院的流动资金。任何一个医院在运营的过程中都会发生或多或少的短期借款，短期借款的目的就是为了维持医院医疗、科研、教学活动的正常开展。从财务角度看，短期借款筹资快捷，弹性较大。因此，短期借款必须与当期的流动资产，尤其是货币资金及存货（药品、卫生材料等）项目相适应，分析时应比较短期借款与货币资金、存货的数量关系来观察。

2．与医院的运营效率相适应 在分析医院短期借款数额时，应关注医院运营的效率，即运营效率是否高于借款利率。对此，可利用财务杠杆进行分析。

由于短期借款期限较短，医院在举债时，应当充分测算借款到期时医院的现金流量，保证借款到期时医院有足够的资金偿还本息。

3．分析短期借款会计处理 分析短期借款时，还应关注短期借款与长期借款是否混淆，是否存在短期借款长期化及连续借款应用于医院基本建设等资本性投资。同时，还应关注医院短期借款利息计算的正确与否，医院短期借款的抵押及担保及信用条件等，在报表附注中可以找到披露的相关内容。

（二）应交税费的质量分析

应交税费是指医院按照现行税法有关规定计算应缴纳的各种税费，包括增值税和其他应交税费。增值税是指医院销售货物或者提供加工、修理修配劳务、服务活动应交纳的税款。其他应交税费是指除增值税以外的各种税费，包括城市维护建设税、教育费附加税、地方教育费附加税、车船税、房产税、城镇土地使用和企业所得税等。医院代扣代缴的个人所得税也通过其他应交税费核算。

应交税费是医院应向国家和社会承担的义务，具有较强的约束力。医院作为事业单位，因其非营利性质，根据国家现行税法的有关规定可以享受一些税收优惠。但医院也可能发生应税行为，并需要按照税法的规定交纳相关税金，因此需要进行应交税费的核算，并按规定及时上交。

（三）应缴财政款的质量分析

应缴财政款是指医院取得或应收的按照规定应当上缴财政的款项，包括应缴国库的款项和应缴财政专户的款项。医院的应缴国库款主要包括出售、报废、毁损固定资产清理、无形资产转让的收入净额等。应缴财政专户款是医院按照规定代收的应上缴财政专户的预算外资金。应缴财政款是医院的一项负债，在分析时应关注医院应缴财政款取得是否符合规定、数额是否准确、是否按照规定上缴、是否存在截流或挪作他用等。

（四）应付职工薪酬质量分析

应付职工薪酬是指医院按有关规定应付给职工（含长期聘用人员）及为职工支付的各种薪酬，包括基本工资、国家统一规定的津贴补贴、规范津贴补贴（绩效工资）、改革性补贴、社会保险费（如职工基本养老保险费、职业年金、基本医疗保险费等）、住房公积金等。

医院应该在职工为其提供服务的会计期间，将应付职工薪酬确认为负债。对应付职工薪酬的分析，主要从以下几个方面进行。

1．应付职工薪酬的确认是否符合相关政策的规定。

2．是否及时确认。

3．是否存在调整盈余的问题，要警惕利用不合理的预提方式提前确认费用和负债的现象。

4．是否存在拖欠职工工资行为，而这有可能是医院资金紧张，运营陷于困境的表现。

（五）应付票据的质量分析

应付票据是指医院购买药品、卫生耗材、医疗设备，接受服务供应等而开出、承兑的商业汇票，包括银行承兑汇票和商业承兑汇票。应付票据是由出票人签发的，要求付款人在指定日期无条件支付确定的金额给收款人或者持票人的票据。资产负债表中应付票据项目反映的是尚未到期付款的应付票据面额。

应付票据是一种信用行为，是医院延期付款购物的一种方式，商业汇票尚未到期前构成医院的负债。在我国，商业汇票的付款期限最长为 6 个月，则此项负债在时间上具有法律约束力，是医院一种到期必须偿付的“刚性”债务。在分析医院的应付票据时应关注以下几个方面：

1．分析应付票据的规模状况 医院应付票据的规模同医院的业务规模、运营质量、信用状况等相关。医院应付票据数量较多，在很大程度上代表医院处于因支付能力下降而失去与供应商在结算方式的谈判方面的优势，而不得不采用商业汇票结算的境地。从供应商的角度来看，之所以要求采用商业汇票结算方式，除了在商业汇票具有更强的流动性外，还可能是因为对医院的偿债能力缺乏信心。因此，在分析应付票据时，应特别关注其数量规模的状况以及与存货规模变化之间的关系。这是因为，从医院应付票据的数量变化可以透视出医院的运营质量。

2．应付票据应与实际发生的经济业务相结合分析　应付票据是一种信用行为，反映了医院运营的管理、供应商质量及业务合作关系。在分析时，除了对规模总量进行分析外，还必须针对每一笔应付票据业务进行分析，以判断应付票据的合规性、合理性。具体可以通过“应付票据备查簿”登记的每一应付票据的种类、收款人或单位、金额、付款日期等资料，进行一一对应的分析，以判断医院应付票据发生的原因、管理能力和水平。

3．分析医院的应付票据与应付账款数量关系　应付票据与应付账款都是由于医院购买药品、卫生材料、医疗设备等引起的，性质上都属于流动负债。但两者也有区别，应付账款属于尚未结清的债务，虽然有一定的结算期，但究竟何时偿还，尚不清楚。而应付票据有延期付款的书面凭证为依据，票据到期，债务医院负有无条件支付票款的责任。一般认为，应付票据和应付账款的规模代表了医院利用商业信用推动医院经营活动的能力。但是，由于应付票据和应付账款的财务成本并不相同，因此，在分析时还应该将医院的应付票据的数量同应付账款的数量进行对比分析。在医院存货规模或运营成本增长，而应付账款也相应增长的情况下，这表明医院与供应商相比在结算方式上具有较强的能力，医院成功利用了商业信用来支持自己的运营活动，避免了采用商业汇票结算可能引起的财务费用。

4．分析应付票据到期情况　《中华人民共和国票据法》规定，商业汇票的偿付期限最长不得超过 6 个月，医院的应付票据如果到期不能支付，不仅会影响医院的信誉和以后资金的筹集，而且还会遭到银行的处罚。按照规定，如果应付商业汇票到期，医院的银行存款账户余额不足以支付票款，银行除退票外，还要比照签发空头支票的规定，按照票面金额的 1% 处以罚金；如果银行承兑汇票到期，医院未能足额交存票款，银行将支付票款，再对医院执行扣款，并按未扣回金额每天加收 0.5‰ 的罚息。因此，在进行财务分析时，应当认真分析医院的应付票据到期情况，预测医院未来的现金流量，评价应付票据的偿还能力。

（六）应付账款的质量分析

应付账款是医院因购买药品、卫生材料、医疗设备、接受服务、开展工程建设等而应付的偿还期在 1 年以内（含 1 年）的款项。应付账款构成医院短期的资金来源，是医院最常见、最普遍的流动负债，而且不用支付利息，有的供应商为刺激医院及时付款还规定了现金折扣条件。应付账款是一种商业信用行为，与应付票据相比，它是以医院的信用作保证的。

应付账款项目是流动负债项目分析的重点，在分析医院的应付账款时应关注以下几个方面。

1．应付账款的规模分析　应付账款的规模一方面反映医院利用信用控制货款支付的能力，另一方面也反映医院的运营质量及管理能力。影响医院应付账款规模的因素主要有以下方面。

（1）医院的规模：医院的规模越大，采购的药品、卫生材料、医疗设备等也越多，相应的应付账款也就越多，反之就会减少。

（2）医院的支付能力：医院的财务状况好，资产质量好，资金流动性好，支付能力强，则应付账款的规模就会少，反之，就会出现拖欠，医院的应付账款就会增加。

（3）医院的信用政策：如果医院利用商业信用的优势，拖欠付款，则应付账款的规模就会增加，反之就会减少。

（4）供应商的赊销政策：如果供应商规定现金折扣条件，则会刺激医院提前付款，而减少应付账款的数量规模。

医院在分析应付账款的规模时，应对上述因素进行分析，判断应付账款增加和减少的因素，哪些属于不合理的增长，哪些属于正常的增长。如果医院利用商业信用，大量赊购，推迟付款，有“借鸡生蛋”之利，但隐含的代价是增大了医院的信誉成本，若不能按期偿还应付账款，可能导致医院信誉殆尽，以后无法再利用这种资金来源，影响医院的发展。如果因为医院财务状况的问题出现支付困难而造成应付账款增加，则应加强管理，严格控制财务风险。

2．应付账款要与存货采购及业务规模相结合分析　判定医院的应付账款应与存货的采购及业务规模相联系，在供应商销售政策一定的情况下，医院的应付账款规模应该与医院的采购规模、业务规模保持一定的对应关系。分析时应计算采购总量、业务活动费用、单位管理费用与应付账款之间的比率关系，比较本年与上年的差异来判断。医院应付账款增加，预付账款减少及存货等的采购增加应大致相同。在分析时可结合预付账款，分析期末结存的前十名，全年发生额的前十名，比较本年与上年在采购方面有无重大的变化。也可结合现金流量，分析实际支付现金、结存余额，以及非现金资产抵债等其他形式结算应付账款的现象有无披露。

3．分析应付账款的平均付款期　应付账款平均付款期越长，说明医院可以占用供应商更多的货款补充营运资金而无需向银行短期借款。平均付款期也可反映医院在货款支付方面的控制能力。但在实际情况中，平均付款期长，也反映出供应商的应收账款多，可能形成三角债。应付账款的平均付款期过长会影响医院的商业信用，分析时可以将医院的平均付款期与行业中的医院进行对比，以判断平均付款期的合理性。应付账款平均付款期应保持相对稳定，如果医院的采购规模没有发生很大变化，供应商的销售政策没有发生变化，应付账款平均付款期的不正常的延长，可能反映出医院运营出现困境、支付能力恶化，面临着财务风险。

4．分析应付账款的账龄　在分析应付账款时，还应分析应付账款的账龄情况，尤其应关注长期挂账的情况，及时查明原因，按照规定予以处理。倘若因为医院过长的拖欠应付款项，一旦出现法律诉讼，则会使医院遭受更大损失。

（七）应付利息的质量分析

应付利息是指医院按照合同约定应支付的借款利息，包括短期利息、分期付息到期还本的长期借款等应支付的利息。应付利息是因为借款而发生的利息，属于医院的负债。

对应付利息的分析应关注以下几个方面。

1．关注应付利息的确认　计提应付利息的目的是要体现权责发生制的原则，使当期的收入与费用相互匹配，如实反映医院当期实际筹资成本，能客观反映医院当期的运营业绩。

2．分析应付利息会计处理　分析时，应核对借款合同内容、利率、期限等。同时应注意为建造固定资产、设施等借入的专门借款的利息，属于建设期间发生的，按期计提利息费用时应计入“在建工程”科目；而不属于建设期间发生的，按期计提利息费用时，应计入“其他费用”科目。

（八）预收账款的质量分析

预收账款是指医院预收住院患者、门诊患者的预交金和医疗保险机构预拨的医疗保险金等。

医院在开展医疗服务活动中，患者就医及住院时，按照规定，医院应根据患者病情和治疗的需要合理确定并收取一定的预交金。预收账款是一种特殊的债务，其在偿还时不是以现金支付，而是以医疗服务偿付。预收账款的分析应关注以下几个方面。

1．预收账款规模分析　预收账款是按照患者预计发生的医疗费用的一定比例收取的，预收账款是一种“良性”债务，对医院来说，预收账款越多越好。因为预收账款作为医院的一项短期资金来源，可以无偿使用；同时，收取预收账款也可以避免医疗欠费。但是，由于医院是治病救人的场所，在收取预收账款时要考虑到患者的经济状况，以免给患者造成经济负担，影响患者的治疗。医院预收账款的规模，主要受下列因素影响。

（1）医院业务量规模。

（2）患者疾病危重程度及预计费用。

（3）医疗保险政策（支付范围、支付水平、基本医疗范围等）。

（4）医疗价格政策（医疗服务价格、药品及材料价格等）。

（5）患者经济状况。

（5）医院管理能力（医疗纠纷、差错、患者满意度等）。

（6）医院应收医疗款管理。

医院可根据历年或多年患者历史资料，测定各病种平均费用水平，合理确定预收医疗款收取标准。

2．分析预收账款与应收在院患者医疗款的数量关系　患者入院后就会发生费用，按照政府会计制度的规定，医院确认收入，同时计入应收在院患者医疗款明细科目，在患者出院时结算。一般认为，应收在院患者医疗款与预收账款存在一定的数量关系。在分析预收账款时，应注意分析计算，以判断这种数量关系的合理性。对于住院患者预交医疗款，应定期与实际发生的住院医药费进行核对核算，保证让住院患者对住院费用做到心中有数，同时亦应做到及时催收催交，以避免发生欠费。

3．分析预收医疗款的构成与类别　预收账款可按门诊患者、住院患者分别收取，医疗保险机构为了结算的需要，也会向医院支付一定数额用于周转的资金。门诊患者预收医疗款金额小，但人员多，管理复杂；住院患者预收医疗款数额相对较大，但人员数量相对较少；医疗保险机构的预收医疗款，虽然数额较大，但占应结算患者费用的比例较低。因此，医院还必须从构成方面来分析预收医疗款，主要包括以下几个方面。

（1）预收医疗款的类别（门诊、住院、医保）。

（2）预收医疗款的账龄。

（3）预收医疗款的呆账情况（逃费、纠纷等造成的）。

（4）对于账龄较长、呆账的预收医疗款要查明原因，及时处理、清理。

4．分析预收账款的管理与控制质量 预收账款控制制度的完善程度及管理执行质量，是分析医院预收账款的一个重要方面。主要包括以下几个方面。

（1）建立健全预收账款管理制度。

（2）分户账控制。为了反映预收账款结算情况，核算医院住院患者、门诊患者等预收的款项。医院应按照住院患者、门诊患者等设置明细科目，对预收医疗款进行明细核算。住院收费处要建立在院患者医药费明细账分户账，每天进行住院结算凭证、住院结算日报表和在院患者医药费明细账的核对，随时掌握在院患者费用和患者预交医疗款状况，做到及时清理以避免发生欠费，患者出院时应及时结算。

（3）及时清理预收医疗款，避免长期挂账。

（4）利用计算机信息系统对门诊及住院患者医疗预收款进行管理控制。

（九）其他应付款的质量分析

其他应付款是指医院除应交增值税、其他应交税费、应缴财政款、应付职工薪酬、应付票据、应付账款、应付政府补贴款、应付利息、预收账款以外，其他各项偿还期限在1年内（含1年）的应付及暂收款项，如收取的押金、存入保证金、已经报销但尚未偿还银行的公务卡欠款等。

医院同级政府财政部门预拨的下期预算款和没有纳入预算的暂付款项，以及采用实拨资金方式通过医院转拨给下级医院的财政拨款，也通过其他应付款核算。

对其他应付款的分析应关注以下两个方面。

1．关注其他应付款的种类及数量 其他应付款既为“其他”，则在资产负债表中该项目的数额不应过大，且时间也不宜过长。否则，其他应付款项目中就可能隐含着非法资金拆借、转移收入等违规挂账行为。

2．关注其他应付款的管理 医院应及时清理其他应付款项，不能长期挂账。医院应加强管理，不能出现违规行为。

（十）预提费用的质量分析

预提费用是指医院按照规定预先提取的已经发生但尚未支付的费用，如租金等。医院按照规定从科研项目收入中提取的项目间接费用或管理费，也通过预提费用核算。

对预提费用的分析应关注以下两个方面。

1．关注预提费用的确认 医院在日常活动中发生的某些费用不一定当时就要支付，但按照权责发生制原则，属于当期的费用应该在发生当期确认，医院按期预提计入费用的金额，同时形成流动负债。

2．分析预提费用的合理与合规性 预提费用同短期借款、应付账款等债务相比有共性，即它们都是医院将在1年内或一个营业周期内需要偿还的债务，但预提费用也有其特性，即预提费用存在着估计的因素。因此，预提费用的特性不可避免地使其受到人为主观判断的影响，使医院有一定的“操作”空间，如加大预提费用的估计，或者为突出业绩而削减预提费用的估计等。为此，必须关注医院的会计报表附注，分析预提费用项目和预提标准的合理性。

四、非流动负债项目质量分析

非流动负债是指流动负债以外的负债，包括长期借款、长期应付款等。

医院的非流动负债具有以下特点。

1．举借长期债务的目的是为了购置大型设备、增加病床规模和扩建医疗用房等，而流动负债的举债目的是为了满足日常医疗活动的需要。

2．非流动负债的金额比较大，并将在较长的时间内对医院的财务状况和运营状况产生持续的影响。

3．举借长期债务的资金一般投入大型的项目，而这些投资具有不可逆转性，即一旦投资完成，想再改变已不可能，或者是代价太大，因此，加大了医院的财务风险。

4．非流动负债的偿还期限较长，一般超过 1 年，或者超过 1 年的一个营业周期以上。

5．非流动负债可以分期偿还，或者分期偿还利息，定期偿还本金，或者确定债务到期时一次偿还本息。

分析非流动负债，首先，应对其总量进行分析，并将其总额与医院的资产进行配比分析，并应结合医疗行业特点、医院的运营特征、技术特征等进行。其次，应分析负债的结构，即流动负债和非流动负债分别在负债中的比重，并结合医院的资产结构分析，重点考查医院的偿债能力。最后，对负债的各个项目逐项进行分析，结合该项目的偿还特征判断负债的合理性和偿还性。

一般来说，医院为了满足人民群众的医疗需求，特别是为了拓展医院的运营规模，有必要购置大型医疗设备、增建或扩建医疗设施等。这些都需要投入大量的需长期占用的资金，医院需要的资金主要由国家财政承担。但是，在政府财力不足的情况下，就需要“举债经营”。在分析非流动负债项目时应注意的是，由于负债率过高会影响医院的偿债能力，因负债而产生的利息会减少医院的盈余，因而有些医院会采取隐瞒负债的做法。对此，会计报表使用者应引起重视，具体应结合对医院的现金流量的分析，判断医院负债披露的真实性和完整性。特别注意的是，分析医院的非流动负债还应该重点关注医院的举债是否符合政策的要求。医院财务制度明确规定：医院原则上不得借入非流动负债，确需借入或融资租赁的，应按规定报主管部门（或举办单位）会同有关部门审批，并原则上由政府负责偿还。

（一）长期借款的质量分析

长期借款是指医院按规定向银行借入的偿还期限在 1 年以上（不含 1 年）的各项借款。长期借款按有无抵押担保，分为抵押借款和无抵押借款；按偿还方式分为三种：到期还本付息、分期付息到期还本以及分期还本付息。长期借款一般用于医疗设备的购置、基建工程、大型修缮、对外投资以及保持医院长期的运营能力等方面。

对长期借款的分析，主要从以下几个方面进行。

1．长期借款的规模分析　在进行财务分析时，应对长期借款的数额、增减变动及其对医院财务状况的影响给予足够的重视。有一定数量的长期借款，表明医院获得了金融机构的有力支持，拥有较好的商业信用和比较稳定的融资渠道，但其规模应该适当，以免造成财务风险。

2．长期借款应与所建设的项目相适用　金融机构对于发放信贷有明确的用途和规定，医院必须按照所开展的项目对应使用。否则，医院有转移资金用途之嫌。

3．长期借款的利息费用处理　与短期借款相比，长期借款除期限较长外，其不同点还体现在对借款利息费用的处理上。对此，必须重点关注医院长期借款利息费用的会计处理（资本化或费用化）合规性。

4．关注长期借款是否符合政策规定　医院在借入长期借款时，必须按照医院财务制度的规定办理。在分析长期借款时，要分析医院的所借入的款项是否符合相关政策的规定。

（二）长期应付款的质量分析

长期应付款是指医院发生的偿还期限在1年以上（不含1年）的应付款项，如融资租入固定资产的租赁费、以分期付款方式购入固定资产发生的应付款项等。

医院除了通过财政拨款、借款等构建长期资产外，还可以采用融资租赁等形式租入固定资产等。与长期借款相比，长期应付款的分期付款方式在获得固定资产的同时借到一笔资金，然后分期偿还资金及其利息，有利于减轻一次性还本付息的负担。但同时也意味着在未来一定期间内医院每年都会发生一笔固定的现金流出。因此，在进行分析时，应结合会计报表附注中对长期应付款具体项目的披露，对长期应付款的数额、增减变动及其对医院未来的财务状况的影响给予足够的关注。同时同长期借款一样，在分析长期应付款时还应关注是否符合相关政策的规定。

（三）预计负债的质量分析

预计负债是或有事项产生的负债。或有事项，是指由过去的经济业务或者事项形成的，其结果须由某些未来事项的发生或不发生才能决定的不确定事项。未来事项是否发生不在医院控制范围内。医院常见的或有事项主要包括：未决诉讼或未决仲裁、债务担保、承诺（补贴、代偿）、自然灾害或公共事件的救助等。预计负债分析应关注以下几点。

1．或有事项的特征与确认

（1）由过去交易或事项形成，是指或有事项的现存状况是过去交易或事项引起的客观存在。例如，未决诉讼虽然是正在进行中的诉讼，但该诉讼是医院因过去的经济行为导致起诉其他单位或被其他单位起诉。这是现存的一种状况而不是未来将要发生的事项。未来可能发生的自然灾害、交通事故、经营亏损等，不属于或有事项。

（2）结果具有不确定性，是指或有事项的结果是否发生具有不确定性，或者或有事项的结果预计将会发生，但发生的具体时间或金额具有不确定性。

例如，债务担保事项的担保方到期是否承担和履行连带责任，需要根据债务到期时被担保方能否按时还款加以确定。这一事项的结果在担保协议达成时具有不确定性。

（3）由未来事项决定，是指或有事项的结果只能由未来不确定事项的发生或不发生才能决定。例如，债务担保事项只有在被担保方到期无力还款时担保方才履行连带责任。

2．关注预计负债的初始计量 预计负债应当按照履行相关现时义务所需支出的最佳估计数进行初始计量。

所需支出存在一个连续范围，且该范围内各种结果发生的可能性相同的，最佳估计数应当按照该范围内的中间值确定。

在其他情形下，最佳估计数应当区分以下情况来确定。

（1）或有事项涉及单个项目的，按照最可能发生金额确定。

（2）或有事项涉及多个项目的，按照各种可能结果及相关概率计算确定。

医院在确定最佳估计数时，一般应当综合考虑与或有事项有关的风险、不确定性等因素。

3．关注预计负债的调整与转销 医院应当在报告日对预计负债的账面余额进行复核。有确凿证据表明该账面余额不能真实反映当前最佳估计数的，应当按照当前最佳估计数对该账面余额进行调整。履行该预计负债的相关义务不是很可能导致经济资源流出医院时，应当将该预计负债的账面余额予以转销。

4．预计负债的清偿 医院清偿预计负债所需支出预期全部或部分由第三方补偿的，补偿金额只有在基本确定能够收到时才能作为资产单独确认。确认的补偿金额不应当超过预计负债的账面余额。

5．关注预计负债形成的原因 在分析时，应关注预计负债的形成原因以及经济资源可能流出的时间、经济资源流出的时间和金额不确定的说明，预计负债有关的预期补偿金额和本期已确认的补偿金额。

（四）受托代理负债的质量分析

受托代理负债是指医院接受委托，取得受托管理资产时形成的负债。受托代理负债应当在医院收到代理义务时确认。

在受托代理交易过程中，医院通常按照委托人的意愿将资产转交给其指定的其他组织或者个人，医院本身并不拥有受托资产的所有权和使用权。因此，医院在接受委托收到代理资产时应该同时确认负债。受托代理资产与受托代理负债是一一对应的关系，在分析时应该结合受托代理资产一并进行分析。

五、净资产项目质量分析

净资产是指医院资产减去负债后的余额。净资产包括累计盈余、专用基金、权益法调整、本期盈余、本年盈余分配、无偿调拨净资产、以前年度盈余调整等。

净资产是指特定会计单位的所有者，在该单位资产总额中应享有的经济利益。其金额是资产总额减去负债总额后的余额。由于它应为投资者所拥有，故也可以称之为投资者权益。公立医院的投资者是国家，国家就是医院净资产的所有者。因此，对医院的净资产，可以称之为国家所有的出资者权益。

医院的净资产公式表示为：净资产＝资产－负债。

医院净资产的来源主要有政府财政拨款、非财政科教拨款，单位、社会团体和个人捐赠，按规定从收入中提取以及从盈余中分配。

净资产是医院开发医疗活动和完成医、教、研各项任务的物质基础，是形成医院资产的基本来源。医院开展各项医、教、研活动，必须要有一定的资产作为物质保证，如房屋、设备、药品、卫生材料等支付各项费用开支所需的资金等。取得这些资产的渠道有负债、提取和分配。负债是医院资产的暂时性来源，它随着款项的上缴，债务的偿还而消失；提取和分配的净资产则不同，一旦取得，即归医院所有和支配。医院可以用来安排各项开支。其拥有权和使用权是统一的。

分析净资产：

首先，应对总量进行分析，资产总额代表了一个医院的医疗业务规模，掌握一个医院的资产总额固然重要，但更重要的是要关注其净资产有多少，因为净资产表明了医院运营的最终结果，表明医院实际的财务实力。如果一个医院绝大部分资产都来源于负债，净资产规模和比重过小，表明医院的资产大多需要用于偿债，而一旦资金周转出现问题，甚至有可能陷于破产清算的边缘。所以，医院的净资产至少应为正数，且越多越好，如果净资产为负数，则表明医院累计亏损严重，已经资不抵债了。

其次，进行结构分析，以判断医院净资产的结构的合理性。医院净资产按是否限定用途可分为限定用途的净资产和非限定用途的净资产两类。①限定用途的是指具有国家法律、制度或拨款单位指定用途的净资产，如专用基金、财政项目盈余、科教盈余等。②非限定用途的净资产是指不受国家法律、制度或出资者、拨款单位约束，而由医院自行决定使用的净资产。限定性净资产在随着限定条件及时间的推移可以转化为非限定性净资产，如非财政科教项目结余解除限定后，就可以转为非限定性基金。

医院净资产按经济内容可以分为：

（1）累计盈余：医院历年实现的盈余扣除盈余分配后滚存的金额，以及因无偿调入调出资产产生的净资产变动额，按照规定上缴、缴回、医院间调剂结转结余资金产生的净资产变动额，以及对以前年度盈余的调整金额。

（2）专用基金：医院按照规定提取或设置的具有专门用途的净资产，主要包括职工福利基金、医疗风险基金等。

（3）权益法调整：医院持有的长期股权投资采用权益法核算时，按照被投资单位除净损益和利润分配以外的所有者权益变动份额调整长期股权投资账面余额而计入净资产的金额。

（4）本期盈余：医院本期各项收入、费用相抵后的余额。

（5）本年盈余分配：医院本年度盈余分配的情况和结果。

（6）无偿调拨净资产：医院无偿调入或调出非现金资产所引起的净资产变动金额。

在基本确定了净资产的总额和结构后，还需要对净资产的各个项目进行具体分析。

（一）本期盈余的质量分析

本期盈余是指医院本期各项收入、费用相抵后的余额。本期盈余包括财政项目盈余、医疗盈余和科教盈余。

1. 财政项目盈余分析　财政项目盈余是指医院本期接受财政项目拨款产生的各项收入、费用相抵后的余额。

按照《政府会计制度》规定，期末，医院应当将财政拨款收入中的财政项目拨款收入的本期发生额转入本期盈余；将业务活动费用、单位管理费用中经费性质为财政项目拨款经费部分的本期发生额转入本期盈余。收支相抵后形成本期盈余——财政项目盈余。年末，医院应将财政项目形成的盈余余额转入累计盈余科目中的财政项目盈余明细科目。

财政项目盈余反映了医院对政府的财政拨款的使用情况。医院对于财政拨款结转、结余必须按规定使用或上缴。

在分析财政项目盈余时应关注以下问题。

（1）关注财政项目盈余的规模：财政项目盈余包含本期内的结转与结余以及财政项目拨款形成固定资产或无形资产后通过业务活动费用、单位管理费用冲减后剩余部分。对于财政专项拨款，按照预算管理的要求，必须在年度中执行完毕。对于业务活动费用、单位管理费用冲减情况，具体应结合固定资产折旧、无形资产摊销及库存物资的使用情况进行分析，以判断财政项目盈余规模的合理性。

（2）及时查明原因：对于医院来说应加快财政拨款项目的进度，尽量不要出现结转，以免财政收回资金。对于形成结转的项目应及时查明原因，并上报上级主管及财政部门；对于财政补助结余多的项目，应检查预算编制是否科学合理。

2. 医疗盈余分析　医疗盈余是指医院本期开展医疗活动产生的各项收入、费用相抵后的余额。

按照《政府会计制度》规定，期末，医院应当将财政拨款收入中的财政基本拨款收入、事业收入中的医疗收入、上级补助收入、附属单位上缴收入、经营收入、非同级财政拨款收入、投资收益、捐赠收入、利息收入、租金收入、其他收入的本期发生额转入本期盈余；将业务活动费用、单位管理费用中与医疗活动相关且经费性质为财政基本拨款经费或其他经费的部分，以及经营费用、资产处置费用、上缴上级费用、对附属单位补助费用、所得税费用、其他费用的本期发生额转入本期盈余。收支相抵后形成本期盈余—医疗盈余。

医疗盈余反映了医院对收入与费用的管理水平，对医疗盈余的分析，主要从以下几个方面进行。

（1）分析医疗盈余的规模：医疗盈余是医院的运营成果，是增加医院事业发展的重要资金来源。公立医院作为国家的公益性事业，是非营利性单位，但是并不等于医院没有盈余，盈余是医院实现可持续发展的前提，没有盈余，医院不可能实现良性发展。假如医院长期出现亏损，必将影响其正常的医疗活动，进而影响医院公益性的发挥。所以，在财政补偿不足的情况下，医院在保持公益性的前提下，必须加强对财务收支的管理、控制和核算，必须注意医院的经济效益。分析时，还应该将医疗盈余同上期或上年同期进行对比，以判断医疗盈余的合理性，对于差异较大的应查明原因。

（2）分析医疗盈余的结构：医院的医疗盈余包括医疗收支盈余、其他收支盈余，在分析时应重点关注盈余的构成，如果其他收支盈余占的比重较大，应查明原因。也可以将收入与费用进行配比分析，判定医疗盈余的合理性。

（3）分析财政基本补助的使用情况：按照《政府会计制度》规定，年末，对于财政基本拨款的结转结余必须从“医疗盈余”科目中转出，不得转入“结余分配”科目用于分配。因此，在分析时，还应该分析财政基本拨款的使用情况，重点查明财政基本拨款形成盈余的原因。

3．科教盈余分析 科教盈余是指医院本期开展科研教学活动产生的各项收入、费用相抵后的余额。

按照《政府会计制度》规定，期末，医院应当将事业收入中的科教收入的本期发生额转入本期盈余；将业务活动费用中经费性质为科教经费的部分、单位管理费用中经费性质为科教经费的部分（从科教经费中提取的项目管理费或间接费）的本期发生额转入本期盈余。收支相抵后形成本期盈余——科教盈余。年末，医院应将科教经费形成的盈余余额转入累计盈余科目中的科教盈余明细科目。

科教盈余反映了医院对科教经费的使用情况。在分析科教盈余时应关注以下问题。

（1）分析科教盈余的规模：科教盈余包含本期内的结余以及由科教资金形成固定资产或无形资产后通过业务活动费用、单位管理费用尚未冲减部分。在分析时应了解相关部分构成及其规模，科教盈余中结余的部分是指医院尚未使用或项目完成后剩余的资金，其中，尚未使用的留待下期按原用途继续使用，已经结项但尚未解除限定的非财政科教项目结余资金，如科研结余资金、教学结余资金等可按协议或合同执行。对于尚未冲减部分，应结合固定资产折旧、无形资产摊销及库存物资的使用情况进行分析，以判断科教盈余规模的合理性。

（2）分析科教项目进度与资金使用相匹配：教学及科研项目一般都会有明确的时间限制，对于承担的研究课题必须在规定的时间限度内结题。在分析科教盈余时应结合项目的进展状况作出判断，在分析时还应重点分析长期未结题的项目，并查明原因。

（3）关注科教项目资金的使用问题：科教项目资金来源于科研管理部门、上级主管部门及其他单位，这里的“项目”，指医院从财政部门以外的部门或单位取得的、具有指定用途、项目完成后需要报送有关项目资金支出决算和使用效果书面报告的资金所对应的项目。

科教项目资金具有指定的用途，必须按照规定使用，对于一些研究周期较长的项目，需要跨年度使用。因此，医院应追踪科教项目资金使用的规范及合理性。对于结题后结余的资金应按照规定及时处理。

（二）本年盈余分配的质量分析

医院的医疗盈余应按照规定进行分配，本期盈余——医疗盈余应于年末结转至本年盈余分配科目。本期盈余——医疗盈余扣除基本拨款形成的盈余后为贷方余额的，可以按照国家有关规定提取职工福利基金，提取后将余额部分转入累计盈余；为借方余额的，应由累计盈余弥补。

医院财政项目盈余、科教盈余不能用于分配。

医院应加强盈余的管理，按照国家规定正确计算与分配盈余。医院盈余资金应按规定纳入单位预算，在编制年度预算和执行中需追加预算时，按照财政部门的规定安排使用。

（三）累计盈余的质量分析

累计盈余是医院历年实现的盈余扣除盈余分配后滚存的金额，以及因无偿调入调出资产产生的净资产变动额。

按照规定上缴、缴回、医院间调剂结转结余资金产生的净资产变动额，以及对以前年度盈余的调整金额，也通过本科目核算。

累计盈余包括财政项目盈余、医疗盈余、科教盈余、新旧转换盈余。

累计盈余反映了医院运营管理能力以及政府对医院的补偿程度，是医院净资产的重要组成部分。在分析累计盈余时应关注以下问题。

1．关注累计盈余的规模　累计盈余是医院在长期运营过程中形成的，主要用于维持或扩大医院运营的资金需要，其既无使用年限，亦无须支付利息。因此，一般而言，累计盈余越多越好，这样既可以增强医院的偿债能力，又能增强医院的获利能力。

一般情况下，累计盈余在医院净资产中占有较大的比重，其在趋势上应该逐年提高，但在分析时应重点关注累计盈余逐年减少及累计盈余为负数的极端情况。

2．分析累计盈余的各明细项目　累计盈余主要包括财政项目盈余、科教盈余、医疗盈余、新旧转换盈余等，在分析时，要对各个项目具体进行分析，同时还要分析它们的构成。

（1）财政项目盈余：财政项目盈余是指医院接受财政项目拨款产生的累计盈余。

按照《政府会计制度》规定，年末，医院应当将本期盈余——财政项目盈余转入累计盈余——财政项目盈余。因此，医院累计盈余明细科目中的财政项目盈余反映医院历年财政拨款产生的累计盈余，是医院使用财政项目拨款购建固定资产、无形资产或购买药品、卫生材料等物资所形成的，须通过固定资产折旧、无形资产摊销、领用发出库存物资时予以冲减的部分的累计。

在分析该项目时，注意以下几点。

1）分析其规模的变化及其趋势。

2）分析其形成及冲减情况。

3）关注按照规定上缴财政拨款结转结余情况。

（2）科教盈余分析：科教盈余是指医院开展科研教学活动产生的累计盈余。

按照《政府会计制度》规定，年末，医院应当将本期盈余——科教盈余转入累计盈余——科教盈余。因此，医院累计盈余明细科目中的科教盈余反映医院历年科教活动产生的累计盈余。

累计盈余——科教盈余包括医院使用科教资金购建固定资产、无形资产或购买药品、卫生材料等物资所形成的，须通过固定资产折旧、无形资产摊销、领用发出库存物资时予以冲减的部分的累计，以及跨年度科研项目的结转、结余部分。

在分析科教盈余时应关注以下问题。

1）重点分析科教项目进度与资金使用相匹配：教学及科研项目一般都会有明确的时间限制，对于承担的研究课题必须在规定的时间限度内结题。在分析科教项目资金结转时应结合项目的进展状况作出判断，在分析时还应重点分析长期未开展的项目，并查明原因。

2）关注科教项目资金的使用问题：科教项目资金具有指定的用途，必须按照规定使用，对于一些研究周期较长的项目，需要跨年度使用。因此，医院应追踪科教项目资金使用的规范及合理性。对于结题后结余的资金应按照规定及时处理。

（3）医疗盈余分析：医疗盈余是指医院开展医疗活动产生的累计盈余。

累计盈余中的医疗盈余没有限定用途，可以起到平衡预算的作用，医疗盈余按规定可用于弥补亏损。

医疗盈余是医院净资产的主要组成部分，为了保证医院医疗服务活动的开展，医院应加强对医疗盈余的管理，统筹安排，合理使用。对于医疗盈余累计较多的医院，在编制年度预算时应安排一定数量的盈余资金用于医院发展。

在分析医疗盈余时应关注以下问题。

1. 分析医疗盈余的总量 由于医疗盈余是在医院收支盈余中形成的，主要用于维持或扩大医院运营的资金需要，其既无使用年限，亦无须支付利息。因此，一般而言，医疗盈余越多越好，这样既可以增强医院的偿债能力、盈余能力，又反映医院运营管理的业务越好。在分析时，还应重点关注医疗盈余呈现下降趋势及负数的情况。

2. 关注医疗盈余的提取与使用 按照现行医院财务制度规定，年末，医院按照一定的比例（30%）提取职工福利基金后，应将其余（70%）部分转入累计盈余——医疗盈余科目。这样一方面可以满足医院维持或扩大再生产经营活动的资金需要，另一方面可以保证医院有足够的资金弥补以后年度可能出现的亏损，也保证医院有足够的资金用于偿还债务，保护债权人的权益。在分析医疗盈余时应注意是否按照规定的比例计提，弥补亏损是否按照规定执行，对于滚存较多的医院在安排累计盈余时是否通过编制年度预算使用。

3. 新旧转换盈余分析 新旧转换盈余是医院新旧制度衔接时转入新制度下累计盈余中除财政项目盈余、科教盈余以外的累计盈余。其主要是医院开展医疗活动产生的累计盈余。

（四）专用基金的质量分析

专用基金是指医院按照规定设置、提取的具有专门用途的净资产，主要包括职工福利基金、医疗风险基金、其他专用基金等。

职工福利基金是指按医疗盈余（不包括财政基本拨款形成的盈余）的一定比例提取的专门用于职工集体福利设施、集体福利待遇的资金。

医疗风险基金是指从医疗收入中计提、专门用于支付医院购买医疗风险保险发生的支出或实际发生的医疗事故赔偿的资金。医院累计提取的医疗风险基金比例不应超过当年医疗收入的 1‰～3‰。

其他专用基金是指医院按国家制度规定提取、设置的其他具有专门用途的净资产，如科技成果转换基金。

医院专用基金要专款专用，不得擅自改变用途。专用基金按规定一般不直接参加医院的医疗服务活动，其运转过程具有相对独立的特点，表现在：①专用基金的取得或形成，均有专门的规定。如职工福利基金是按一定比例提取；医疗风险基金是按医疗收入的一定比例计算并在相关费用中列支后提取。②各项专用基金都有专门的用途和使用范围，除法律、法规规定可以合并使用外，一般不得挪作他用或相互挤占。③专用基金的使用是一次性消耗，没有循环周转，不能通过专用基金的使用而得到补偿。

在分析专用基金的质量时应关注以下问题：

1．分析专用基金的提取

（1）职工福利基金提取办法：职工福利基金是从医疗盈余中提取的，医院职工福利基金的提取，要严格执行规定的提取比例。对于职工福利基金滚存较多的医院，可以适当降低提取比例或者暂停提取。

提取职工福利基金的计算公式是：

职工福利基金提取额＝医疗盈余 × 提取比例

假定年末本年盈余分配——医疗盈余贷方余额为 1 000 000 元，职工福利基金的提取比例为 30%，则应提取的职工福利基金为：

职工福利基金提取额＝1 000 000×30%＝300 000（元）

（2）医疗风险基金提取办法：医院财务制度规定，医院累计提取的医疗风险基金比例不应超过当年医疗收入的 1‰～3‰。医院医疗风险基金的提取，要严格执行规定的提取比例。

提取医疗风险基金的计算公式是：

医疗风险基金提取额＝医疗收入 × 提取比例

假定期末医疗收入为 10 000 000 元，医疗风险基金的提取比例为 1‰，则应提取的医疗风险基金为：

医疗风险基金提取额＝10 000 000×1‰＝10 000（元）

2．分析专用基金使用与管理

（1）职工福利基金的使用与管理：医院应加强对职工福利基金的管理，统筹安排，合理使用。职工福利基金的开支范围一般有：集体福利设施建设支出，对后勤服务部门的补助，如职工浴室、理发、托儿所等的补助，职工困难救助等。在对职工福利基金的管理中，应遵循“先提后用、专设账户、专款专用”的原则。“先提后用”是指职工福利基金必须根据规定的来源渠道，在取得了资金后才能使用；“专设账户”是指对职工基金应单独设置账户进行管理和核算，不能将其同其他的专用基金混合使用；“专款专用”是指对职工福利基金应按照规定的用途使用，不得挪作他用。

（2）医疗风险基金的管理与使用：医疗风险基金专门用于支付医院购买医疗风险保险发生的支出或实际发生的医疗事故赔偿的资金。在对医疗风险基金的管理中，也应遵循“先提后用、专设账户、专款专用”的原则。必须按照规定的提取基础和比例计提，严格按照规定的用途使用。同时医院还应该加强管理，防范医疗事故的发生。

（五）权益法调整的质量分析

权益法调整是指医院持有的长期股权投资采用权益法核算时，按照被投资单位除净损益和利润分配以外的所有者权益变动份额调整长期股权投资账面余额而计入净资产的金额。

对权益法调整的分析首先对照被投资单位进行分析，重点分析该科目的总量及其变化；同时还应重点关注其会计业务处理的及时性、合规性。

（六）无偿调拨净资产的质量分析

无偿调拨净资产是指医院无偿调入或调出非现金资产所引起的净资产变动金额。从本质上讲，无偿调拨资产业务属于政府间净资产的变化，调入调出方不确认相应的收入和费用，因此，在净资产类科目中核算。

对无偿调拨净资产的分析，首先应该关注无偿调入、调出的相关报批、批复、手续等；其次应该关注无偿调拨净资产的规模；还应该关注其会计业务处理的及时性。

（七）以前年度盈余调整

以前年度盈余调整是指医院本年度发生的调整以前年度盈余的事项，包括本年度发生的重要前期差错更正涉及调整以前年度盈余的事项。

对以前年度盈余调整的分析，首先对发生的调整事项进行分析，判定其合规性、合理性；其次重点关注调整事项的金额及其对医院财务状况的影响；还应分析发生调整事项的性质及数量的趋势变化。

第三节 资产负债表的水平与结构分析

在对医院资产负债表项目进行质量分析后，就可以对资产负债表进行综合分析。医院的资产负债表是由多个项目构成的，反映了医院的资产、负债、净资产的状况，通过对资产负债表的各个项目进行质量分析后，仅凭单个的项目难以从整体上来判断分析医院整体的财务状况，给人以“只见树木，不见森林”的状况。所以要分析医院的财务状况，还需要将医院资产负债表作为一个整体，系统、全面、综合地对医院财务状况进行解释和评价。

一、资产负债表水平分析

资产负债表的水平分析是将资产负债表中的各项目不同时期的数据进行比较，计算其增减变动，分析其增减变动的原因，借以判断医院财务状况的变动趋势。借用水平分析法，财务报告分析人员可以发现医院财务状况较以往是不是有所好转，在实务中，还可以将各项目的增减变化用医院的业务规模、医疗收入等指标的增减变化相对比，判断规模与资产、资产与负债、收入与费用之间是否协调，资产运营效率是否提高等。

使用水平分析法的基本要点在于，将财务报表资料中的当期数据与以往某一时期的同项数据进行对比，进一步计算其变动额和变动率。水平分析法下进行对比的方式有以下两种。

一是计算绝对数的增减变动，其计算公式是：

$$\text{绝对值变动数量} = \text{分析期某项指标实际数} - \text{基期同项实际数}$$

二是计算增减变动率，其计算公式是：

$$\text{变动率（\%）} = \frac{\text{报告期实际数量} - \text{基期实际数量}}{\text{基期实际数量}} \times 100\%$$

上式中说的基期，可以是上年度，也可以是以前年度，也可以是预算数据。当以资产负债表预算为对比基数时，分析的目的在于评价资产、负债及净资产预算完成情况，揭示影响资产负债表预算完成情况的原因；当以上年（或以前年度）资产负债表为对比基数时，分析的目的在于评价资产、负债及净资产增减变动情况，揭示本年财务状况与上年对比产生差异的原因。财务报告分析人员在进行水平分析时最好同时进行变动数额和变动率两种形式的对比，因为仅以某种形式对比，有时可能会得出片面乃至错误的结论。

下面以某医院 2016 年、2015 年资产负债表的资料，编制资产负债水平分析表，进行水平分析。某医院资产负债水平分析表，见表 3-5。

表 3-5 某医院资产负债水平分析表

单位：元

项目	2016 年	2015 年	变动额	变动率
资产				
流动资产：				
货币资金	497 271 916.47	285 311 875.34	211 960 041.13	74.29%
短期投资				
财政应返还额度	55 512 055.38	7 112 000.00	48 400 055.38	680.54%
应收票据				
应收账款净额	333 747 977.11	252 338 197.82	81 409 779.29	32.26%
预付账款	118 695 541.98	59 192 862.66	59 502 679.32	100.52%
应收股利				
应收利息				
其他应收款净额	77 898 343.39	124 892 484.70	−46 994 141.31	−37.63%
存货	111 598 416.63	65 678 898.25	45 919 518.38	69.92%

续表

项目	2016年	2015年	变动额	变动率
待摊费用				
一年内到期的非流动资产				
流动资产合计	1 194 724 250.96	794 526 318.77	400 197 932.19	50.37%
非流动资产：				
长期股权投资	42 100 000.00	42 100 000.00	0.00	0.00
长期债券投资				
固定资产原值	2 153 509 074.93	2 030 448 255.87	123 060 819.06	6.06%
减：固定资产累计折旧	1 041 614 353.74	1 000 506 897.54	41 107 456.20	4.11%
固定资产净值	1 111 894 721.19	1 029 941 358.33	81 953 362.86	7.96%
工程物资				
在建工程	520 423 679.76	401 969 225.69	118 454 454.07	29.47%
无形资产原值	112 809 582.63	106 533 802.63	6 275 780.00	5.89%
减：累计摊销	19 810 202.71	16 763 490.65	3 046 712.06	18.17%
无形资产净值	92 999 379.92	89 770 311.98	3 229 067.94	3.60%
研发支出				
公共基础设施原值				
减：公共基础设施累计折旧				
公共基础设施净值				
政府储备物资				
文物文化资产				
保障性住房原值				
减：保障性住房累计折旧				
保障性住房净值				
长期待摊费用				
其他非流动资产				
待处理财产损溢				
非流动资产合计	1 767 417 780.87	1 563 780 896.00	203 636 884.87	13.02%
受托代理资产				

续表

项目	2016 年	2015 年	变动额	变动率
资产总计	2 962 142 031.83	2 358 307 214.77	603 834 817.06	25.60%
负债和净资产				
流动负债				
短期借款				
应缴增值税				
其他应交税费	4 965 717.63	1 882 573.26	3 083 144.37	163.77%
应缴财政款				
应付职工薪酬				
应付票据				
应付账款	1 244 699 916.81	1 000 552 977.46	244 146 939.35	24.40%
应付政府补贴款				
应付利息				
预收账款	178 412 041.26	129 174 473.65	49 237 567.61	38.12%
其他应付款	85 750 107.14	80 293 226.07	5 456 881.07	6.80%
预提费用				
一年内到期的长期负债				
流动负债合计	1 513 827 782.84	1 211 903 250.44	301 924 532.40	24.91%
非流动负债：				
长期借款				
长期应付款				
预计负债				
其他非流动负债				
非流动负债合计				
受托代理负债				
负债合计	1 513 827 782.84	1 211 903 250.44	301 924 532.40	24.91%
净资产：				
累计盈余	1 273 001 104.90	1 011 860 911.91	261 140 192.99	25.81%
其中：财政项目盈余	381 076 079.92	208 128 093.53	172 947 986.39	83.10%

续表

项目	2016 年	2015 年	变动额	变动率
医疗盈余	867 213 560.27	783 234 977.50	83 978 582.77	10.72%
科教盈余	24 711 464.71	20 497 840.88	4 213 623.83	20.56%
新旧转换盈余				
专用基金	175 313 144.09	134 543 052.42	40 770 091.67	30.30%
权益法调整				
无偿调拨净资产				
本期盈余				
净资产合计	1 448 314 248.99	1 146 403 964.33	301 910 284.66	26.34%
负债和净资产合计	2 962 142 031.83	2 358 307 214.77	603 834 817.06	25.60%

（一）资产变动分析

从表 3-5 中可知，该医院资产规模，2016 年比 2015 年增加了 603 834 817.06 元，增长 25.60%。表明医院占有的经济资源有较大的增加，医院业务规模有所扩大。

从资产分布上看，流动资产增加 400 197 932.19 元，增长 50.37%；非流动资产增加了 203 636 884.87 元，增长 13.02%。该医院资产总量增加的主要原因是流动资产增加所致。

就流动资产而言，货币资金 2016 年比 2015 年增加了 211 960 041.13 元，增长 74.29%。财政应返还额度较去年末增加了 48 400 055.38 元，增长 680.54%，主要是财政项目拨款当年没有完成而结转下年使用所致；应收账款净额较去年末增加了 81 409 779.29 元，增长 32.26%，可能是由于医保延期支付的原因；预付账款较去年末增加了 59 502 679.32 元，增长 100.52%，增长幅度较大，应查明原因；其他应收款净额减少 46 994 141.31 元，减少幅度为 37.63%，表明医院加强了对其他应收款的催收及结算管理；存货（药品、卫生材料、其他材料）增加了 45 919 518.38 元，增长 69.92%。导致流动资产增加的主要原因是货币资金、应收账款净额、预付账款、财政应返还额度、存货等项目的增加。

流动资产以及其各个项目的规模变动是否合理，应结合医院具体情况进行分析评价。一般来说，随着医院业务规模的扩大，存货、应收在院患者医疗款、应收医疗款相应增加是正常的，但其增长应同医院的医疗收入增长相匹配。本例中，当年该医院的医疗收入增长了 24.36%，应收账款净额增长速度快于收入增长幅度，存货增长速度也快于医疗收入的增长幅度，因此，应对医院存货资产和应收账款的变动持谨慎态度。该医院的财政应返还额度大幅度增加，表明医院的当年财政专项补助的项目没有完成，也表明该医院的预算编制可能没有预测好，医院应查明原因，并加快项目的进度。该医院的预付账款增长较多，应引起重视，查明增长较多的原因。

该医院的非流动资产中，长期股权投资没有变化；固定资产净值增加了 81 953 362.86 元，增长 7.96%，固定资产原值增加了 123 060 819.06 元，增长 6.06%，固定资产累计折旧增加了 41 107 456.20 元，增长 4.11%；在建工程增加了 118 454 454.07 元，增长 29.47%，主要是医院新病房楼的建设工程；无形资产净值增加 3 229 067.94 元，增长 3.60%，无形资产原值增加了 6 275 780.00 元，增长 5.89%，累计摊销增加了 3 046 712.06 元，增长 18.17%。影响该医院非流动资产增加的主要原因是固定资产和在建工程的增加所致。

从医院资产的变动情况来看，该医院 2016 年资产规模增长较快，流动资产的增长幅度高于非流动资产的增长速度，虽然该医院的流动资产的增长存在不合理的因素，但也表明该医院的资产的流动性增强。结合医疗收入规模的增长来分析，表明该医院 2016 年的运营能力在不断提高。

（二）负债变动分析

从表 3-5 中可知，该医院负债规模，2016 年比 2015 年增加了 301 924 532.40 元，增长 24.91%。该医院没有长期借款及长期应付款等非流动负债，负债的增加主要是流动负债增加所致。

就流动负债而言，其他应交税费 2016 年较 2015 年增加 3 083 144.37 元，增长 163.77%，主要是代扣代缴职工个人所得税；应付账款增加了 244 146 939.35 元，增长 24.40%；预收账款增加了 49 237 567.61 元，增长 38.12%；其他应付款增加了 5 456 881.07 元，增长 6.80%。影响流动负债增加主要是应付账款、预收账款等项目增长所致。

从负债的构成来看，该医院没有短期借款、长期借款、长期应付款，说明医院管控负债的能力较强，医院的财务状况较好。该医院 2016 年负债的增长幅度低于资产的增长速度，说明该医院的资产流动性进一步提升。该医院负债主要来源于应付账款、预收医疗款，一方面补充了医院的资金需求，同时也节省了财务费用。但该医院的应付账款数量较多，且增长较多，应引起重视。在市场经济环境下，应付账款的发生是正常的，但如果超过信用期的数额太大且时间太长，则体现医院的信用观念较差，可能会引起债权人的注意，医院应加强对应付账款的管理。

（三）净资产变动分析

从表 3-5 中可知，该医院净资产规模，2016 年比 2015 年增加了 301 910 284.66 元，增长 26.34%。该医院净资产的增加主要是累计盈余、专用基金等项目的增加所致。

2016 年累计盈余较 2015 年增加了 261 140 192.99 元，增长 25.81%，其中财政项目盈余增加了 172 947 986.39 元，增长 83.10%；医疗盈余增加了 83 978 582.77 元，增长 10.72%；科教盈余增加了 4 213 623.83 元，增长 20.56%。2016 年专用基金增加了 40 770 091.67 元，增长 30.30%。

净资产是医院重要的资金来源，对于公立医院来说，属于净资产的资金来源在使用时没有成本，同时，净资产也反映了医院运营的成果。该医院净资产的增长快于资产及负债的增长幅度，说明医院在资产的增值保值方面做得较好。

（四）总体评价

资产负债表反映了医院在某一时点上运营资金来源和分布状况，它既是医院医疗业务活动成果在报表上的反映，又是医院未来运营活动能力的体现。通过资产负债表的分项水平分析，可以得出如下的总体分析结论：

1. 该医院的资产规模及运营能力增加，财务状况良好，这不仅可从医院总资产增加中，而且也可从净资产的增加中得出。

2. 该医院总资产的增长幅度高于负债的增长幅度，且流动资产的增长快于总资产的增长幅度，流动资产中，货币资金充裕，具有较好的支付能力，医院财务风险较小。

3. 该医院能够较好的利用其信用能力，该医院的应付账款虽然较多，但这也是医院发挥自身影响力，通过延期付款，补充资金来源，没有短期和长期借款，有效地降低了资金使用成本。

4. 通过资产负债表的水平分析，该医院在运营中还存在一些问题，如财政补助项目进展较慢，当年没有完成项目，导致财政专项资金出现结转，该医院应加强对专项拨款项目的管理；该医院的应收款增长较多，增长速度快于收入的增长，应引起重视，并查明原因；同时该医院的存货增长较多，应注意降低存货的规模，以免占用较多的资金，影响资金的周转；该医院的预付账款增长较多，应注意查明原因，及时加强预付账款的管理。

二、资产负债表的结构分析

资产负债表的结构分析是将资产负债表中的各项目与总额相比，计算出各项目占总体的比重，并将各项目构成与历年数据，与同行业水平进行比较，分析其变动的合理性及其原因，借以判断医院财务状况的变动趋势。与资产负债表的水平分析相比，资产负债表的结构分析不是将医院报告期的数据直接与基期进行对比求出增减变动量和增减变动率，也不是与其他同类项之间的比较，而是考察报表中相关项目结构安排情况。其基本点是通过计算报表中各项目占总体的比重或结构，反映报表中的项目与总体关系情况及其变动情况。通过对资产负债表进行结构分析，可以评价医院资产、负债、净资产结构及变动的合理性，并借以判断医院的资源配置与使用、管理及决策能力。

资产负债表的结构分析，既可以从静态角度分析评价（报告期）构成状况，也可以从动态角度，将实际构成与标准或基期构成进行对比分析评价；对于标准与基期构成，既可以用预算数，也可以用上期数，还可以用同行业的数据。

资产负债表结构分析主要用法和步骤如下：

第一，确定资产负债表中各项目占总额的比重或百分比，其计算公式是：

$$\text{某项目的比重}=\frac{\text{该项目金额}}{\text{各项目总金额}}\times 100\%$$

第二，通过各项目的比重，分析各项目在医院经营中的重要性。一般来讲，项目占的比重越大，说明其重要程度越高，对总体影响就越大。

第三，与水平分析相结合，将分析期各项目的比重与前期或比较期同项目比重对比，研究各项目比重的变动情况，为进一步的分析提供思路。也可以将本医院的报告期的项目比重与同级别的医院的可比项目进行对比，研究医院与同级别医院相比还存在哪些优势或差距，据以考察其在同类医院中的经营和管理水平与效率。

下面以某医院 2016 年、2015 年资产负债表的资料，编制资产负债结构分析表，进行结构分析。某医院资产负债结构分析表，见表 3-6。

表 3-6　某医院资产负债结构分析表

单位：元

项目	2016 年	2015 年	结构	
			2016 年	2015 年
资产				
流动资产：				
货币资金	497 271 916.47	285 311 875.34	16.79%	12.10%
短期投资				
财政应返还额度	55 512 055.38	7 112 000.00	1.87%	0.30%
应收票据				
应收账款净额	333 747 977.11	252 338 197.82	11.27%	10.70%
预付账款	118 695 541.98	59 192 862.66	4.01%	2.51%
应收股利				
应收利息				
其他应收款净额	77 898 343.39	124 892 484.70	2.63%	5.30%
存货	111 598 416.63	65 678 898.25	3.77%	2.79%
待摊费用				
一年内到期的非流动资产				
流动资产合计	1 194 724 250.96	794 526 318.77	40.33%	33.69%
非流动资产：				
长期股权投资	42 100 000.00	42 100 000.00	1.42%	1.79%
长期债券投资				
固定资产原值	2 153 509 074.93	2 030 448 255.87	72.70%	86.10%
减：固定资产累计折旧	1 041 614 353.74	1 000 506 897.54	35.16%	42.42%

续表

项目	2016 年	2015 年	结构	
			2016 年	2015 年
固定资产净值	1 111 894 721.19	1 029 941 358.33	37.54%	43.67%
工程物资				
在建工程	520 423 679.76	401 969 225.69	17.57%	17.04%
无形资产原值	112 809 582.63	106 533 802.63	3.81%	4.52%
减：累计摊销	19 810 202.71	16 763 490.65	0.67%	0.71%
无形资产净值	92 999 379.92	89 770 311.98	3.14%	3.81%
研发支出				
公共基础设施原值				
减：公共基础设施累计折旧				
公共基础设施净值				
政府储备物资				
文物文化资产				
保障性住房原值				
减：保障性住房累计折旧				
保障性住房净值				
长期待摊费用				
其他非流动资产				
待处理财产损溢				
非流动资产合计	1 767 417 780.87	1 563 780 896.00	59.67%	66.31%
受托代理资产				
资产总计	2 962 142 031.83	2 358 307 214.77	100%	100%
负债和净资产				
流动负债				
短期借款				
应缴增值税				
其他应交税费	4 965 717.63	1 882 573.26	0.17%	0.08%

续表

项目	2016年	2015年	结构	
			2016年	2015年
应缴财政款				
应付职工薪酬				
应付票据				
应付账款	1 244 699 916.81	1 000 552 977.46	42.02%	42.43%
应付政府补贴款				
应付利息				
预收账款	178 412 041.26	129 174 473.65	6.02%	5.48%
其他应付款	85 750 107.14	80 293 226.07	2.89%	3.40%
预提费用				
一年内到期的长期负债				
流动负债合计	1 513 827 782.84	1 211 903 250.44	51.11%	51.39%
非流动负债：				
长期借款				
长期应付款				
预计负债				
其他非流动负债				
非流动负债合计				
受托代理负债				
负债合计	1 513 827 782.84	1 211 903 250.44	51.11%	51.39%
净资产：				
累计盈余	1 273 001 104.90	1 011 860 911.91	42.98%	42.91%
其中：财政项目盈余	381 076 079.92	208 128 093.53	12.87%	8.83%
医疗盈余	867 213 560.27	783 234 977.50	29.28%	33.21%
科教盈余	24 711 464.71	20 497 840.88	0.83%	0.87%
新旧转换盈余				
专用基金	175 313 144.09	134 543 052.42	5.92%	5.71%

续表

项目	2016 年	2015 年	结构	
			2016 年	2015 年
权益法调整				
无偿调拨净资产				
本期盈余				
净资产合计	1 448 314 248.99	1 146 403 964.33	48.89%	48.61%
负债和净资产合计	2 962 142 031.83	2 358 307 214.77	100%	100%

（一）资产结构分析

资产结构是医院资产中各项目所占比重。资产结构反映了医院资源配置和管理决策能力，影响着医院的流动性、风险和收益。影响医院资产结构的因素主要有行业特征、医院的规模、医院的经营环境等。医院的资产结构包括流动资产结构、非流动资产结构以及其内部的构成等。

流动资产结构是指流动资产占总资产的比重，流动资产结构影响医院资产流动性及盈余能力。流动资产结构分析重要的是判定其合理性，一方面应结合医院的行业特点分析，另一方面与行业平均或先进水平比较，或者进行若干期的趋势分析。非流动资产的结构是指非流动资产占总资产的比重，非流动资产资产结构过低，医院的医疗规模受到限制，会对医院的长期发展产生不良影响，适当提高非流动资产结构，寻求规模经济，有利于降低医院的总成本，提高医院的盈余能力。但过高的非流动资产结构会影响医院的支付能力，从而加大医院财务风险。另外，在分析资产结构时，还应该对流动资产及非流动资产的内部的结构进行分析与评价。

从 3-6 表中可知，该医院 2016 年的流动资产和非流动资产总量都较 2015 年增加，该医院资产结构方面，流动资产所占比重由 2015 年的 33.69% 上升到 2016 年的 40.33%；非流动资产所占的比重由 2015 年的 66.31% 下降到 2016 年的 59.67%。

该医院的流动资产的增长快于非流动资产的增长，结合该医院的业务规模的增长，说明流动资产在资产总额所占比重较为合理。当然，分析判断该医院的流动资产结构的合理性还应结合该医院的收入、费用、盈余以及行业同规模的医院对比来进行分析。该医院的非流动资产比重尽管下降，但其总量在增长。

流动资产与非流动资产之间的结构比例是资产管理中最重要的内容，在医院规模一定的条件下，如果非流动资产存量过大，则正常的医疗能力不能发挥出来，会造成非流动资产的部分闲置或医疗能力利用不足；如果流动资产存量较大，则又会造成流动资产闲置，影响医院的效益。从表 3-6 中可知，该医院流动资产的增长快于非流动资产的增长，可能是该医院的非流动资产的运营能力增强的结果。在实务中可以结合医疗行业、医院规模、医院运营状况、医疗市场环境等来判断流动资产与非流动资产之间结构的合理性。

就流动资产内部结构而言，货币资金所占比重由 2015 年的 12.10% 上升为 2016 年的 16.79%，说明医院的经营业绩较好，有较多的现金盈余；财政应返还额度所占比重由 0.30% 上升为 1.87%，主要是财政拨款项目没有在当年完成；应收账款净额由 10.70% 上升到 11.27%，结合医院医疗收入及应收医疗款的总量的增长，应收账款净额所占的比重提高可能是医保支付的结算不及时造成的；预付账款从 2.51% 上升到 4.01%；存货从 2.79% 上升到 3.77%；其他应收款净额从 5.30% 下降到 2.63%。该医院流动资产比重上升的主要因素是货币资金、应收账款净额、预付账款、财政应返还额度、存货等项目的比重提高所造成的。

流动资产以及其各个项目的比重变化是否合理，应结合医院具体情况进行分析评价。一般来说，流动资产的各个项目所占的比重取决于医院的规模、运营效率等因素的影响。在医院规模一定的情况下，医院的流动资产的各项目的比重应相对稳定。但在医院规模发展的过程中，随着医院业务规模的扩大，流动资产各项目的比重可能会发生变化。在实务中，分析医院流动资产内部各项目的结构变化是否合理应同医院医疗收入的增长、医院规模的变化综合在一起分析。货币资金的比重提高反映医院经营业绩的提高，而对应收账款净额、预付账款、财政应返还额度的比重提高应持谨慎态度。

该医院的非流动资产内部结构中，长期股权投资总量没有变化，其比重从 2015 年的 1.79% 下降到 2016 年的 1.42%；固定资产净值比重从 43.67% 下降到 37.54%，固定资产原价比重从 86.10% 下降到 72.70%，累计折旧从 42.42% 下降到 35.16%。2016 年固定资产总量较 2015 年增加，但由于流动资产增长快于固定资产增长，导致其比重下降较多。在建工程的比重从 2015 年的 17.04% 上升到 2016 年的 17.57%；无形资产净值的比重从 3.81% 下降到 3.14%，无形资产原价比重从 4.52% 下降到 3.81%，累计摊销从 0.71% 下降到 0.67%。

2016 年，该医院非流动资产各个项目的比重除在建工程外，均较 2015 年下降，主要原因是流动资产的增长较快而导致非流动资产项目的比重下降。这种状况也表明该医院 2016 年运营能力较 2015 年明显提升。

（二）负债及净资产结构分析

负债和净资产是医院的资金来源，负债及净资产的结构包括医院负债与净资产的对比关系，也包括医院各类债务占总负债的构成比例和净资产中各项目的构成比例。负债与净资产的结构反映了医院的资金成本、财务杠杆与财务风险状况，以及医院的管理和决策能力。

对于公立医院来说，资金成本是指医院取得和使用资金所付出的代价，如借款支付的利息等。从成本和效益的角度出发，只有当医院的资产报酬率大于医院的平均资金成本率时，医院才能向资金提供者支付报酬以后使医院的净资产得到增加，医院的净资产的规模才能得以扩大，反之医院的净资产的规模将逐渐缩小。医院的财务杠杆，一般可以表现为三种关系：即负债与资产的对比关系、负债与净资产的对比关系和非流动负债与净资产的对比关系。实际上，上述三种关系所表现的实质内容是一致的，即表现在形成医院资产的来源中，负债占有的相对规模。按照一般的财务管理理论，医院财务杠杆比率越高，表明医院资源对负债的依赖程度越高。在过高的财务杠杆比率下，医院在财务方面将面临两个主要压力：一是不能正常偿还到期债务的本金和利息；二是在医院发生亏损的时候，可能会由于净资产的比重相对较小而使医院的债权人受到侵害。这就是说，医院在未来进行债务融资以满足正常经营与发展的难度会因医院较高的财务杠杆比率而提高。因此，具有较高财务杠杆比率的医院，其财务风险相对较高。另外，医院管理者对医院前景的信心和对风险所持有的态度以及政府相关政策也影响着医院的负债及净资产的结构。

负债及净资产以及各类项目的结构分析重要的是判定其合理性，一方面应结合医院的行业特点分析，一方面与行业平均或先进水平比较，或者进行若干期的趋势分析。

从 3-6 表中可知，该医院负债所占比重由 2015 年的 51.39% 下降到 2016 年 51.11%，净资产所占结构从 48.61% 上升到 48.89%。从总的负债与净资产的结构来看，该医院的财务状况稳定，尤其是在医院业务规模增加的状况下，净资产所占比重增加，说明医院有较强的经济实力和风险承担能力。

该医院没有长期负债（按照医院财务制度规定，公立医院长期负债须经上级主管部门或财政部门批准），也就是说其负债全部为流动负债。该医院的流动负债所占比重由 2015 年的 51.39% 下降到 2016 年的 51.11%，其中，应付账款所占比重从 42.43% 下降到 42.02%；预收账款所占比重从 5.48% 上升到 6.02%；其他应付款所占比重从 3.40% 下降到 2.89%；其他应交税费所占比重从 0.08% 上升到 0.17%。该医院的流动负债中没有短期借款，负债主要构成是应付账款和预收医疗款，从医院的经济管理角度来说，此类负债不会增加资金成本，表明该医院充分地利用了其商业信用及影响力，通过延期付款和预收患者医疗款来满足短期流动资金需求。但是该医院也应注意加强对应付账款的管理，如果付款期太长，医院的信用就会受到影响。综合来看，该医院没有发生资金融资利息支出，负债率控制在一个合理的结构，且现金资产充裕，这说明该医院对负债的管理效果较好，医院的财务状况较好。

该医院的净资产所占比重从 2015 年的 48.61% 上升到 2016 年的 48.89%，说明该医院资产保值增值方面做得较好，其承担风险的能力在提升，医院的财务状况稳定。该医院的净资产内部结构中，累计盈余所占比重从 2015 年的 42.91% 上升到 2016 年的 42.98%，其中财政项目盈余所占比重从 8.83% 上升到 12.87%，医疗盈余所占比重从 33.21% 下降到 29.28%，科教盈余所占比重从 0.87% 下降到 0.83%；专用基金所占比重从 5.71% 上升到 5.92%。从净资产内部结构变动看，该医院专用基金、财政项目盈余所占比重上升，而医疗盈余、科教盈余所占比重下降。说明医院获得财政支持的力度较大，但存在财政专项拨款没有执行完的问题；医疗盈余虽然所占比重下降，但其总量在增加，这说明医院的财务收支出现结余，该医院的收支管控质量相对较好。

（三）总体评价

资产负债表是医院在某一时点上资源的配置以及资金来源的分布状况。它是医院医、教、研各项活动成果在报表上的反映。通过资产负债表的前述分项结构分析，可以得出如下的总体分析结论。

1. 该医院在资产规模及运营能力增加情况下，资产结构的流动性增加，资产的结构合理，表明医院的财务状况良好。

2. 该医院总资产的增长幅度快于负债的增长幅度，且流动资产的增长快于总资产的增长幅度，资产负债率降低，医院财务杠杆比率降低，货币资金充裕，具有较好的支付能力，医院财务风险较小。

3. 该医院负债构成主要是应付账款和预收医疗款，医院能够合理控制资金成本，能够较好的利用其信用能力。但应注意其商业信用的管理。

4. 该医院的净资产总量及所占比重提高，且结构合理，说明该医院的财务状况稳定。

5. 通过资产负债表的结构分析，该医院在经营中还存在一些问题，如财政专项拨款当年没有完成，导致财政专项资金出现结转；该医院的应收账款净额所占比重上升较多，增长速度快于收入的增长，应引起重视；该医院的预付账款所占比重上升较多，应注意引起重视。具体上，可进一步详细分析。

从以上的分析可知，水平分析与结构分析得出的结论基本一致，但在实际的财务分析中，可以将水平分析与结构分析结合在一起进行分析。同时也可以进行连续几期的趋势与结构分析，以正确评价医院的财务状况，为医院的管理决策提供依据。

本章小结

本章以资产负债表定义、作用和内容为起点，重点介绍了构成资产负债表的三个会计要素：资产、负债、净资产内涵与特征及其各个明细项目的解读与质量分析要点。

对资产项目的分析，首先要关注资产总量，它表明了医院的运营规模。然后要分析资产结构的合理性，同时应关注资产对负债的保证程度。在分析具体的资产项目时，要注意从规模、构成、确认、计量等方面来判定资产项目质量。重点介绍了货币资金、应收账款、存货、固定资产、无形资产等资产项目的质量分析的要点。

负债是指医院过去的经济业务或者事项形成的，预期会导致经济资源流出医院的现时义务。分析负债，首先应对其总量进行分析，并将其总额与医院的资产进行配比分析，并应结合医疗行业特点、医院的运营特征、技术特征等进行。其次，应分析负债的结构，即流动负债和非流动负债分别在负债中的比重，并结合医院的资产结构分析，重点考查医院的偿债能力。对负债的各个项目逐项进行分析，应结合该项目的偿还特征判断负债的合理性和偿还性。重点介绍了短期借款、应付账款、预收账款、长期借款等负债项目质量分析的判断要点。

净资产是医院开发医疗活动和完成医、教、研各项任务的物质基础，是形成医院资产的基本来源。分析净资产，首先应对总量进行分析，资产总额代表了一个医院的医疗业务规模，掌握一个医院的资产总额固然重要，但更重要的是要关注其净资产有多少，因为净资产表明了医院运营的最终结果，表明医院实际的财务实力。另外，进行结构分析，以判断医院净资产的结构的合理性。对净资产的各个项目逐项进行分析，重点介绍了本期盈余、累计盈余、专用基金等净资产项目质量分析的要点。

医院的资产负债表是由多个项目构成的，反映了医院的资产、负债、净资产的状况，通过对资产负债表的各个项目进行了质量分析后，还要对资产负债表进行综合分析。通过资产负债表的水平与结构分析，将医院资产负债表作为一个整体，可以系统、全面、综合地对医院财务状况进行解释和评价。

思考题

1. 医院资产负债表的内容包括哪些?
2. 简述资产负债表分析作用及意义。
3. 简述医院流动资产各项目质量分析的要点。
4. 简述医院非流动资产各项目质量分析的要点。
5. 简述医院流动负债各项目质量分析的要点。
6. 简述医院非流动负债各项目质量分析的要点。
7. 简述医院净资产各项目质量分析的要点。
8. 简述资产负债表水平分析的原理和意义。
9. 简述资产负债表结构分析的原理和意义。
10. 利用资产负债表对医院财务状况进行分析有何局限性?

第四章

收入费用表分析

本章概要

收入费用表是反映医院在某一会计期间财务成果情况的会计报表。通过对收入费用表分析，可以了解医院的运营状况，为决策提供依据。本章重点阐述了收入费用表的定义、作用、内容、结构；对收入费用表各项目的内涵、质量分析要点进行了解读；介绍了收入费用表的水平与结构分析。

学习目标

1. 熟悉收入费用表的作用、内容、结构。
2. 熟悉收入费用表各项目的经济内涵。
3. 掌握收入费用表各项目质量分析要点。
4. 熟悉收入费用表的水平与结构分析。

第一节　收入费用表概述

一、收入费用表

（一）收入费用表的定义

收入费用表是反映医院在某一会计期间财务成果情况的会计报表。收入费用表是根据“收入－费用＝盈余”的会计平衡公式和收入与费用相配比原则编制的。

医院开展医疗服务的过程中，不断地发生各种费用，同时取得各种收入，收入减去费用，剩余的部分就是医院的盈余。取得的收入和发生的费用的对比情况就是医院的运营成果。医院如果管理不善，发生的费用超过取得的收入，医院就出现亏损；反之医院就会有一定的盈余。同时，由于医院的收入除来自同医疗相关的医疗收入和其他收入外，还有来自政府的财政拨款以及开展科研、教学而取得的收入，而这些收入或者是财政项目拨款，或者是同科研、教学项目相关的专题经费补助，两者都是具有特定用途的限定性资金，它们的收支也会影响医院的运营成果。无论是医院开展医疗及其相关活动过程中的收支，还是政府对医院的财政拨款以及在开展科教活动中的收支，都反映了医院的财务状况和运营成果。因此，医院财务部门应定期（一般按月）核算医院的运营成果，并将核算结果编制成报表，这就是收入费用表。

（二）收入费用表的作用

收入费用表所提供的信息与医院的财务收支水平密切相关，通过收入费用表，医院管理者和政府有关部门可以了解医院的运营状况，为决策提供有效的依据。医院收入费用表的作用主要表现在以下几个方面。

1．有助于分析、评价和预测医院的运营状况　运营成果反映了医院综合运用所控制资源（人力、物力）的能力，它可以通过一些相对指标如净资产盈余率、总资产盈余率、收支盈余率、管理费用率等予以体现。通过收入费用表、资产负债表相关指标可以计算出医院的盈余能力及运营成果。通过比较和分析同一医院不同时期、不同医院同一时期的收入及费用情况，可以判断医院运营成果的优劣和运营能力的高低，可以预测医院未来的发展趋势。

2．可以用来分析预测医院未来的现金流量状况　收入费用表揭示了医院过去的收入来源及其运营业绩的形成和盈余水平，同时也反映了医院收入、费用、成本和盈余之间的关系。因此，通过收入费用表可以分析判断医院收入、费用的变化对业绩的影响，预测未来医院现金流量状况。

3．可以用来分析预测医院的偿债能力　医院的偿债能力不仅取决于资产的流动性和资产结构，也取决于医院的盈利能力，如果医院收不抵支、长期出现亏损，其资产的流动性和结构必然趋向恶化，最终将危及医院的偿债能力，甚至陷于资不抵债的困境。因此，通过对不同时期、不同医院之间的收入费用表的分析、比较，可以评价和预测医院的偿债能力，继而揭示医院偿债能力的变化趋势。

4．有利于医院管理者作出有效决策　通过对医院收入费用表有关数据指标进行比较和分析，可以了解或掌握医院各项收入、费用、成本之间的相互关系，发现在医、教、研活动中各个方面存在的问题，以揭露矛盾、找出差距，为决策科学化提供帮助。

5．可以评价管理人员的业绩　收入费用表体现了管理人员的工作业绩，也是管理成功与否的重要标志，通过比较不同时期、不同医院之间的收入、费用、盈余的增减变化情况，并分析产生差异的原因，在一定程度上可以评价医院管理层、职能部门、各业务科室的绩效，从而为人事调整、奖惩、改善运营管理提供依据。

6．可以为制定卫生政策提供依据　医院收入费用表反映了医院收入、费用、盈余的状况，政府有关部门通过对行业中医院收入费用表的比较和分析，可以了解它们之间的发展趋势和相互之间的关系。为政府科学的制定财政政策、物价政策、卫生政策等提供依据。

（三）收入费用表的内容

收入费用表综合反映了医院开展医、教、研业务活动发生的费用，取得的收入，以及取得的收入和发生的费用的对比情况，即盈余状况。

1．收入

（1）医院收入概念：收入是指报告期内导致医院净资产增加的、含有服务潜力或者经济利益的经济资源的流入。

服务潜力是指医院利用资产提供医疗服务以履行政府职能的潜在能力。

经济利益表现为现金及现金等价物的流入，或者现金及现金等价物流出的减少。

这里的“医疗服务”包括医院所开展的医疗、科研、教学以及与之相关的其他活动。在开展这些活动时，需要消耗各种资源，为了使各项医疗活动不间断地进行，需要不断地取得补偿，医院取得的补偿包括国家财政拨款和向患者收费或医疗保险机构付费，这些都构成了医院的收入。在市场经济条件下，医院可以利用暂时闲置的资产对外投资，投资取得的收益也构成医院收入。

（2）医院收入的特征

1）收入产生于医院的日常医疗业务服务活动：医院的业务活动同工商企业是不一样的，其一般不从事物质资料的生产或商品流通活动，其主要任务是围绕党和政府确定的卫生工作方针，开展医疗服务活动和与之相关的其他活动。由于医院是公益性的事业单位，其开展业务活动所耗费的资源通常不能通过向患者收取费用得到完全补偿，还需要财政部门、主管部门或上级单位给予拨款。因此，医院的收入来源于为患者提供医疗服务后收取的医疗收入，政府财政拨款收入，主管部门拨款收入。医院还可以通过开展同医疗相关的活动取得收入，如制剂生产，对外投资等，用来补偿医疗活动中的耗费。

2）收入是依法取得的：医院的收入必须符合国家有关法律、法规和制度的规定。如财政拨款收入必须通过法定程序报批后，方能取得。医院的医疗收入，其项目和收费标准都由政府管制，医疗服务项目、收费价格必须按照规定程序经过有关部门批准或备案后，才能向服务对象收取。医院的药品价格、卫生材料价格也由政府管制。医院的其他收入，也要按照规定的程序和规则依法取得。

3）收入必然导致净资产的增加：医院收入能够增加资产或减少负债，最终引起医院净资产的增加。

4）收入是非偿还性资金：医院取得的各项收入，都是不需要偿还的。但有些收入虽然不需要偿还，却需要按规定的条件和用途使用，如财政专项拨款、科研项目经费等。

（3）医院收入的分类：医院的收入按照来源可分为：

1）财政拨款收入，即医院按部门预算隶属关系从同级财政部门取得的各类财政拨款收入，包括基本拨款收入和项目拨款收入。基本拨款收入是指由财政部门拨入的符合国家规定的离退休人员经费、政策性亏损补贴等经常性补助收入。项目拨款收入是指由财政部门拨入的主要用于基本建设和设备购置（包括发展改革部门安排的基建投资）、重点学科发展、承担政府指定公共卫生任务等的专项补助收入。

2）事业收入，即医院开展医、教、研等业务活动取得的收入，包括医疗收入、科教收入。

医疗收入，即医院开展医疗服务活动取得的收入，包括门急诊收入和住院收入。

科教收入，即医院取得的除财政拨款收入外专门用于科研、教学项目的非财政拨款收入。

3）上级补助收入，即医院从主管和上级单位取得的非财政拨款收入。

4）附属单位上缴收入，即医院取得的附属独立核算单位按照有关规定上缴的收入。

5）经营收入，是医院在医、教、研及辅助活动之外开展非独立核算经营活动取得的收入。经营收入是一种有偿收入，以提供各项服务或商品为前提，是医院在经营活动中通过收费方式取得的。

6）非同级财政拨款收入，即医院从非同级政府财政部门取得的经费拨款，包括从同级政府及其他部门取得的横向转拨财政款、从上级或下级政府财政部门取得的经费拨款等。

7）投资收益，是医院股权投资和债券投资所实现的收益或发生的损失。

8）捐赠收入，医院接受其他单位或者个人捐赠取得的收入。

9）利息收入，是医院取得的银行存款利息收入。

10）租金收入，医院经批准利用国有资产出租取得并按照规定纳入医院预算管理的租金收入。

11）其他收入，是医院取得的除财政拨款收入、事业收入、上级补助收入、附属单位上缴收入、经营收入、非同级财政拨款收入、投资收益、捐赠收入、利息收入、租金收入以外的各项收入，包括培训收入、进修收入、职工餐饮收入、现金盘盈收入、按照规定纳入医院预算管理的科技成果转化收入、收回已核销的其他应收款、无法偿付的应付及预收款项、置换换出资产评估增值等。

2．费用

（1）医院费用的概念：医院费用是指医院为开展医疗服务及其他业务活动所发生的、导致本期净资产减少的、含有服务潜力或者经济利益的经济资源的流出。包括业务活动费用、单位管理费用、经营费用、资产处置费用、上缴上级费用、对附属单位补助费用、所得税费用、其他费用。

医院在开展医疗服务活动过程中，为了取得医疗收入、科教收入、其他收入等，就必须发生相应的人、财、物等资源耗费。在一般的情况下，医院的费用和收入是相对应而存在的。费用代表医院开展医疗业务并取得一定收入或进行其他活动所发生的资源的消耗。费用的确认应当同时满足以下条件：

1）与费用相关的含有服务潜力或者经济利益的经济资源很可能流出医院。

2）含有服务潜力或者经济利益的经济资源流出会导致医院资产的减少或者负债的增加。

3）流出金额能够可靠地计量。

（2）费用的特征

1）费用会引起资产减少或者负债增加（或者两者兼而有之），并最终将导致医院资源的减少，包括经济利益的流出和服务潜力的降低，具体表现为医院的现金或非现金资产的流出、耗费或者毁损等。比如，医院将卫生材料用于患者治疗，导致存货（资产）的减少，消耗的卫生材料成本构成费用。再如，固定资产随着时间的推移，其价值发生了损耗，并通过折旧分期反映出来，折旧属于费用的范畴。又如，医院将其存货捐赠给其他单位或个人，导致存货（资产）减少，这时存货的成本也构成费用。

2）费用将导致本期净资产的减少。这里所指的“本期”是指费用的发生当期，即费用的确认时点。也就是说，只有在导致某一会计期间净资产减少时，才能确认一项费用。费用最终将减少医院的资产，根据“资产＝负债＋净资产”的会计等式，引起资产总额减少的情况有：负债的减少或者净资产的减少。值得注意的是，其中只有同时引起净资产减少的经济利益或者服务潜力流出才是费用。比如，医院以银行存款（资产）偿还一项应付账款（负债），这种情况下，资产和负债减少了相同的金额，并没有影响净资产，因此，此项资产流出不构成费用。

（3）费用的分类：医院的费用按照费用功能分类如下。

1）业务活动费用：业务活动费用是指医院开展医疗服务及其辅助活动发生的费用，包括人员经费、耗用的药品及卫生材料费、固定资产折旧费、无形资产摊销费、提取医疗风险基金和其他费用。

业务活动费用是医院为了提供医疗服务而发生，按照成本项目、业务类别、支付对象等进行归集的直接费用。

2）单位管理费用：单位管理费用是指医院行政及后勤管理部门为组织和管理医疗、科研、教学业务活动所发生的各项费用，包括医院行政及后勤管理部门发生的人员经费、公用经费、资产折旧（摊销）费等费用，以及医院统一负担的离退休人员经费、工会经费、诉讼费、聘请中介机构费等。

3）经营费用：经营费用是指医院在医疗、教学、科研及其辅助活动之外开展非独立核算经营活动发生的各项费用。包括发生的工资福利费用、商品和服务费用、对个人和家庭的补助费用、固定资产折旧费、无形资产摊销费等。

4）资产处置费用：资产处置费用是指医院经批准处置资产时发生的费用，包括转销的被处置资产价值，以及在处置过程中发生的相关费用或者处置收入小于相关费用形成的净支出。医院资产处置的形式包括无偿调拨、出售、出让、转让、置换、对外捐赠、报废、毁损以及货币性资产损失核销等。

5）上缴上级费用：上缴上级费用是指医院按照财政部门和主管部门的规定上缴上级单位款项发生的费用。

6）对附属单位补助费用：对附属单位补助费用是指医院用财政拨款收入之外的收入对附属单位补助发生的费用。

7）所得税费用：所得税费用是指有企业所得税缴纳义务的医院按规定缴纳企业所得税所形成的费用。

8）其他费用：其他费用是医院发生的除业务活动费用、单位管理费用、经营费用、资产处置费用、上缴上级费用、附属单位补助费用、所得税费用以外的各项费用，包括利息费用、坏账损失、罚没支出、现金资产捐赠支出以及相关税费、运输费等。

3．本期盈余 本期盈余是指医院本期各项收入、费用相抵后的余额。本期盈余包括：财政项目盈余、医疗盈余、科教盈余。

（1）财政项目盈余是指医院本期接受财政项目拨款产生的各项收入、费用相抵后的余额。

（2）医疗盈余是指医院本期开展医疗活动产生的除财政项目拨款以外的各项收入、费用相抵后的余额。

（3）科教盈余是指医院本期开展科研、教学活动产生的除财政项目拨款以外的各项收入、费用相抵后的余额。

（四）收入费用表的结构

收入费用表的结构一般是指该表的组成内容及各项目在表内的排列顺序。收入费用表包括表首、正表和补充资料三部分。表首概括地说明报表的名称、编制单位、报表所反映的日期、报表编号和计量单位等。正表是收入费用表的主体，主要反映财政拨款收入、事业收入（医疗收入、科教收入）、上级补助收入、附属单位上缴收入、经营收入、非同级财政拨款收入、投资收益、捐赠收入、利息收入、租金收入、其他收入以及业务活动费用、单位管理费用、经营费用、资产处置费用、上缴上级费用、对附属单位补助费用、所得税费用、其他费用、本期盈余的内容及其相互关系。补充资料则反映了一些在正表中未能提供的重要信息或未能充分说明的信息。收入费用表的格式，见表 4-1。

表 4-1 收入费用表

会政财 02 表

编制单位：________　　____年___月　　单位：元

项目	本月数	本年累计数
一、本期收入		
（一）财政拨款收入		
其中：政府性基金收入		
其中：财政基本拨款收入		
财政项目拨款收入		

续表

项目	本月数	本年累计数
（二）事业收入		
其中：医疗收入		
科教收入		
（三）上级补助收入		
（四）附属单位上缴收入		
（五）经营收入		
（六）非同级财政拨款收入		
（七）投资收益		
（八）捐赠收入		
（九）利息收入		
（十）租金收入		
（十一）其他收入		
二、本期费用		
（一）业务活动费用		
其中：财政基本补助经费		
财政项目补助经费		
科教经费		
其他经费		
（二）单位管理费用		
其中：财政基本补助经费		
财政项目补助经费		
科教经费		
其他经费		
（三）经营费用		
（四）资产处置费用		
（五）上缴上级费用		
（六）对附属单位补助费用		
（七）所得税费用		
（八）其他费用		
三、本期盈余		
其中：财政项目盈余		
医疗盈余		
科教盈余		

收入费用表一般有两种：单步式和多步式收入费用表。我国政府会计制度要求医院采用多步式收入费用表，即要求通过对当期的收入、费用项目按性质和来源渠道加以归类，分步计算医院的本期盈余。

首先收入费用表各项目按“本月数”和“本年累计数”两栏反映。

其次，项目的计算分为三大部分：一部分计算医院的财政项目盈余；第二部分是计算医院的医疗盈余；第三部分是计算医院的科教盈余。表 4-1 是按照政府会计制度要求编制的多步式收入费用表。

收入费用表中各项盈余的计算：

1．财政项目盈余计算 本期财政项目盈余计算公式为：

财政项目盈余＝财政项目拨款收入（本期）－业务活动费用（财政项目拨款经费）－单位管理费用（财政项目拨款经费）

2．医疗盈余计算 本期医疗盈余的计算公式为：

医疗盈余＝事业收入（医疗收入）＋财政基本拨款收入＋上级补助收入＋附属单位上缴收入＋经营收入＋非同级财政拨款收入＋投资收益＋捐赠收入＋利息收入＋租金收入＋其他收入－业务活动费用（其他经费、财政基本拨款经费）－单位管理费用（其他经费、财政基本拨款经费）－经营费用－资产处置费用－上缴上级费用－对附属单位补助费用－所得税费用－其他费用

3．科教盈余计算 本期科教盈余计算公式为：

科教盈余＝事业收入（科教收入）－业务活动费用（科教经费）－单位管理费用（科教经费）

年终，将本年度财政项目盈余累计额转入累计盈余中的财政项目盈余明细科目；将本期医疗盈余累计额减去财政基本拨款形成的盈余，转入本年盈余分配，然后按规定的比例进行分配，首先提取职工福利基金，剩余部分转入累计盈余中的医疗盈余科目；将本期科教盈余累计额转入累计盈余中的科教盈余明细科目。假若以前年度有期末未弥补亏损，则应首先弥补亏损，剩余部分再进行分配。

二、医疗活动收入费用明细表

（一）医疗活动收入费用明细表的定义

医疗活动收入费用明细表是反映医院在一定会计期间内医疗活动相关收入、费用及其所属明细项目的报表。

医疗活动收入费用明细表是收入费用表的进一步细化。

（二）医疗活动收入费用明细表的结构

医疗活动收入费用明细表采用左右结构，左边列示医疗活动收入明细项目，右边列示医疗活动费用明细项目。医疗活动收入费用明细表，见表 4-2。

表 4-2　医疗活动收入费用明细表

会政财 02 表附表 01

编制单位：____________　　______年 ___ 月　　单位：元

项目	本月数	本年累计数	项目	本月数	本年累计数
医疗活动收入合计			医疗活动费用合计		
财政基本拨款收入					
医疗收入			业务活动费用		
门（急）诊收入			人员经费		
挂号收入			其中：工资福利费用		
诊察收入			对个人和家庭的补助费用		
检查收入			商品和服务费用		
化验收入			固定资产折旧费		
治疗收入			无形资产摊销费		
手术收入			计提专用基金		
卫生材料收入			单位管理费用		
药品收入			人员经费		
其他门（急）诊收入			其中：工资福利费用		
结算差额			对个人和家庭的补助费用		
住院收入			商品和服务费用		
床位收入			固定资产折旧费		
诊察收入			无形资产摊销费		
检查收入			经营费用		
化验收入			资产处置费用		
治疗收入			上缴上级费用		
手术收入			对附属单位补助费用		
护理收入			所得税费用		
卫生材料收入			其他费用		
药品收入					
其他住院收入					

续表

项目	本月数	本年累计数	项目	本月数	本年累计数
结算差额					
上级补助收入					
附属单位上缴收入					
经营收入					
非同级财政拨款收入					
投资收益					
捐赠收入					
利息收入					
租金收入					
其他收入					

第二节 收入费用表项目质量分析

收入费用表是反映医院在一定会计期间运营成果的报表，医院的运营成果反映了医院医、教、研及其管理水平。医院只有最大限度地保证收入，有效控制费用，才能确保医院持续不断地从事医疗、教学与科研工作，更好满足人民群众的医疗需求。因此，对收入与费用进行质量分析，可以具体了解医院盈余形成的主要因素，影响盈余的主要原因，从而进一步分析医院的盈余结构，为医院的运营管理和决策提供依据。

一、收入项目的质量分析

医院收入是指医院开展医疗服务及其他活动依法取得的偿还性资金。医院的收入产生于其开展的业务活动。在开展这些活动时，需要消耗各种资源，为了使各项医疗活动不间断地进行，需要不断地取得补偿，医院取得的补偿包括国家财政补助和向患者收费或医疗保险机构付费，这些都构成了医院的收入。在市场经济条件下，医院可以利用暂时闲置的资产对外投资，投资取得的收益也构成医院收入。医院的收入，必须符合国家有关法律、法规和制度的规定。医院收入能够增加资产或减少负债，最终引起医院净资产的增加。

分析医院收入，首先，应对其数量进行分析，应将医院的收入同资产规模进行配比分析。其次，应对收入的来源及结构进行分析，以判断来源及结构的合理性。最后，应分析医院收入取得的规范性与合理性。

（一）财政拨款收入质量分析

财政拨款收入是指按照部门隶属关系从同级财政部门取得的各类财政拨款，包括基本拨款收入和项目拨款收入。

基本拨款收入是指由财政部门拨入的符合国家规定的离退休人员经费、政策性亏损补贴等经常性补助；项目拨款收入是指医院由财政部门拨入的主要用于基本建设和设备购置、重点学科发展、承担政府指定公共卫生任务等的专项拨款。

对于财政拨款收入的分析，可关注以下几个方面。

1．分析财政拨款收入的数量　医院取得的财政拨款收入取决于社会经济状况、财政政策、卫生政策、医院承担的业务规模、医院发展状况等因素的影响。一般来说，社会经济发展状况好，政府财政能力强，对于卫生的投入就会多；医院业务规模大，承担的任务多，相应就会获得更多的财政支持；处于建设期的医院，政府的财政投入较多。在分析时可关注其数量的动态变化，分析医院获得的财政拨款收入的增长状况，也可以计算财政拨款收入占总收入的比重，将之与其他同等规模的医院进行对比，判定医院获得财政拨款收入的水平。

2．关注医院财政拨款收入的支付方式　政府财政给予医院财政拨款支付方式有两种：一种是直接拨款，一种是国库集中支付。在国家实行国库管理制度改革后，根据不同的支付主体及资金的使用性质，国库集中支付分为财政直接支付和财政授权支付两种形式。

（1）财政直接支付：财政直接支付是指由财政部门签发支付令，代理银行根据财政部门的支付指令，通过国库单一账户体系将资金直接支付到收款人或用款单位账户。

实行财政直接支付是参照国际通行做法并结合我国国情的一种必然选择。它有利于增强财政工作的公正性，最大限度地节约财政资金；有利于规范预算执行，硬化预算约束；有利于减少支付中间环节，加快资金到账速度；有利于防止腐败行为的滋生和蔓延，促进和加强廉政建设，适应加强财政管理监督和提高支付效率的客观要求。

财政直接支付的范围：

1）工资支出：主要是指纳入财政统发工资范围的在职和离退休人员的工资。

2）工程采购支出。

3）货物和服务采购支出。

4）转移性支出：是指拨付给有关单位或下级财政部门，未指明具体用途的支出。具体包括：税收返还、原体制补助、过渡期转移支付、结算补助等支出，以及未指明购买内容的某些专项支出等。

（2）财政授权支付：财政授权支付是指预算单位按照财政部门的授权，自行向代理银行签发支付指令，代理银行根据支付指令，在财政部门批准的预算单位的用款额度内，通过国库单一账户体系将资金支付到收款人账户。

财政授权支付是国库集中支付的另一种形式。采用财政授权支付方式，是借鉴国际经验，将经常性小额支付在授权范围内交由预算单位管理。这样可以在不改变预算单位资金使用权的情况下，加强管理监督，方便预算单位用款。同时，每月大量发生的小额支付由财政授权预算单位自行支付，不需要逐笔向财政部门申请，可以提高支付效率。

3．关注财政拨款收入的确认 财政拨款采用国库集中支付方式下拨时，在财政直接支付方式下，应在收到代理银行转来的“财政直接支付入账通知书”时，按照通知书中的直接支付入账金额确认财政补助收入；在财政授权支付方式下，应在收到代理银行转来的“授权支付到账通知书”时，按照通知书中的授权支付额度确认财政拨款收入。

其他方式下的财政拨款，应在实际取得款项时确认财政拨款收入。

（二）事业收入质量分析

事业收入是指医院开展医、教、研等业务活动及辅助活动所取得的收入，不包括从同级政府部门取得的各类财政拨款。

医院的事业收入包括医疗收入、科教收入。

1．医疗收入质量分析 医疗收入是指医院开展医疗服务活动，按照现行国家规定的医疗服务项目以及项目服务收费标准取得的收入。医疗收入是医院向患者提供医疗服务所取得的收入，医院取得的医疗收入是其医疗业务的最终环节，是医院的医疗服务能否得到社会认可的重要标志。

医院是公益性事业单位，同时也是一个经济实体。医院在开展医疗服务活动中投入的人、财、物等资源的耗费，需要及时得到补偿，医疗收入是医院收入的主要来源和补偿渠道，是医院持续发展的重要保证。

医院医疗收入按照提供服务的地点不同，分为门诊收入和住院收入；按照性质分为劳务性收入、检查类收入、设施类收入、药品及材料收入、其他住院收入等。医院的医疗收入数量、结构决定了医院收入的质量，收入的质量影响着医院的发展。因此，对医疗收入除进行数量分析外，还要进行结构的质量分析。具体而言，应从以下几个方面进行分析。

（1）分析医院医疗收入的规模是否合理：医疗收入是医院医疗业务活动成果的最终体现，反映医院医疗业务服务的质量水平及产出的效率。医院的医疗收入是维持医院医、教、研活动的正常开展的重要资金来源。因此，医院必须保持一定的收入规模，分析医院医疗收入的规模是否合理，是医疗收入质量分析的一个重要方面。医院医疗收入规模，主要取决于下列因素：

1）医院的资产与业务规模：医疗收入代表了医院的医疗业务能力，而这种能力与医院的医疗业务规模（资产规模）相适应。一般而言，医院的业务与资产规模越大，相应的医疗收入规模也就越大，而资产规模小的医院，医疗收入的规模越少。在具体分析时，可根据医院服务量及均次费用的变化情况，分析收入变动的合理性。如果医疗收入的增加主要是由于服务量增加所导致的，说明医院的医疗收入增长是基于效率的增加所致；如果医疗收入的增加主要是由于费用指标的增加所致，则说明医院的医疗收入增长存在不合理、不规范的收费问题。

2）医院人财物等资源的配置与使用效率：一般来说，医院的资源配置合理，使用效率越高，相应的医疗收入的规模就会越大；反之，配置不合理、使用效率低，则收入的规模就会受到限制。

3）疾病的季节性影响：一般来说，疾病多发的季节，医院的业务量就会增加，相应的医院医疗收入就会多，反之就会少。

4）医疗服务价格及医保政策：医疗收入的高低主要受服务量和服务价格的直接影响，我国的医疗服务收费价格实行政府管制，政府的价格政策对医院的医疗收入有重大的影响，不同的医保支付方式、管理方式等也会影响医院的医疗收入规模。

5）医院的技术与管理：医院的医疗服务质量、技术能力、疾病构成等也会影响医院的医疗收入的规模；医院医疗行为、药品及卫生材料采购、收费管理是否规范等也会影响医院的医疗收入规模。

因此，在分析医疗收入的规模时，必须综合考虑上述影响因素，应根据医院的业务特点、资源配置与使用、医疗服务价格政策等，判定医院医疗收入规模的合理性。此外，从更深层次的角度来看，医疗收入的规模还与医疗市场的供求关系、医保政策和医院的竞争能力有着密切的关系。

（2）分析医疗收入的确认与计量：医疗收入应按照权责发生制基础予以确认，即在提供医疗服务（包括发出药品）并收讫价款或取得收款权利时，按照国家规定的医疗服务项目收费标准计算确定的金额确认入账。医院给予患者或其他付费方的折扣不计入医疗收入。

医院同医疗保险机构结算时，医疗保险机构实际支付金额与医院确认金额之间存在差额的，对于医院因违规治疗等管理不善原因被医疗保险机构拒付产生的差额以外的差额，应当调整医疗收入。

（3）分析医院医疗收入的构成质量：医疗收入是医院成本的主要补偿渠道，也是医院持续发展的主要资金来源。分析医院医疗收入不仅要了解总额问题，还要仔细分析其具体构成情况。医疗收入的构成信息，对于分析医院补偿能力的持续性、稳定性都非常有益。

1）分析医疗收入来源：医院的医疗收入按照医院提供医疗服务的地点可分为门诊收入、住院收入。门诊收入是为门诊患者提供医疗服务所取得的收入；住院收入是患者住院后接受医疗服务而收取的费用。医院医疗收入的来源构成的信息对于医院管理具有十分重要意义，通过分析医疗收入来源构成及其趋势变化，可以判断医院门诊与住院资源配置及使用效率，为医院管理决策提供依据。

2）分析医疗收入结构：《关于医院执行〈政府会计制度——行政事业单位会计科目和报表〉的补充规定》，医疗收入可分为：挂号收入、诊察收入、检查收入、化验收入、治疗收入、手术收入、护理收入、卫生材料收入、药品收入、其他门诊（住院）收入、结算差额等。这些收入按照性质可分为劳务性收入、检查类收入、设施类收入、药品及材料收入等。由于我国医疗服务是按照项目收费，各个医疗项目取得的医疗收入的边际贡献率不一样，因此，医疗收入的结构不同其收入的盈余质量不同。另外医院及医生的医疗行为也会影响收入的结构。对医院收入的结构进行分析，可以判断医院收入的合理性、规范性，可以为加强医院管理，控制不合理的医疗费用的增长提供依据。

3）分析诊次与病种费用构成：诊次费用是患者在门诊接受诊治所发生的费用；病种费用是指患者从诊断入院到按治疗标准出院所发生的各项费用。病种费用与诊次费用取决于医院接受治疗的患者的疾病复杂与疑难程度，也反映了医院的技术水平和综合能力。一般讲，复杂疑难程度高的患者费用就会高，反之就会低。因此，对医院的病例的构成进行分析，可以判断医院收入的合理性、技术与服务的质量以及医院的竞争能力等。

因此，对医院的医疗收入从不同的角度进行构成分析，可以判断医院医疗收入的持续性、合理性、盈利性等。同时结合趋势分析，还可以判断医院医疗收入的未来质量。

（4）医疗收入与应收医疗款的配比分析：医院的医疗收入与应收账款中的应收医疗款存在着一定的对应关系。分析时可将医疗收入与应收医疗款进行配比，分别计算医疗收入增长率、应收医疗款增长率，并进行对比分析，由此，来判断医院医疗收入的合理性。医院应收医疗款的不正常增加、应收医疗款平均收账期的不正常延长，有可能是医院没有及时催收，或者是管理不善而造成的结果。不合理的应收医疗款的增长，也使医院面临着未来发生坏账的风险。分析时，可与医院往年同期实际、与行业水平进行比较，评价医院医疗收入的质量，如果应收医疗款增长明显快于医疗收入的增长，说明医院医疗业务收入的质量不高。

（5）分析医院医疗收入管理及内部控制的实际执行质量：我国公立医院是社会公益性的事业单位，国家对医疗收费价格实行管制。医院的医疗收入范围广、项目多、差别大。医院应按照规定的收费标准收费，使收入合规、合理，做好医院医疗收入管理，同时应建立有效的内部控制制度。管理与控制的有效性也影响医疗收入的质量水平。

医院医疗收入管理的分析可关注以下几个方面。

1）严格执行医疗服务收费标准。

2）严格执行药品及卫生材料的价格管理及招标采购规定。

3）建立健全医疗收入凭证的控制、审核和管理。

4）加强患者欠费管理、努力做好催收工作。

5）医疗收入应及时入账。

医院医疗收入从发生到确认实现、会计核算、核对、报告、分析等，这些基本环节都是收入控制的范围，都应该建立完善的控制制度，以保证医院内部各部门或人员在收款业务全过程的互相牵制态势。具体来说包括以下几个方面。

1）收入的发生环节：医院所有收入的发生和确认，必须保证其合法性，按国家政策规定取得。

2）开票环节：医院所有收入，必须开具统一编号的收费收据，保证收入的完整性。

3）收入的确认和计量环节：医院所有收入必须是已实现、已取得，并且是可以计量的。医院收入应统一结账时间，保证收入的正确确认和计量。

4）收入的会计核算环节：设置合理的收入会计核算账簿体系，健全收入的总账和明细账进行会计核算，保证收入核算的真实性和正确性。

5）收入的核对环节：收入的核对包括：总账与明细账核对，收入凭证与发票存根核对，汇总日报表与每个收费结算人员日报表核对、收入凭证与记账收入核对，科室核算收入与财务会计记账收入核对等，这些核对措施是保证收入安全完整的重要手段。

6）编制收入报告环节：挂号、门诊、住院结算处每天定期编制个人日报表和汇总日报表，科室核算处每天汇总科室收入日报表，财务部门每天汇总记账收入汇总日报表，每月定期编制收入财务会计报表。

7）收入授权环节：医院收入全部由财会部门统一管理和核算，未经特殊授权，医院内部其他部门和个人，不得自行收取，不得设立“小金库”，必须纳入统一核算管理体系。

2．科教收入质量分析　科教收入是指医院取得的专门用于科研、教学项目的非财政拨款收入。包括科研收入和教学收入。

科教项目资金来源于科研、教育管理部门、上级主管部门及其他单位，这里的“项目”，指医院从财政部门以外的部门或单位取得的、具有指定用途、项目完成后需要报送有关项目资金支出决算和使用效果书面报告的资金所对应的项目。在分析科教收入时应关注以下几个方面。

（1）分析科教收入数量：医院的科教收入规模取决于医院科研与教学的综合实力，一般来说医院的科研能力越强，取得的科教收入就会越多。在分析时可关注其数量的动态变化，分析医院科教收入的增长状况，也可以计算科教占总收入的比重。同时，也可以将医院的科教收入情况与其他同等规模的医院进行对比，判定医院科研、教学的能力与水平。

（2）分析科教收入的会计处理：科教项目收入的票据使用管理，根据《财政部关于行政事业单位资金往来结算票据使用管理有关问题的补充通知》（财综〔2010〕111号）文件中规定：

1）行政事业单位取得上级主管部门拨付的资金，形成本单位收入，不再向下级单位拨转的，可凭银行结算凭证入账；转拨下级单位，属于暂收代收性质，可使用行政事业单位资金往来结算票据。

2）行政事业单位取得具有横向资金分配权部门（包括投资主管部门、科技主管部门、国家自然科学基金管理委员会等）等拨付的基本建设投资、科研课题经费，形成本单位收入的，可凭银行结算凭证入账；转拨下级单位或其他相关指定合作单位的，属于暂收代收性质，可使用行政事业单位资金往来结算票据。

3）没有财务隶属关系的行政单位之间发生的往来资金，应凭银行结算凭证入账。

4）没有财务隶属关系事业单位等之间发生的往来资金，如科研院所之间、高校之间、科研院所与高校之间发生的科研课题经费等，涉及应税的资金，应使用税务发票；不涉及应税的资金，应凭银行结算凭证入账。

（3）关注科教项目收入确认：医院以合同完成进度确认科教收入时，应当根据业务实质，选择累计实际发生的合同成本占合同预计总成本的比例、已经完成的合同工作量占合同预计总工作量的比例、已经完成的时间占合同期限的比例、实际测定的完工进度等方法，合理确定合同完成进度。

（三）上级补助收入质量分析

上级补助收入是医院收到主管部门或上级单位拨入的非财政补助资金。根据公立医院的管理体制，每所医院均有主管部门或上级单位。主管部门或上级单位可以利用自身的收入或集中的收入，对所属单位给予补助，以调剂单位的资金余缺。上级补助收入不同于财政拨款收入，上级补助收入并非来源于财政部门，也不是财政部门安排的财政预算资金，而是由主管部门或上级单位拨入的非财政性资金。上级补助收入并不是事业单位的常规收入，主管单位或上级单位一般根据自身的资金情况和医院的需要进行拨付。

分析时可关注以下两个方面。

1．分析上级补助收入的性质 上级补助收入按照用途一般可分为专项资金收入和非专项资金收入两类。专项资金收入主要是主管部门或上级单位拨入的用于完成特定任务的款项。非专项资金收入是主管部门或上级单位拨入用于维持日常正常运行和完成日常工作任务的款项。

2．关注上级补助收入的使用管理 上级补助收入是医院的非财政补助资金，需要按照主管部门或上级单位的要求来进行管理，按照规定的用途安排使用。专项资金收入应当专款专用、单独核算，并按照规定向主管部门或上级单位报送专项资金的使用情况，项目完成后，应当报送专项资金支出决算和使用效果的书面报告，接受主管部门或上级单位的监督检查、验收，当年未完成的项目结转到下一年度继续使用，已经完成项目结余的资金，按规定缴回原拨款单位，或留归医院使用。非专项资金收入虽无限定用途，也应规范使用，年度结余的资金可以转入本期盈余并进行分配。

（四）附属单位上缴收入质量分析

附属单位上缴收入是指医院附属的独立核算单位按规定或比例缴纳的各项收入。医院由于业务的需要一般会下设一些独立核算的附属单位，这些单位按照规定应当上缴一定的收入，形成医院的附属单位上缴收入。

医院附属单位是指医院内部设立的，实行独立核算的下级单位，与上级单位存在一定的体制关系。附属单位缴款是医院收到的附属单位上缴的款项，医院与附属单位之间的往来款项，不通过附属单位上缴收入科目核算，医院对外投资获得的投资收益也不通过附属单位上缴收入科目核算。

（五）经营收入质量分析

医院经营收入是指在专业业务活动及其辅助活动之外开展非独立核算经营活动取得的收入，主要包括经营服务收入和商品销售服务收入。经营服务收入，即医院对外提供餐饮、住宿和交通运输等经营服务活动取得的收入。商品销售服务收入，是医院非独立核算部门开展商品生产、加工对外销售商品取得的收入。

分析经营收入时可关注以下两个方面。

1．正确区分事业收入与经营收入 医院应准确区分事业收入和经营收入，不能混淆。医院应在不影响自身专业活动正常进行的前提下，合理组织经营活动，不能将主要精力用于组织经营收入，本末倒置，在经营时还应遵守有关部门的定价标准，并使用符合国家规定的合法票据，并按规定缴纳有关税费。

2．关注经营收入管理 医院的经营收入也须纳入单位的预算，统一管理，统一核算。

（六）非同级财政拨款收入质量分析

非同级财政拨款收入是指医院从非同级政府财政部门取得的经费拨款，包括从同级政府其他部门取得的横向转拨财政款、从上级或下级政府财政部门取得的经费拨款。不包括医院因开展科研及其辅助活动从非同级政府财政部门取得的经费拨款。

分析非同级财政拨款收入时可关注以下两个方面。

1．关注非同级财政拨款收入的性质　一般情况下，非同级财政拨款收入大多都有专门的用途，在分析时可以逐笔进行分析。

2．关注非同级财政拨款收入的使用　非同级财政拨款收入必须按照拨款的财政部门要求或协议所界定的用途使用，专款专用。

（七）投资收益

投资收益是医院股权投资和债券投资所实现的收益或发生的损失。投资是指医院按规定以货币资金、实物资产、无形资产等方式形成的债券或股权投资。投资分为短期投资和长期投资。短期投资是指医院取得的持有时间不超过1年（含1年）的投资。长期投资，是指医院取得的除短期投资以外的债券和股权性质的投资。

分析投资收益时可关注以下几个方面。

1．投资收益的确认

（1）短期投资收益确认：短期投资在取得时，应当按照实际成本（包括购买价款和相关税费）作为初始投资成本。实际支付价款中包含的已到付息期但尚未领取的利息，应当于收到时冲减短期投资成本。短期投资持有期间的利息，应当于实际收到时确认为投资收益。医院按规定出售或到期收回短期投资，应当将收到的价款扣除短期投资账面余额和相关税费后的差额计入投资损益。

（2）长期债券投资收益确认：长期投资分为长期债权投资和长期股权投资。长期债券投资在取得时，应当按照实际成本作为初始投资成本。实际支付价款中包含的已到付息期但尚未领取的债券利息，应当单独确认为应收利息，不计入长期债券投资初始投资成本。长期债券投资持有期间，应当按期以票面金额与票面利率计算确认利息收入。对于分期付息、一次还本的长期债券投资，应当将计算确定的应收未收利息确认为应收利息，计入投资收益；对于一次还本付息的长期债券投资，应当将计算确定的应收未收利息计入投资收益，并增加长期债券投资的账面余额。医院按规定出售或到期收回长期债券投资，应当将实际收到的价款扣除长期债券投资账面余额和相关税费后的差额计入投资损益。

（3）长期股权投资收益的确认

1）成本法下投资收益确认：对于长期股权投资，在成本法下，长期股权投资的账面余额通常保持不变，但追加或收回投资时，应当相应调整其账面余额。长期股权投资持有期间，被投资单位宣告分派的现金股利或利润，医院应当按照宣告分派的现金股利或利润中属于医院应享有的份额确认为投资收益。

2）权益法下投资收益的确认：采用权益法的，按照如下原则进行会计处理。

一是医院取得长期股权投资后，对于被投资单位所有者权益的变动，应当按照下列规定进行处理：按照应享有或应分担的被投资单位实现的净损益的份额，确认为投资损益，同时调整长期股权投资的账面余额；按照被投资单位宣告分派的现金股利或利润计算应享有的份额，确认为应收股利，同时减少长期股权投资的账面余额；按照被投资单位除净损益和利润分配以外的所有者权益变动的份额，确认为净资产，同时调整长期股权投资的账面余额。

二是医院确认被投资单位发生的净亏损，应当以长期股权投资的账面余额减记至零为限，医院负有承担额外损失义务的除外。被投资单位发生净亏损，但以后年度又实现净利润的，医院应当在其收益分享额弥补未确认的亏损分担额等后，恢复确认投资收益。

2．分析投资收益的数额　由于医院是公益性事业单位，其应该向社会提供医疗服务，对外投资只是其经济活动的辅助内容，因此医院投资收益的数额及其占收入的比重较小。

3．关注没有收益或亏损的投资项目　在分析时，应该重点注意长期没有投资收益及出现亏损的投资项目，以正确判断医院投资可能面临的风险，及时作出处理。

（八）捐赠收入的质量分析

捐赠收入是指医院接受的其他单位或者个人捐赠取得的收入。包括货币资金、存货、固定资产等非现金资产。

分析经营收入时可关注以下几个方面。

1．关注捐赠收入是否合规、合法

（1）捐赠是否符合国家有关法律法规。

（2）捐赠是否符合医院职责、宗旨、业务范围和活动领域。

（3）捐赠人背景、经营状况及其与医院关系。

（4）捐赠是否涉嫌不正当竞争和商业贿赂。

（5）捐赠用途是否涉及商业营利性活动。

（6）捐赠实施可行性。

（7）捐赠方是否要求与捐赠事项相关的经济利益、知识产权、科研成果、行业数据及信息等权利和主张。

（8）捐赠物资质量、资质是否符合国家标准与要求。

2．关注捐赠协议签署　医院接受捐赠应当与捐赠人协商一致，自愿平等签订书面捐赠协议。捐赠协议由医院与捐赠人签订，并加盖医院公章。

3．关注捐赠资产的管理与使用

（1）医院应建立健全捐赠财产财务管理制度，加强会计核算与财务管理。

（2）接受的捐赠财产全部纳入财务部门集中统一管理，单独核算，任何科室和部门不得截留，不得设立小金库。

（3）财务部门应当严格执行政府会计制度对接受捐赠财产的规定，确认捐赠财产价值，区分限定用途资产和非限定用途资产，真实、完整、准确核算。

（4）医院应当尊重捐赠人意愿，严格按照捐赠协议约定开展公益非营利性业务活动，不得用于营利性活动。

（5）捐赠协议限定用途的捐赠财产，不得擅自改变捐赠财产用途。如果确需改变用途的，应当征得捐赠人书面同意。

（九）利息收入的质量分析

利息收入是医院取得的银行存款利息收入。分析时，可结合银行存款数量、利率等进行分析。

（十）租金收入质量分析

租金收入是指医院取得的经批准利用国有资产出租取得并按规定纳入本医院预算管理的收入。

分析租金收入应关注以下几个方面。

1. 医院出租的资产是否合规、合法。
2. 签署的出租合同或协议的内容是否完备。
3. 租金收入是否纳入预算管理，租金的收取是否及时。

（十一）其他收入的质量分析

其他收入是指医院取得的除财政拨款收入、事业收入、上级补助收入、附属单位上缴收入、经营收入、非同级财政拨款收入、投资收益、捐赠收入、利息收入、租金收入以外的各项收入，包括现金盘盈收入、按照规定纳入医院预算管理的科技成果转化收入、收回已核销的其他应收款、无法偿付的应付及预收款项、置换换出资产评估增值等。

对其他收入分析时应注意以下几个方面。

1. 其他收入数量分析　正常情况下，医疗收入应当构成收入的主要来源，其他收入占医院收入比重不应过大。在分析时可对每一项目收入进行具体分析。

2. 分析其他收入来源结构　医院其他收入种类多、比较繁杂，应关注其收入的来源与结构，在分析时可以同上一年度的来源结构进行对比，对于变化较大的应查明原因。同时应关注医院其他收入来源的合规性。

3. 关注其他收入的管理状况　其他收入比较繁杂，医院应对每一项目进行管理，医院所有的收入应纳入医院财务统一核算管理，防止转移和隐匿。同时，应严格执行有关规定和收费标准。

二、费用项目的质量分析

费用是指医院为开展医疗、教学、科研及其他业务活动所发生的资产、资金耗费和损失。医院在开展医疗服务活动过程中，需要投入人、财、物等资源，医院的医疗业务成果最终可转化为收入。为了取得收入，医院就必然会发生相应的人、财、物等资源耗费。在一般的情况下，医院的费用和收入是相对应而存在的。费用会引起资产减少或者负债增加（或者两者兼而有之），并最终将导致医院资源的减少，包括经济利益的流出和服务潜力的降低，具体表现为医院的现金或非现金资产的流出、耗费或者毁损等。比如，医院将卫生材料用于患者治疗，导致存货（资产）的减少，消耗的卫生材料成本构成费用。再如，固定资产随着时间的推移，其价值发生了损耗，并通过折旧分期反映出来，折旧属于费用的范畴。费用会导致本期净资产的减少，这里所指的“本期”是指费用的发生当期，即费用的确认时点。也就是说，只有在导致某一会计期间净资产减少时，才能确认一项费用。费用最终将减少医院的资产，根据“资产＝负债＋净资产”的会计等式，引起资产总额减少的情况有：负债的减少或者净资产的减少。值得注意的是，其中只有同时引起净资产减少的经济利益或者服务潜力流出才是费用。比如，医院以银行存款（资产）偿还一项应付账款（负债），这种情况下，资产和负债减少了相同的金额，并没有影响净资产，因此，此项资产流出不构成费用。

医院的费用数量、结构决定了医院费用的质量，也影响着医院的发展。因此，分析医院费用，首先应对其数量进行分析，应将医院的费用同收入、资产规模、资产结构等进行配比分析，其次应对费用结构进行分析，以判断费用结构的合理性，最后应分析医院费用发生的规范性与合理性。

（一）业务活动费用质量分析

业务活动费用是指医院开展医疗、教学、科研及其辅助活动发生的费用，包括人员经费、耗用的药品及卫生材料费、固定资产折旧费、无形资产摊销费、提取医疗风险基金和其他费用。

业务活动费用是医院为了实现其职能目标，依法开展医、教、研业务活动而发生，可按照项目、服务或者业务类别、支付对象、经费性质等进行归集的直接费用。业务活动费用按照费用项目可分为工资福利费用、商品和服务费用、对个人和家庭的补助费用、固定资产折旧费、无形资产摊销费、计提专用基金；按照具体科室可归集到临床服务类、医疗技术类、医疗辅助类；按照经费性质可分为财政基本拨款经费、财政项目拨款经费、科教经费、其他经费。

医院在开展医疗、教学、科研的过程中，需要投入一定的人、财、物等资源，这些投入形成医院的费用，业务活动费用则反映了这些资源的耗费情况。

医院的业务活动费用的规模、结构反映了医院费用管理能力，影响着医院的发展。因此，通过对医院业务活动的分析，可以掌握医院业务活动费用的水平，为医院的管理决策提供依据；与医疗收入对比，可以分析盈利情况；与同类同规模医院进行对比，可以了解自身费用管理的差异，寻找影响费用的因素，为改进费用管理提供依据。分析医院的业务活动费用，应从以下几个方面进行分析。

1．分析业务活动费用的总量是否合理　业务活动费用是医院开展医、教、研等业务活动的耗费，它是与医疗收入直接相关的，反映了医院医疗业务活动的质量水平及产出效率。医院的业务活动费用取决于医院的业务规模、取决于资源配置和使用效率、也取决于医院管理决策能力。因此，分析业务活动费用的总量是否合理，是业务活动费用质量分析的一个重要方面。医院业务活动费用总量，主要取决于下列因素：

（1）医院的业务规模：业务活动费用同医院的业务规模相关。一般而言，医院规模越大，相应的医疗业务的规模就会越大，而业务规模小的医院，其业务活动费用的规模就会越小。在具体分析时，可根据医院服务量及收入变动状况，分析医院业务活动费用的数量的合理性。具体可以计算医疗收入业务费用率进行趋势分析，或者与同行业、同规模的医院进行比较，来判断业务活动费用数量的合理性。

（2）医院人财物等资源的配置与使用效率：一般来说，医院的资源配置合理，使用效率越高，业务活动费用相对就会少；反之，配置不合理、使用效率低，则医院业务活动费用相对就会高。

（3）外部环境的影响：医院的业务活动费用还会受到外部环境的影响，如国家经济发展状况、财政政策、金融政策、卫生政策、物价政策、医保支付政策等都会影响着医院的业务活动费用。

（4）新的医疗技术应用：医院的医疗服务质量、技术能力等也会影响医院的业务活动费用。一般来说，对于医疗服务来说，随着技术的进步，新技术的应用，往往是成本递增型的，即服务质量越高，相应的成本越高。而对于一些流程改进型的医疗技术，则可能是成本递减型的，技术的改进，可能带来成本的降低。

（5）医院病种疑难程度：医院的业务活动费用同收治病例的疑难复杂程度相关。疑难复杂的病种使用的药品、耗材以及所提供的医疗服务就会越多，相应的医院收治疑难病例的构成越大，业务活动费用就会越多。

（6）医院医疗行为：医院的医疗行为也会影响医院的业务活动费用，如不合理的药品及耗材的使用、过多提供医疗服务等都会导致业务活动费用的不合理增长。

（7）医院外购物品劳务的成本：医院采购的药品及卫生材料的价格水平、外购的劳务价格，以及医院人员费用水平、医疗支持类（水电费）的价格水平等都会影响业务活动费用的高低。

（8）医院的管理水平：医院的管理能力与水平也会影响着医院业务活动费用，如管理的有效性及创新、科学合理的激励与约束机制、医院资源的利用效果等都会影响业务活动费用。

（9）规模经济：医院的规模也会影响医院的业务活动费用，规模合理，则会产生规模经济，产生规模效应，相应的业务活动费用就会较低。医院内部科室的规模的合理性、设施与设备的有效配置等都会影响业务活动费用。

因此，医院在分析业务活动费用的规模时，必须综合考虑上述影响因素，应根据医院的业务特点、资源配置与使用、医院管理能力、外部环境等，判定医院业务活动费用规模的合理性。

2．分析业务活动费用的结构是否合理　业务活动费用结构是指业务活动费用中各项费用所占比重。医院的业务活动费用可按不同标志进行分类，可以分别计算不同的费用结构以满足管理的需要。医院业务活动费用结构可以反映医院的业务技术特征、医院规模以及管理能力。分析业务活动费用结构是否合理，是业务活动费用质量分析的一个重要方面。医院业务活动费用结构，主要取决于下列因素。

（1）医院规模：业务活动费用结构同医院的业务规模相关，由于资源投入、配置、使用效率等原因，不同级别、不同类型及不同业务规模的医院其费用结构存在差异。在具体分析时，可根据医院的业务及规模状况结合同类别的医院进行对比，分析医院业务活动费用结构的合理性。

（2）人力资源的配置及其薪酬状况：医院中人力资源的数量、人员结构、人员效率及其薪酬水平会影响医院的业务活动费用结构。在分析时可以使用人员经费支出比率指标同规模相当的医院进行比较，判断医院人员经费支出比率的合理性，对于发现的问题，应及时查找原因。

（3）医院药品、耗材及劳务等的成本状况：医院采购的药品及卫生材料的价格水平、外购的劳务价格、医疗辅助支持类（水电费、维修等）价格水平等都会影响业务活动费用的结构。

（4）设备、设施及技术应用状况：医院的设施、设备配置，新技术的应用等也会影响医院的业务活动费用结构。不同级别的医院由于其技术能力、治疗手段、资源配置的不同，导致其成本的构成存在差异。

（5）疾病构成的影响：医院的业务活动费用结构同病例的疑难复杂程度、治疗手段等相关，如外科手术使用的卫生材料较多，需要植入、介入的患者使用的材料价值较高，而疑难复杂的疾病使用的药品就会越多。在分析医院业务活动费用的结构时应结合疾病复杂程度、治疗手段与方法进行分析判断。

（6）医院管理决策水平：医院管理决策能力与水平也会影响着医院业务活动费用结构，如资源配置、管理的有效性、薪酬政策、员工行为、医疗行为等都会影响业务活动费用构成。

在分析和判断费用结构时，首先应对业务活动费用项目的上年计划数、上年实际数、本年计划数、本年实际数的增减变化进行观察，了解其增减变动数和变动率。其次，应将本期业务活动费用实际结构同上年实际的结构和计划费用结构进行对比，结合各个项目的情况，了解费用结构的变动情况；再次，应结合其他有关资料如病例组合、医疗技术、药品及耗材消耗、设备利用率等方面的变化情况，进一步分析各个费用项目发生增减及结构发生变化的原因。同时，也可以选择同类型的医院以及行业先进水平的医院的资料进行对比。

分析费用结构可以使管理人员了解在医院的业务活动中，各项费用发生的实际状况及其合理性与否，寻找费用高低的影响因素，通过与其他医院对比找出差距，找出自身的原因。

3．业务活动费用与医疗收入的配比分析　医院的业务活动费用属于医院开展医、教、研业务活动的直接支出，医院的医疗收入与业务活动费用之间存在着直接的对应关系。分析时可将医疗收入与业务活动费用进行配比，分别计算医疗收入增长率、业务活动费用增长率，并进行对比分析，来判断医院医疗收入与业务活动费用的增长的合理性。也可以计算收入费用率及各个成本对象的单位成本进行比较。分析时，可与医院往年同期实际、与行业水平进行比较，评价医院业务活动费用的质量，如果业务活动费用增长快于医疗收入的增长，或者高于行业水平，表明医院业务活动费用的控制存在问题。

4．分析业务活动费用的归集与分配　业务活动费用按照不同的对象进行成本核算，可分别归集与分配到科室成本、项目成本、病种成本、诊次和床日成本以及DRG、DIP病种成本中。成本核算是医院开展成本分析，提出成本控制建议，有效降低医院成本的重要活动。分析医院的成本核算应从以下几个方面做起。

（1）分析成本核算的原则：医院成本核算应遵循合法性、可靠性、相关性、分期核算、权责发生制、按实际成本计价、收支配比、一致性和重要性原则。

（2）分析成本分类的合理性：成本分类是成本核算、成本分析与成本管理的基础工作。在分析医院成本的分类时应正确划分直接成本和间接成本、固定成本和变动成本、可控成本和不可控成本的界限，判断医院成本核算的合理性。

（3）分析医院成本核算对象的划分：医院成本核算对象可分为科室成本、医疗项目成本、病种成本、床日成本和诊次成本。医院科室按照规定可分为临床服务类、医疗技术类、医疗辅助类、行政后勤类四类科室。

（二）单位管理费用质量分析

单位管理费用是指医院行政及后勤管理部门为组织和管理医疗、科研、教学业务活动所发生的各项费用，包括医院行政及后勤管理部门发生的工资福利费用、商品和服务费用、资产折旧（摊销）费等费用。

单位管理费用属于期间费用，即为医院发生的、不能合理地归属于具体项目或对象，而只能按照一定会计期间归集的费用。管理费用具有以下特点：一是全面性。医院的行政管理覆盖医院各个部门，后勤提供的服务往往使医院所有部门都受益。二是单位管理费用的发生体现在行政和后勤管理部门，或属于由医院统一负担，与医院的各医疗科室无直接联系。三是单位管理费用属于医院的间接成本，即指医院为开展医疗服务活动而发生的不能直接计入、需要按照一定原则和标准分配计入成本核算对象的各项费用。

单位管理费用的规模反映了医院管理能力和管理效率，影响着医院的发展。因此，通过对单位管理费用的分析，可以掌握医院管理费用水平，为医院的管理决策提供依据；与同类同规模医院进行对比，可以了解自身管理的差异，寻找影响管理效率的因素，为改进管理提供依据。分析单位管理费用，应从以下几个方面进行分析。

1．分析单位管理费用的总量是否合理　单位管理费用是行政及后勤管理部门为组织、管理医院医、教、研等业务活动的耗费，它与医院的规模、管理决策能力密切相关。因此，分析单位管理费用的规模是否合理，是单位管理费用质量分析的一个重要方面。单位管理费用规模，主要取决于下列因素：

（1）医院的规模：单位管理费用同医院的规模密切相关。一般而言，医院规模越大，相应的单位管理费用就会越多，而规模小的医院，其数量就会越少。在分析时可以计算管理费用率，通过趋势分析，或者同行业同规模的医院进行比较，来判断单位管理费用数量的合理性。

（2）行政与后勤人员的配置及其薪酬状况：医院行政与后勤的人力资源的数量和配备、人员的结构、人员效率及其薪酬水平会影响单位管理费用。

（3）行政与后勤的效率及维系成本：医院行政与后勤部门的工作效率，对医、教、研科室业务支持程度，以及为保证医、教、研正常运转所需物资、物品、维修、保养、劳务等的采购价格水平影响单位管理费用。

（4）医院行政及后勤管理决策水平：医院管理层的决策能力、职业素养、道德水平、管理效率等都会影响单位管理费用。

2．分析单位管理费用的构成 一般情况下，单位管理费用包含的项目内容繁多，不同项目具有不同的管理要求和发展变化特点，应做具体分析。从费用特性的角度来看，单位管理费用基本属于固定性费用，在医院业务量、收入量一定的情况下，有效控制压缩那些固定性行政管理费用，将会给医院带来更多的收益。

单位管理费用结构是指单位管理费用中各项费用所占比重。单位管理费用可按不同标志进行分类，可以分别计算不同的费用结构以满足管理的需要，单位管理费用结构，主要取决于下列因素。

（1）医院业务规模：单位管理费用结构同医院的业务规模相关，不同级别、不同类型的医院其费用结构存在差异。在具体分析时，可根据医院的业务规模状况结合同类别的医院进行对比，分析单位管理费用的结构的合理性。

（2）行政与后勤人员配置及薪酬：行政后勤人员配置的数量及薪酬水平会影响医院的单位管理费用结构。在分析时可以计算人员经费支出比率指标进行趋势或比较分析，通过分析发现问题并查找原因。

（3）物资、物品及劳务的成本状况：医院采购的物资、物品的价格水平、维修及劳务价格水平等都会影响单位管理费用的结构。

（4）医院行政及后勤管理水平：医院行政及后勤管理决策能力与水平也会影响着单位管理费用结构，如管理能力、管理效率、对医、教、研的支持程度等都会影响单位管理费用构成。

3．单位管理费用与预算比较 在一定时期内如果医院运营规模没有发生重大变化，则管理费用中的行政管理费用部分几乎与医院的业务量没有关系。如果预算制定是合理的，则超过预算就说明费用控制存在问题。行政管理费用主要是医院管理层发生的费用，在内部监督力量较弱的情况下，其标准的制定、控制和评价也较为困难。通常情况下，医院行政管理费用的水平变化情况可以反映出医院最高管理层的自我约束能力和价值判断。

4．单位管理费用与医疗收入配比 通过计算单位管理费用增减变化并与医疗收入的增减进行分析，以及与医院历史水平进行分析，考察其合理性。

（三）经营费用质量分析

经营费用是指医院在医、教、研业务活动及其辅助活动之外开展非独立核算经营活动发生的各项费用。

分析经营费用时可关注以下两个方面。

1．经营收入与经营费用配比 医院经营费用是在开展经营活动时所发生的支出，因此，经营收入与经营费用存在对应关系。在分析时可将经营费用与经营收入进行配比分析，以判断医院开展经营活动的效益。

2．关注经营费用管理　医院的经营费用也须纳入单位的预算，统一管理，统一核算。医院要严格经营费用的管理，既不能将属于经营活动的费用列支到业务活动费用或单位管理费用，也不能将属于业务活动费用或单位管理费用在经营费用列支。

（四）资产处置费用质量分析

资产处置费用是医院经批准处置资产时发生的费用，包括转销的被处置资产价值，以及在处置过程中发生的相关费用或者处置收入小于相关费用形成的净支出。资产处置的形式按照规定包括无偿调拨、出售、出让、转让、置换、对外捐赠、报废、毁损以及货币性资产损失核销等。

医院在医疗运营过程中，对不适用或不需用的固定资产进行出售，对不能继续使用的固定资产按规定进行清理，对遭受灾害而发生毁损的固定资产进行毁损清理，利用固定资产进行投资、捐赠等都属于固定资产的处置。

医院在资产清查中查明的资产盘亏、毁损以及资产报废等，应当先通过“待处理财产损溢”科目进行核算，再将处理资产价值和处理净支出计入本科目。

短期投资、长期股权投资、长期债券投资的处置，按照相关资产科目的核算规定进行账务处理。

分析资产处置费用时可关注以下两个方面。

1．关注资产处置是否合规、合法　在分析资产处置时，应重点关注医院处置资产是否报经批准，是否按照规定处置资产。

2．关注费用发生的合理性　在分析时，应对处置的类别、处置的形式进行分析，以判断资产处置费用发生的合理与否。

（五）上缴上级费用质量分析

上缴上级费用是指医院按照财政部门和主管部门的规定上缴上级单位款项发生的费用。

根据我国《事业单位财务规则》规定，财政补助收入超出正常支出较多的，事业单位的上级单位可会同同级财政部门，根据事业单位的具体情况，确定这些事业单位实行收入上缴的办法。收入上缴主要有两种形式，一种是定额上缴，即在核定预算时，确定一个上缴的绝对数额；另一种是按比例上缴，即根据收支情况，确定按收入的一定比例上缴。事业单位按已确定的定额或比例上缴的收入即为上缴上级费用。事业单位上缴上级费用的主要来源于事业单位的事业收入和经营收入，即事业单位利用自身资源取得的收入。

分析上缴上级费用时可关注以下两个方面。

1．关注上缴上级费用的范围　在分析资产处置时，应重点关注上缴上级费用涉及的业务范围、业务类型。

2．关注上缴上级费用的数额　在分析时，应根据上级规定缴纳的比例及形式，分析医院上缴上级费用的数额，以及缴纳的及时性。

（六）对附属单位补助费用的质量分析

对附属单位补助费用是指医院利用财政拨款之外的收入对附属单位补助发生的费用。对附属单位补助费用是无偿拨付的，一般情况下不需要附属单位单独报账。

分析对附属单位补助费用时可关注以下两个方面。

1．关注对附属单位补助的合规性 医院对附属单位补助应该有政策依据，不能随便实行或扩大补助范围。

2．关注对附属单位补助的规范性 医院向附属单位投入须按投资协议或合同规定，由附属单位支付资金使用费或缴纳利润的资金应列为医院的对外投资，而不能在对附属单位补助列支。

（七）所得税费用

所得税费用是指有企业所得税缴纳义务的医院按规定缴纳所得税所形成的费用。

分析所得税费用时可关注以下两个方面。

1．关注所得税缴纳的范围 医院作为事业单位，因其非营利性质，根据国家现行税法的有关规定可以享受一些税收优惠。但医院也可能发生应税行为，并需要按照税法的规定交纳相关税金。

目前，根据国家税收法规的有关规定，非营利性医院的所得税优惠政策主要包括如下内容：对于符合《中华人民共和国企业所得税法》和《中华人民共和国企业所得税法实施条例》规定的属于非营利组织的医院，下列收入免征企业所得税：

（1）接受其他单位或者个人捐赠的收入。

（2）除《中华人民共和国企业所得税法》第七条规定的财政拨款以外的其他政府补助收入，但不包括因政府购买服务取得的收入。

（3）按照省级以上民政、财政部门规定收取的会费。

（4）不征税收入和免税收入孳生的银行存款利息收入。

（5）财政部、国家税务总局规定的其他收入。

2．关注计税及缴纳的及时性 医院发生企业性质所得税纳税义务，应按照税法规定正确计算应交税的金额，并应及时交纳。

（八）其他费用质量分析

其他费用是医院发生的除业务活动费用、单位管理费用、经营费用、资产处置费用、上缴上级费用、附属单位补助费用、所得税费用以外的各项费用，包括利息费用、坏账损失、罚没支出、现金捐赠支出以及相关税费、运输费等。

其他费用的共同特点是与医院的医疗业务活动无直接的关系，对这些费用进行单独核算的意义在于合理反映医院的业务活动费用、单位管理费用等与业务活动的配比关系，以便于客观地评价医院的管理水平。

医院其他费用分析时应注意以下几个方面。

1．其他费用数量分析　医院的主要功能是医疗、教学、科研，与医疗活动费用、单位管理费用相比，其他费用的数额不应过大，否则是不正常的。医院发生的其他费用与医院运营管理、会计政策的执行有密切的关系。

2．分析其他费用结构　医院其他费用种类多、比较繁杂，应关注其的来源与结构，在分析时可以同上一年度的费用结构进行对比，对于变化较大的应查明原因。在分析时可对每一项目进行具体分析，尤其应该关注对罚没支出、现金捐赠支出等项目支出的重点分析与监控，以判断其发生的合理性与合规性。

3．关注其他费用的管理状况　其他费用比较繁杂，医院应对每一项目进行管理，医院所有的支出应由医院财务统一核算管理、监督执行。同时，对于一些同收入相对比的费用项目应分析其与收入的配比状况，如食堂的支出应与其他收入中的餐饮收入进行对比分析。利息费用应该与借款规模进行对比分析，对于罚没、捐赠等应严格执行有关规定。

三、本期盈余的质量分析

本期盈余是指本期收入扣除本期费用后的净额，是反映医院运营成果的指标，在一定程度上体现了医院对于收支管理的能力和水平，本期盈余是实现医院自身可持续发展的重要资金来源。医院的收入、费用和资产质量决定了医院的本期盈余的质量。按照《关于医院执行〈政府会计制度——行政事业单位会计科目和报表〉的补充规定》，医院的本期盈余包括三种，即：财政项目盈余、医疗盈余、科教盈余。

医院财政项目盈余反映了医院财政拨款项目的进展及冲减状况，科教盈余反映了医院科教项目的进展及冲减情况，按照专款专用的原则，上述两项中的结转只能用于所规定的项目支出。医院本期医疗盈余（扣除基本财政拨款结转和限定用途资金结转）可以用于医院未来发展及职工福利。

医院本期盈余反映了政府财政支持及医院开展医、教、研业务活动中收入、费用形成过程以及结果的合规性、效益性。高质量的本期盈余应当表现为资产运转状况良好，医院的医、教、研各项业务工作具有良好的竞争优势，医院偿债能力强，医院的盈余所带来的净资产的增加能为医院未来发展奠定良好的资产基础。同时，医院盈余质量还应表现为严格执行物价政策、严格费用与成本管理。反之，低质量的盈余，则表现为资产运转不畅，医院支付能力、偿债能力减弱，甚至影响医院的生存与发展。

医疗盈余是医院本期盈余主要部分，分析时可从以下几个方面进行。

1．分析医疗盈余的来源　医疗盈余是医院的运营成果，是增加医院发展基金的资金来源。公立医院作为国家的公益性事业，是非营利性单位，但是并不等于医院没有盈余，盈余是医院实现可持续发展的前提，没有盈余，医院不可能实现良性发展。假如医院长期出现亏损，必将影响其正常的医疗活动，进而影响医院公益性的发挥。所以，在财政补偿不足的情况下，医院在保证社会效益的前提下，必须加强对财务收支的管理、控制和核算，必须注意医院的经济效益。医院的医疗盈余包括医疗收支结余、其他收支结余。医院的医疗盈余主要应来源于医疗收支结余，在分析时应重点关注结余的构成，如果其他收支结余占的比重较大，应查明原因。也可以将收入与费用进行配比分析，判定医疗盈余的合理性。

2．分析医疗盈余形成过程的质量　医院的医疗盈余取决于医疗收入与费用的质量，在医院的业务规模一定、效率变化不大的情况下，医院的业务活动费用、单位管理费用的变化也不明显，但也不能排除过高或过低变动的情况。若在收入规模稳定的情况下，医院业务活动费用和单位管理费用上升，可能存在着浪费和无效的支出，也可能反映了医院的管理存在问题。同样，医院的业务活动费用与单位管理费用也不能一味地追求降低，如医院减少对技术开发、职工培训费的投入，减少设备等资本性支出，可能会减少业务活动费用和单位管理费用，但会影响医院未来的可持续发展。医院待摊费用、待处理资产处理的及时性等也会影响医院的医疗盈余，上述问题都应在分析时予以重点关注。

3．分析医院医疗盈余的结果质量　医院的医疗盈余反映了医院的管理能力和管理效率，在分析医疗盈余的质量时还必须关注收入与费用的配比状况以及资产与负债的管理状况。如果医院费用的增长速度快于收入的增长速度，则说明医院医疗盈余的能力在下降。同时在分析医疗盈余的质量时还应重点关注医院的资产运转是否正常、医院是否存在主观操纵医疗盈余、医院是否有足够的支付能力、医疗盈余所带来的净资产的增加是否能为未来医院的发展奠定良好的基础等。

4．关注医院医疗盈余恶化的征兆　医院的医疗盈余的质量，反映医院的管理决策能力，在分析医院的医疗盈余质量时，应该从以下几个方面来判断医院的医疗盈余的质量是否正在恶化。

（1）医院规模过度扩张：医院的规模应该同其所在区域的人口数量、经济发展状况以及其管理能力、技术水平等相适应。如果不考虑上述情况，而单纯追求规模的过度增长，则无论从技术、管理还是医疗市场等多方面都会有逐步适应、探索的过程，在这个过程中，医院的医疗盈余状况可能会恶化。

（2）医院反常压缩酌量性成本：酌量性成本是指医院管理层可以通过自己的决策而改变其规模的成本，如科研费用、技术开发费用、职工培训费用等。酌量性支出对医院的未来发展有利，如果医院明显减少此类费用的话，应属于反常压缩。这种压缩是医院为了当期的医疗盈余提高而减少了本应该发生的支出，表明医院本期医疗盈余存在问题。

（3）医院应收账款的不正常增加、应收账款平均收账期的不正常延长：医院的应收账款应该同医院规模、医疗收入保持一定的关系，医院的应收账款的平均收账期应保持稳定。但是，必须注意，医院应收账款规模还与医院的医疗保险管理、患者费用管理有关。因此，医院应收账款的不正常的增加、应收账款平均收账期的不正常变长，有可能是医院在医疗保险管理政策执行、催交欠费等方面的管理出现问题的结果，这可能会使医院面临大量坏账的风险。

（4）医院存货周转过于缓慢：医院存货包括药品、卫生材料、其他材料。存货周转慢，表明医院在采购、存货控制、使用等方面存在问题。在一定的医疗收入条件下，存货周转慢，医院在存货上占用的资金也就越多。过多的存货除了占用资金外，还会使医院发生过多的存货损失以及增加库存成本。

（5）医院应付账款规模不正常增加、应付账款平均付款期的不正常延长：应付账款是医院因购买药品、卫生材料、固定资产和接受服务供应等而应支付的款项。在医院的业务规模一定的条件下，医院的应付账款应该同采购数量、医疗收入保持一定的对应关系，应付账款平均付款期也应保持稳定。但是，如果医院的业务没有发生很大的变化，而医院的应付账款规模不正常增加、应付账款平均付款期的不正常延长，就是医院支付能力、资产质量、医疗盈余恶化的表现。

（6）医院计提的各种准备过低：从医院的会计实践来看，医院提取折旧、坏账准备、医疗风险基金都会影响到医院的医疗盈余。在实际的会计处理上留给了医院很大的自由处理的空间，各项准备中都存在着被一些医院当作调节医疗盈余、粉饰会计报表的工具。医院选择过低的计提准备，这就等于把应当由现在或以前负担的费用或损失人为地推移到医院未来的会计期间，而影响医院未来的发展。

（7）医院的业务活动费用、单位管理费用不正常的增加或降低：医院的业务活动费用、单位管理费用应该同医院的医疗收入变动相匹配，即在医院规模一定的条件下，应保持一定的比例关系。这样，医院各个会计期间的总费用将随着医院收入的变化而变化，不太可能发生过高或过低变动的情况。但是在实际业务中，经常会发现在一些医院中，存在收入项目增加、费用项目降低，或者收入项目变化不大，而费用项目增加较快的情形，这可能是医院调整报表的缘故。

（8）医院举债过度：医院举债，可能是为了发展、扩张，还有可能是维持正常的业务活动。但是举债过度，不但会增加财务费用，也会影响医院的偿债能力，造成医院支付能力的恶化。

第三节　收入费用表的水平与结构分析

在对医院收入费用表项目进行质量分析后，就可以对收入费用表进行分析，通过对收入费用表进行水平和结构分析，可以了解医院收入、费用、盈余的变动情况，找出发生差异的原因，同时也可以判断医院的运营能力和未来发展趋势。

医院的收入费用表包括收入费用表、医疗活动收入费用明细表。收入费用表反映了医院总体的财务状况和运营成果，医疗活动收入费用明细表是反映医院医疗收入、费用及其所属明细项目的实际情况的报表，医疗活动收入费用明细表是收入费用表的进一步深化。

一、收入费用表水平分析

收入费用表的水平分析就是将表内的不同时期的项目进行对比，了解医院目前的收入、费用、盈余状况及其发展趋势，其主要目的在于揭示收入、费用及盈余的差异及产生原因。由于对比标准或基数不同，其分析目的和作用也不同。当以预算为对比基数时，分析的目的在于评价收入、费用及盈余预算的完成情况，揭示影响医院影响预算完成情况的原因；当以上一年度为对比基数时，分析的目的在于评价医院收入、费用及盈余增减变动情况，揭示本年收入、费用及盈余与上年对比产生差异的原因。

收入费用表水平分析法的基本要点在于，将收入费用表中的当期数据与以往某一时期的同项数据进行对比，计算其变动额和变动率。通过分析揭示医院收入、费用及盈余变动的原因。水平分析法下进行对比的方式有以下两种。

1. 计算绝对数的增减变动，其计算公式是：

绝对值变动数额＝分析期某项指标实际数－基期同项实际数

2. 计算增减变动率，其计算公式是：

$$变动率（\%）=\frac{报告期实际数额-基期实际数额}{基期实际数额}\times 100\%$$

（一）收入费用表的水平分析

收入费用表是对医院整体业务收支进行反映的报表。正常情况下，在医院规模一定的情况下，如果医院的经营活动处于持续健康发展的状态，那么收入费用表中的各项数据应呈现持续稳定发展的趋势。若收入费用表的主要项目数据出现异动，大幅度上下波动，各项目之间出现背离，或者出现恶化趋势，那么表明医院的医、教、研业务规模发生变化，或者医院运营及其面临的物价、医疗保险政策等方面发生了重大变化，这为判断医院未来的发展趋势提供了重要线索。

下面以某医院 2015 年、2016 年的收入费用报表资料，编制收入费用水平分析表，进行水平分析，如表 4-3 所示。

表 4-3　某医院收入费用水平分析表

单位：元

项目	2016 年	2015 年	变动额	变动率
一、本期收入	4 086 022 317.14	3 216 182 447.13	869 839 870.01	27.05%
（一）财政拨款收入	134 424 198.00	71 267 690.00	63 156 508.00	88.62%
其中：政府性基金收入				
其中：财政基本拨款收入	32 401 600.00	30 874 822.99	1 526 777.01	4.95%
财政项目拨款收入	102 022 598.00	40 392 867.01	61 629 730.99	152.58%
（二）事业收入	3 892 169 500.51	3 128 636 383.41	763 533 117.10	24.40%
其中：医疗收入	3 882 372 343.51	3 121 768 888.85	760 603 454.66	24.36%
科教收入	9 797 157.00	6 867 494.56	2 929 662.44	42.66%
（三）上级补助收入				
（四）附属单位上缴收入				
（五）经营收入				

续表

项目	2016 年	2015 年	变动额	变动率
（六）非同级财政拨款收入				
（七）投资收益				
（八）捐赠收入				
（九）利息收入				
（十）租金收入				
（十一）其他收入	59 428 618.63	16 278 373.72	43 150 244.91	265.08%
二、本期费用	3 927 721 850.74	3 134 416 036.00	793 305 814.74	25.31%
（一）业务活动费用	3 681 552 941.24	2 966 551 803.17	715 001 138.07	24.10%
其中：财政基本拨款经费				
财政项目拨款经费	53 581 942.62	33 280 867.01	20 301 075.61	61.00%
科教经费	5 635 280.89	3 208 061.23	2 427 219.66	75.66%
其他经费	3 622 335 717.73	2 930 062 874.93	692 272 842.80	23.63%
（二）单位管理费用	242 121 429.13	163 054 730.02	79 066 699.11	48.49%
其中：财政基本拨款经费	32 401 600.00	30 874 822.99	1 526 777.01	4.95%
财政项目拨款经费				
科教经费				
其他经费	209 719 829.13	132 179 907.03	77 539 922.10	58.66%
（三）经营费用				
（四）资产处置费用				
（五）上缴上级费用				
（六）对附属单位补助费用				
（七）所得税费用				
（八）其他费用	4 047 480.37	4 809 502.81	−762 022.44	−15.84%
三、本期盈余	158 300 466.40	81 766 411.13	76 534 055.27	93.60%
其中：财政项目盈余	48 440 655.38	7 112 000.00	41 328 655.38	581.11%
医疗盈余	105 697 934.91	70 994 977.80	34 702 957.11	48.88%
科教盈余	4 161 876.11	3 659 433.33	502 442.78	13.73%

1．收入水平分析 从表 4-3 中可知，该医院 2016 年实现收入 4 086 022 317.14 元，较 2015 年增加 869 839 870.01 元，增长 27.05%，医院收入增长较快。

从各项收入变动看，2016 年较 2015 年，财政拨款收入增加 63 156 508.00 元，增长 88.62%，其中财政项目拨款收入增加 61 629 730.99 元，增长 152.58%，财政基本拨款收入增加 1 526 777.01 元，增长 4.95%，财政拨款收入增长主要是专项拨款增加所致；事业收入增加 763 533 117.10 元，增长 24.40%，其中医疗收入增加 760 603 454.66 元，增长 24.36%，科教收入增加 2 929 662.44 元，增长 42.66%，该医院事业收入增长主要是医疗收入增长所致；其他收入增加 43 150 244.91 元，增长 265.08%。

医院收入中，财政基本拨款收入小幅度增长，财政专项拨款大幅度增加，表明该医院有项目获得政府财政支持，具体可查看相关账簿；该医院医疗收入增长 24.36%，应结合医院规模、人员数量、均次费用、业务活动费用、单位管理费用、应收医疗款等的变动情况进行配比分析，判断增长合理性及其质量；该医院的科教收入增长幅度 42.66%，增长较快，但其绝对数额相对较少，具体可与同规模同级别的医院进行对比，以判断该医院的科研能力；其他收入大幅度增长，具体应查阅明细账，以查明原因。

2．费用水平分析 从表 4-3 中可知，该医院 2016 年总费用为 3 927 721 850.74 元，较 2015 年增加 793 305 814.74 元，增长 25.31%。

从各项费用变动看，2016 年较 2015 年，业务活动费用增加 715 001 138.07 元，增长 24.10%，其中财政项目拨款经费增加 20 301 075.61 元，增长 61.00%，科教经费增加 2 427 219.66 元，增长 75.66%，其他经费增加 692 272 842.80 元，增长 23.63%；单位管理费用增加 79 066 699.11 元，增长 48.49%，其中财政拨款经费增加 1 526 777.01 元，增长 4.95%，其他经费增加 77 539 922.10 元，增长 58.66%；其他费用减少 762 022.44 元，下降 15.84%。

对费用的分析应当与收入进行配比分析，以判定费用支出的合理性，2016 年，医院收入的增长速度高于总费用增长速度 1.74 个百分点。各项费用中，业务活动费用增长速度低于医疗收入增长速度，表明该医院对业务活动直接成本管理相对较好；在医院正常业务规模下，医院的单位管理费用应该保持稳定，本年度单位管理费用大幅度的增加应引起重视。对单位管理费用项目可做进一步的分析，查明原因。

3．本期盈余水平分析 从表 4-3 中可知，该医院 2016 年本期盈余为 158 300 466.40 元，较 2015 年增加 76 534 055.27 元，增长 93.60%。

从本期盈余明细项目变动看，2016 年较 2015 年，财政项目盈余增加 41 328 655.38 元，增长 581.11%；医疗盈余增加 34 702 957.11 元，增长 48.88%；科教盈余增加 502 442.78 元，增长 13.73%。

医院本期盈余中，财政盈余的增加主要是财政项目拨款增加所致；形成医疗盈余的各因素中，医疗收入增长 24.36%，业务活动费用——其他经费增长 23.63%，单位管理费用——其他经费增长 58.66%，其他收入增长 265.08%，而其他费用下降 15.84%，从这几项数据可以发现，扣除其他收入对盈余的影响，实际上由于医疗收入带来的盈余较

2015 年反而下降 6.96%。详细观察分析表，可以发现本年度虽医疗收入的增长幅度快于业务活动费用 - 其他经费的增长幅度，但单位管理费用却比上年同期大幅度增长。因此，单位管理费用的不正常的增加是导致医院医疗所贡献盈余较 2015 年下降的主要原因。

4．总体评价　收入费用表是反映医院在某一会计期间财务成果情况的会计报表，它既是医院医疗业务活动成果在报表上的反映，又反映了医院未来运营的可持续发展潜力。通过收入费用表水平分析，可以得出如下总体分析结论：

（1）总体上看，该医院 2016 年总收入增长较快，其增长速度快于总费用的增长，医院本期盈余较 2015 年有较大的增长。但是，医院本期盈余的增长主要是财政专项拨款收入、其他收入增长所致。

（2）该医院的医疗收入实现快速增长，其增长速度快于业务活动费用——其他经费增长幅度。但是，单位管理费用——其他经费增长幅度较大，出现不正常的增长。由于单位管理费用的大幅度的增长，导致医院医疗业务所贡献的盈余较上年下降，医院的盈余能力下降。医院对单位管理费用的不正常增加应引起重视，并及时查明原因。

（3）该医院的医疗盈余较去年增长较多，增加的主要原因是其他收入的大幅度增加引起的。在更深入的分析中，医院应考察其他收入的稳定性，如果其他收入较稳定，还应进一步分析各类其他收入、其他费用和盈余的情况，以查明其他业务增减变化原因，如果其他收入缺乏稳定性，则不应作为分析的重点。

（4）该医院的科教收入虽然数额相对较小，但本年度增长幅度较大，说明医院的科研能力提升较快。

（二）医疗活动收入费用明细表的水平分析

医疗活动收入费用明细表是反映医院开展医疗活动相关收入、费用及其所属明细项目的报表，表中列示了财政基本拨款收入、医疗收入、上级补助收入、其他收入等以及医疗业务活动费用、单位管理活动、经营费用、其他费用等的明细项目状况。通过收入费用表的分析，可以了解各项收入、费用的变动情况，如医疗收入、业务活动费用、单位管理费用等的总量变动状况。但是，单纯从总量上判断医院收入、费用状况，仅能提供总括的认识，而要了解医院各项收入、费用，如医疗收入、业务活动费用、单位管理费用等真正增减的原因，还需要对其细化的项目进行分析。医院的医疗活动收入费用明细表中重点列示医疗收入、业务活动费用、单位管理费用的明细资料。医疗活动收入费用明细表按照提供服务的地点、性质反映医疗收入明细，通过对医疗收入明细项目进行分析，可以了解医疗收入增减的原因；业务活动费用、单位管理费用在收入费用明细表中按项目内容反映，通过对费用的不同视角进行分析，可以了解医院费用项目内容的状况，便于进一步分析与判断业务活动费用、单位管理费用发生的合理性及其同医疗收入的配比程度。

下面以某医院 2015 年、2016 年的医疗活动收入费用明细表资料，编制医疗活动收入费用明细水平分析表，进行水平分析，如表 4-4 所示。

表 4-4 某医院医疗活动收入费用明细水平分析表

单位：元

项目	2016 年	2015 年	变动额	变动率
医疗活动收入合计	3 974 202 562.14	3 168 922 085.47	805 280 476.67	25.41%
财政基本拨款收入	32 401 600.00	30 874 822.99	1 526 777.01	4.95%
医疗收入	3 882 372 343.51	3 121 768 888.85	760 603 454.66	24.36%
门诊收入	1 370 868 913.51	1 194 169 020.69	176 699 892.82	14.80%
挂号收入	3 994 363.80	3 479 385.40	514 978.40	14.80%
诊察收入	26 291 048.50	22 728 637.40	3 562 411.10	15.67%
检查收入	236 177 421.31	202 670 464.02	33 506 957.29	16.53%
化验收入	125 615 648.35	106 622 854.20	18 992 794.15	17.81%
治疗收入	94 014 642.34	83 890 615.49	10 124 026.85	12.07%
手术收入	22 042 461.55	17 373 639.60	4 668 821.95	26.87%
卫生材料收入	58 820 251.89	45 642 624.67	13 177 627.22	28.87%
药品收入	766 619 696.64	679 259 191.26	87 360 505.38	12.86%
其中：西药收入	553 138 778.62	499 155 338.26	53 983 440.36	10.81%
中草药收入	11 963 517.73	9 733 613.33	2 229 904.40	22.91%
中成药收入	201 517 400.29	170 370 239.67	31 147 160.62	18.28%
其他门诊收入	37 293 379.13	32 501 608.65	4 791 770.48	14.74%
住院收入	2 511 503 430.00	1 927 599 868.16	583 903 561.84	30.29%
床位收入	45 594 969.40	37 299 121.87	8 295 847.53	22.24%
诊察收入	10 548 194.00	6 730 099.65	3 818 094.35	56.73%
检查收入	188 135 722.19	139 755 698.78	48 380 023.41	34.62%
化验收入	236 224 378.60	165 154 944.98	71 069 433.62	43.03%
治疗收入	229 978 042.23	149 663 155.93	80 314 886.30	53.66%
手术收入	119 778 382.84	92 402 719.82	27 375 663.02	29.63%
护理收入	19 430 914.75	13 820 267.08	5 610 647.67	40.60%
卫生材料收入	780 557 795.83	600 191 241.64	180 366 554.19	30.05%
药品收入	872 095 217.86	715 754 324.74	156 340 893.12	21.84%
其中：西药收入	853 138 677.83	704 538 809.93	148 599 867.90	21.09%
中草药收入	2 155 382.11	356 566.02	1 798 816.09	504.48%
中成药收入	16 801 157.92	10 858 948.79	5 942 209.13	54.72%

续表

项目	2016年	2015年	变动额	变动率
其他住院收入	9 159 812.30	6 828 293.67	2 331 518.63	34.14%
结算差额				
上级补助收入				
附属单位上缴收入				
经营收入				
非同级财政拨款收入				
投资收益				
捐赠收入				
利息收入				
租金收入				
其他收入	59 428 618.63	16 278 373.72	431 500 244.91	265.08%
医疗活动费用合计	3 868 504 727.23	3 097 927 107.76	770 577 619.47	24.87%
业务活动费用	3 622 335 717.73	2 930 062 874.93	692 272 842.80	23.63%
人员经费	753 913 340.60	578 894 340.93	175 018 999.67	30.23%
商品和服务费用	2 718 542 251.59	2 208 052 630.58	510 489 621.01	23.12%
固定资产折旧费	139 433 617.20	132 763 051.22	6 670 565.98	5.02%
无形资产摊销费	2 668 153.98	4 102 221.52	−1 434 067.54	−34.96%
计提专用基金	7 778 354.36	6 250 630.68	1 527 723.68	24.44%
单位管理费用	242 121 429.13	163 054 730.02	79 066 699.11	48.49%
人员经费	167 991 596.98	123 776 279.15	44 215 317.83	35.72%
商品和服务费用	61 614 289.86	28 003 598.55	33 610 691.31	120.02%
固定资产折旧费用	12 136 984.21	10 737 018.37	1 399 965.84	13.04%
无形资产摊销费	378 558.08	537 833.95	−159 275.87	−29.61%
经营费用				
资产处置费用				
上缴上级费用				
对附属单位补助费用				
所得税费用				
其他费用	4 047 480.37	4 809 502.81	−762 022.44	−15.84%

医院的医疗收入、业务活动费用、单位管理费用是医院的主要业务收支，在医院的收入、费用中分别占较大的比重，对医疗活动收入费用明细表的水平分析可以重点分析这三个项目明细的变动情况。

1. 医疗收入明细水平分析　从表 4-4 中可知，2016 年医院实现医疗收入 3 882 372 343.51 元，较 2015 年增加 760 603 454.66 元，增长 24.36%。从来源来看，2016 年，门诊实现医疗收入 1 370 868 913.51 元，较 2015 年增加 176 699 892.82 元，增长 14.80%；住院实现医疗收入 2 511 503 430.00 元，较 2015 年增加 583 903 561.84 元，增长 30.29%。住院医疗收入的增长速度快于门诊医疗收入的增长。

门诊收入明细中，挂号收入增长 14.80%，诊察收入增长 15.67%，检查收入增长 16.53%，化验收入增长 17.81%，治疗收入增长 12.07%，手术收入增长 26.87%，卫生材料收入增长了 28.87%，药品收入增长 12.86%，其他门诊收入增长 14.74%。从门诊收入明细项目的增长速度看来看：检查收入、化验收入、手术收入、卫生材料收入的增长速度高于门诊医疗收入的增长；治疗收入、药品收入增长速度低于门诊医疗收入的增长幅度；挂号收入、其他门诊收入的增长速度同门诊医疗收入的增长基本持平。

住院医疗收入明细中，床位收入增长 22.24%，诊察收入增长 56.73%，检查收入增长 34.62%，化验收入增长 43.03%，治疗收入增长 53.66%，手术收入增长 29.63%，护理收入增长 40.60%，卫生材料收入增长 30.05%，药品收入增长 21.84%，其他住院收入增长 34.14%。从住院医疗收入明细项目的增长来看：诊察收入、检查收入、化验收入、治疗收入、护理收入、其他住院收入的增长速度高于住院医疗收入的增长速度；床位收入、药品收入增长速度低于住院收入的增长速度；卫生材料收入增长速度同住院医疗收入增长速度基本持平。在药品收入明细中，西药收入较上年增长 21.09%，低于住院医疗收入增长幅度；中草药收入增长 504.48%，增长较多，中成药收入增长 54.72%。

2. 业务活动费用明细水平分析　从表 4-4 中可知，2016 年医院业务活动费用 3 622 335 717.73 元，较 2015 年增加 692 272 842.80 元，增长 23.63%。业务活动费用增长速度低于医疗收入增长速度。

从各明细项目来看，2016 年较 2015 年，人员经费增长 30.23%，商品和服务费用增长 23.12%，固定资产折旧费增长 5.02%，无形资产摊销费下降 34.96%，计提专用基金（医疗风险基金）增长 24.44%。医疗业务活动费用项目中人员经费、计提专用基金增长速度高于业务活动费用的增长速度；商品和服务费用、固定资产折旧费、其他费用的增长速度低于业务活动费用的增长速度；无形资产摊销费出现负增长，属于不正常状况，应查明原因。

3. 单位管理费用明细水平分析　从表 4-4 中可知，2016 年单位管理费用 242 121 429.13 元，较 2015 年增加 79 066 699.11 元，增长 48.49%。该医院单位管理费用增长速度过快，且明显超过医疗收入、业务活动费用的增长速度。

从各明细项目来看，2016 年较 2015 年，人员经费增长 35.72%，商品和服务费用增长 120.02%，固定资产折旧费增长 13.04%，无形资产摊销费下降 29.61%。单位管理费用项目中商品和服务费用增长过大，属于不正常增长，应进一步查明原因；无形资产摊销费下降较多，也属于不正常状况，应查明原因；人员经费增长速度高于业务活动费用中的人员经费的增长速度。

4．总体评价　医院开展医疗活动过程中实现的收入与发生的费用反映了医院对于医疗业务活动的管理水平。通过医疗活动收入费用明细表水平分析，可以得出如下的总体分析结论：

（1）该医院医疗收入增长24.36%，其中住院医疗收入增长30.29%，说明该医院住院业务规模发展较快，住院医疗收入是拉动医疗收入快速增长的主要因素。

（2）2016年，医疗收入明细中，门诊卫生材料收入增长速度高于门诊医疗收入增长速度，住院卫生材料收入增长速度也高于医疗收入增长速度，提示该医院卫生材料使用管理方面存在问题；药品收入的增长幅度均低于医疗收入的增长幅度，说明医院加强了对药品的合理使用与管控；属于技术与劳务性的各明细医疗收入总体上快于医疗收入的增长速度，表明该医院的医疗收入增长的质量较好。

（3）该医院业务活动费用及单位管理费用明细项目中，人员经费的增长速度均高于此两项费用的增长速度。无形资产摊销费在两项费用中均出现负增长，属于非正常状况，应查明原因。单位管理费用中的商品和服务费用呈现不正常增长，也应查明原因。

（4）该医院的业务活动费用增长速度低于医疗收入增长速度，但单位管理费用增长速度远高于医疗收入增长速度。业务活动费用与单位管理费用两项费用合计的增长速度高于医疗收入增长速度，表明医院虽然医疗收入大幅度增长，但盈余能力在下降。从费用项目来看，出现异常变化的费用项目主要有可收费卫生材料、无形资产摊销费、单位管理费用中的商品和服务费用，对此应引起重视，并及时查明原因。

二、收入费用表结构分析

收入费用表的结构分析是将收入费用表中的各项目与总额相比，计算出各项目占总体的比重，并将各项目构成与历年数据，与同行业水平进行比较，分析其变动的合理性及其原因，借以判断医院收入费用的变动趋势。收入费用表分析的基本点是通过计算报表中各项目占总体的比重或结构，反映报表中的项目与总体关系情况及其变动情况。通过对收入费用表进行结构分析，可以了解医院收入、费用、盈余状况及其变动的合理性，并借以判断医院的盈余能力。

收入费用表的结构分析，既可以从静态角度分析评价（报告期）构成状况，也可以从动态角度，将实际构成与标准或基期构成进行对比分析评价；对于标准与基期构成，既可以用预算数，也可以用上期数，还可以用同行业的数据。

（一）收入费用表的结构分析

收入费用表是对医院整体业务收入、费用及盈余进行反映的报表。正常情况下，在医院规模一定的情况下，如果医院的运营活动处于正常，且外部环境相对稳定的状况下，那么收入费用表中的各项目的结构应相对稳定。若收入费用表的主要项目结构出现明显变化，那么表明医院的医、教、研业务规模发生变化，或者医院的运营管理能力发生变化，或者相关卫生政策如物价政策、医疗保险政策等方面发生了重大变化，这为判断医院未来的发展趋势提供了重要线索。

收入费用结构分析表，第一段反映了医院收入状况，第二段反映了医院的费用状况，第三段反映了本期盈余的状况。在计算结构时，各项目均以本期收入为分母，计算百分比，进行结构分析。

下面以某医院 2015 年、2016 年的收入费用表资料，编制收入费用结构分析表，进行结构分析，如表 4-5 所示。

表 4-5　某医院收入费用结构分析表

单位：元

项目	2016 年	2015 年	结构	
			2016 年	2015 年
一、本期收入	4 086 022 317.14	3 216 182 447.13	100%	100%
（一）财政拨款收入	134 424 198.00	71 267 690.00	3.29%	2.22%
其中：政府性基金收入				
其中：财政基本拨款收入	32 401 600.00	30 874 822.99	0.79%	0.96%
财政项目拨款收入	102 022 598.00	40 392 867.01	2.50%	1.26%
（二）事业收入	3 892 169 500.51	3 128 636 383.41	95.26%	97.28%
其中：医疗收入	3 882 372 343.51	3 121 768 888.85	95.02%	97.06%
科教收入	9 797 157.00	6 867 494.56	0.24%	0.21%
（三）上级补助收入				
（四）附属单位上缴收入				
（五）经营收入				
（六）非同级财政拨款收入				
（七）投资收益				
（八）捐赠收入				
（九）利息收入				
（十）租金收入				
（十一）其他收入	59 428 618.63	16 278 373.72	1.45%	0.51%
二、本期费用	3 927 721 850.74	3 134 416 036.00	96.13%	97.46%
（一）业务活动费用	3 681 552 941.24	2 966 551 803.17	90.10%	92.24%

续表

项目	2016 年	2015 年	结构	
			2016 年	2015 年
其中：财政基本拨款经费				
财政项目拨款经费	53 581 942.62	33 280 867.01	1.31%	1.03%
科教经费	5 635 280.89	3 208 061.23	0.14%	0.10%
其他经费	3 622 335 717.73	2 930 062 874.93	88.65%	91.10%
（二）单位管理费用	242 121 429.13	163 054 730.02	5.93%	5.07%
其中：财政基本拨款经费	32 401 600.00	30 874 822.99	0.79%	0.96%
财政项目拨款经费				
科教经费				
其他经费	209 719 829.13	132 179 907.03	5.13%	4.11%
（三）经营费用				
（四）资产处置费用				
（五）上缴上级费用				
（六）对附属单位补助费用				
（七）所得税费用				
（八）其他费用	4 047 480.37	4 809 502.81	0.10%	0.15%
三、本期盈余	158 300 466.40	81 766 411.13	3.87%	2.54%
其中：财政项目盈余	48 440 655.38	7 112 000.00	1.19%	0.22%
医疗盈余	105 697 934.91	70 994 977.80	2.59%	2.21%
科教盈余	4 161 876.11	3 659 433.33	0.10%	0.11%

1. 收入结构分析　从表 4-5 中可知，该医院 2016 年财政拨款收入 134 424 198.00 元，在收入中所占比重为 3.29%，较 2015 年提高 1.07 个百分点，其中财政基本拨款收入虽然增加，但其所占比重为 0.79%，较 2015 年下降 0.17 个百分点，财政专项拨款收入增加较多，其所占比重为 2.50%，较 2015 年提高 1.24 个百分点，表明财政拨款收入所占比重提高主要是专项拨款增加所致；事业收入增加 763 533 117.10 元，在收入中所占比重为 95.26%，虽然事业收入增长，但其在收入中比重较 2015 年下降 2.02 个百分点，其中医疗收入增加 760 603 454.66 元，但其所占比重较 2015 年下降 2.04 个百分点，科教收入所占比重为 0.24%，较 2015 年提高 0.03 个百分点；其他收入增加 43 150 244.91 元，其在收入中所占比重为 1.45%，较 2015 年提高 0.94 个百分点。

该医院收入结构中，医疗收入是医院收入的主要来源，其在收入中所占比重最大。财政专项拨款收入、科教收入、其他收入在收入中所占比重虽然较小，但都较2015年有所提高。

医院的收入构成反映了医院收入的来源渠道，通过对收入结构分析可以了解医院医、教、研的综合能力，具体可对医院的收入结构进行趋势分析，以及与同规模同级别的医院进行对比，以判断该医院的医、教、研能力的发展变化情况。

2．费用结构分析 从表4-5中可知，该医院2016年总费用为3 927 721 850.74元，较2015年增加793 305 814.74元，其占收入的比重为96.13%，较2015年下降1.33个百分点。

从各项费用结构变动看，2016年较2015年，业务活动费用增加715 001 138.07元，其占收入的比重为90.10%，较2015年下降2.14个百分点，其中财政项目拨款经费所占比重为1.31%，较2015年提高0.28个百分点，科教经费所占比重为0.14%，较2015年提高0.04个百分点，其他经费所占比重为88.65%，较2015年下降2.45个百分点；2016年较2015年，单位管理费用增加79 066 699.11元，其所占比重为5.93%，较2015年提高0.86个百分点，其中财政基本拨款经费所占比重为0.79%，较2015年下降0.17个百分点，其他经费所占比重为5.13%，较2015年提高1.02个百分点；其他费用所占比重为0.10%，较2015年下降0.05个百分点。

该医院费用结构中，业务活动费用所占比重下降，单位管理费用所占比重上升，在费用明细结构中其他经费占有较大的比重，其在收入中所占比重为93.78%，较2015年下降1.43个百分点。

3．本期盈余结构分析 从表4-5中可知，该医院2016年本期盈余率为3.87%，2015年为2.54%，2016年较2015年提高1.33个百分点。从本期盈余明细项目结构变动看，2016年较2015年，财政项目盈余占收入比重提高了0.97个百分点，医疗盈余占收入比重提高了0.38个百分点，而科教盈余占收入比重下降0.01个百分点，该医院本期盈余率提高主要是财政项目盈余、医疗盈余所占收入比重提高所导致的。

2016年、2015年该医院医疗盈余所占收入比重分别为2.59%、2.21%，其计算公式分别为：

2.59%＝95.02%（医疗收入）＋1.45%（其他收入）－88.65%（业务活动费用－其他经费）－5.13%（单位管理费用－其他经费）－0.10%（其他费用）

2.21%＝97.06%（医疗收入）＋0.51%（其他收入）－91.10%（业务活动费用－其他经费）－4.11%（单位管理费用－其他经费）－0.15%（其他费用）

比较上述两个公式中各项目结构可以看出，该医院医疗盈余率较2015年提高0.38个百分点，其中医疗收入所占比重下降2.04个百分点，其他收入所占比重提高0.94个本点，业务活动费用－其他经费所占比重下降2.45个百分点，单位管理费用－其他经费所占比重提高1.02个百分点，其他费用所占比重下降0.05个百分点。

4．总体评价 收入费用表是医院在一定时期运营状况的总括反映，是医院管理、决策能力的体现，同时也是未来运营活动能力的表示。通过收入费用表结构分析，可以得出如下的总体分析结论：

（1）总体上看，2016 年，该医院总收入增长较快，其增长速度快于总费用的增长，医院本期盈余率达到 3.87%，较 2015 年提高 1.33 个百分点，表明医院盈余能力提升。

（2）2016 年，该医院财政专项拨款收入占收入比重、其他收入占收入比重均较 2015 年显著提高，这是影响医院 2016 年本期盈余率提高的主要原因。同时，在进一步的分析中，医院应主要考察其他收入的稳定性，如果其他收入较稳定，那么还应进一步分析各类其他收入、费用和盈余的情况，以查明其他业务增减变化的原因，如果其他收入缺乏稳定性，则不应作为分析的重点。

（3）2016 年，该医院单位管理费用 - 其他经费占收入比重波动较大，出现不正常地增长。医院对单位管理费用 - 其他经费的不正常增加应及时查明原因。

通过前面对医院收入费用表的水平及结构分析，我们大体可以得出基本相同的结论。在对医院收入费用表进行分析时，往往将这两种分析方法结合起来使用。从上面的分析中，我们可以初步判断出，该医院的盈利能力方面已出现不良的迹象，应引起医院管理者的重视。同时，医院可以结合当地的物价政策、卫生政策，以及医院的绩效管理、薪酬政策、管理效率等作进一步地深入分析，查明原因，加以改进。

（二）医疗活动收入费用明细表结构分析

医疗活动收入费用明细表是反映医院医疗活动收入、医疗活动费用及其所属明细项目的实际情况的报表，是收入费用表的进一步深化。医院的医疗活动收入在医疗活动收入明细表中分别按照提供服务的地点、收入的性质分别反映，通过对医疗活动收入明细项目的结构分析，可以了解医疗活动收入变动的原因；医疗活动费用在医疗活动收入费用明细表中分别按性质、内容分类，通过对医疗活动费用的结构分析，可以了解医院费用项目内容的结构变化，便于进一步分析与判断医院医疗活动费用发生的合理性及其同医疗活动收入的配比程度，并分析与判断医院的盈余能力。

下面以某医院 2015 年、2016 年的医疗活动收入费用明细表资料，编制医疗活动收入费用明细结构分析表，进行结构分析，如表 4-6 所示。

表 4-6　某医院医疗活动收入费用明细结构分析表

单位：元

项目	2016 年	2015 年	结构	
			2016 年	2015 年
医疗活动收入合计	3 974 202 562.14	3 168 922 085.47	100%	100%
财政基本拨款收入	32 401 600.00	30 874 822.99	0.81%	0.97%
医疗收入	3 882 372 343.51	3 121 768 888.85	97.69%	98.51%
门诊收入	1 370 868 913.51	1 194 169 020.69	34.49%	37.68%
挂号收入	3 994 363.80	3 479 385.40	0.10%	0.11%

续表

项目	2016 年	2015 年	结构	
			2016 年	2015 年
诊察收入	26 291 048.50	22 728 637.40	0.66%	0.72%
检查收入	236 177 421.31	202 670 464.02	5.94%	6.40%
化验收入	125 615 648.35	106 622 854.20	3.16%	3.36%
治疗收入	94 014 642.34	83 890 615.49	2.37%	2.65%
手术收入	22 042 461.55	17 373 639.60	0.55%	0.55%
卫生材料收入	58 820 251.89	45 642 624.67	1.48%	1.44%
药品收入	766 619 696.64	679 259 191.26	19.29%	21.44%
其中：西药收入	553 138 778.62	499 155 338.26	13.92%	15.75%
中草药收入	11 963 517.73	9 733 613.33	0.30%	0.31%
中成药收入	201 517 400.29	170 370 239.67	5.07%	5.38%
其他门诊收入	37 293 379.13	32 501 608.65	0.94%	1.02%
住院收入	2 511 503 430.00	1 927 599 868.16	63.20%	60.83%
床位收入	45 594 969.40	37 299 121.87	1.15%	1.18%
诊察收入	10 548 194.00	6 730 099.65	0.27%	0.21%
检查收入	188 135 722.19	139 755 698.78	4.73%	4.41%
化验收入	236 224 378.60	165 154 944.98	5.94%	5.21%
治疗收入	229 978 042.23	149 663 155.93	5.79%	4.72%
手术收入	119 778 382.84	92 402 719.82	3.01%	2.92%
护理收入	19 430 914.75	13 820 267.08	0.49%	0.44%
卫生材料收入	780 557 795.83	600 191 241.64	19.64%	18.94%
药品收入	872 095 217.86	715 754 324.74	21.94%	22.59%
其中：西药收入	853 138 677.83	704 538 809.93	21.47%	22.23%
中草药收入	2 155 382.11	356 566.02	0.05%	0.01%
中成药收入	16 801 157.92	10 858 948.79	0.42%	0.34%
其他住院收入	9 159 812.30	6 828 293.67	0.23%	0.22%
结算差额				
上级补助收入				

续表

项目	2016年	2015年	结构	
			2016年	2015年
附属单位上缴收入				
经营收入				
非同级财政拨款收入				
投资收益				
捐赠收入				
利息收入				
租金收入				
其他收入	59 428 618.63	16 278 373.72	1.50%	0.51%
医疗活动费用合计	3 868 504 727.23	3 097 927 107.76	97.34%	97.76%
业务活动费用	3 622 335 717.73	2 930 062 874.93	91.15%	92.46%
人员经费	753 913 340.60	578 894 340.93	18.97%	18.27%
商品和服务费用	2 718 542 251.59	2 208 052 630.58	68.40%	69.68%
固定资产折旧费	139 433 617.20	132 763 051.22	3.51%	4.19%
无形资产摊销费	2 668 153.98	4 102 221.52	0.07%	0.13%
计提专用基金	7 778 354.36	6 250 630.68	0.20%	0.20%
单位管理费用	242 121 429.13	163 054 730.02	6.09%	5.15%
人员经费	167 991 596.98	123 776 279.15	4.23%	3.91%
商品和服务费用	61 614 289.86	28 003 598.55	1.55%	0.88%
固定资产折旧费用	12 136 984.21	10 737 018.37	0.31%	0.34%
无形资产摊销费	378 558.08	537 833.95	0.01%	0.02%
经营费用				
资产处置费用				
上缴上级费用				
对附属单位补助费用				
所得税费用				
其他费用	4 047 480.37	4 809 502.81	0.10%	0.15%

1. 医疗活动收入结构分析 从表 4-6 可知，2016 年医院医疗活动收入 3 974 202 562.14 元，较 2015 年增加 805 280 476.67 元，增长了 25.41%。从来源看，2016 年，财政基本拨款收入 32 401 600.00 元，占医疗活动收入的比重为 0.81%，较 2015 年下降 0.16 个百分点；医疗收入 3 882 372 343.51 元，占医疗活动收入的比重为 97.69%，较 2015 年下降 0.82 个百分点；其他收入 59 428 618.63 元，占医疗活动收入的比重为 1.50%，较 2015 年提高 0.99 个百分点。从医疗活动收入构成看，医疗收入是医院医疗活动收入的主要来源，其他收入增加较多，其在收入中所占比重明显提高。

2016 年，医院实现医疗收入 3 882 372 343.51 元，较 2015 年增长了 24.36%。从来源来看，2016 年，门诊收入为 1 370 868 913.51 元，占医疗活动收入的比重为 34.49%，较 2015 年下降了 3.19 个百分点；住院收入为 2 511 503 430.00 元，占医疗活动收入的比重为 63.20%，较 2015 年提高了 2.37 个百分点。2016 年较 2015 年，在医疗活动收入构成中，门诊收入比重下降，住院收入比重上升。

门诊收入明细中，2016 年较 2015 年，挂号收入、诊察收入、检查收入、化验收入、治疗收入、药品收入、其他门诊收入占医疗活动收入的比重均下降，手术收入占医疗活动收入比重持平，而卫生材料收入占医疗活动收入的比重上升。住院收入明细中，2016 年较 2015 年，床位收入、药品收入在医疗活动收入中所占比重下降，诊察收入、检查收入、化验收入、治疗收入、手术收入、护理收入、卫生材料收入、其他住院收入均提高。从总体上来看，2016 年，该医院技术及劳务性收入所占比重在提升，药品收入比重出现下降，但卫生材料收入比重上升。

2. 医疗活动费用结构分析 从表 4-6 可知，2016 年，医院医疗活动费用 3 868 504 727.23元，较 2015 年增加 770 577 619.47 元，增长了 24.87%，其占医疗活动收入比重为 97.34%，较 2015 年下降 0.42 个百分点。从费用构成看，2016 年，业务活动费用 3 622 335 717.73 元，占医疗活动收入的比重为 91.15%，较 2015 年下降 1.31 个百分点；单位管理费用 242 121 429.13 元，占医疗活动收入的比重为 6.09%，较 2015 年提高 0.94 个百分点；其他费用 4 047 480.37 元，占医疗活动收入的比重为 0.10%，较 2015 年下降 0.05 个百分点。从医疗活动费用构成看，业务活动费用、单位管理费用是医院主要费用支出，2016 年较 2015 年，业务活动费用占医疗活动收入比重下降，而单位管理费用占医疗活动收入比重显著提高。

2016 年，医院业务活动费用 3 622 335 717.73 元，较 2015 年增长了 23.63%。从构成看，2016 年，人员经费为 753 913 340.60 元，占医疗活动收入的比重为 18.97%，较 2015 年提高了 0.7 个百分点；商品和服务费用为 2 718 542 251.59 元，占医疗活动收入的比重为 68.40%，较 2015 年下降了 1.28 个百分点；固定资产折旧费用为 139 433 617.20 元，占医疗活动收入的比重为 3.51%，较 2015 年下降了 0.68 个百分点；无形资产摊销费为 2 668 153.98 元，占医疗活动收入的比重为 0.07%，较 2015 年下降了 0.06 个百分点；计提专用基金为 7 778 354.36 元，占医疗活动收入的比重为 0.20%，与 2015 年持平。

2016 年，单位管理费用 242 121 429.13 元，较 2015 年增长了 48.49%。从构成看，2016 年，人员经费为 167 991 596.98 元，占医疗活动收入的比重为 4.23%，较 2015 年提高了 0.32

个百分点；商品和服务费用为 61 614 289.86 元，占医疗活动收入的比重为 1.55%，较 2015 年提高了 0.67 个百分点；固定资产折旧费用为 12 136 984.21 元，占医疗活动收入的比重为 0.31%，较 2015 年下降了 0.03 个百分点；无形资产摊销费为 378 558.08 元，占医疗活动收入的比重为 0.01%，较 2015 年下降了 0.01 个百分点。

3．总体评价　医疗活动收入与医疗活动费用是医院主要的业务收支，是医院开展医、教、研各项活动的效果表现，也反映了医院对于医疗业务的管理水平。通过医疗活动收入费用明细表结构分析，可以得出如下的总体分析结论：

（1）2016 年，该医院医疗收入增长 24.36%，增长速度较快。从来源看，门诊收入的结构下降，住院收入的结构上升，住院收入是拉动医疗收入快速增长的主要因素，说明该医院住院业务规模发展较快。

（2）从收入构成来看，技术、劳务性收入的结构提升，药品收入比重下降，但卫生材料的比重上升，说明医院加强了对药品的合理使用的管控，但对卫生材料的管理方面仍存在问题。

（3）2016 年，该医院其他收入在医疗活动收入中所占比重显著提高，应查明原因。

（4）2016 年，该医院业务活动费用所占比重下降，但单位管理费用所占比重提高。在业务活动费用、单位管理费用明细中，人员经费所占比重均提高。单位管理费用明细中商品和服务费用所占比重明显提高，这也是造成单位管理费用所占比重高的原因，对此应引起重视，并重点分析。

（5）2016 年较 2015 年，该医院医疗活动费用占收入比重下降 0.42 个百分点，表明该医院的盈余能力提升。但是，通过明细分析可以看出，2016 年，财政基本拨款收入所占比重下降 0.16 个百分点，医疗收入所占比重下降 0.82 个百分点，其他收入所占比重提高 0.99 个百分点，业务活动费用所占比重下降 1.31 个百分点，单位管理费用所占比重提高 0.94 个百分点，其他费用下降 0.05 个百分点。这表明，2016 年较 2015 年，如果将医疗收入所占比重与业务活动费用及单位管理费用所占比重相比，实际上盈余能力下降 0.45 个百分点；同时也看到，2016 年较 2015 年，该医院的盈余能力提升主要是其他收入非正常增长所导致的，分析时对此应引起关注。

从以上的分析可知，对于收入费用表、医疗活动收入费用明细表的水平及结构分析得出的结论基本一致，但在实际的财务分析中，可以将二者结合在一起进行分析，也可以进行趋势分析，以正确评价医院的财务状况，为医院的管理决策提供依据。

本章小结

医院的收入费用表反映医院在一定期间收入、费用及盈余情况。对收入费用表的分析有助于评价和预测医院的运营状况、现金流量状况，可以分析预测医院的偿债能力，为管理决策提供依据。

医院收入包括财政拨款收入、事业收入、其他收入等；医院费用包括业务活动费用、单位管理费用、其他费用等。本期盈余是指本期收入、费用相抵后的余额，包括财政项目盈余、医疗盈余、科教盈余。

分析医院收入，首先，应对其数量进行分析，应将医院的收入同资产规模进行配比分析。其次，应对收入的来源及结构进行分析，以判断来源及结构的合理性。最后，应分析医院收入取得的规范性与合理性。重点介绍了财政拨款收入、事业收入等收入项目质量分析的要点。

分析医院费用，首先，应对其数量进行分析，应将医院的费用同收入、资产规模、资产结构等进行配比分析。其次，应对费用结构进行分析，以判断费用结构的合理性。最后，应分析医院费用发生的规范性与合理性。重点介绍了业务活动费用、单位管理费用项目质量分析的要点。

医院本期盈余反映了政府财政支持及医院开展医、教、研业务活动中收入、费用形成过程以及结果的合规性、效益性。高质量的本期盈余应当表现为资产运转状况良好，医院的医、教、研各项业务工作具有良好的竞争优势，医院偿债能力强，医院的盈余所带来的净资产的增加能为医院未来发展奠定良好的资产基础。

对收入费用表进行水平和结构分析，可以了解医院收入、费用、盈余的变动情况，找出发生差异的原因，同时也可以判断医院的运营能力和未来发展趋势。

思考题

1. 医院收入费用表有何作用？
2. 简述收入费用表分析作用及意义。
3. 简述医院收入各项目质量分析的要点。
4. 简述医院费用各项目质量分析的要点
5. 简述医院本期盈余质量分析的要点。
6. 简述收入费用表水平分析的原理和意义。
7. 简述收入费用表结构分析的原理和意义。

第五章

现金流量表分析

本章概要

在医院的运营过程中，现金流量情况在很大的程度上影响着医院的生存和发展。医院现金充裕，就可以及时购入必要的药品耗材和固定资产、支付工资、偿还债务等；反之，轻则影响医院的正常运营，重则危及医院的生存。本章重点阐述了现金流量表的定义、作用、结构；对现金流量表各项目的内涵、质量分析要点进行了解读；介绍了现金流量表的水平与结构分析。

学习目标

1. 熟悉现金流量表的作用、内容。
2. 熟悉现金流量表项目的质量分析。
3. 熟悉现金流量表的水平与结构分析。

第一节 现金流量表概述

一、现金流量表及相关概念

（一）现金流量表的定义

现金流量表是指反映医院在一定会计期间现金和现金等价物流入和流出的报表。相对于资产负债表和收入费用表只能静态地反映医院的财务状况和经营成果，现金流量表能动态地反映现金变动情况，为报表使用者提供医院在一定会计期间的现金流入和流出的信息。

（二）现金流量表的有关概念

1．现金 现金是指医院的库存现金以及可以随时用于支付的款项，包括库存现金、可以随时用于支付的银行存款、零余额账户用款额度和其他货币资金。不能随时用于支付的款项不属于现金。

会计上所说的现金通常是指医院的库存现金。现金流量表中的“现金”不仅包括“库存现金”账户核算的库存现金，还包括医院“银行存款”“零余额账户用款额度”账户核算的存入银行、可以随时用于支付的存款，也包括“其他货币资金”账户核算的银行汇票存款、银行本票存款、信用卡存款等各种其他货币资金。

2．现金等价物 现金等价物是指医院持有的期限短、流动性强、容易转换为已知金额现金、价值变动风险很小的投资。期限短、流动性强，强调的是变现能力；而易于转化为已知金额现金、价值变动风险很小，则强调了支付能力的大小。

现金等价物通常也包括 3 个月内到期的短期债券投资。

3．现金流量 现金流量是指医院在某一会计期间内现金流入和现金流出的数量。现金流量包括现金流入量、现金流出量和净现金流量。医院的各种运营活动都影响着现金流量，按照活动的性质，现金流量可分为三类：日常活动产生的现金流量、投资活动产生的现金流量、筹资活动产生的现金流量。如医院提供医疗服务、健康管理、医学研究、购买药品耗材及设备、接受服务、发放工资、向银行贷款等，都涉及现金的流入或流出。现金净流量为现金流入与现金流出的净额，用公式表示为：

现金净流量＝现金流入－现金流出

结果为正数，表示现金净流入；为负数，表示现金净流出。现金流入大于现金流出反映了医院现金流的积极现象和持续发展的趋势。因此，现金流量信息能够表明医院的运营状况是否良好，资金是否充裕，医院偿付能力的大小，从而为医院管理者提供决策有用的信息。

二、现金流量表的作用

医院现金流动是一个过程，这一过程会产生大量的有助于管理决策的现金流量的信息。在医院的运营过程中，现金流转情况在很大的程度上影响着医院的生存和发展。医院现金充裕，就可以及时购入必要的药品耗材和固定资产、支付工资、偿还债务等；反之，轻则影响医院的正常运营，重则危及医院的生存。现金管理是医院财务管理的一个重要方面，受到医院管理人员、债权人、投资者以及政府管理部门的关注。现金流量表的作用，具体有以下四个方面：

（一）有利于分析和评价医院日常运营、投资和筹资的有效性

现金流量表以现金的流入和流出反映医院在一定期间内的日常运营活动、投资活动、筹资活动的动态情况，反映医院现金流入和流出的全貌。通过日常运营活动产生的现金流量，可以说明医院运营活动的现金流入和流出的影响程度，判断医院在不动用对外筹资的资金的情况下，是否足以维持正常的医疗活动中债务偿还、支付员工薪酬等；通过分析医院投资活动产生的现金流量，可以判断投资活动对医院现金流量净额的影响程度；通过筹资活动的现金流量分析，可以判断医院通过筹资获取现金的能力，判断筹资活动对医院现金流量净额的影响程度。通过现金流量表能够说明医院在一定时期内现金流入和流出的原因，即现金从哪里来，又流到哪里去。通过对这些活动的反映，可以较全面地评价各项活动的效果。

（二）有助于评价医院支付能力、偿债能力

医院的流动性、支付能力、偿债能力的信息可以从资产负债表所提供的信息来反映，但这些信息都不如现金流量表来得直接和有效。例如，资产负债表中流动与非流动资产的分类对分析医院的流动性有着很大的局限性，一些资产项目并不会形成未来的现金流入和流出，存货可能难以在短期内转化为现金等，因此，资产负债表报告的财务状况只能粗略地反映流动性。因此，评估医院的支付与偿债能力，最直接有效的方法是分析现金流量。现金流量表披露的医院日常活动的现金流量的信息能客观地衡量这些指标，日常活动的净现金流量从本质上代表了医院自我创造的能力以及财政基本补助的状况。尽管医院可以通过财政资本性项目以及借款的途径取得现金，但医院债务本身的偿还有赖于日常业务活动的净现金流量。因此，如果日常业务活动的净现金流量在现金流量的来源中占有较高比例，则医院的财务基础就较为稳定，偿债能力和支付能力就会强。

（三）有助于预测医院未来现金流量

评价过去是为了预测未来。通过现金流量表所反映的医院过去的现金流量及其他运营指标，可以了解医院现金的来源和用途是否合理，日常业务活动产生的现金流量有多少，医院在多大程度上依赖外部资金，据以预测医院未来现金流量，从而为医院编制现金流量计划、组织现金调度、合理节约地使用现金创造条件。同时，投资者和债权人也可以借助于现金预测评价医院未来现金流量，以更好地作出投资和信贷决策。

（四）有助于全面了解医院的运营质量

对于医院管理者来说，如果没有现金，缺乏购买与支付能力将会影响医院医、教、研功能的发挥。另外，与医院有密切关系的药品、耗材、医疗设备等供应商，以及银行、政府等部门不仅需要了解医院的资产、负债、净资产的结构状况与运营成果，更需要了解医院的现金流入、流出信息。医院收入费用表是根据权责发生制原则核算出来的，而权责发生制贯彻递延、应计、摊销和分配原则，与现金流量表是不同步的，它不能反映医院运营活动产生了多少现金，并且没有反映投资活动和筹资活动对医院财务状况的影响，不能提供全面的现金流量信息。通过现金流量表，可以掌握医院日常运营活动、投资活动和筹资活动的现金流量情况。将日常运营活动产生的现金流量与收支盈余比较，就可以从现金流量的角度了解医院盈余的质量，并进一步判断是哪些因素影响现金流量，从而为分析和判断医院的财务前景提供信息。

三、现金流量表的内容

现金流量表综合反映了医院在一定期间内现金流入和现金流出及其增减变动情况。医院的现金流量产生于不同的来源，也有不同的用途。如医院可以通过提供医疗服务收取现金，通过向银行借款收到现金，政府按照规定给予医院财政拨款等；医院为开展医、教、研活动购买药品、卫生材料、医疗设备需要支付现金，职工工资及奖金也需要用现金进行支付。医院的现金流入与现金流出有高度的相关性，倘若现金流入不足，必将连带影响现金流出，甚至于使整个医院陷于瘫痪的地步。现金流量表所列示的医院日常活动、投资活动、筹资活动产生的现金流量反映的信息能够表明医院运营状况是否良好，资金是否紧缺，医院偿债能力大小，从而为医院的管理者提供决策信息。

（一）日常活动产生的现金流量

日常活动是指医院投资活动和筹资活动以外的所有交易和事项。从日常活动的定义可以看出，日常活动的范围很广，它包括了除投资活动和筹资活动以外的所有交易和事项。对于医院而言，日常活动主要包括：提供医疗服务、疾病防治、健康管理、科学研究、医学技术开发、医学教育与培训、购买药品、购买卫生材料、接受劳务等。

通过日常活动产生的现金流量，可以说明医院开展日常活动中现金流入和现金流出的状况，判断医院在日常活动中是否足以维持正常运营、偿还债务、支付员工工资等。医院日常活动产生的现金流量包括如下项目。

1．日常活动流入的现金　一般来说，日常活动产生的现金流入项目主要有：

（1）财政基本支出拨款收到的现金。

（2）财政非资本性项目拨款收到的现金。

（3）事业活动收到的除财政拨款以外的现金。

（4）收到的其他与日常活动有关的现金。

2．日常活动流出的现金　日常活动产生的现金流出项目主要有：

（1）购买商品、接受劳务支付的现金。
（2）支付给职工以及为职工支付的现金。
（3）支付的各项税费。
（4）支付的其他与日常活动有关的现金。

（二）投资活动产生的现金流量

投资活动是医院长期资产的购建和对外投资及其处置活动。其中，长期资产是指固定资产、无形资产、在建工程、其他资产等持有期限在一年以上或一个营业周期以上的资产。医院的投资按照投资的方向可以分为对内投资和对外投资。对内投资是把资金投放在医院内部，用来购置各项业务活动的资产，资产负债表中的固定资产、在建工程、无形资产等方面的投资是对内投资。对外投资是指医院以现金、实物或其他形式向其他单位投资，主要是指股权投资和债权投资。医院财务会计在日常核算中所谓的投资就是指这类投资。医院和其他单位搞联合体，医院把钱投出了，这种投资也属于对外投资。

通过投资活动产生的现金流量，可以分析医院资本运作、投资回报及变现能力的强弱，判断医院长期发展和短期计划的合理性以及医院管理决策能力与水平等。医院投资活动产生的现金流量包括如下项目。

1．投资活动流入的现金　一般来说，投资活动产生的现金流入项目主要有：
（1）收回投资收到的现金。
（2）取得投资收益收到的现金。
（3）处置固定资产、无形资产、公共基础设施等收回的现金净额。
（4）收到的其他与投资活动有关的现金。

2．投资活动流出的现金　投资活动产生的现金流出项目主要有：
（1）购建固定资产、无形资产、公共基础设施等支付的现金。
（2）对外投资支付的现金。
（3）上缴处置固定资产、无形资产、公共基础设施等净收入支付的现金。
（4）支付的其他与投资活动有关的现金。

（三）筹资活动产生的现金流量

筹资活动是指导致医院资本及债务规模和构成发生变化的活动。其中，债务是指对外举债，包括向银行借款以及偿还债务等。应付账款、应付票据等商业应付款等属于日常活动，不属于筹资活动。

筹资活动产生的现金流量反映了医院筹资活动获取现金的能力和融资政策。在筹资活动现金流入中包含政府财政对医院的资本性项目拨款，可以反映政府对医院的财政投入水平。医院筹资活动产生的现金流量包括如下项目。

1．筹资活动产生的现金流入　一般来说，筹资活动产生的现金流入项目主要有：
（1）财政资本性项目拨款收到的现金。
（2）取得借款收到的现金。

（3）收到的其他与筹资活动有关的现金。

2．筹资活动产生的现金流出 筹资活动产生的现金流出项目主要有：

（1）偿还借款支付的现金。

（2）偿付利息支付的现金。

（3）支付的其他与筹资活动有关的现金。

（四）汇率变动对现金的影响程度

汇率变动对现金的影响程度反映医院外币现金流量折算为人民币时，所采用的现金流量发生日的汇率或期初汇率折算的人民币金额与本表“现金净增加额”中外币现金净增加额按期末汇率折算的人民币金额之间的差额。

（五）现金净增加额

现金净增加额反映医院本年度现金变动的净额。本项目是本表“日常活动产生的现金流量净额”“投资活动产生的现金流量净额”“筹资活动产生的现金流量净额”和“汇率变动对现金的影响额”项目的金额合计。

四、现金流量表的结构

现金流量根据医院经济活动的性质，通常可分为日常活动现金流量、投资活动现金流量、筹资活动现金流量。现金流量根据现金的流向，又可以分为现金流入量、现金流出量以及现金净流量。现金流量表的格式因此有两种。一种按全部现金流入量、现金流出量归类，最后用总流入量减总流出量，得出医院现金净流量。另一种是按日常活动现金流量、投资活动现金流量、筹资活动现金流量分别归集其流入量、流出量和净流量，最后得出医院现金净流量。我国政府会计制度规定的现金流量表属于后一种格式。

现金流量表的基本结构分三部分：表首、基本部分、补充资料。

表首：该部分标明医院名称、现金流量的会计期间、货币单位和报表编号。

基本部分：即上述各种活动的现金流量及净流量。

补充资料：包括不涉及现金收支的投资和筹资活动，现金和现金等价物的净增减情况等。

现金流量表的基本格式如表 5-1 所示。

表 5-1 现金流量表

会政财 04 表

编制单位：________ _____年 单位：元

项目	本年金额	上年金额
一、日常活动产生的现金流量：		
财政基本支出拨款收到的现金		

续表

项目	本年金额	上年金额
财政非资本性项目拨款收到的现金		
事业活动收到的除财政拨款以外的现金		
收到的其他与日常活动有关的现金		
日常活动的现金流入小计		
购买商品、接受劳务支付的现金		
支付给职工以及为职工支付的现金		
支付的各项税费		
支付的其他与日常活动有关的现金		
日常活动的现金流出小计		
日常活动产生的现金流量净额		
二、投资活动产生的现金流量：		
收回投资收到的现金		
取得投资收益收到的现金		
处置固定资产、无形资产、公共基础设施等收回的现金净额		
收到的其他与投资活动有关的现金		
投资活动的现金流入小计		
购建固定资产、无形资产、公共基础设施等支付的现金		
对外投资支付的现金		
上缴处置固定资产、无形资产、公共基础设施等净收入支付的现金		
支付的其他与投资活动有关的现金		
投资活动的现金流出小计		
投资活动产生的现金流量净额		
三、筹资活动产生的现金流量：		
财政资本性项目拨款收到的现金		
取得借款收到的现金		
收到的其他与筹资活动有关的现金		
筹资活动的现金流入小计		
偿还借款支付的现金		

续表

项目	本年金额	上年金额
偿还利息支付的现金		
支付的其他与筹资活动有关的现金		
筹资活动的现金流出小计		
筹资活动产生的现金流量净额		
四、汇率变动对现金的影响额		
五、现金净增加额		

第二节 现金流量表项目质量分析

现金流量表是反映医院在一定期间内现金的流入、流出情况，揭示了医院获取和运用现金的能力。对现金流量表的分析不仅可以评价医院获取现金的能力，并且能够使得偿债能力和运营能力的评价更加全面。进行现金流量分析，根本目的在于判断医院现金流量的质量。所谓现金流量的质量，就是医院的现金能够按照医院的预期目标进行流转的质量。具有良好质量的现金流量应当具有如下特征：一是医院的现金流量的状态体现了医院发展战略的要求；二是在稳定发展阶段，医院的日常活动的现金流量应当与医院业务活动所对应的收支盈余有一定的对应关系，并能够为医院的发展提供支持。医院日常活动产生的现金流量、投资活动产生的现金流量、筹资活动产生的现金流量等构成了医院现金流量变化的主要因素，而每一部分的现金流量的变化则是医院在某些方面的经济活动变化的结果。因此，对现金流量变化过程的分析远比现金流量的变化结果重要，这需要对影响运营活动的现金流量的各个项目进行分析。

一、日常活动产生的现金流量的质量分析

日常活动是指医院投资活动和筹资活动以外的所有交易和事项。医院日常活动的范围较广，主要包括医疗服务、疾病防治、健康管理与咨询、医学科研、医学技术开发、医学教育与培训、购买药品及卫生耗材、接受劳务、支付税费、履行社会责任等。医院日常活动的现金流量是指医院业务活动中产生的现金流入和现金流出。日常活动的现金流量是医院现金的主要来源，如果把现金比喻为医院的血液，那么，日常活动产生的现金流量反映了医院自我“造血”的能力。分析日常活动的现金流量，首先应对其构成项目进行分析，了解日常活动中的现金流量的变化过程；同时应将现金流入、流出进行数量判断，即将日常活动的现金流量净额与现金等价物净增加额进行比较，分析日常活动现金流量的质量。

（一）日常活动现金流量项目的质量分析

1．日常活动现金流入项目分析

（1）财政基本支出拨款收到的现金：该项目主要反映医院接受财政基本支出拨款取得的现金。基本支出拨款是指由财政部门拨入的符合国家规定的离退休人员经费、政策性亏损补贴等经常性补助收入。

医院取得的财政基本支出拨款取决于社会经济状况、财政政策、卫生政策、医院承担的业务规模、医院发展状况等因素的影响。一般来说，社会经济发展状况好，政府财政能力强，对于卫生的投入就会多；医院业务规模大，承担的任务多，相应就会获得更多的财政支持。在分析时可关注其数量的动态变化，分析医院获得的财政基本支出拨款收到现金的增长状况，也可以计算财政基本支出拨款收到的现金占日常活动现金流入的比重，将之与其他同等规模的医院进行对比，判定医院获得财政基本支出拨款的水平。

（2）财政非资本性项目拨款收到的现金：该项目反映医院本年度接受除用于构建固定资产、无形资产、公共基础设施等资本性项目以外的财政项目拨款取得的现金，如开展科研、教学等获得的财政项目拨款等。在分析时可关注其数量的动态变化，分析医院收到的非资本性项目拨款收到现金的增长状况，也可以计算非资本性项目拨款收到的现金占日常活动现金流入的比重，将之与其他同等规模的医院进行对比分析。

（3）事业活动收到的除财政拨款以外的现金：该项目反映医院开展医、教、研等业务活动及其辅助活动取得的除财政拨款以外的现金。包括医院本年度提供医疗服务等业务活动收到的现金，以及以前年度提供医疗服务等业务活动本年收到的现金和本年度收到的预收医疗款等款项。分析开展医疗服务活动现金流入应从以下两个方面进行。

1）关注此项目在现金流入中所占的比重。此项目应该在日常活动产生的现金流入中占有绝大部分。我国公立医院是公益性事业单位，由于物价的政府管制，政府给予医院一定的财政补贴，但政府财政补贴占医院业务活动的现金流入的比例很小。因此，医院医疗服务活动所产生的现金流入应该在日常活动所产生的现金流入中占绝大部分，医疗服务活动所产生的现金是医院最重要的现金来源。正常情况下，医疗服务活动的现金流入一般都要超过投资、筹资所得的现金。也可以说，医院医疗服务活动所得的现金的多少直接决定了医院取得现金流量的能力的大小。这部分数额占绝大部分是正常的，反之，要严加关注。

2）将该项目与收入费用表中的医疗收入总额相对比，可以判断医院医疗收入收现率的情况。较高的收现率表示医院对于医疗业务及收入的管理较好，相反，如果收现率较低，则意味着医院存在大量的应收医疗款项，这无疑增大了医院的坏账风险。

（4）收到的其他与业务活动有关的现金：该项目主要反映医院收到的除以上项目之外的与日常活动有关的现金。包括上级补助收入、附属单位上缴收入、经营收入、非同级财政拨款收入、捐赠收入、利息收入、租金收入、其他收入以及其他与经营活动有关的现金流入。

正常情况下，该项目的数额不应过多，其在日常活动所产生的现金流入中占很小比例。

2．日常活动现金流出项目分析

（1）购买商品、接受劳务支付的现金：该项目反映医院在日常活动中用于购买商品、接受劳务支付的现金。具体包括医院本年度购买药品、卫生材料、其他材料、接受劳务等支付的现金；本年支付以前年度购买药品、卫生材料、其他材料、接受劳务等的未付款项；本年购买药品、卫生材料、其他材料、接受劳务等的预付款项等。分析本项目应注意以下几点：

1）该项目在医院日常活动现金流出中占有较大的比重。药品、卫生材料等是医院开展医疗业务活动的物资保障和重要手段，该部分数额较多是正常的，但要与医院的业务活动规模相适应。通过分析本项目，研究分析医院现金流量规律，对提高医院的现金管理水平有突出的作用。

2）将购买药品的现金流出与医疗收入中的药品收入相比，可以判断购买药品付现率的情况；将购买可收费卫生材料的现金流出与医疗收入中的卫生材料收入相比，可以判断购买卫生材料付现率的情况；将购买不可收费的卫生材料、其他材料、接受劳务的现金流出同业务活动费用、单位管理费用进行配比分析，也可以了解付现状况。借此可以了解医院资金的紧张程度或医院的商业信用情况，可以更加清楚地认识医院所面临的形势是否严峻。

（2）支付给职工以及为职工支付的现金：该项目反映医院为开展各项业务活动支付给职工以及为职工支付的现金，包括本年实际支付给职工的工资、奖金、各种津贴和补贴、社会保险等职工薪酬。分析发生人员经费支付的现金应注意以下几点：

1）将其与医院历史水平比较。分析时，可以计算人员经费支付的现金占日常活动流出现金的比重，将其与以前年度进行比较，判断其趋势的变化。

2）将其与行业水平比较，以此来衡量医院在人力资源管理方面的水平。

3）将其与职工人数配比，分析人均工资水平变化是否正常合理。

（3）支付的各项税费：该项目主要反映医院本年度用于交纳日常活动相关税费而支付的现金。包括增值税、城市维护建设费、教育费附加、车船税、房产税、城镇土地使用税等。

医院的各项税费应当与医院业务规模相适应，分析时可结合业务状况及与以前年度进行比较分析。

（4）支付的其他与日常活动有关的现金：该项目反映医院本年度支付的除上述项目之外与日常活动有关的现金。该项目在日常活动现金流出中占有较大的比重，如物业管理、会议费、水电费、维修费等现金流出。在分析时，一方面可以结合医院的业务规模进行分析，另一方面可以对其中的重要项目进行单独分析，进而判断其现金流出的合理性。

（二）日常活动现金流量的数量分析

医院的现金流量分为三类：日常活动产生的现金流量、投资活动产生的现金流量和筹资活动产生的现金流量。现金是医院对资产利用的结果，一家医院在一定时期内的现金流量规模与其资产总量之间存在一定的配比关系。一般情况下，规模大的医院产生的现金流量应当大于规模小的医院，成熟期的医院应当大于处于初创期的医院。通过将医院的现金流量规模与资产规模配比，从医院的业务规模上判断医院的现金流量状况，可以评价医院对资源利用的合理性以及是否还有进一步挖掘的潜力等。

对于医院来说，日常活动的现金流量在医院各类活动中占有较大的比重，是医院最稳定、最主动的现金流量。正常情况下，医院日常活动现金流量除了要维持医院业务活动的正常周转外，还应该有足够的补偿业务性长期资产折旧与摊销以及支付利息等的能力，同时还应该有能力支持医院扩大规模的现金需求。筹资性现金流固然可以为医院正常运行或扩大规模提供资金需求，但医院毕竟应该具备健康的造血功能，若一旦功能失调，医院的发展将面临问题。所以，日常活动的现金是唯一属于医院自身健康发展的血液，其是否正常对医院的生存和发展起着决定性作用。

对任何一家医院而言，其日常活动现金流量净额不外乎有三种情况：现金流量净额大于零、现金流量净额等于零、现金流量净额小于零。下面，我们分别对这三种状况的日常活动产生的现金流量的数量进行分析。

1．日常活动产生的现金流量净额大于零　日常活动产生的现金流量净额大于零，表示为现金流入额大于现金流出额。一般而言，这意味着医院业务运营处于正常状态，但也应分析以下情况。

（1）日常活动产生的现金流量净额大于零但不足以补偿当期的非现金消耗性成本。在医院的成本消耗中，有相当一部分属于按照权责发生制原则要求而确认的摊销成本，如固定资产折旧、无形资产摊销等，把这一类成本称为非现金消耗性成本。如果日常活动产生的现金流量净额大于零，但不足以补偿当期的非现金消耗性成本，这意味着医院通过正常的医、教、研所带来的现金流入量，能够支付因业务活动而引起的货币流出，但医院没有余力补偿这一部分当期的非现金消耗性成本。如果这种状况持续下去，从长期来看，医院日常活动产生的现金流量，不可能维持医院日常业务活动的简单再生产。因此，如果医院在正常的业务活动期间持续出现这种状况，虽然其现金流量净额大于零，但该医院日常活动现金流量的质量不高。

（2）日常活动产生的现金流量净额大于零，并在补偿当期的非现金消耗性成本后仍有剩余。这种状况表示医院医、教、研活动所带来的现金流入量，不但能够支付因日常业务活动而引起的货币支出，补偿全部当期的非现金消耗性成本，而且还有余力为医院的投资等活动提供现金流量的支持。应该说，在这种状态下，医院业务活动产生的现金流量已经处于良好的运转状态。如果这种状态持续下去，则医院日常活动产生的现金流量将会对医院的业务活动的稳定与发展、医院投资规模的扩大起到重要促进作用。

因此，医院日常活动产生的现金流量，是医院正常开展业务活动的重要保障，其产生的日常活动的现金流量净额，仅仅大于零是不够的。医院的日常活动产生的现金流量要想对医院的发展作出较大的贡献，必须在补偿当期的非现金消耗性成本后仍有剩余的状态下运行。处于此种状态下的医院业务活动现金流量质量应该是良好状况。

2．日常活动产生的现金流量净额等于零　日常活动产生的现金流量净额等于零，表示医院通过正常的医疗业务活动所带来的现金流入量，恰恰能够支付因开展医疗业务而引起的货币流出。此时，医院的日常活动现金流量处于“收支平衡”的状态。医院日常业务活动不需要额外补充流动资金，医院的日常活动也不能为医院的投资和融资活动提供现金。

必须注意的是，日常活动产生的现金流量净额等于零的状况，表示医院不可能补偿非现金消耗性成本。因此，从长期来看，日常活动产生的现金流量净额等于零的状态，根本不能维持医院日常活动的“简单再生产”。这种状况，说明医院的日常活动的现金流量的质量不高。

3．日常活动产生的现金流量净额小于零　日常活动产生的现金流量净额小于零，表示医院通过医疗业务活动所带来的现金流入量，不足以支付因开展日常业务活动而引起的货币流出。出现日常活动产生的现金流量净额小于零状况，医院要维持正常业务活动所需的现金支付，则会通过以下几种方式解决：一是消耗医院现存的货币积累；二是挤占本来可以用于投资活动的现金，推迟投资活动的进行；三是在不能挤占本来可以用于投资活动的现金条件下，进行额外贷款融资，以支持日常活动的现金需要；四是在没有贷款渠道的条件下，只能采用拖延债务支付或加大日常业务活动引起的负债规模来解决。

一般来说，当医院日常活动产生的现金流量净额为正数时，表明医院开展的业务活动正常进行，应收账款回款能力强，同时，医院的付现成本、费用控制在较适宜的水平上；反之，若医院日常活动的净现金流量为负数，一般说明医院在日常业务活动开展、回款能力、成本费用控制、付现管理等方面存在问题。说明医院的现金流量质量较差。

但在分析医院日常活动的现金流量的质量时，也要辩证看待日常活动现金流量净额为负数的情况。比如，对于新成立的医院，由于在各个环节上都处于“磨合”状态，设备、人力、设施等资源的利用率相对较低，因而医院的成本较高。医院在这一时期的现金流量可能表现为“入不敷出”的状态。显然，如果由上述原因导致的日常活动现金流量小于零，应该认为这是医院在发展过程中不可避免的“正常状态”。

二、投资活动产生的现金流量的质量分析

投资活动是医院长期资产的购建和对外投资及其处置活动。现金流量表所指的“投资”既包括对外投资，也包括对内投资，对内投资是把资金投放在医院内部，用来购买各种业务活动的资产。

投资活动的现金流量是指医院投资活动过程中的现金流入和现金流出。投资活动产生的现金流量，反映了医院资本运作、投资回报及变现能力的强弱，有助于分析判断医院长期发展和短期计划的合理性以及医院管理决策能力与水平等。分析投资活动的现金流量，首先应对其构成项目进行分析，分析投资活动中的现金流量的变化过程；同时应将现金流入、流出进行数量判断，即将投资活动的现金流量净额与现金等价物净增加额进行比较，分析投资活动现金流量的质量。

（一）投资活动现金流量项目的质量分析

1．投资活动现金流入项目分析

（1）收回投资所收到的现金：该项目反映医院出售、转让或者到期收回投资而收到的现金，不包括长期投资收回的利润、利息，以及收回的非现金资产。医院对外投资按照投

资回收期的长短分为长期投资和短期投资。长期投资是指不能随时变现的、持有时间在一年以上的投资；短期投资是指能够随时变现、持有时间不超过一年的有价证券以及不超过一年的其他投资。

医院的投资必须经过充分的可行性论证，并报主管部门（或举办单位）和财政部门批准。同时，医院处置投资也必须经过有关部门批准。一般情况下，该项目没有数额，或数额较小。如果数额较大，属于重大的资产转移行为，此时应重点关注其资产转移的合规性、合理性，同时还应衡量投资的账面价值与收回的现金之间的差额。

（2）取得投资收益所收到的现金：该项目反映医院因对外投资而收到被投资单位分配的股利或利润，以及收到投资利息而取得的现金。

在分析该项目时应注意的是：医院取得投资收益所收到的现金，反映了医院对外投资的质量，在分析时应该将取得投资收益所收到的现金与收入费用表中的投资收益配比。一般而言，前者占后者的比重越大越好。医院因股权投资而分得的股利或利润，往往并非能够在当年就能收到，一般是在下一年度才能收到。所以，分到的股利或利润所收到的现金，通常包括了收到前期分得的现金股利或利润。

（3）处置固定资产、无形资产、公共基础设施等收到的现金净额：该项目反映医院处置固定资产、无形资产、公共基础设施等非流动资产所取得的现金，减去为处置这些资产而支付的有关费用之后的净额。由于自然灾害所造成的固定资产等长期资产损失而收到的保险赔偿款收入，也在本项目中反映。分析该项目应关注以下几点。

1）本项目一般数额不大，如果数额较大，属于医院重大资产转移行为。此时应该结合医院会计报表附注披露的信息相联系，分析判断其合理性。

2）应该重点分析其在处置资产中对于规定的应该报经上级主管和财政部门批准的项目的手续完备状况。

3）现金流量表中的大部分项目是按照现金流入和现金流出分别反映的，但该项目例外，它反映的是上述资产的净额，即处置资产中发生的现金流入与现金流出之间的差额。因此，在分析时应关注流入与流出的数量。

4）按照财政部门的规定，公立医院处置资产收回的现金净额应该上交财政，分析时应该注意收到以及解缴的时点。

（4）收到的其他与投资活动有关的现金：该项目反映医院除上述项目之外收到的与投资活动有关的现金。此项目一般没有数额，或数额较小，如果数额较大，应单独列示并进一步分析。

2．投资活动现金流出项目分析

（1）购建固定资产、无形资产、公共基础设施等支付的现金：该项目反映医院购买和建造固定资产、无形资产、公共基础设施等非流动资产所支付的现金，不包括为构建固定资产而发生的借款利息资本化的部分、融资租入固定资产支付的租赁费。借款利息和融资租入固定资产支付的租赁费，在筹资活动产生的现金流量中反映。分析该项目时应关注以下几点：

1）医院的固定资产、无形资产、公共基础设施是医院从事医、教、研活动的重要工具，医院固定资产、无形资产、公共基础设施的投资规模代表扩大业务活动的能力。随着医疗市场的发展，医疗需求的增加，医院应该关注做大做强的机会，因此，每年都应该根据医院的具体状况安排一定的固定资产和无形资产的投资。此项现金流出是除医院日常活动的成本费用以外最重要的且对医院影响最大的现金流出项目，其数额的合理性应结合医院发展战略、发展阶段、医院规模等情况而定。

2）在分析时应该将该项目数额同处置固定资产、无形资产和其他长期资产的数额进行对比分析。若该项目金额大于处置资产的数额，表明医院的投资规模的扩大；若小于处置资产的数额，则表明医院的业务规模在缩小，遇到此种状况，应该进一步分析是由于医院管理的原因，还是政策等因素的影响，以便对医院的未来发展作出正确的判断。

3）在分析时还应该将此项目同筹资活动中的取得财政资本性项目补助收到的现金结合在一起分析，以判定政府财政对医院的资本性支出项目的补偿程度。

（2）对外投资支付的现金：该项目反映医院为取得短期投资、长期股权投资、长期债券投资支付的现金，包括取得对外投资所支付的现金，以及支付的佣金、手续费等附加费用。分析该项目时应关注以下几点。

1）该项目表明医院参与资本市场运作、实施股权投资能力的强弱。它直接影响到医院的利益和发展，以及医院功能的发挥，医院必须加强该项目的分析与管理。具体来说，医院的对外投资应该与医院的战略目标相一致。

2）分析该项目应注重其收益性分析，关注投资的目的、投资的收益性以及长期投资占医院资产的比重及其趋势变化分析。

3）关注该项目资金的来源。按照医院财务制度规定，医院对外投资的资金来源应该是自有资金，不得使用财政及科教资金对外投资。

4）分析时还应关注医院对外投资项目是否合规、合法，是否经过上级主管部门、财政部门的批准。

（3）上缴处置固定资产、无形资产、公共基础设施等净收入支付的现金：该项目反映医院将处置固定资产、无形资产、公共基础设施等非流动资产所收回的现金净额予以上缴财政所支付的现金。

按照财政部门的规定，公立医院处置资产收回的现金净额应该上交财政。分析时应将该项目同投资活动现金流入中的处置固定资产、无形资产收回的现金净额相比较，同时还应注意收到以及解缴的时点。

（4）支付的其他与投资活动有关的现金：该项目反映医院除上述项目之外支付的与投资活动有关的现金。此项目一般没有数额或数额较小，如果数额较大，应进一步分析，并应单列项目反映。

（二）投资活动现金流量的数量分析

医院投资活动的现金流量是指医院投资活动过程中的现金流入和现金流出。分析投资活动的现金流量，首先应对其总额进行数量判断，并结合医院不同发展阶段及医院规模等来分析。一般而言，投资活动的现金流量净额往往表现为负数，即现金流出大于流入，表明医院扩大业务的能力较强、对外投资能力较强；反之，则表明医院对外投资收效显著、投资回报及变现能力较强。如果有变卖固定资产等重大资产转移行为，应结合医院会计报表附注披露的信息分析判断。下面，我们分别对投资活动产生的现金流量的数量进行分析。

1. 投资活动产生的现金流量净额小于零　投资活动产生的现金流量净额小于零，表明医院在购建固定资产、无形资产、对外投资等方面所支付的现金之和，大于医院在取得投资收益、收回投资现金、处置固定资产、无形资产而收到的净额之和，这说明，医院上述投资活动的现金流量处于净流出状态。从投资活动的目的来看，医院的投资主要有三个目的：一是为保证医院医、教、研活动正常运行而发生的投资，如购置医疗设备、设施建设、无形资产购置等；二是为医院对外扩张、规模扩大而发生的投资；三是利用医院暂时不用的货币资金购买国债获取收益。在上述三个目的中，前面的两个与医院的发展战略相关，在分析时应该将现金流出与医院的发展战略的吻合程度及其效益性进行分析。如果是因为保证正常运营而购建固定资产、无形资产而发生投资的净流出，这是医院发展的内在需求，表明医院的业务发展处于正常的运营状态；如果在符合医院发展战略条件下，因医院对外扩张等对外投资而引起的净流出，也反映了医院在规模发展方面的努力与尝试。

投资活动产生的现金流量净额小于零，说明医院的资金出现“缺口”，这种状况可以通过以下几种方式解决：一是消耗医院现存的货币资金；二是获取财政专项拨款资金；三是挤占本可以用于运营活动的现金、削减运营活动的现金消耗；四是贷款融资；五是采用拖欠债务支付、延长付款期等增加负债规模来解决。对于上述几种情况，在分析时应分别结合投资活动现金流出的类别进行对应分析，以判断投资活动同医院战略的适应程度，以及是否符合国家有关政策的要求等。

2. 投资活动产生的现金流量净额大于等于零　投资活动产生的现金流量净额大于等于零，这意味着医院在投资活动方面的现金流入大于现金流出。一般情况下，处于正常运营状况下的医院投资活动产生的现金流量为负数，而出现大于等于零的情况，或者是在本会计期间发生投资收回，或者是大规模的处置资产所致，但对于公立医院来说，此种情况并不经常发生。在分析时特别应注意医院购建固定资产、无形资产支付的现金的数额问题，应结合医院不同的发展阶段进行分析，在新建投入运营医院的早期阶段，可能会出现现金流量大于等于零的情况，如果在正常运营情况下出现此种情况，则可能是减少固定资产、无形资产的购建所致，对于此种情况，应引起注意。

三、筹资活动产生的现金流量的质量分析

筹资活动是引起医院资本及债务规模和构成发生变化的活动。正常情况下，医院运营活动中的资金需求主要由其运营活动中的资金流入来满足。然而由于政策、医院发展、管理决策、外部环境变化等原因，可能会造成医院资金周转不畅、出现现金紧缺现象。如由于政府物价管制，医院收费价格低于成本，医院会出现政策性亏损；医保资金紧张而导致的延期支付；或者医院处于战略调整、规模扩大、资本运营等需要而对资金提出更高的要求；或者由于季节性影响、各个环节衔接不当而造成资金短缺；或者由于突发重大疫情影响等。这些问题使得医院不可避免需要从外部筹集所需资金，同时政府财政由于医院承担

公益性也会给予医院一定的资本性支出拨款，从而产生了医院的筹资活动。

筹资活动现金流量，反映了医院由于各种需求而进行资金筹措所产生的现金流入和流出。对这类现金流量的分析关键在于理解医院所筹集资金的来源渠道及其规模的大小，分析医院所筹集资金的用途或动机，以及可能对未来产生的资金压力、财务风险以及政策的合规性等。

（一）筹资活动现金流量项目的质量分析

1．筹资活动现金流入项目分析

（1）财政资本性项目拨款收到的现金：该项目反映医院接受用于建造固定资产、无形资产、公共基础设施等资本性项目的财政项目拨款收到的现金。公立医院是社会公益性事业单位，向社会人群提供医疗服务，按照规定，政府财政给予医院一定的财政拨款。政府财政拨款包括基本支出拨款和资本性项目拨款，按照《政府会计制度——行政事业单位会计科目和报表》规定，基本支出拨款在日常活动产生的现金流量中列示，资本性项目拨款在筹资活动产生的现金流量中列报。

医院取得的财政资本性项目取决于社会经济状况、财政政策、卫生政策、业务规模、医院发展状况等因素的影响。一般来说，社会经济发展状况好，政府财政能力强，对于卫生的投入就会多；医院业务规模大，承担的任务多，相应就会获得更多的财政支持。分析时可关注以下几点：

1）分析财政资本性项目拨款资金数量。财政资本性项目拨款反映政府对医院的投入水平及政府责任，在分析时可关注其数量的动态变化，分析医院获得的财政资本性项目拨款收到现金的增长状况，也可以计算财政资本性项目收到的现金占医院业务活动现金流入的比重，将之与其他同等规模的医院进行对比，判定医院获得财政资本性拨款的水平。

2）分析财政资本性项目资金的使用情况。按照规定财政资本性项目资金必须专款专用，医院应加强对财政项目支出预算的管理，严格执行预算，并按照规定进行招标与采购。

3）关注项目资金使用绩效。财政资本性项目拨款的使用要有明确目标，并根据设定的绩效目标，运用科学、合理的绩效评价指标、评价标准和评价方法，对财政资本性项目支出的经济性、效率性和效益性进行客观、公正的评价。

（2）取得借款收到的现金：该项目是指医院向银行借短期、长期借款所收到的现金。借款是医院常见的现金流量项目之一，由于医院医疗业务的发展、疾病流行的变化、债权债务的紧迫性及季节性等原因，医院需要短期、长期借款以应对资金的短缺。借款收到的现金应从以下几个方面分析：

1）应对借款的数额、增减变动及其对医院财务状况的影响给予足够的重视。有一定数量的长期借款，表明医院获得了金融机构的有力支持，拥有较好的商业信用和比较稳定的融资渠道，但其规模应该适当，以免造成财务风险。

2）短期和长期借款配比。短期借款主要满足医院的日常医疗业务的需要，而长期借款主要满足医院的扩大再生产的需要。因此，应考察医院从银行取得资金的合理性、稳定性和风险性。

3）本项目应与借款用途相适用。金融机构对于发放信贷有明确的用途和规定，医院必须按照所开展的项目对应使用。长期借款一般用于医疗设备的购置、基建工程、大修工程、对外投资以及保持医院长期的运营能力等方面；短期借款主要补充短期流动资金不足。医院必须按照所开展的项目对应使用，同时，应重点关注医院将流动资金借款用于购建固定资产的问题，因为这样做会对医院的偿债能力产生不利影响。

4）关注长期借款是否符合政策规定。医院在借入长期借款时，必须按照医院财务制度的规定办理。在分析长期借款时，要分析医院所借入的款项是否符合相关政策的规定，是否报经上级及财政部门批准。

（3）收到的其他与筹资活动有关的现金：该项目反映医院收到的除上述项目之外与筹资活动有关的现金。一般情况下此项目数额较小，如果其他与筹资活动有关现金流入金额较大，应进一步分析。

2．筹资活动现金流出项目分析

（1）偿还借款支付的现金：医院在筹资活动中，通过银行所借的款项，需要按照借款合同在规定的时间还本付息。偿还借款所支付的现金，反映医院以现金偿还债务的本金。在分析该项目时应注意以下几点：

1）医院支付的借款利息不在本项目内反映，在"偿还利息支付的现金"列示。

2）该项目反映医院在当期偿还已经到期的借款本金的现金支出，分析时可以将"偿还借款所支付的现金"与"取得借款收到的现金"进行数量比较，同时结合医院的管理状况、发展阶段等以衡量医院运营状况和财务风险程度。

（2）偿付利息支付的现金：该项目反映医院实际支付的借款利息等。该项资金流量的大小也传递着医院用资成本的高低。

（3）支付的其他与筹资活动有关的现金：该项目反映医院除上述项目之外支付的与筹资活动有关的现金流出，如融资租入固定资产所支付的租赁费等。一般情况下，此项目数额较小，如果异常，应作进一步分析。

（二）筹资活动现金流量的数量分析

医院筹资活动的现金流量是指医院筹资活动过程中发生的现金流入和现金流出。资金是医院运营的"血液"，没有一定数额的资金，医院的运营无从谈起。公立医院的资金一方面来自政府的财政拨款，但财政拨款仅占资金需求的很小份额，医院在资金紧张的情况下还需要借助银行借款，以满足医院的资金需求。分析筹资活动的现金流量，首先应对其总额进行数量判断，并结合医院不同发展阶段及业务规模来分析。一般而言，筹资活动的现金流量净额往往表现为正数，即现金流入大于流出，表明医院筹措资金的能力较强。如果现金流入主要是财政拨款，表明政府财政对医院的支持较大；如果是从银行贷款，则应密切关注资金的使用效果。如果筹资活动产生的现金流量净额是负数，则表明医院自身资金周转已经进入良性循环阶段、医院债务已经减轻，或者是财政拨款较少，或者是医院丧失银行信誉、未来资金周转更趋紧张等。对此，应结合医院的具体情况来分析。下面，我们分别对筹资活动产生的现金流量的数量进行分析。

1．筹资活动的现金流量净额大于零　筹资活动产生的现金流量净额大于零，表明医院在获取政府财政资本性项目拨款、银行借款等方面所收到的现金之和大于医院偿还借款、偿还利息、融资租赁等所支付的现金之和，这说明，医院上述筹资活动的现金流量处于净流入状态。

筹资活动的现金流量会直接影响医院的偿债能力、支付能力和规模发展。一般情况下，如果筹资活动现金流入量较大，净流量大于零，而投资活动的现金流出量较大，日常活动现金净流量相对稳定，则表明该医院在保持日常运营活动稳步进行的基础上，利用外部筹资，进一步寻求医疗业务规模的扩大。如果筹资活动的财政资本性项目拨款占主要部分，且相对于日常有较大的变化，则可能是该医院的规模扩张得到政府的支持；如果在筹资活动现金流入中银行借款占主要部分，且主要是短期借款，说明该医院的日常活动中产生的现金流量不能满足日常的需要；如果是长期借款，则一方面说明该医院的规模扩张缺少政府财政拨款支持，另一方面说明该医院的日常活动中产生的现金流量不能支持医院的规模发展。医院通过银行借款来筹资，可能会促进日后日常活动现金流量，但也增加了医院日后偿债的压力和偿债面临的资金流出压力。

同时，分析医院筹资活动的现金流量净额大于零，还应结合医院不同发展阶段来分析，在新建医院的早期阶段，医院的日常活动的现金流量净额小于零的情况下，医院的现金流量的需求，主要通过筹资来解决。因此，分析医院筹资活动产生的现金流量净额大于零的状况应同医院的发展规划结合起来分析，并应重点关注来自银行的借款筹资，是医院按照战略规划进行的投资，还是为满足日常业务活动需要的主动行为，或者是医院因为投资和日常活动的现金流出失控不得已而为之的行为。

2．筹资活动产生的现金流量净额小于零　筹资活动的现金流量净额小于零，表明医院在获取政府财政资本性项目拨款、银行借款等方面所收到的现金之和小于医院偿还借款、偿还利息、融资租赁等所支付的现金之和，这说明，医院上述筹资活动的现金流量处于净流出状态。

筹资活动产生的现金流入小于现金流出，这种情况的出现，或者是由于医院在本会计期间内集中发生偿还债务、偿付利息、融资租赁等业务；或者是因为医院日常活动与投资活动在现金流量方面运转较好，有能力完成上述各项支付；或者是医院取得的财政资本性项目拨款较少；也可能是医院在投资和规模扩张方面没有更多作为的一种表现。

四、汇率变动对现金的影响分析

汇率变动对现金的影响，反映医院外币现金流量折算为人民币时，所采用的现金流量发生日的汇率或期初汇率折算为人民币金额与外币现金流量净额按期末汇率折算的人民币金额之间的差额。

此项目如果数额较大，需要借助于附注的相关内容分析其原因及其合理性。

五、现金净增加额分析

现金净增加额是“日常活动产生的现金流量净额”“投资活动产生的现金流量净额”

"筹资活动产生的现金流量净额"和"汇率变动对现金的影响额"的合计。该项目的增加额会有正负数两种情况。

当现金净增加额为正数时，即期末现金流量大于期初现金流量，可能表示医院处于以下几种状况：

1. 医院日常业务活动有较大的积累，完全可以对外投资或偿还到期债务，表明医院的财务状况良好，风险较小。

2. 日常业务活动正常，对外投资得到回报，医院有固定财政专项拨款，暂时不需要外部资金，表明医院有能力实现医院的可持续运营。

3. 医院日常业务正常，由于规模的发展增加固定资产、医疗设施的购建，或者扩大对外投资规模，在财政专项拨款不足的情况下，通过银行贷款来满足资金需求。这种状况，应结合医院的发展战略来分析，同时，要关注项目的可行性以及贷款资金的使用效果，以免带来财务风险。

4. 医院日常业务活动下降，不得不收回对外投资，减少投资，或为维持正常运转，医院不得不增加银行贷款，表明医院将面临财务风险。

当现金净增加额为负数时，即期末现金流量小于期初现金流量，可能表示医院处于以下几种状况：

1. 医院日常业务活动正常、投资和筹资起伏不大，医院仅靠期初现金余额维持财务活动。

2. 医院日常业务活动正常、而投资活动中购建固定资产的数额较少或异常减少，表明医院在可持续发展方面存在隐忧。

3. 日常活动中现金流量为负数、投资的规模较小、筹资的现金流量为负数，表明医院财务状况异常危险。

第三节　现金流量表的水平与结构分析

在对现金流量表项目进行质量分析后，就可以对现金流量表进行综合分析。医院的现金流量表是由多个项目构成的，反映了医院的日常活动、投资活动、筹资活动的状况，通过对现金流量表的有关数据进行分析、比较和研究，从而了解医院的现金流量情况及财务状况，发现医院在财务方面存在的问题，预测医院未来的财务状况，揭示医院的支付能力，为医院的管理决策提供依据。

一、现金流量表水平分析

现金流量表的水平分析是将现金流量表中的各项目不同时期的数据进行比较，计算其增减变动，分析其增减变动的原因，借以判断医院的现金流入和现金流出的变化及其发展趋势，揭示医院资金的主要来源及其使用方向。借用水平分析法，财务报告分析人员可以了解有关现金项目变动的基本趋势，判断这种趋势是有利还是有弊，并对医院的未来发展作出预测。

运用水平分析法通常可采用定比和环比的方法计算各个项目的百分比，然后将一定连续期间的百分比进行对比，以观察变化趋势，从而发现问题所在。观察连续期间的会计报表，比单独看一个报告期的财务报表，能了解到更多情况和信息，并有利于分析变化趋势。

下面以某医院 2016 年、2015 年的现金流量表资料，编制现金流量水平分析表，进行水平分析，如表 5-2 所示。

表 5-2　某医院现金流量水平分析表

单位：元

项目	2016 年	2015 年	增减
一、日常活动产生的现金流量：			
财政基本支出拨款收到的现金	32 401 600.00	30 874 822.99	4.95%
财政非资本性项目拨款收到的现金	138 800.00		
事业活动收到的除财政拨款以外的现金	4 033 155 646.31	3 211 525 512.73	25.58%
收到的其他与日常活动有关的现金	530 689 617.30	46 364 437.34	1 044.60%
日常活动的现金流入小计	4 596 385 663.61	3 288 764 773.06	39.76%
购买商品、接受劳务支付的现金	2 433 279 599.57	1 912 775 738.52	27.21%
支付给职工以及为职工支付的现金	916 227 901.63	623 113 247.70	47.04%
支付的各项税费			
支付的其他与日常活动有关的现金	793 379 803.99	462 884 996.37	71.40%
日常活动的现金流出小计	4 142 887 305.19	2 998 773 982.59	38.15%
日常活动产生的现金流量净额	453 498 358.42	289 990 790.47	56.38%
二、投资活动产生的现金流量：			
收回投资收到的现金			
取得投资收益收到的现金			
处置固定资产、无形资产、公共基础设施收回的现金净额	2 359 254.00	23 900.00	9 771.36%
收到的其他与投资活动有关的现金			
投资活动的现金流入小计	2 359 254.00	23 900.00	9 771.36%

续表

项目	2016 年	2015 年	增减
购建固定资产、无形资产、公共基础设施支付的现金	237 383 995.09	217 013 063.17	9.39%
对外投资支付的现金			
上缴处置固定资产、无形资产、公共基础设施等净收入支付的现金	2 377 354.00	18 300.00	12 891.01%
支付的其他与投资活动有关的现金			
投资活动的现金流出小计	239 761 349.09	217 031 363.17	10.47%
投资活动产生的现金流量净额	−237 402 095.09	−217 007 463.17	−9.40%
三、筹资活动产生的现金流量:			
财政资本性项目拨款收到的现金		9 000 000.00	−100%
取得借款收到的现金	200 000 000.00	380 000 000.00	−47.37%
收到的其他与筹资活动有关的现金			
筹资活动的现金流入小计	200 000 000.00	389 000 000.00	−48.59%
偿还借款支付的现金	200 000 000.00	450 000 000.00	−55.56%
偿付利息支付的现金	4 136 222.20	13 753 027.79	−69.93%
支付的其他与筹资活动有关的现金			
筹资活动的现金流出小计	204 136 222.20	463 753 027.79	−55.98%
筹资活动产生的现金流量净额	−4 136 222.20	−74 753 027.79	94.47%
四、汇率变动对现金的影响额			
五、现金净增加额	211 960 041.13	−1 769 700.49	12 077.17%

（一）医院现金净增加额分析

从表 5-2 中可以看出，该医院 2016 年现金净增加额为 211 960 041.13 元，而 2015 年为 −1 769 700.49 元，2016 年现金净增加额实现由负转正，增长 12 077.17%，实现了大幅度的增长。其中，日常活动产生的现金流量净额为 453 498 358.42 元，较 2015 年增加 163 507 567.95 元，增长 56.38%；投资活动产生的现金流量净额为 −237 402 095.09 元，较 2015 年下降 9.40%；筹资活动产生的现金流量净额为 −4 136 222.20 元，而 2015 年为 −74 753 027.79 元。不难看出，该医院日常活动创造现金的能力大幅度提高，投资活动的净额下降主要是购置固定资产、无形资产增加所致，筹资活动产生的现金流量净额也较 2015 年改善。该医院的日常活动产生的现金能够在满足投资活动的前提下，还有较大的盈余，说明该医院的现金流量状况较 2015 年有很大的改善。

（二）日常活动产生的现金流量分析

该医院2016年日常活动产生的现金流量净额之所以大幅度的增长，是因为现金流入增长39.76%，而现金流出增长38.15%，现金流入增长快于现金流出增长，增减的具体项目还应结合资产负债表和收入费用表来分析。在事业活动收到的除财政拨款以外现金流入中，开展医疗服务活动现金流入较2015年增长了25.58%，从前面的收入费用表的分析中，我们知道，该医院2016年的医疗收入增长了24.36%，说明医院医疗收入的现金流入的质量非常好。该医院2016年财政基本支出拨款收到的现金较2015年增长了4.95%；财政非资本性项目拨款收到的现金较2015年增加138 800元；收到的其他与业务活动有关的现金为530 689 617.30元，较2015年增长了1 044.60%，具体项目内容还应结合资产负债表和收入费用表来进一步分析。2016年，在日常活动现金流出中，购买商品、接受劳务支付的现金较2015年增长了27.21%；支付给职工以及为职工支付的现金增长了47.04%；支付的其他与日常活动有关的现金增长了71.40%。可见，人员经费、药品、卫生材料及其他业务活动支付的现金的增长是现金流出的主要因素。该医院2016年的现金流入的大幅度的增加，说明医院的业务规模在不断扩大，且现金流入的增长快于现金流出的增长速度，显示医院的日常活动的现金流量的质量大幅度提升。但是，该医院的人员费用、卫生材料、其他业务活动支付的现金增长快于医疗收入的增长幅度，应进一步查明原因。

（三）投资活动产生的现金流量分析

从表5-2可以看出，该医院2016年投资活动产生的现金流量净额–237 402 095.09元，较2015年下降了9.4%。该医院2015年、2016年的现金流入主要是处置固定资产、无形资产收回的现金净额，而没有对外投资形成的现金流入。从该医院的资产负债表中，可以看出，该医院有长期股权投资项目，但连续两年没有取得投资收益，应查明原因。在投资活动现金流出中，主要是购建固定资产、无形资产发生的现金流出，2016年为237 383 995.09元，较2015年增长了9.39%。该医院连续两年没有新的对外投资项目，而是致力于内生性增长。结合该医院的资产负债表及收入费用表来分析，该医院可能在之前已经完成了规模的发展，而新的医疗能力在2016年得到了释放。

（四）筹资活动产生的现金流量分析

该医院2016年筹资活动产生的现金流量净额为–4 136 222.20元，虽然为负数，但较2015年有了大幅度的提升。按照《政府会计制度——行政事业单位会计科目和报表》规定，医院取得财政资本性项目补助收到的现金在筹资活动中列示。该医院2016年借款收到的现金为200 000 000.00元，结合资产负债表分析，可以看出系短期借款。该医院2015年借款收到的现金为380 000 000.00元，偿还借款支付的现金450 000 000.00元，连续两年有大量借款的现金流入及流出，结合该医院的资产负债表分析，可能是在2015年之前医院规模发展需要大量的资金，通过银行贷款来补偿资金不足，但不排除该医院用短期借款来替代长期借款的行为。另外，该医院 2016 年末资产负债表拥有货币资金 497 271 916.47 元，分析时可以将货币资金数量与银行借款的数量进行对比分析，以判断筹资的合理性。

二、现金流量表结构分析

医院的现金流量由日常活动产生的现金流量、投资活动产生的现金流量和筹资活动产生的现金流量三部分构成。分析现金流量及其结构，可以了解医院现金的来龙去脉和现金支出构成，评价医院的运营状况、创现能力、筹资能力和资金实力。

现金流量表的结构分析是在现有现金流量有关数据的基础上，进一步明确现金流入的构成、现金流出的构成及现金流量净额的构成。现金流量表的结构分析可以分为现金流入结构、现金流出结构及现金流量净额结构。现金流入构成是反映医院各项活动的现金流入，如日常活动的现金流入、投资活动的现金流入、筹资活动的现金流入等在全部现金流入中的比重及各项活动的现金流入中具体项目的构成情况，明确医院本期的现金来自何处，现金收入的增加主要靠什么途径取得等。现金流出构成是指医院的各项现金流出占医院全部现金流出的百分比，它具体反映现金的用途，让分析者能清楚地知道医院本期的钱用在何处。现金流量净额结构分析包括日常活动、投资活动、筹资活动及汇率变动影响的现金流量净额占全部现金净流量的百分比，以判断现金流量净额是如何形成与分布的。

另外，在分析时，可以将日常活动、投资活动、筹资活动的现金流入与其现金流出相比，计算流入流出比指标。该项指标可以反映出流入与流出之间的差异，为进一步分析现金流量净额的变动提供重要信息。

通过流入和流出结构的趋势分析和同业分析，可以了解医院自身的现金流入和流出的变动趋势，分析其变动的合理性及其原因，借以发现医院管理中存在的问题，促进医院改进现金管理。

（一）现金流入结构分析

现金流入结构分为总流入结构和内部流入结构，能够反映医院日常活动的现金流入、投资活动现金流入和筹资活动现金流入等在全部现金流入中的比重，以及各项业务活动现金流入中具体项目的构成情况。现金流入结构分析可以看出医院的现金究竟来自何方，各个现金流入项目的结构变化及其合理性，增加现金流入应在哪些方面采取措施等。

一般情况下，在分析时，可以通过将不同时期的构成进行对比，评价医院自身创造现金能力的强弱。通常“日常活动现金流入构成”所占比重越高，说明医院的财务基础越稳固，医院持续发展的稳定性就越高，抗风险的能力也就越强。反之，说明医院现有现金获得主要靠投资和筹资，财务对外部的依赖性强，医院财务基础稳定性及持续发展能力弱。

下面根据表 5-2 中某医院的 2016 年、2015 年的现金流量表，编制该医院现金流入结构表，如表 5-3 所示。

表 5-3　某医院现金流入结构表

单位：元

项目	2016 年	2015 年	结构	
			2016 年	2015 年
日常活动的现金流入	4 596 385 663.61	3 288 764 773.06	95.78%	89.42%
其中：财政基本支出拨款收到的现金	32 401 600.00	30 874 822.99	0.68%	0.84%
财政非资本性项目拨款收到的现金	138 800.00		0.00%	
事业活动收到的除财政拨款以外的现金	4 033 155 646.31	3 211 525 512.73	84.05%	87.32%
收到的其他与日常活动有关的现金	530 689 617.30	46 364 437.34	11.06%	1.26%
投资活动的现金流入	2 359 254.00	23 900.00	0.05%	0.00%
其中：收回投资收到的现金				
取得投资收益收到的现金				
处置固定资产、无形资产、公共基础设施收回的现金净额	2 359 254.00	23 900.00	0.05%	0.00%
收到的其他与投资活动有关的现金				
筹资活动的现金流入	200 000 000.00	389 000 000.00	4.17%	10.58%
其中：财政资本性项目拨款收到的现金		9 000 000.00		0.24%
取得借款收到的现金	200 000 000.00	380 000 000.00	4.17%	10.33%
收到的其他与筹资活动有关的现金				
现金流入合计	4 798 744 917.61	3 677 788 673.06	100%	100%

从表 5-3 可以看出，该医院 2016 年现金流入结构中，日常活动现金流入占 95.78%，投资活动的现金流入仅占 0.05%，筹资活动现金流入占 4.17%。很明显可以看出，医院当年现金流入中，绝大部分来自日常活动，小部分来自筹资，而投资活动现金流入所占的比例很小。与 2015 年相比，该医院 2016 年来自于日常活动的现金流入所占比重明显上升，从 89.42% 升至 95.78%，来自于筹资活动的现金流入从 10.58% 降至 4.17%，这说明该医院依靠自身能力创造现金流的能力明显提升。

在日常活动现金流入明细中，主要来自事业活动收到的除财政拨款以外的现金，这部分占 84.05%，收到的其他与日常活动有关的现金占 11.06%，财政基本支出拨款收到的现金仅占 0.68%；投资活动产生的现金流入中，处置固定资产、无形资产、公共基础设施收回的现金净额的比例很小为 0.05%；筹资活动产生的现金流入仅有取得借款收到的现金流入，这部分占 4.17%。与 2015 年项目比，2016 年各项活动现金流入的内部流入结构中，收到的其他与日常活动有关的现金所占比重变化很大，从 1.26% 升至 11.06%，对此应查明原因；取得借款收到的现金变化也很大，从 2015 年的 10.33%，下降至 2016 年的 4.17%，这部分虽然下降很大，但 2016 年仍占 4.17%，对此，也应该查明该医院从银行借款的原因。

（二）现金流出结构分析

现金流出结构分为总流出结构与内部流出结构。该分析主要反映医院日常活动的现金流出、投资活动现金流出和筹资活动现金流出等在全部现金流出中的比重及各项业务活动现金流出中具体项目的构成状况。通过现金流出结构的分析可以看出医院的现金究竟流向何方，具体地反映医院的现金用于哪些方面，从而进一步分析，哪些钱可花，花得值不值，哪些钱不该花，要节约开支从哪些方面入手等。

一般情况下，报表使用者可以通过将不同时期的构成比进行对比，评价医院现金流出的合理性。通常日常活动现金流出构成所占比重越高，说明医院的现金主要用于日常的医、教、研业务活动，医院持续运营及其稳定性程度越高。反之，说明医院处于投资扩张期，未来有较大的发展潜力，但面临的风险也较高。

下面根据表 5-2 中某医院 2016 年、2015 年的现金流量表，编制该医院现金流出结构表，如表 5-4 所示。

表 5-4 某医院现金流出结构表

单位：元

项目	2016 年	2015 年	结构	
			2016 年	2015 年
日常活动的现金流出	4 142 887 305.19	2 998 773 982.59	90.32%	81.50%
其中：购买商品、接受劳务支付的现金	2 433 279 599.57	1 912 775 738.52	53.05%	51.98%
支付给职工以及为职工支付的现金	916 227 901.63	623 113 247.70	19.98%	16.93%
支付的各项税费				
支付的其他与日常活动有关的现金	793 379 803.99	462 884 996.37	17.30%	12.58%
投资活动的现金流出	239 761 349.09	217 031 363.17	5.23%	5.90%
其中：购建固定资产、无形资产、公共基础设施支付的现金	237 383 995.09	217 013 063.17	5.18%	5.90%
对外投资支付的现金				
上缴处置固定资产、无形资产、公共基础设施等净收入支付的现金	2 377 354.00	18 300.00	0.05%	0.00%
支付的其他与投资活动有关的现金				
筹资活动的现金流出	204 136 222.20	463 753 027.79	4.45%	12.60%
其中：偿还借款支付的现金	200 000 000.00	450 000 000.00	4.36%	12.23%
偿付利息支付的现金	4 136 222.20	13 753 027.79	0.09%	0.37%
支付的其他与筹资活动有关的现金				
现金流出合计	4 586 784 876.48	3 679 558 373.55	100%	100%

从表 5-4 可以看出，该医院 2016 年现金流出结构中，日常活动现金流出占 90.32%，投资活动的现金流出占 5.23%，筹资活动现金流出占 4.45%。可以看出，医院当年现金流出中，绝大部分用于日常医、教、研业务活动的支出。与 2015 年相比，该医院 2016 年来用于日常活动的现金流出所占比重明显上升，从 81.50% 升至 90.32%，用于投资活动的现金流出从 5.90% 降至 5.23%，用于筹资活动的现金流出从 12.60% 降至 4.45%。

在日常活动现金流出明细中，2016 年，购买商品、接受劳务支付的现金占 53.05%，支付给职工以及为职工支付的现金占 19.98%，支付的其他与日常活动有关的现金占 17.30%，这三项所占比重均高于 2015 年。2016 年投资活动的现金流出用于购建固定资产、无形资产现金流出所占比重为 5.18%，较 2015 年有所下降；用于上缴处置固定资产、无形资产、公共基础设施等净收入支付的现金占 0.05%。2016 年筹资活动的现金流出中用于偿还借款支付的现金所占比重为 4.36%，用于偿还利息支付的现金所占比重 0.09%，此两项较 2015 年均有较大幅度的下降，但 2016 年仍占 4.45%，对此，应查明医院借贷款项的原因。

（三）现金流量净额结构分析

现金流量净额结构是指日常活动、投资活动、筹资活动及汇率变动影响的现金流量净额占全部现金净流量的百分比。现金流量净额结构分析可以看出医院的现金流量净额是如何形成与分布的。通过对各项现金流量净额的分析，可以了解医院现金流量的增减变动情况。

下面根据表 5-2 中某医院 2016 年、2015 年的现金流量表，编制该医院现金流量净额结构表，如表 5-5 所示。

表 5-5　某医院现金流量净额结构表

单位：元

项目	2016 年	2015 年	结构	
			2016 年	2015 年
日常活动产生的现金流量净额	453 498 358.42	289 990 790.47	213.95%	16 386.43%
投资活动产生的现金流量净额	−237 402 095.09	−217 007 463.17	−112.00%	−12 262.38%
筹资活动产生的现金流量净额	−4 136 222.20	−74 753 027.79	−1.95%	−4 224.05%
现金净额合计	211 960 041.13	−1 769 700.49	100%	100%

从表 5-5 可以看出，该医院 2016 年取得现金流量净额 211 960 041.13 元，与 2015 年相比由负转正，且大幅度增长。现金流量净额结构中，日常活动产生的现金流量净额 453 498 358.42 元，占 213.95%；而投资活动产生的现金流量净额为 −237 402 095.09 元，占 −112.00%；筹资活动产生的现金流量净额为 −4 136 222.20 元，占 −1.95%。

综合上述分析可以看出，该医院日常活动现金流量基本充裕，随着该医院业务规模的扩大，日常活动产生的现金流量净额将会有增大的趋势；该医院投资活动主要用于自身业务规模的发展；筹资活动带来的现金流入、流出数额较大，应查明原因。显然，该医院处于业务活动扩张的发展时期，该医院的日常活动产生的现金在满足投资活动的前提下，还有较大的盈余，说明该医院的现金流量状况较 2015 年有很大的改善，未来可期。

需要补充的是，对现金流量表进行全面、综合地分析和运用，还要结合资产负债表、收入费用表。现金流量表、资产负债表、收入费用表构成了医院完整的会计报表信息系统。现金流量表反映的只是医院一定期间现金流入和流出的情况，它既不能反映医院的收支状况，也不能反映医院的资产负债状况。在对现金流量表进行分析运用时，不能孤立地仅凭一张表的信息就事论事，而应该与资产负债表、收入费用表结合起来，从而对医院的运营状况作出较全面、正确的评价。

在医院运营管理中，现金流量信息在医院运营和管理中显得越来越重要，日益受到人们的关注。即使医院有盈余能力，但若现金周转不畅、调度不灵，也将严重影响医院正常的医、教、研活动，偿债能力的弱化直接影响医院的支付及信用，最终会影响医院的生存与发展。

本章小结

现金流量表是指反映医院在一定会计期间现金和现金等价物流入和流出的报表。现金流量表能动态反映现金变动情况，为报表使用者提供医院在一定会计期间内现金流入和流出的信息。

进行现金流量分析，根本目的在于判断医院现金流量的质量。现金流量的质量，就是医院的现金能够按照医院的预期目标进行流转的质量。具有良好质量的现金流量应当具有如下特征：

一是医院的现金流量的状态体现了医院发展战略的要求。

二是在稳定发展阶段，医院的日常活动的现金流量应当与医院业务活动所对应的收支盈余有一定的对应关系，并能够为医院的发展提供支持。

医院日常活动产生的现金流量、投资活动产生的现金流量、筹资活动产生的现金流量等构成了医院现金流量变化的主要因素。

分析日常活动的现金流量，首先应对其构成项目进行分析，了解日常活动中的现金流量的变化过程；同时应将现金流入、流出进行数量判断，即将日常活动的现金流量净额与现金等价物净增加额进行比较，分析日常活动现金流量的质量。

分析投资活动的现金流量，首先应对其构成项目进行分析，分析投资活动中的现金流量的变化过程；同时应将现金流入、流出进行数量判断，即将投资活动的现金流量净额与现金等价物净增加额进行比较，分析投资活动现金流量的质量。

对筹资活动现金流量的分析关键在于理解医院所筹集资金的来源渠道及其规模的大小，分析医院所筹集资金的用途或动机，以及可能对未来产生的资金压力、财务风险以及政策的合规性等。

对现金流量表进行水平和结构分析，可以了解医院的现金流量情况及财务状况，发现医院在财务方面存在的问题，预测医院未来的财务状况，揭示医院的支付能力，为医院的管理决策提供依据。

思考题

1. 医院现金流量表有何作用？为什么在解读财务报表时不仅要分析资产负债表和收入费用表，还应当重视对现金流量表的分析？
2. 简述现金流量表的结构特征和数据关系。
3. 简述日常活动产生的现金流量项目的质量分析要点。
4. 简述投资活动产生的现金流量项目的质量分析要点。
5. 简述筹资活动产生的现金流量项目的质量分析要点。
6. 简述现金流量表水平分析的原理和意义。
7. 简述现金流量表结构分析的原理和意义。

第六章

偿债能力分析

本章概要

偿债能力是医院财务分析关注的重点，偿债能力的强弱是医院生存和发展的基本前提，偿债能力的分析分为短期偿债能力和长期偿债能力分析。本章介绍了影响医院短期和长期偿债能力的因素；医院短期偿债能力和长期偿债能力指标的含义及其计算，并阐述了短期及长期偿债能力分析的要点及应注意的问题。

学习目标

1. 掌握医院偿债能力分析的作用与意义。
2. 了解影响医院短期及长期偿债能力的影响因素。
3. 熟悉医院偿债能力分析的思路及框架。
4. 掌握和应用各种反映医院偿债能力的比率。
5. 掌握偿债能力的趋势和比较分析。
6. 了解影响医院偿债能力的特别项目。

第一节 偿债能力分析意义

一、医院偿债能力的重要性

医院偿债能力是指医院用其资产偿还短期债务和长期债务的能力。医院有无支付现金的能力和偿还债务能力，是医院能否生存和健康发展的关键。医院偿债能力是反映医院财务状况和管理能力及运营能力的重要标志。偿债能力是医院偿还到期债务的承受能力或保证程度，包括偿还短期债务和长期债务的能力。

医院是一个经济实体，医院的全部业务活动——融资、投资、运营等均影响医院偿债能力。因此，了解医院偿债能力的影响因素并利用财务信息进行医院短期偿债能力和长期偿债能力分析，对于包括债权人在内的医院各方利益关系人而言都非常重要。

负债是医院资金来源的重要组成部分，医院在开展医疗活动中，有一定数量的负债，对医院的正常业务活动的开展具有积极意义。但应该合理安排负债的数额、合理使用和按期偿还，并随时掌握医院的偿债能力，以免出现债务风险。如果医院运营不善，财务状况动荡，甚至无力偿还到期债务，医院生存会面临危险。从这个意义上说，偿债能力是医院的首要问题。

医院的偿债能力对医院的债权人、供应商、员工、管理者、政府、医疗保险机构、患者等医院的利益相关者都非常重要，并会影响到医院的医疗活动、筹资活动、投资活动的正常进行。医院如果经常拖欠药品、材料、器械等供应商的货款，拖欠员工的工资及奖金，则会影响供应商对医院的态度和员工的工作情绪，从而影响医院正常的医疗、科研活动顺畅进行。医院如果不能按期偿还银行借款等，则会影响医院的信誉，加大今后筹资的难度。如果医院的筹资能力受损，则医院将会失去投资机会，使得医院的可持续发展受到制约。如果医院的医疗活动由于流动性及偿债能力不足而不能正常运行，则势必会影响患者就医，影响社会医疗保障体系的正常运转，给社会带来不稳定的因素。所以对于医院管理者来说，必须认真做好负债的管理。医院应该按照自身的运营状况，资金的盈利能力和医院的偿债能力，制订合理的举债规模。医院应有一定的自我约束能力，正确合理地筹集资金，使用资金，不能盲目举债，不能超越自身的偿债能力举债，以防范出现财务风险。

二、医院偿债能力分析的意义

医院的偿债能力，静态地讲，就是用医院资产清偿债务的能力，动态地讲，就是用医院资产和运营过程创造的收益偿还债务的能力。医院有无现金支付能力和偿债能力是医院能否健康发展的关键。医院偿债能力分析是医院财务分析的重要组成部分。因此，通过对医院的偿债能力进行分析，可以了解医院的财务状况，了解医院所承担的财务风险程度，了解医院偿债能力的影响因素并利用财务信息进行医院短期偿债能力和长期偿债能力分析，对于包括债权人在内的医院各方利益关系人而言都有重要意义。

（一）有助于债权人判断其债权收回的保障程度

对医院的债权人来说，偿债能力分析的主要目的是判断其债权收回的保障程度，即确认医院能否按期偿还债务。对于银行等金融机构来说则关注医院能否到期还本付息；而对于供应商来说则关注医院能否按时支付货款。所以债权人会关注医院的偿债能力，会从不同的视角来分析判断医院能否有足够的资金来偿还债务，从而确定对医院的信用与收账决策。

（二）有助于政府制定卫生政策，加强行业管理

对卫生、财政、医疗保险、物价等政府管理部门而言，对医院偿债能力的分析与了解是制定卫生政策、物价收费政策、财政政策、医保支付与筹资政策的重要依据和前提。我国的医院主要是公立医院，其在向患者提供医疗服务的过程中，还要维护公益性、调动员工积极性、保障医院的可持续发展。同时，为确保医疗市场的有效运转，政府管理部门还通过出台相关政策，对医院施加影响，而这些政策都会影响医院的经济运行，影响着医院的偿债能力。而偿债能力关系到医院的可持续发展和功能的有效发挥，因此，对于医院偿债能力分析有助于政府了解政策实施给医院带来的影响，为完善政策提供依据和帮助。

（三）有助于评价财务风险

通过偿债能力的分析，可以了解医院所承担的财务风险程度。医院的财务风险同负债筹资等直接相关。医院举债必须以有能力偿还为前提，如果医院不能按时偿还所负债务的本息，势必影响医院筹措资金的信誉，从而影响到医院的正常医疗业务工作，甚至危及医院的生存。即使是经营良好的医院，也会存在着资金调度不灵，不能及时偿还债务而破产的情况，因此，医院负债运营的基本原则是举债适度和风险与收益对等，其基本的含义是负债的规模控制在一定的限度内，即医院能够以足够的现金或随时可以变现的资产及时偿还债务，了解并控制医院财务风险，是偿债能力分析的重要目标。

（四）有助于预测医院筹资环境

医院通过各种渠道筹集资金是维持正常运营活动的必要前提，正确评价医院偿债能力，准确预测医院筹资前景是医院债权人进行正确信贷决策的基础。医院偿债能力越强，则医院的财务状况及信誉越好，债权人的本金及利息的保障程度就越高，因此，分析医院的偿债能力，准确预测未来筹资环境，对于医院与潜在债权人的信贷决策至关重要。

（五）有助于管理者进行管理决策

医院的偿债能力是医院开展业务、投资、筹资活动的结果，同时也会受到外部环境的影响。从医院内部管理来说，偿债能力与医院管理决策密切相关，医院偿债能力的强弱是医院进行各项管理活动的结果，而偿债能力的强弱，则反映了医院管理者的能力与水平。同时，医院管理者也会通过对偿债能力的分析，来开展运营管理工作，如规模发展、预算

安排、资源分配等。通过对管理过程中偿债能力的分析，准确了解医院当前的现金与可变现资金状况，合理安排医院的财务活动，提高资产的利用效果。

第二节　短期偿债能力分析

一、影响短期偿债能力的因素

医院短期偿债能力是指医院用其流动资产偿付流动负债的能力，一般又称为支付能力。短期偿债能力的高低直接影响医院的医疗业务活动和财务活动能否正常进行。如果医院不能支付供应商的货款，则会影响医院的药品、卫生材料的供应，从而影响医疗业务工作的正常开展；如果不能够支付员工的工资或者薪酬没有竞争力，则会影响职工的积极性，使得医院在人才市场上失去竞争力；如果无力偿还短期借款，则会降低医院的信誉，加大以后融资的难度。因此，医院的短期偿债能力对医院发展具有重要的影响。

从短期偿债能力对医院的影响可以看出，医院必须高度重视对短期偿债能力的分析和研究。了解影响短期偿债能力的因素，对于分析医院短期偿债能力的变动情况、变动原因及促进医院短期偿债能力的提高具有重要意义。影响短期偿债能力的因素总的来说可以分为医院内部因素和医院外部因素。医院内部因素是指医院自身的经营业绩、资金结构、资产结构、融资能力等因素。医院外部因素是指医院所处政治经济环境相关的因素，如卫生政策、医保政策、物价政策等因素。

（一）医院内部因素

1．医院业务活动的现金流量　医院运营业绩是影响短期偿债能力的根本的原因。短期负债通常要以医院现金来偿还，现金的取得则主要依赖于医院的运营业绩。医院的运营业绩主要通过医院的收支盈余来实现，一个运营业绩较好的医院，其应该具有较好的收支盈余，这是提高偿债能力的后盾。当医院的运营业绩好时，就会有持续和稳定的现金流入，从根本上保障了债权人的权益；当医院的运营业绩差时，其现金流入不足以抵补现金的流出，造成营运资金缺乏，现金短缺，偿债能力必然下降。

2．资产结构　在医院的资产结构中，如果流动资产所占比重大，则医院短期偿债能力相对好一些，因为流动负债一般要用流动资产来偿还。如果流动资产所占比重较高，但其内部结构不合理，其实际偿债能力也会受到影响。在流动资产中，如果存货资产占的比重较大，而存货资产的变现速度通常又要低于货币资金和债权资产，所以其偿债能力是要打折扣的。从这个意义上讲，流动资产中应收账款、存货资产的周转速度也是反映医院偿债能力强弱的辅助指标。

3．资产的质量　应收账款和存货在未来可能会产生一些质量问题，如应收账款的可变现性及其可能发生的坏账损失、存货的可变现性及其价值发生的变动率等，这些资产质量问题直接影响医院的短期偿债能力。一般来说，医院的应收账款和存货的变现能力越强，表明其质量状况越好，则短期偿债能力也就越强。因此，仅仅根据资产负债表中记录的数据进行分析的短期偿债能力不具有可信性。加强医院资产的质量管理、确保医院财务报表中反映的数据更加真实，短期偿债能力更加客观，促使医院安全经营。

4．流动负债结构　医院的流动负债有些必须以现金偿还，如短期借款、应缴款项、应付账款等，有些则用技术、劳务、存货来偿还，如预收医疗款等。需要用现金偿付的流动负债对资产的流动性要求更高，医院只有拥有足够的现金才能保证其偿债能力。如果在流动负债中预收医疗款的比重较大，则医院只要拥有充足的药品、卫生材料就可以保证其偿还能力。此外，流动负债中各种负债的偿还期限是否集中，也会对医院的偿债能力产生影响。所以分析时，不仅要看各种反映偿债能力的指标的数额，还要根据各种因素考察其实际的偿债能力。

5．医院资产运营能力　医院的资产运营能力会直接影响其短期偿债能力，如果医院资产的运营能力很低，则表明医院资金积压、沉淀严重，资产不能发挥应有的效能，很难创造出足够的利润和现金流量来支付费用、扩大再生产和偿还债务，其短期偿债能力也会随之下降。医院可以通过适时调整应收账款的付款条件、严格存货管理制度来提高医院的资产运营能力，进而可以提高医院的短期偿债能力。

6．营运资金　营运资金是指流动资产与流动负债的差额。在考察医院的短期偿债能力时，除了分别考察流动资产和流动负债外，还应该将两者结合起来。如前所述，医院的短期现金需求包括偿还流动负债的需求和支付日常医疗活动开支的需求。由于在短期内到期的流动负债往往需要流动资产在短期内转变为现金来偿还，因此，在某种程度上，流动资产是对流动负债的保障。营运资金数额越大，说明流动资产对流动负债的保障程度越大。另外，营运资金数额越大，还说明医院的流动资产在保障流动负债的基础上，应付日常医疗活动支出的能力越强。由此可见，医院营运资金数额的大小直接反映了医院应付短期现金需求能力的强弱，即医院的流动性强弱。

7．医院的管理能力　医院的管理能力与水平则会直接影响医院的短期偿债能力。医院管理能力强、决策水平高，则医院的管理就会有效率，医院的人财物等资源就会实现有效配置和合理使用，其财务状况会较好，其短期偿债能力就会提升；如果医院管理能力差、效率低，则医院的财务状况就会差，就会使医院的短期偿债能力下降。

（二）外部因素

1．经济发展　一个国家的经济发展水平是影响医院短期偿债能力的重要外部因素。当一个国家的经济稳步增长时，医疗卫生市场的经济条件良好，有效需求也会随之增加，从而会提高医院的短期偿债能力。如果一个国家经济进入迟滞阶段，医院面临的经济环境也会受到影响，则医院的短期偿债能力会受到影响。

2．财政政策　我国的公立医院是公益性事业单位，为社会人群提供医疗服务。国家为了促使公立医院可持续发展，通常会给予医院财政补助。财政补助的水平则会直接影响医院的短期偿债能力。

3．卫生政策 国家的卫生政策也会影响着医院的短期偿债能力，如物价政策、补偿机制改革以及政府对公立医院的公益性定位等相关政策，会从不同的角度和方向影响着医院经济运行，进而影响医院的短期偿债能力。国家卫生人力资源政策、员工薪酬政策、卫生资源配置、医疗费用控制以及医疗卫生改革，如分级诊疗、多点执业、医联体建设等，这些政策的实施也对医院的短期偿债能力产生影响。

4．医保政策 医保政策包括支付方式、支付水平、医保筹资能力及其筹资水平会直接影响医院的短期偿债能力。医保费用支付延期会影响医院现金的流入，影响医院短期偿债能力；医保支付方式的改革、医保费用的筹资水平也会影响医院医疗费用的拨付，进而影响医院的收益及短期偿债能力。

5．医院的商业信用 良好的医院商业信用可以使医院与有关金融机构和供应商建立长期稳定的关系。偿债能力声誉高、信誉好的医院在短期内若发生偿债困难时，较易同往来供应商协调推迟应付账款时间，也易于在银行建立良好的稳定的信贷关系，从而使医院得到周转资金，不至于陷入财务困境。

二、短期偿债能力的比率分析

短期偿债能力对医院利益相关者，如债权人、供应商、管理者、员工、政府、医保机构等都非常重要，它们都会从不同的视角来分析医院的短期偿债能力。一般来说，反映医院短期偿债能力的财务指标主要有流动比率、速动比率、现金与流动负债比率、现金流量与流动负债比率。

（一）流动比率

1．流动比率计算 流动比率是流动资产与流动负债的比率，表示每一元的流动负债有多少流动资产作为还款的保障。其计算公式为：

$$流动比率=\frac{流动资产}{流动负债}$$

对流动比率的计算公式还可以做如下变形，其计算公式为：

$$流动比率=\frac{（流动资产-流动负债）+流动负债}{流动负债}$$

$$=\frac{营运资金+流动负债}{流动负债}$$

$$=1+\frac{营运资金}{流动负债}$$

根据表 3-5 有关数据，该医院 2016 年的流动比率计算如下：

$$流动比率=\frac{流动资产}{流动负债}=\frac{1\ 194\ 724\ 250.96}{1\ 513\ 827\ 782.84}=0.79$$

流动比率是衡量医院短期偿债能力的核心指标，通常认为，流动比率越高，医院的偿债能力越强，短期债权人利益的安全程度也越来越高。这是因为较高的流动比率可以保证在流动负债到期时能有较多的流动资产可供变现来偿债。

2．流动比率的优点与缺陷

（1）流动比率的优点：流动比率在评价医院的短期偿债能力时非常有用。该指标的优点是：易于理解，计算简单、数据易于获取。在医院中，流动比率和营运资金考察的都是流动资产与流动负债的关系。但是营运资金是绝对数额，而流动比率是相对比率，因此，与营运资金相比，流动比率排除了医院规模大小不同的影响，更适合医院之间及同一医院不同历史时期的比较。例如，甲医院流动资产为 5 000 万元，流动负债为 2 500 万元，乙医院流动资产 8 000 万元，流动负债为 5 000 万元。甲医院的营运资金为 2 500 万元，流动比率为 2；乙医院的营运资金为 3 000 万元，流动比率为 1.6。从营运资金上看，乙医院的营运资金大于甲医院的营运资金的数额，但事实上，甲医院的短期偿债能力更强，因为，甲医院每 1 元流动负债有 2 元流动资产为其作保障，而乙医院每 1 元流动负债只有 1.6 元医院流动资产为其作保障。

（2）流动比率的缺陷：流动比率虽然被广泛应用于医院的短期偿债能力分析。但是，流动比率仍然存在着一定的缺陷。流动比率是一个静态指标，作为反映短期偿债能力的指标，流动比率只是说明报表日流动资产作为流动负债的现金保障程度，即在某一时点上用于偿还流动负债的可用资源。然而，流动资产和流动负债是不断流动的，它们的存在也是不断变化的，流动负债不断被偿还，又不断有新的负债产生。流动比率不能描述这种“继起性”，不能反映 1 年中有多少流动负债需要偿还，以及能够获得多少可供偿债的现金。因此，流动比率对短期偿债能力的反映是不完善的，在实务中需要根据现金流量表计算现金偿债能力指标来补充说明，以准确地反映医院的短期偿债能力。

另外，我们知道，不同的流动资产的流动性存在很大的差异，流动资产中包含了流动性较差的应收账款、存货、预付账款等，它们的质量及迅速地转换为现金的能力影响着偿债能力。同时，不同的流动负债在偿还的最后期限也不相同。流动比率没有对流动资产和流动负债进行鉴别和区分，而是笼统地用流动资产总额除以流动负债总额，这样得出的数据也就不能十分准确地反映流动资产对流动负债的保障程度。

3．流动比率的分析

（1）流动比率的一般分析：一般来说，流动比率越高，说明医院的流动性越强，流动负债的安全程度越高，短期债权人到期收回本息的可能性越大。但从医院的角度看，流动比率并不是越高越好。流动比率太高，说明医院的流动资产占用资金太多，而流动资产的盈利性往往较差，因而太高的流动比率可能表明医院的盈利能力较低。另外，流动比率太高，还可能是由于存货大量积压、大量应收账款迟迟不能收回等原因导致的，因而太高的流动比率也可能表明医院的资产管理效率较低。同时，太高的流动比率还可能表明医院没能充分利用商业信用。因此，对流动比率要具体情况具体分析。

（2）流动比率的合理性问题：流动比率的合理性标准是一个极其复杂的问题，该指标受多种因素的影响，不同的行业、不同的环境、不同的时期，情况都不尽相同。不存在统一的、标准的流动比率数值。不同行业的流动比率，通常有明显的差别，如商业企业的流动比率往往高于服务企业的流动比率，因为商业企业有大量的商品存货等流动性资产，而服务企业的流动资产则相对较少。又如，一般来说，营业周期越短的行业，合理的流动比率越低。营业周期，也就是从采购到销售并收回现金的期间。营业周期短，这意味着存货、应收账款等流动资产的周转速度快，而周转速度越快，存货和应收账款的存量必然越小，流动比率也就越低；反之亦然。过去很长时期内，人们认为生产型企业合理的最低的流动比率是 2。这是因为流动资产中变现能力最差的存货金额占流动资产总额的一半，剩下的流动性较好的资产至少要等于流动负债，才能保证企业最低的短期偿债能力。这种认识一直未能从理论上证明。最近几十年，由于企业经营方式和金融环境发生了很大变化，流动比率有降低的趋势，许多成功的企业的流动比率都低于 2。

从医院的实际情况看，应当承认，目前我国医院的流动比率数值是较低的，而较低的原因：一是医院是技术与劳动密集型的服务类型，流动资产在总资产中所占的比重较低；二是医院的存货及应收医疗款等周转较快；三是由于政府对医院银行贷款的管制，医院大多通过推迟存货的付款期来补充短期资金需求；四是政府财政补助占医院的资产规模的比重越来越少。上述可能是导致医院流动比率较低的原因，但这并不是说医院的流动比率越低越好。每个医院都应当结合本医院的具体情况分析确定理想的流动比率。在确定合理的流动比率时，以下三个方面应当考虑和注意。

1）流动资产的质量和变现能力。如果医院的流动资产质量很好，即不存在不良资产，则流动资产的变现能力强，合理的流动比率值就可以低于不良资产较多的医院。

2）流动负债的构成和时间结构。流动负债都是有偿还时间的，利用银行贷款来补充资金需求要分析其还款的时间节点同医院资产变现的匹配，采用商业信用延期付款形成的债务的偿还时间节点也应同资金相匹配。如果医院能应对这些状况，则较低的流动比率是可以接受的。

3）医院的运营状况。流动比率的高低具有行业特征，但同一行业的组织其流动比率也会由于规模、管理等因素而有所不同。对于医院来说，只要其医疗业务活动能正常运行，医院的薪酬支付、药品、材料等购销没有问题，则较低的流动比率也是可以接受的。

（3）流动比率的趋势和同业分析：流动比率是短期偿债能力分析的核心指标，它揭示了流动资产与流动负债的数量关系，可以有效衡量医院的短期偿债能力。在实际工作中，流动比率的分析主要采用横向和纵向的分析，即主要采用趋势分析法和同行业分析法。

1）流动比率的趋势分析：流动比率的趋势分析是指对医院历史各期流动比率实际值进行的比较分析。外部分析人员通过分析历史各时期的变动，可以对医院短期偿债能力的变动趋势作出判断。内部分析人员通过趋势分析，有利于发现问题，吸取历史经验和教训，发现医院管理中存在的问题，改善医院的偿债能力。

采用趋势分析的优点是：第一，比较可靠，趋势分析以历史指标为依据，历史指标是医院曾经达到的水平，通过比较，可以观察医院偿债能力的变动趋势。第二，具有较强的可比性，可以沿着过去经历的轨迹，寻找医院运营中存在的问题。

采用趋势法分析的缺点是：第一，历史指标只能代表过去的实际水平，不能代表合理水平。因此，趋势分析主要通过比较，解释差异，分析原因，推断趋势。第二，医院运营环境是动态的，不是一成不变的，这在一定程度上，也会减弱不同历史时期比较的可比性。

【例 6-1】下面以某医院 2015—2019 年流动资产、流动负债、流动比率数据为例，对该医院的流动比率进行趋势分析，见表 6-1。

表 6-1　某医院流动比率趋势分析表

单位：万元

项目	2015 年	2016 年	2017 年	2018 年	2019 年
流动资产	79 453	119 472	125 956	163 265	207 096
流动负债	121 190	151 383	148 957	150 072	174 024
流动比率	0.66	0.79	0.85	1.09	1.19

从表 6-1 可以看出，该医院连续五年的流动比率呈现逐年上升的态势，说明该医院的短期偿债能力逐年提高，而且提高的速度还很快。该医院 2015 年、2016 年、2017 年连续三年短期偿债能力低于 1，说明该医院在这三年中面临着偿债的压力。自 2018 年开始该医院的流动比率大于 1，说明该医院的短期偿债能力得到改善。是什么原因导致了这种变化呢？从表 6-1 中可以看出，该医院 2019 年的流动资产规模达到 207 096 万元，较 2015 年增长 160.65%，而流动负债仅增长 43.60%，流动资产的增长速度快于流动负债的增长速度，致使流动比率大幅度的提升。通过流动比率的分析，可以得出结论，该医院的流动比率连续提升，说明该医院的短期偿债能力有较大提升，医院的运营处于良性运转状态。具体还应该根据五年中的医院流动资产、流动负债的内部具体项目构成进行分析，进一步探究导致流动资产比率改善的深层原因。

2）流动比率的行业对比分析：同业分析是指将医院指标的实际值与同行业的平均值进行的比较分析。对医院的短期偿债能力强弱的判断必须要结合所在行业的平均水平，如果本医院的某一指标好于行业标准，则说明医院在这一方面处于行业的平均水平之上。比如，某医院流动比率为 1.5，而医院的行业标准为 1.2，则说明该医院的短期偿债能力处于行业水平之上。

进行医疗行业比较分析有两个重要的前提：一是如何确定同类医院；二是如何确定行业标准。同类医院的确定通常是选定同一级别的、同样业务类型的医院进行对比。如一家三级综合医院可以将自身的指标与同类型的医院进行对比，如果是三级中医医院可以选择同样级别的中医医院进行对比。之所以这样选择，是因为同级别同类型的医院具有相同的医疗特点，如疾病构成、技术特征、资源配置、学科设置、价格水平等方面可以相互参照。

行业标准是以一定时期和一定范围的同类医院为样本，采用一定的方法对相关数据进行测算而得出的平均值。行业标准的确认主要采用统计分析法，即以大量历史统计数据为样本，测算各类指标平均值作为评价标准。由于目前我国医院没有公开相关数据，因此，很难有公开的行业标准数据，具体可以通过主管部门利用内部资料进行统计分析，以供在分析时参考。

在进行对比分析时，也可以选择一所管理优秀的医院，或选择处于竞争对手的医院进行对比，以判定自身经营管理存在的问题。

【例 6-2】某医院是一所综合性三级甲等教学医院，该医院 2015—2019 年连续五年的流动比率数据为例，结合同类型医院行业平均值，对该医院的流动比率进行同业分析，相关资料见表 6-2。

表 6-2　流动比率同业分析表

项目	2015 年	2016 年	2017 年	2018 年	2019 年
行业平均值	0.98	1.00	1.05	1.07	1.10
某医院值	0.66	0.79	0.85	1.09	1.19

从表 6-2 可以看出，该医院前三年的流动比率低于行业平均值，说明前三年的短期偿债能力低于行业平均水平；而后两年的流动比率高于行业平均值，说明该医院的短期偿债能力高于行业平均水平。对比行业平均水平，五年中，该医院的流动比率持续改善，说明该医院的短期偿债能力提升较快。那么，是不是流动比率高就好，而流动比率低就不好呢？或者比如说如果两个医院的流动比率都是 1.2，是否就认为他们的短期偿债能力相同呢？回答应该是否定的。因为流动比率的流动资产和流动负债的质量不同，结构也不相同，在分析时应该结合医院自身具体情况进行具体分析。

（4）流动比率分析中应注意的问题

1）在利用流动比率对医院的流动性和短期偿债能力进行分析时，应当注意，医院存在对流动比率进行人为操纵的可能。例如，医院用流动资产偿还流动负债或通过增加流动负债来购买流动资产时，流动比率计算公式的分子与分母将等额地增加或减少，并造成流动比率本身的变化。具体表现为通过年末突击偿还短期负债，下年初再如数借新款等手段粉饰其流动比率的状况。因此，在临近期末时候，医院可能通过人为操纵来粉饰流动比率。

2）计算出的流动比率，只有和同级别、同类型以及医院自身历史流动比率进行比较，才能得出流动比率的优劣。但这种比较通常并不能说明流动比率高或低的原因，要找出其原因还必须分析流动资产和流动负债所包括的内容及医院管理上的因素。一般情况下，流动资产中的应收医疗款、其他应收款、存货的周转速度是影响流动比率的主要因素。

3）较高的流动比率仅仅说明医院有足够的可变现资产用来偿债，但并不表明有足够的现金来偿债。如果流动资产的质量很差，就会高估医院的流动资产，即使流动比率高，仍不能保障医院偿还到期债务。对流动资产的质量的判断应通过分析每项具体的流动资产项目来得出结论。

4）流动比率是一个静态指标，来源于资产负债表，是一种存量概念，只表明在某一时点每 1 元流动负债的保障程度，即在某一时点流动负债与流动资产的关系，与未来资金流量并无因果关系。因此，流动比率无法用以评估医院未来资金的流动性。实际上，流动负债具有循环性，即不断偿债的同时会有新的到期的债务出现，偿债会不断地发生。只有债务的出现与资产的周转完全均匀发生时，流动比率才能正确反映偿债能力。

5）对流动比率的判断必须结合其他有关因素。即使在同类型、同级别的医院间比较，一些医院的流动比率虽然较低，也不一定表示其偿债能力较低。如果有大量充裕的现金，或具有较强的融资和信用能力，医院的实际的偿债能力要比流动比率指标所表示的偿债能力强得多。反之，一所医院的流动比率即使高，而缺乏现金或随时可变现的资产，也不能说明其偿债能力很强。所以，对流动比率的分析一定要结合各种因素作出综合评价。

（二）速动比率

1．速动比率计算　速动比率是速动资产与流动负债的比值。速动资产是流动资产扣除存货后的数额。速动比率表示每一元的流动负债有多少速动资产作为还款的保障。其计算公式为：

$$速动比率=\frac{速动资产}{流动负债}$$

根据表 3-5 有关数据，该医院 2016 年的流动比率计算如下：

$$速动比率=\frac{1\,194\,724\,250.96-111\,598\,416.63}{1\,513\,827\,782.84}$$

$$=0.72$$

该指标用来反映医院的短期偿债能力，是流动比率的一个重要的辅助指标，用于评价医院的流动资产变现能力的强弱。该指标越高，表明医院偿还流动负债的能力越强。计算速动比率之所以扣除存货，主要原因是：一是在流动资产中存货的变现能力相对较弱；二是存货中可能含有过期或报废但还未做处理的不能变现的存货；三是存货可变现净值与账面价值之间的差额有可能会很悬殊；四是存货中尤其是药品和卫生材料是医院开展医疗活动所必需的，启用存货偿债，有可能会影响医院正常医疗工作。综合以上原因，从谨慎的角度来看，把存货从流动资产总额中扣除而计算出的速动比率，比流动比率更为准确、更加真实地反映医院的短期偿债能力。

在计算速动比率时，从谨慎的角度看，除了扣除存货外，还可以排除预付账款、待摊费用等项目，以更进一步地分析医院的变现能力。其公式如下：

$$速动比率=\frac{流动资产-存货-预付账款-待摊费用}{流动负债}$$

根据表 3-5 有关数据，该医院 2016 年的速动比率计算如下：

$$速动比率=\frac{1\ 194\ 724\ 250.96-111\ 598\ 416.63-118\ 695\ 541.98}{1\ 513\ 827\ 782.84}$$

$$=0.64$$

2．速动比率的优点与缺陷

（1）速动比率的优点：与流动比率类似，速动比率通过相对比值的形式反映医院的流动性和短期偿债能力，比以绝对数形式反映的营运资金更加科学，也更具有可比性。速动比率考察的是流动性较强的流动资产对流动负债的保障程度。与流动比率相比，速动比率考虑了不同的流动资产流动性的差异，要比流动比率指标更为准确、更加可信。

（2）速动比率的缺陷：速动比率只是揭示了速动资产与流动负债的关系，是一个静态指标。作为反映医院短期偿债能力的指标，速动比率只是说明了在某一时点 1 元流动负债的保障程度，即在某一时点用于偿还流动负债的速动资产，并不能说明未来现金流入的多少。另外，速动资产中还包括了流动性较差的应收账款，特别是应收账款的质量会减弱医院的短期偿债能力。

3．速动比率的分析

（1）速动比率的一般分析：一般来说速动比率越高，说明医院的流动性越强，流动负债的安全性越高，短期债权人到期收回本息的可能性越大。但与流动比率类似，从医院的角度看，速动比率也不是越高越好，对速动比率要具体情况具体分析。

（2）速动比率的合理性问题：一般认为，如果每 1 元的流动负债有 1 元的速动资产来保障，即速动比率为 1 时，则表明医院既有良好的债务偿还能力，又有较为合理的流动资产结构。但这一比例并不是绝对的，同流动比率一样，评价医院的速动比率也应从医院的实际情况来分析。目前我国医院的流动比率数值总体上是较低的，而医院的存货由于周转较快，所占用的数额在流动资产中所占的比重较小，因此，在医疗行业中，流动比率与速动比率的数值相差较小。实际上，在许多的医院中其速动比率的数值小于 1，但医院的医疗活动仍可正常运行，这可能同医院的运营特征相关。

因此，在判断速动比率的合理性时，每家医院都应当结合本医院的运营状况和历史情况作具体的分析和判断，并应考虑以下因素：不影响医院正常的医、教、研等业务工作；医院保证开展正常医疗业务的现金支付能力；还应该保证医院的可持续的发展能力。

（3）速动比率趋势和同业分析：速动比率是流动比率指标的辅助指标，它揭示了速动资产与流动负债的数量关系，由于其扣除了存货，弥补了流动比率的不足，可以更有效地衡量医院的短期偿债能力。在实际工作中，同流动比率的分析一样，速动比率的分析也采用横向和纵向的分析，即主要采用趋势分析法和同行业分析法。

1）速动比率的趋势分析：速动比率的趋势分析是指对医院历史各期速动比率实际值进行的比较分析。通过分析历史各时期的变动，可以对医院短期偿债能力的变动趋势作出判断。有利于发现问题，吸取历史经验和教训，发现医院管理中存在的问题，改善医院的偿债能力。

【例 6-3】下面以某医院 2015—2019 年速动资产、流动负债、速动比率数据为例，对该医院的速动比率进行趋势分析，见表 6-3。

表 6-3 某医院速动比率趋势分析表

单位：万元

项目	2015 年	2016 年	2017 年	2018 年	2019 年
流动资产	79 453	119 472	125 956	163 265	207 096
速动资产	72 885	108 312	118 044	153 214	196 529
流动负债	121 190	151 383	148 957	150 072	174 024
速动比率	0.60	0.72	0.79	1.02	1.13
流动比率	0.66	0.79	0.85	1.09	1.19

从表 6-3 可以看出，该医院连续五年的速动比率呈现逐年上升的态势，说明该医院的短期偿债能力逐年提高，而且提高的幅度还很多，至 2019 年末，该医院的速动比率升至 1.13。该医院 2015 年、2016 年、2017 年连续三年速动比率低于 1，说明该医院在这三年中短期偿债能力较弱。自 2018 年开始该医院的速动比率大于 1，说明该医院的短期偿债能力得到改善。是什么原因，导致了这种变化呢？从表 6-3 中可以看出，该医院 2019 年的流动资产较 2015 年增长 160.65%，速动资产较 2015 年增长了 169.64%，而流动负债仅增长 43.60%，流动资产中的速动资产大幅度增长是流动比率大幅度提升的主要原因。该医院 2015—2019 年速动资产占流动资产总量的比重分别为：91.73%、90.66%、93.72%、93.84%、94.90%，说明速动资产在医院流动资产中所占的比重越来越高。

通过该医院速动比率的分析，可以得出结论，该医院的速动比率连续提升，说明该医院的短期偿债能力有较大提升，医院的流动性及短期偿债能力处于良性运转状态。具体还应该根据五年中的医院速动资产、流动负债的内部具体项目构成进行分析，进一步探究导致速动资产比率改善的深层原因。

2）速动比率的行业对比分析：同流动比率分析一样，速动比率的同业分析可以将本医院的指标同平均水平、竞争对手、行业先进医院进行比较分析。通过分析，对医院的短期偿债能力强弱作出判断。速动比率的同业分析也应该选择同级别、同类型的医院进行对比。

【例 6-4】某医院是一所综合性三级甲等教学医院，该医院与其竞争对手医院 2015—2019 年连续五年的速动比率数据，见表 6-4。请对该医院的速动比率作出分析。

表 6-4 速动比率比较分析表

项目	2015 年	2016 年	2017 年	2018 年	2019 年
竞争对手	1.50	1.35	1.22	0.97	0.85
某医院值	0.60	0.72	0.79	1.02	1.13

从表 6-4 可以看出，该医院的竞争对手 2015—2019 年的速动比率不断下降，而该医院的速动比率连续五年提升。2015—2017 年该医院的速动比率低于 1，且明显低于竞争对手医院，自 2018 年开始，该医院的速动比率高于 1，而竞争对手的速动比率低于 1，该医院的速动比率高于竞争对手。同竞争对手相比，该医院的速动比率逐年上升，而竞争对手的该指标却逐年下降，说明该医院的短期偿债能力已经高于竞争对手，说明该医院的短期偿债能力提升较快。那么，是不是速动比率高就好，而低就不好呢？或者说我们能否得出该医院比竞争对手“好”的结论呢？回答应该是否定的。因为速动比率中的速动资产和流动负债的质量不同，结构也不相同，也可能存在粉饰速动比率的问题，这都会影响速动比率的可信性问题。因此，在分析时应该具体问题具体分析。

（4）速动比率分析中应注意的问题

1）速动比率的高低分析。虽然一般认为速动比率为 1 较为适宜，如果速动比率小于 1，医院可能面临风险。但是，并不能认为速动比率较低其流动负债不能偿还。目前，我国的医院虽然盈利能力较低，但如果医院药品、卫生材料周转较快，变现能力较强，即使速动比率较低，医院仍然有能力偿还到期债务。如果速动比率大于 1，虽然从债权人的角度看，越大越好，但过高的速动比率同流动比率一样将使医院不能把流动资金投入到规模发展、固定资产等领域，从而影响医院未来的发展。

2）应收账款的变现能力对速动比率的影响。速动比率的计算隐含着一个十分重要的假设条件，即所有的应收账款都能在其回收期内如数转化为现金，即便有坏账损失，其数额也非常少。但事实并非如此，医院有可能有相当的一部分应收账款不能按期收回，如医保资金延期支付、超医保指标拒付、违规扣除以及患者欠费等，其发生损失的可能性非常大。换言之，按全部应收账款计算的速动比率含有一定的水分，不能真实地表示出医院的偿债能力。在分析流动比率、速动比率时应该对应收账款的质量进行分析。

3）计算出的速动比率，只有和同级别、同类型以及医院自身历史速动比率进行比较，才能得出速动比率的优劣。但这种比较通常并不能说明速动比率高或低的原因，要找出其原因还必须分析速动资产和流动负债的质量与结构。

4）同流动比率的分析和判断一样，对速动比率的判断必须结合其他有关因素进行比较分析。一些医院的速动比率虽然较低，也不一定表示其偿债能力较低。如果有大量充裕的现金，或具有较强的融资和信用能力，医院的实际的偿债能力要比速动比率指标所表示的偿债能力强得多。反之，一所医院的速动比率即使高，而缺乏现金或应收账款的变现能力不强，也不能说明其偿债能力很强。所以，对速动比率的分析一定要结合各种因素作出综合评价。

（三）现金比率

1．现金比率计算　现金比率是现金类资产与流动负债的比值。现金类资产是指现金和现金等价物。其计算公式为：

$$现金比率=\frac{现金+现金等价物}{流动负债}$$

根据表 3-5 有关数据，该医院 2016 年的现金比率计算如下：

$$现金比率=\frac{497\ 271\ 916.47}{1\ 513\ 827\ 782.84}$$
$$=0.33$$

公式中的现金是指可以立即动用的现金，主要指库存现金和银行存款，现金等价物主要指医院持有的期限很短，易于转换为现金、价值变动风险很小的短期投资，在医院中现金等价物很少。由于现金比率将应收账款等流动性比较强的资产也排除在外，反映的是支付能力极强的现金和现金等价物对流动负债的保障程度，因而此指标能反映医院的直接支付能力。

2．现金比率的优点与缺陷

（1）现金比率的优点：与流动比率和速动比率类似，现金比率通过相对比值的形式反映医院的流动性和短期偿债能力，比以绝对数形式反映的营运资金更加科学，也具有可比性。

现金比率考察的是医院中支付能力最强的现金和现金等价物对流动负债的保障程度。与流动比率、速动比率相比，现金比率更加考虑了不同流动资产的流动性的差异。

（2）现金比率的缺陷：与流动比率和速动比率类似，现金比率也是一个静态指标，不能完全地反映下一个期间现金流入和流出的动态过程，因而对下一个期间医院流动性和短期偿债能力的反映不尽完善。

3．现金比率的分析

（1）现金比率的一般分析：一般来说，现金比率越高，说明医院的流动性越强，流动负债的安全程度越高，短期债权人到期收回本息的可能性越大。现金比率过低，反映医院短期偿债能力弱。如果医院的现金比率达到或超过 1，说明医院即使不动用其他资产仅依靠手中的现金就足以偿还流动负债。

而对于医院来说，现金比率并不是越高越好。因为资产的流动性和其盈利能力成反比，流动性越强的资产盈利能力越弱，而流动性越弱的资产其盈利能力越强。在医院的所有资产中，现金是流动性最强的资产，同时也是盈利能力最弱的资产。保持过高的现金比率，固然可以应对短期偿债的紧迫性，但也降低了医院的发展与盈利能力。因此，分析医院的现金比率，应结合医院具体情况来分析，既不应过高，也不应过低，只要保持医院具有一定的偿债能力，不会发生支付危机就可以了。

（2）现金比率的合理性问题：同流动比率、速动比率一样，确定合理的现金比率也是极为复杂的问题。一般认为，判断医院的现金比率的合理性应该注意以下几个问题：

1）医院的现金储备应该能满足最低的支付需求，不能出现支付危机。最低的需求应该是能保证医院正常业务的开展以及能够应对负债所要求的现金偿付。如药品、卫生材料、设备购置形成的应付账款的按照合同规定的支付，保障医院正常运行的辅助支出，员工薪酬支付等。

2）医院中其他流动资产尤其是应收账款的质量和变现能力。如果这些资产的质量很好，则现金比率较低也是可以接受的。

3）现金与流动负债的构成和时间结构。流动负债都是有偿还时间的，利用银行贷款及商业信用形成的流动负债偿还的时间节点应该同现金匹配。

4）医院的行业特点与商业信用。对于医院来说，如果有良好的商业信用，能够应对紧迫性支付的风险，则在确保医院业务工作正常运行的状况下，较低的现金比率也是可以接受的。

（3）现金比率的趋势与同业分析：现金比率揭示了现金及现金等价物与流动负债的数量关系，反映医院随时可以还债的能力。在实际工作中，同流动比率、速动比率的分析一样，现金比率的分析也采用横向和纵向的分析，即主要采用趋势分析法和同行业分析法。

1）现金比率的趋势分析：现金比率的趋势分析是指对医院历史各期现金比率实际值进行的比较分析。通过分析历史各时期的变动，可以对医院短期偿债能力的变动趋势作出判断。有利于发现问题，吸取历史经验和教训，确保医院医、教、研工作的正常开展。

【例 6-5】某医院 2015—2019 年现金资产、流动负债、现金比率等数据见表 6-5，请对该医院的现金比率进行趋势分析。

表 6-5 某医院现金比率趋势分析表

单位：万元

项目	2015 年	2016 年	2017 年	2018 年	2019 年
流动资产	79 453	119 472	125 956	163 265	207 096
速动资产	72 885	108 312	118 044	153 214	196 529
现金资产	28 531	49 727	53 696	76 934	91 633
流动负债	121 190	151 383	148 957	150 072	174 024
现金比率	0.24	0.33	0.36	0.51	0.53
速动比率	0.60	0.72	0.79	1.02	1.13
流动比率	0.66	0.79	0.85	1.09	1.19

从表 6-5 可以看出，该医院的现金比率自 2015—2019 年连续五年上升，2019 年达到 0.53，表明该医院的支付能力明显提升。该医院的现金占流动资产的比重 2015—2019 年

分别为：35.91%、41.62%、42.63%、47.12%、44.25%，这说明该医院即时支付能力较强，有充足的现金储备，支付风险较低。但该医院也应该做好现金的管理工作，寻找发展机会，充分发挥医院资金的作用。

2）现金比率的行业对比分析：同流动比率、速动比率分析一样，现金比率的同业分析可以将本医院的指标同平均水平、竞争对手、行业先进医院进行比较分析。通过比较分析，对医院的支付能力强弱作出判断。现金比率的同业分析也应该选择同级别、同类型的医院进行对比。

【例 6-6】某医院是一所综合性三级甲等教学医院，该医院与其竞争对手医院 2015—2019 年连续五年的现金比率数据，见表 6-6。请对该医院的现金比率作出分析。

表 6-6　现金比率比较分析表

项目	2015 年	2016 年	2017 年	2018 年	2019 年
竞争对手	0.50	0.42	0.40	0.35	0.30
某医院值	0.24	0.33	0.36	0.51	0.53

从表 6-6 可以看出，2015—2019 年竞争对手医院的现金比率逐年下降，而该医院的现金比率连续五年上升。2015—2017 年该医院的现金比率低于竞争对手，2018 年该医院的现金比率超过主要竞争对手。竞争对手医院的现金比率虽然连续下降，但 0.30 也是相对合理的；该医院虽然有较强的直接支付能力，但在未来的管理中，应加强对现金的管理，关注医院发展的机会。

（4）现金比率分析中应注意的问题

1）在评价医院的现金比率时，对于正常运营的医院来说，现金比率的重要性不大，因为不可能要求用现金和现金等价物来偿还全部流动负债，医院也没有必要保持过多的现金。但对于运营困难的医院来说，关注现金比率就显得非常重要。因为它表明了在最坏的情况下医院的短期偿债能力。

2）医院的现金比率不宜过高，现金比率过高，可能表明医院不善于利用现金资源，也有可能没有将现金投入到规模发展、技术提升、学科建设中去，而影响到医院未来发展。

3）与流动比率、速动比率一样，现金比率也是一个静态指标，并且医院对现金比率同样可能进行人为的操纵。

（四）现金流量与流动负债比率

1. 现金流量与流动负债比率计算　现金流量与流动负债比率是日常活动产生的现金流量净额与流动负债的比值，反映医院每年的日常活动产生的现金流量净额偿还流动负债的能力。其计算公式为：

$$\text{现金流量与流动负债比率}=\frac{\text{日常活动产生的现金流量净额}}{\text{流动负债}}$$

公式中的分子是来自于现金流量表中的“日常活动产生的现金流量净额”，反映医院当年的日常活动带来的净现金流量，是一个动态指标。公式中的分母是来自于资产负债表，反映医院年末的流动负债的金额，代表医院下一年度即将到期的负债。下一年度即将到期的负债将用下一年度的现金流量来偿还，因此，用下一年度的日常活动产生的现金流量净额与年末流动负债相比计算该比率更加合理。但是，要准确地预计下一年度的日常活动现金流量比较困难，而对于医院来说，业务活动现金流量又具有一定的稳定性，因此，在公式中就用当年的日常活动产生的现金流量净额代替了下一年度预计的业务活动现金流量净额。

根据表 3-5、表 5-2 中的有关数据，该医院 2016 年的现金流量与流动负债比率计算如下：

$$\text{现金流量与流动负债比率} = \frac{453\ 498\ 358.42}{1\ 513\ 827\ 782.84} = 0.30$$

2．现金流量与流动负债比率的优点与缺陷

（1）现金流量与流动负债比率的优点：现金流量与流动负债比率的分子“日常活动产生的现金流量净额”是一个期间上的动态指标，分母“流动负债”是一个时点上的静态指标，因此，该指标是一个半动态比率。流动比率、速动比率属于静态指标，作为对流动性的计量，无法反映出现金流量在偿付到期债务方面的重要性。由于负债是用现金来偿还的，因此，将日常活动产生的现金流量净额与流动负债相比具有非常重要的意义。通过比较日常活动产生的现金流量净额与流动负债而得到的比率，可以克服流动比率、速动比率的静态属性。

（2）现金流量与流动负债比率的缺陷：与上述静态比率类似，现金流量与流动负债比率中的分母仍然是“流动负债”。仍然是用一个静态的水平来代替一个动态的过程，不是十分科学。另外，现金流量与流动负债比率的分子选用“日常活动产生的现金流量净额”是因为医院运营的稳定性的假设，但事实上它并不能完全包含医院所有的可用于偿还短期债务的现金流量。并且，现金流量与流动负债比率中用分析期的“日常活动产生的现金流量净额”来代替下一期间的“日常活动产生的现金流量净额”，也不完全准确。

3．现金流量与流动负债比率的分析

（1）现金流量与流动负债比率的一般分析：一般来说，现金流量与流动负债比率越高，说明医院的流动性越强，流动负债的安全程度越高，短期债权人到期收回本息的可能性越大。但与前面三个比率类似，从医院的角度看，现金流量与流动负债比率也不是越高越好，需要具体情况具体分析。

（2）现金流量与流动负债比率的趋势与同业分析：现金流量与流动负债比率揭示了日常活动产生的现金流量净额与流动负债的数量关系，反映医院偿还债务的能力。现金流量与流动负债比率的分析也可采用横向和纵向的分析，即主要采用趋势分析法和同行业分析法。

1）现金流量与流动负债比率的趋势分析：现金流量与流动负债比率的趋势分析是指对医院历史各期该项比率实际值进行的比较分析。通过分析历史各时期的变动，可以对医院短期偿债能力的变动趋势作出判断。

【例6-7】某医院2015—2019年业务活动现金流量净额、流动负债、现金流量与流动负债比率等数据，见表6-7，请对该医院的现金流量与流动负债比率进行趋势分析。

表6-7　某医院现金流量与流动负债比率趋势分析表

单位：万元

项目	2015年	2016年	2017年	2018年	2019年
流动资产	79 453	119 472	125 956	163 265	207 096
速动资产	72 885	108 312	118 044	153 214	196 529
现金资产	28 531	49 727	53 696	76 934	91 633
日常活动产生的现金流量净额	28 999	45 350	17 037	46 111	48 495
流动负债	121 190	151 383	148 957	150 072	174 024
现金比率	0.24	0.33	0.36	0.51	0.53
速动比率	0.60	0.72	0.79	1.02	1.13
流动比率	0.66	0.79	0.85	1.09	1.19
现金流量与流动负债比率	0.24	0.30	0.11	0.31	0.28

从表6-7可以看出，该医院的现金流量与流动负债比率，2017年较低为0.11，其他的四年基本在0.3左右。该医院的流动比率、速动比率、现金比率在五年中均连续上升，但现金流量与流动负债比率却相对平稳。该医院五年中的日常活动产生的现金流量净额、速动资产、流动资产、现金资产的增长分别为：67.23%、169.64%、160.65%、221.17%。日常活动产生的现金流量净额增长幅度低于速动资产、流动资产、现金资产的增长幅度，使得该医院的现金流量与流动负债比率低于其他三项比率的增长。其主要原因可能是该医院的应收账款以及业务活动的现金支付增长过快造成的。具体应结合医院应收医疗款、应收在院患者医疗款、其他应收款及业务活动现金流出项目的增长变化做进一步分析。

2）现金流量与流动负债比率的行业对比分析：现金流量与流动负债比率的同业分析可以将本医院的指标同平均水平、竞争对手、行业先进医院进行比较分析。通过比较分析，判断医院的短期偿债能力。现金流量与流动负债比率的同业分析也应该选择同级别、同类型的医院进行对比。

【例6-8】某医院是一所综合性三级甲等教学医院，该医院与其竞争对手医院2015—2019年连续五年的现金流量与流动负债比率数据，见表6-8。请对该医院的现金流量与流动负债比率作出分析。

表 6-8 现金流量与流动负债比率比较分析表

项目	2015 年	2016 年	2017 年	2018 年	2019 年
竞争对手	0.45	0.39	0.27	0.07	0.02
某医院值	0.24	0.30	0.11	0.31	0.28

从表 6-8 可以看出，竞争对手医院 2015—2019 年的现金流量与流动负债比率逐年下降，2018 年、2019 年迅速恶化。而该医院的现金流量与流动负债比率在 2015—2017 年低于竞争对手，但 2018 年、2019 年超过竞争对手，且该医院的该项比率连续相对平稳。

与流动比率、速动比率、现金比率类似，现金流量与流动负债比率同样存在人为操纵的可能，分析时应注意。

三、短期偿债能力的趋势分析

短期偿债能力的趋势分析就是将医院连续几个期间的相关财务数据进行对比，从而得出医院流动性和短期偿债能力变化趋势的一种分析。在上述的比率分析中，也运用了趋势分析，为了避免重复，下面我们探讨的趋势分析主要是对影响短期偿债能力的有关因素的绝对数量、环比及定基分析，以探讨医院资产流动性及短期偿债能力变化的内在因素。

（一）绝对数额分析

将医院连续几年的流动资产、流动负债、现金流量等相关项目的绝对数额进行对比，以查看这些项目的变化趋势，从而洞悉流动性和短期偿债能力的变动及其趋势。

【例 6-9】某医院 2015—2019 年相关项目数据，见表 6-9，请对该医院的资产流动性及短期偿债能力进行趋势分析。

表 6-9 某医院流动性与短期偿债能力的绝对数趋势分析表

单位：万元

项目	2015 年	2016 年	2017 年	2018 年	2019 年
流动资产	79 453	119 472	125 956	163 265	207 096
其中：货币资金	28 531	49 727	53 670	76 937	91 633
财政应返还额度	711	5 551	139	30	30
应收账款净额	25 234	33 374	46 728	63 610	80 276
预付账款	5 919	11 870	8 652	5 581	5 845
其他应收款净额	12 489	7 790	8 855	7 056	18 745
存货	6 568	11 160	7 912	10 051	10 567

续表

项目	2015 年	2016 年	2017 年	2018 年	2019 年
流动负债	121 190	151 383	148 957	150 072	174 024
其中：短期借款					
其他应交税费	188	497	1 420	2 146	2 177
应付职工薪酬			1 419		4 678
应付账款	100 158	124 470	116 128	111 736	115 791
预收账款	12 917	17 841	20 248	26 713	31 012
其他应付款	7 927	8 575	9 742	8 740	20 366
预提费用				737	
日常活动产生的现金流量净额	28 999	45 350	17 037	46 111	48 495

将表 6-9 的数据反映在图形中，如图 6-1 所示。

从表 6-9、图 6-1 可以看出，该医院流动资产呈上升趋势，其中货币资金、应收账款净额呈明显上升趋势，存货、预付账款基本呈平稳趋势，其他应收款净额 2019 年增加较多，应查明原因。可以看出，该医院流动资产规模的上升，主要是货币资金、应收账款净额项目的增加所致。该医院的流动负债总体上呈上升趋势，但 2016—2018 年三年中较为平稳。流动负债中，其他应交税费、预收账款呈上升趋势，应付账款在流动负债中占较大比重，其变化呈平稳趋势，其他应付款 2019 年增加较多，应查明原因。日常活动产生的现金流量净额呈上升趋势，但 2017 年波动较大，应查明原因。总体上看，该医院流动资产、流动负债、日常活动产生现金流量净额均呈上升趋势，且该医院流动资产的上升趋势明显快于流动负债的上升趋势，说明该医院的短期偿债能力逐年提升。

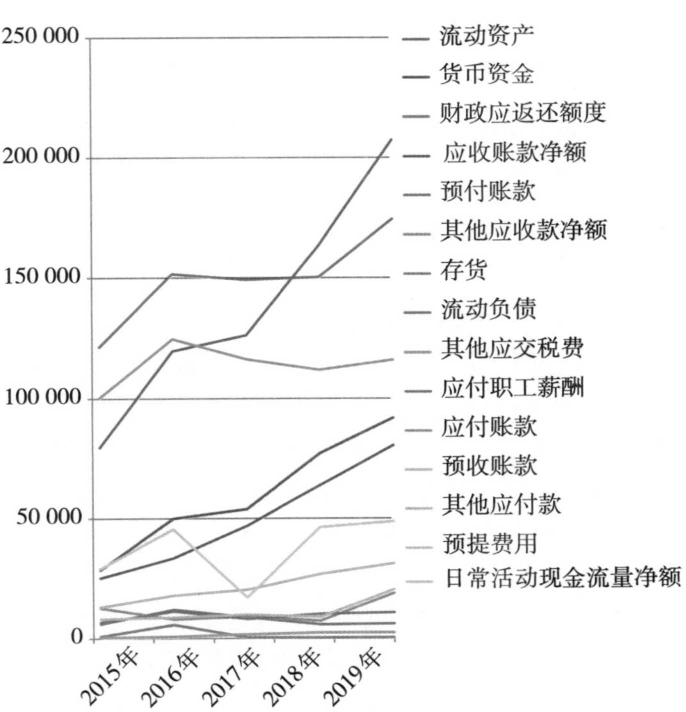

图 6-1　流动资产、流动负债等项目趋势图（单位：万元）

（二）环比分析

计算流动资产、流动负债、现金流量等相关项目的环比变动，可以查看变动的方向和幅度，从而分析医院流动性和短期偿债能力的变动情况。

【例 6-10】利用表 6-9 中的数据，分别计算该医院 2016—2019 年相关项目环比增长，见表 6-10，请对该医院的资产流动性及短期偿债能力进行分析。

表 6-10　某医院流动性与短期偿债能力的环比增长趋势分析表

项目	2016 年	2017 年	2018 年	2019 年
流动资产	50.37%	5.43%	29.62%	26.85%
其中：货币资金	74.29%	7.93%	43.35%	19.10%
财政应返还额度	680.73%	−97.50%	−78.42%	0
应收账款净额	32.26%	40.01%	36.13%	26.20%
预付账款	100.54%	−27.11%	−35.49%	4.73%
其他应收款净额	−37.63%	13.67%	−20.32%	165.66%
存货	69.91%	−29.10%	27.03%	5.13%
流动负债	24.91%	−1.60%	0.75%	15.96%
其中：其他应交税费	164.36%	185.71%	51.13%	1.44%
应付账款	24.27%	−6.70%	−3.78%	3.63%
预收账款	38.12%	13.49%	31.94%	16.09%
其他应付款	8.17%	13.61%	−10.29%	133.02%
日常活动产生的现金流量净额	56.38%	−62.43%	170.65%	5.17%

从表 6-10 可见，该医院的流动资产 2016 年环比增长 50.37%，2017 年环比增长下降为 5.43%，2018 年、2019 年连续两年环比增长接近 30%，说明该医院的业务规模在大幅度增长。在流动资产主要项目中，货币资金连续四年环比增长较快，且环比增长速度同流动资产相匹配；应收账款净额连续四年环比大幅度增长，2017 年、2018 年其环比增长速度快于流动资产增长速度，具体应该同医疗收入的环比增长进行对比，以判断其增长的合理性；存货环比增长 2016 年为 69.91%，2017 年下降 29.1%，2018 年增长 27.03%，2019 年环比增长 5.13%，其增长幅度低于流动资产的增长；其他应收款净额在 2019 年环比增长 165.66%，出现大幅度增长，应查明原因。在流动资产主要的项目中，存货的环比增长较低，说明该医院对药品、卫生材料等的管理效率较高。货币资金的环比增长基本同流动资产的环比增长相匹配，说明医院的现金支付能力持续增强。应收账款净额的环比增长总体上高于流动资产的增长，在对现金流量与流动负债比率的分析中，曾经分析过，该医院

现金流量与流动负债比率的变动低于其他流动比率指标的原因可能是应收账款净额的增长速度过快所致。针对此种状况，该医院应查明原因，应收账款净额包括应收在院患者医疗款、应收医疗款、其他应收账款等，具体应针对各个项目做进一步分析。但无论是何种原因，应收账款净额的大幅度的增长，在一定程度上影响了医院的支付能力，这种不正常的增长可能存在着潜在的坏账损失。

从表 6-10 可以看出，该医院流动负债 2016 年环比增长 24.91%，2017 年环比下降 1.60%，2018 年环比增长 0.75%，2019 年环比增长 15.96%。对比流动资产来看，各年中均低于流动资产的环比增长速度，反映该医院的短期偿债能力逐年提升。该医院的流动负债没有短期借款，主要是应付账款，2016 年该医院的应付账款环比增长 24.27%，其后三年中环比增长较低，均大幅度低于流动资产的环比增长，反映该医院的应付账款管理的效率，也反映了其短期偿债能力的提升；该医院预收账款各年度的环比增长较快，说明医院对于预收账款的管理效率较高，虽然增加了短期偿债数量，但为医院补充了资金，增强了医院的短期支付能力。该医院其他应付款 2019 年环比增长为 133.02%，属于不正常增长，应查明原因。

从表 6-10 可以看出，该医院日常活动产生的现金流量净额，2016 年环比增长 56.38%，而 2017 年环比减少 62.43%，2018 年环比增长 170.65%，2019 年环比增长 5.17%，在四年中波动较大。在以前的分析中，我们曾指出，出现此类状况可能是应收账款的增长快于流动资产的增长、医院增加的流动资产并没有有效增加现金流入、同时该医院日常活动的现金流出数量较多以及各年现金流出不均衡等造成的。

（三）定基分析

定基分析就是选定一个固定的期间作为基期，计算各分析期的流动资产、流动负债和现金流量等相关项目与基期相比的百分比。这种分析不仅能看出相邻两期的变动方向和幅度，还可以看出一个较长期间内的总体变动趋势，便于进行较长期间的趋势分析。

【例 6-11】利用表 6-9 中的数据，分别计算该医院 2016—2019 年相关项目定基增长，见表 6-11，请对该医院的资产流动性及短期偿债能力进行分析。

表 6-11　某医院资产流动性与短期偿债能力的定基趋势分析表

项目	2015 年	2016 年	2017 年	2018 年	2019 年
流动资产	100%	150.37%	158.53%	205.49%	260.65%
其中：货币资金	100%	174.29%	188.11%	269.66%	321.17%
财政应返还额度	100%	780.73%	19.55%	4.22%	4.22%
应收账款净额	100%	132.26%	185.18%	252.08%	318.12%
预付账款	100%	200.54%	146.17%	94.29%	98.75%
其他应收款净额	100%	62.37%	70.90%	56.50%	150.09%

续表

项目	2015 年	2016 年	2017 年	2018 年	2019 年
存货	100%	169.91%	120.46%	153.03%	160.89%
流动负债	100%	124.91%	122.91%	123.83%	143.60%
其中：其他应交税费	100%	264.36%	755.32%	1 141.49%	1 157.98%
应付账款	100%	124.27%	115.94%	111.56%	115.61%
预收账款	100%	138.12%	156.75%	206.80%	240.09%
其他应付款	100%	108.17%	122.90%	110.26%	250.92%
日常活动产生的现金流量净额	100%	156.38%	58.75%	159.01%	167.23%

从表 6-11 可以看出，该医院的流动资产的定基增长幅度一直快于流动负债的定基增长幅度，该医院的流动资产对流动负债的保障程度在不断上升，短期偿债能力不断提高。在流动资产中，该医院的货币资金定基增长快于流动资产的定基增长幅度，说明该医院的短期支付能力在提升；应收账款净额的定基增长速度自 2017 年之后快于流动资产的增长幅度，这在一定程度上影响了医院的业务活动现金流入；该医院存货的定基增长低于流动资产的定基增长幅度，表明医院存货的管理效率较高；该医院的预付账款定基增长 2016 年高于流动资产的定基增长，2017—2019 年则低于流动资产定基增长；其他应收款净额的定基增长也低于流动资产的定基增长。在流动负债中，应付账款的定基增长幅度低于流动负债的定基增长幅度，预收账款的定基增长幅度快于流动负债的定基增长幅度，并且该医院没有短期借款，说明该医院的流动负债的结构较好，体现了行业特点并充分利用了商业信用。其他应付款 2019 年定基增长过快，应查明原因。日常活动产生的现金流量净额的定基增长在 2017 年出现了大幅度的减少，除 2017 年低于流动负债的定基增长幅度外，2016 年、2018 年及 2019 年的增长超过流动负债的增长幅度。以上分析可知，该医院的资产流动性、负债质量以及短期偿债能力有明显提升。

四、短期偿债能力的结构分析

短期偿债能力的结构分析主要依据医院资产负债表及有关资料，分析同一会计期间内流动资产与流动负债各项目的相对增长速度的差异，进而分析其内部结构变动及其对医院短期偿债能力的影响。

短期偿债能力的结构分析还可以与趋势分析结合起来，查看各种结构在连续几个期间的变化。

（一）流动资产结构及其趋势分析

流动资产的结构分析主要是计算流动资产的各项目在流动资产中所占的比重，来分析说明流动资产的结构及其变动趋势对短期偿债能力的影响。

【例 6-12】利用表 6-9 中的数据，分别计算该医院 2015—2019 年流动资产相关项目结构，见表 6-12，请对该医院的流动资产结构及其趋势进行分析。

表 6-12 某医院流动资产结构变动趋势分析表

项目	2015 年	2016 年	2017 年	2018 年	2019 年
货币资金	35.91%	41.62%	42.61%	47.12%	44.25%
财政应返还额度	0.89%	4.65%	0.11%	0.02%	0.01%
应收账款净额	31.76%	27.93%	37.10%	38.96%	38.76%
预付账款	7.45%	9.94%	6.87%	3.42%	2.82%
其他应收款净额	15.72%	6.52%	7.03%	4.32%	9.05%
存货	8.27%	9.34%	6.28%	6.16%	5.10%
流动资产合计	100%	100%	100%	100%	100%

从表 6-12 中可以看出：

（1）该医院流动资产的构成主要为货币资金、应收账款净额、预付账款、其他应收款净额和存货。其中货币资金在流动资产中所占比重最高，应收账款净额在流动资产中也占有较大的比重，2019 年末货币资金和应收账款净额占流动资产的比重为 83.01%。

（2）货币资金占流动资产的比例呈上升趋势，五年分别为 35.91%、41.62%、42.61%、47.12%、44.25%，说明该医院的短期支付能力较强。货币资金属流动性质量最好的资产，它在流动资产中所占的比重高，对医院债务的清偿十分有利。但要注意资金是否能够有效利用，注意提高资金的利用效果。

（3）应收账款净额占流动资产的比例呈上升趋势，五年中分别为 31.76%、27.93%、37.10%、38.96%、38.76%。对于应收账款净额所占比重的大幅度的增加应引起重视。医院应收账款净额主要包括应收医疗款、应收在院患者医疗款等。分析时应重点关注应收医疗款，必要时可以查看医保拨款时间的变化，判断是否存在医保支付延期的问题。也应查明医院是否存在医保超标准等而造成的医保拒付，这种状况会给医院造成损失。

（4）该医院的存货在流动资产中所占的比例总体上呈现下降趋势，从 2015 年的 8.27% 下降到 2019 年末的 5.10%。这表明医院存货的管理能力在不断增强。

（5）该医院的预付账款在流动资产中所占比重总体上呈现下降趋势，从 2015 年的 7.45%，下降到 2019 年末的 2.82%。

（6）该医院的其他应收款净额 2015 年占流动资产的比例为 15.72%，2016 年为 6.52%，2017 年为 7.03%，2018 年降至 4.32%，而 2019 年末则又上升到 9.05%。该项目在流动资产中所占的比例波动较大。医院应对其他应收款净额的具体构成做进一步的分析，警惕资金不明占用的问题。

通过对该医院流动资产结构的趋势分析，可以看出，该医院的资产的流动性及短期偿债能力不断提升，但对应收账款净额所占比重大幅度的增长应引起重视。对资产的结构分析，我们将在第七章进行具体分析。目前，我国医疗卫生行业中关于医院流动资产的结构是否合理没有一个统一标准，在分析时应结合医院的基本情况、业务状况、同类型医院的状况进行具体分析。

（二）流动负债结构及其趋势分析

在分析判断医院的短期偿债能力时，通常可以通过比较医院的流动资产及流动负债的规模来作出判断。但流动资产与流动负债的项目构成也会影响着医院的短期偿债能力。在医院的流动负债中，不同的项目结构影响着医院的短期偿债能力，也会影响医院的负债成本、偿还期限、财务风险等。如医院的应付账款、预收账款、其他应付款等项目的取得几乎没有任何代价，而短期借款需要付出利息费用，需增加医院的成本。一般来说，医院的所有债务都是要偿还的，但是并非所有的债务都需要在到期时立即偿还，债务偿还的强制程度和紧迫性被视为负债的质量。有些债务到期时必须偿还，例如，其他应交税费等，政府的税收是强制性的，拖欠税款的医院会受到严厉的惩罚。有些债务到期则有可能有回旋余地，如与医院有长期合作关系的供应商的负债，在医院财务困难时比较容易推迟或重新进行协商。因此，对医院流动负债的结构分析对于分析医院的短期偿债能力具有重要作用。

流动负债的结构分析主要是计算流动负债的各项目在流动负债中所占的比重，来分析说明流动负债的结构及其变动趋势对短期偿债能力的影响。

【例 6-13】利用表 6-9 中的数据，分别计算该医院 2015—2019 年流动负债相关项目结构，见表 6-13，请对该医院流动负债结构及其趋势进行分析。

表 6-13　某医院流动负债结构变动趋势分析表

项目	2015 年	2016 年	2017 年	2018 年	2019 年
短期借款					
其他应交税费	0.16%	0.33%	0.95%	1.43%	1.25%
应付职工薪酬			0.95%		2.69%
应付账款	82.64%	82.22%	77.96%	74.45%	66.54%
预收账款	10.66%	11.79%	13.59%	17.80%	17.82%
其他应付款	6.54%	5.66%	6.54%	5.82%	11.70%
预提费用				0.49%	
一年内到期的长期负债					
流动负债合计	100%	100%	100%	100%	100%

从表 6-13 中可以看出：

（1）该医院的流动负债的构成主要为应付账款、预收账款和其他应付款。2019 年末应付账款、预收账款、其他应付款占流动负债的比重为 96.06%。

（2）该医院流动负债中连续五年没有短期借款，医院通过延期支付货款、预收账款来补充资金需求。这一方面说明医院具有较强的支付能力，另一方面说明医院充分利用了商业信用等来满足资金的需求，有效控制了债务成本。

（3）该医院流动负债中的应付账款所占的比重虽然连续五年呈现下降趋势，但在流动负债中所占的比重 2019 年末高达 66.54%。应付账款占流动负债的比重高是目前医疗行业的普遍现象，在分析时应将应付账款的规模与流动资产的规模进行对比分析，以判断医院的短期偿债能力状况。应付账款虽然不会发生债务成本，但过高的债务成本可能会使医院陷于支付困境，影响医院的信誉，进而影响药品、卫生材料等供应的及时性。

（4）该医院预收账款在流动负债中所占的比重呈现上升趋势，从 2015 年的 10.66% 上升至 2019 年的 17.82%，增长幅度较快，说明该医院加强了对预收医疗款的管理，这种情况可以有效避免医疗费用的拖欠和可能造成的欠费问题。

（5）该医院的其他应付款 2019 年末在流动负债中所占比重为 11.70%，同之前年度相比变化较大。应进一步分析其他应付款的项目构成，查明原因。

总体上看，该医院的流动负债主要通过商业信用、行业特点等形式形成，流动负债中没有短期借款，有效控制了债务成本，这也说明该医院的流动负债的质量较好。但在各项短期流动负债中，由于它们的形式不同，债权人不同，法律的约束也不同。对医院的偿债能力进行分析时，必须注意债务偿还的强制程度和紧迫性。在分析时应结合医院的基本情况、业务状况、同类型医院的状况进行具体分析，只有这样，才能对短期偿债能力作出准确判断。

第三节 长期偿债能力分析

一、影响长期偿债能力的因素

长期偿债能力是指医院对债务的承担能力和对偿还债务的保障能力。长期偿债能力是医院债权人、投资者、管理者、政府和与医院有关联的各方面等都十分关注的重要问题。影响医院长期偿债能力的主要因素有以下几个方面。

（一）医院的盈余能力

从资产变现角度来分析，医院的短期偿债能力，主要考虑流动资产结构、流动负债结构、医院变现能力以及流动资产与流动负债的对比关系。长期偿债能力则不同，由于所衡量的时间较长，对未来较长时间的资金流量很难作出可靠的预测，而且所包含的因素更加复杂，所以难以通过资产变现情况作出判断。

公立医院发展的资金来源主要是政府财政投入和自我积累。对于非流动负债，现行医院财务制度规定公立医院一般不得借入非流动负债，确需借入或融资租赁的，应按规定报主管部门会同有关部门审批，并原则上由主管部门负责偿还。但由于医院所在地区经济发展水平不同，许多医院还通过长期借款、融资租赁等用于医院发展。医院的长期借款、长期应付款大多用于医院规模扩展和大型设备购置等长期资产投资，形成医院的固定资产能力。医院的长期借款必须有能力来偿还本息，在医院正常运营条件下，长期资产投资形成医院的固定资产能力，一般来讲医院不可能靠出售资产作为偿债的资金来源，而只能依靠医院运营所得。因此，医院能否有充足的现金流入供偿债使用，在很大程度上取决于医院的盈余能力。可见，医院的长期偿债能力是与医院的盈余能力密切相关的。一个长期亏损的医院，正常的医疗活动都不能进行，保持正常的长期偿债能力也就更无保障了。一般来说，医院的盈余能力越强，长期偿债能力越强；反之，则长期偿债能力越弱。如果医院长期亏损，则必须通过变卖资产才能清偿债务，最终要影响投资者和债权人的利益。因此，医院的盈余能力是影响长期偿债能力的最重要因素。

（二）投资效果

医院所举借的长期债务，主要用于固定资产等方面进行长期投资，投资的效果就决定了医院是否有能力偿还长期债务。如果医院规模扩大、设备购置等造成投资失误，没有达到预期效果，其偿债能力会受到相当程度的影响。

（三）医院资产的质量

医院的资产质量决定着最终的偿债能力，当医院的运营结束时，如果资产不能按照其账面价值处理时，就会影响债权人的利益，使债务不能全部偿还。

（四）医院资金来源的结构

医院的资金来源中，负债的比重越高，财务风险就越高，不能如期偿还债务的可能性就越大；相反，净资产的比重越高，医院的稳定性就越强，财务风险就越低，对债务的保障程度就越高。

（五）政府的财政、物价、卫生政策

医院的长期偿债能力会受到政府财政、物价及卫生政策等的影响。在医院的规模发展、设备购置中，如果政府的财政投入多，医院有良好的资金来源，则医院没有必要通过举债来发展，医院就不会面临长期偿债的压力；政府的物价政策，也会直接影响医院的长期偿债能力，如果医疗价格水平较低，不能反映医院医疗服务的价值，医院的成本不能得到补偿，则医院的长期能力就会受到影响；国家的卫生政策也会影响着医院的长期偿债能力，如公立医院的公益性定位、补偿机制的改革、医保支付等相关政策，会从不同的角度和方向影响着医院经济运行，进而影响医院的长期偿债能力。

（六）管理者的决策能力

医院的长期偿债能力是医院开展业务、投资、筹资活动的结果。从医院管理的角度

看，长期偿债能力同医院的管理决策有密切的关系。如在医院的规模发展、投资、资源配置过程中的决策是否科学合理会直接影响长期偿债能力。医院管理能力强、决策水平高，则医院的管理就会有效率，医院的人财物等资源就能实现有效配置和合理使用，其偿债能力就会提升；如果医院的决策出现失误，则医院的财务状况就会差，就会使医院的长期偿债能力下降，影响医院的可持续发展。

二、医院短期偿债能力与长期偿债能力的关系

医院短期偿债能力与长期偿债能力，统称为医院偿债能力，两者共同反映医院对各种债务压力的承受程度。

（一）长期偿债能力与短期偿债能力的联系

1．两者都是从特定资产与特定负债的相对关系角度揭示医院的财务风险

（1）无论是短期负债，还是长期偿债能力，反映在财务指标上，均是特定资产与特定负债的比较，尽管纳入比较的资产和负债在范围上有所不同，但就反映资产对负债的相对关系这一点是相同的。

（2）无论是短期偿债能力，还是长期偿债能力，均是与医院财务风险相关的财务范畴。所谓财务风险，可以从狭义和广义两种方向理解，狭义的财务风险是指由资本结构所引起的收益变动风险，这也是一般意义上的财务风险，它通常是以财务杠杆系数来衡量。广义的财务风险除狭义上的财务风险外，还包括由负债所引起的破产风险，这是最高层次的风险。这包括两个方面，一是不能支付，即不能支付到期债务；二是资不抵债，即资产总额低于负债总额，或者说净资产为负数。其中，前者说明的是短期偿债能力的问题，而后者则属于长期偿债能力问题，短期偿债能力与长期偿债能力均是与医院财务风险相关的财务范畴。

2．两者在指标值方面存在着相互影响、相互转化的关系

（1）医院各种长、短期债务在一定程度上只是一种静态的划分，随着时间的推移，长期负债总会转化为短期负债，而部分短期负债又可以为医院长期占用。这样，在资产结构及负债规模一定的情况下，当医院长期负债转化为短期负债时，就会导致流动比率、速动比率等指标值下降，反之则相反。

（2）在长期借款取得的初期，大多数以现金的形式存在。这样，随着长期借款的借入，将会导致长期资产对长期负债比率下降的同时，流动比率、速动比率以及现金比率等短期偿债能力指标上升，即指标所反映的长期偿债能力下降，而短期偿债能力增强。

3．两者从根本上说，都受制于医院的运营能力　无论是短期偿债能力，还是长期偿债能力，均与医院的运营管理能力息息相关。医院运营能力强，现金流入强，意味着资产的变现能力强，从而能使医院维持较强的动态支付能力（即短期偿债能力）；另一方面，资产周转快，盈利能力强，能使特定数量的资产在一定期间的盈利机会增多，运营的盈余增大。这样，在盈余资本化程度一定的情况下，必将使资产和净资产同时增加，进而使资产负债率和净资产负债比率指标下降，即所反映出的长期偿债能力增强。

（二）长期偿债能力与短期偿债能力的区别

1．两者的实质内容不同 由于短期偿债能力反映的是医院保证短期债务有效偿付的程度，而长期偿债能力所反映的是医院保证未来到期债务有效偿付的程度。因此，短期偿债能力的实质内容在于现金支付能力，长期偿债能力的实质内容是资产、负债与净资产之间的构成及比例关系，也即医院的财务结构与资本结构。

2．两者的稳定程度不同 短期偿债能力所涉及的债务偿付一般是医院的流动性支出，这些流动性支出具有较大的波动性，从而使医院的短期偿债能力也呈现出较大的波动性；而长期偿债能力涉及的债务偿付一般是医院的固定性支出。只要医院财务结构和盈余能力不发生显著变化，医院的长期偿债能力也将会呈现出相对稳定的特征。

3．两者的物质承担者不同 短期偿债能力的物质承担者是医院的流动资产，流动资产的数量与质量是医院短期偿债能力的力量源泉；而长期偿债能力的物质承担者是医院的资本结构及医院的盈余能力，资本结构的合理性及医院的运营能力是医院长期偿债能力的力量源泉。

三、长期偿债能力的比率分析

长期偿债能力和财务风险密不可分，因此，长期偿债能力是医院债权人、政府、管理者和与医院有关联的各方都十分关注的重要问题。它们都会从不同的视角来分析医院的长期偿债能力。医院的债务负担可以通过债务总额来表示，也可以通过相关比率来表示，一般来说反映医院长期偿债能力的财务指标主要有资产负债率、净资产负债率、净资产率、债务保障比率等。

（一）资产负债率

1．资产负债率计算 资产负债率又称负债比率，是医院的负债总额与资产总额的百分比。其计算公式为：

$$资产负债率=\frac{负债总额}{资产总额}\times 100\%$$

根据表 3-5 有关数据，该医院 2016 年的资产负债率计算如下：

$$资产负债率=\frac{负债总额}{资产总额}\times 100\%$$

$$=\frac{1\ 513\ 827\ 782.84}{2\ 962\ 182\ 631.83}\times 100\%$$

$$=51.11\%$$

公式中的负债是指医院的全部负债，不仅包括长期负债（非流动负债），而且包括流动负债。这是因为，就一笔流动负债而言，医院要在短期内偿还，但在医院长期的业务活动中，流动负债总是要持续发生的。比如，医院购买药品、卫生材料等形成的应付账款，在医院的内部会永久存在，这部分应付账款就成为医院长期资金来源的一部分。同时，从持续运营的角度看，非流动负债是在转化为流动负债后偿还的，预期对应的长期资产也要先转化为流动资产。这种非流动负债向流动负债的转化及非流动资产向流动资产的转化，说明在计算资产负债率指标时不能把流动负债排除在外。因此，本着稳健性原则，将流动负债包括在负债总额内，用于计算资产负债率是合理的。公式中的资产总额是指医院的全部资产总额，包括流动资产、非流动资产。

在实务中，由于国家对公立医院长期负债（非流动负债）有严格规定，所以一些医院可能没有或只有少量的非流动负债，此时资产负债率实质上就成为评价医院短期偿债能力的指标。

2．资产负债率分析的作用　资产负债率表示每 1 元的负债有多少资产做保障，它表明医院的资产总额中有多大比例是通过负债筹集的，反映了医院资产对负债的保障程度。资产负债率越高，说明医院的负债越重，表明资产对负债的保障程度越低，反之说明医院的债务负担较轻。例如，甲医院的资产负债率为 60%，表明每 1 元的资产对 0.6 元负债作保障。乙医院的资产负债率为 20%，表明每 1 元的资产对 0.2 元负债作保障。显然，甲医院的资产负债率更高，资产对负债的保障程度更低。

资产负债率反映了在医院的全部资金中有多大的比例是通过借债而筹集的，从这个角度看，资产负债率反映的就是医院的资金来源结构问题。资产负债率越高，说明借入资金在全部资金中所占比重越大，不能偿还负债的风险越高，医院财务风险越大。医院资产负债率越低，表明医院的负债越安全，财务风险越小。

对医院长期偿债能力分析是医院债权人、投资者、管理者和与医院有关联的各方都十分关心的问题，站在不同的角度，分析的目的有所区别。

（1）从医院所有者的角度看：所有者通过长期偿债能力分析，可以判断其投资的安全性及盈利性，因为投资的安全性与医院的偿债能力密切相关。通常，医院的偿债能力越强，投资者的安全性越高。在这种情况下，医院不需要通过变卖财产偿还债务。另外，投资的盈利性与医院的长期偿债能力密切相关，投资收益率大于借入资金的资金成本时，医院适度负债，不仅可以降低财务风险，还可以利用财务杠杆的作用，增加盈利。盈利能力是投资者资本保值增值的关键。

（2）从医院债权人角度看：医院的债权人包括向医院提供贷款的银行、提供融资租赁的公司以及药品、卫生材料、设备供应商等。债权人会从他们的切身利益出发来研究医院的偿债能力，他们最关心的是贷给医院的款项、为医院供货的款项是否能足额的收回，因此，他们认为医院的资产负债率指标越低越好。该指标越低，医院偿债能力越有保障，对债权人来说非常有利。反之，资产负债率越高，医院不能偿债的可能性越大，这对债权人来讲非常不利。

（3）从医院管理者的角度看：医院的管理者进行长期偿债能力分析的目的是综合的、全面的。他们关心医院可持续发展，关心影响医院可持续发展的各种因素。长期偿债能力与医院的可持续发展密切相关，分析影响长期负债的各项因素，如医院收支结余能力，医院是否有财务风险，以及财务风险产生的原因和过程，及时发现在医院管理过程中存在的问题和不足，并采取有效措施解决这些问题。因此，医院管理者进行偿债能力分析的目的有以下几个方面。

1）了解医院的财务状况，为医院管理提供依据。医院偿债能力的强弱是反映医院财务状况的重要标志。医院资金来源的结构、资产与负债的匹配是各种因素共同作用的结果，而更重要的是医院运营管理的结果。医院管理能力强，则财务状况好，则长期偿债能力就会强，医院的发展就会有良好的保障。通过长期偿债能力的分析，可以揭示医院在资金来源结构、资产结构、资产与负债配比等方面存在的问题，及时加以调整，优化财务状况，实现医院的良性发展。

2）揭示医院所承担的财务风险。财务风险是由于负债融资所导致的到期不能偿还债务而影响医院发展的可能性。医院所承担的风险与负债直接相关，资产负债率过高，到期不能偿还的可能性就越大，医院所承担的风险就越大。如果有足够的现金或随时可以变现的资产，其财务风险就会越小。

3）预测医院未来的筹资前景。医院在提供医疗服务过程中需要的资金，除了财政补助、医疗收费补偿外，还需要从各种渠道取得。当医院的偿债能力强、信誉好时，债权人就会愿意将资金借给医院。否则，医院很难从债权人那里筹资到资金。因此，通过偿债能力的分析，可以对医院未来的筹资环境作出判断。

4）为医院未来的发展提供参考。医院偿债能力强，盈余能力高，医院就可以将资金用于学科发展、技术提升以及规模的发展中；如果偿债能力弱，面临财务风险较大，自身的生存都步履维艰，则很难会实现规模的发展问题。

（4）医疗卫生行业管理的角度：在我国，公立医院是医疗卫生行业的主体，其在向患者提供医疗服务的过程中，还要维护公益性、调动员工积极性、保障医院的可持续发展。作为医疗卫生行业的管理部门来说，必须了解行业中医院的偿债能力。因为，医院的偿债能力与财务风险直接相关，如果医疗卫生行业资产负债率过高，医院发生破产或出现系统性的支付困难，则必将影响人民群众的健康水平，引发社会问题。因此，对卫生、财政、医疗保险、物价等政府管理部门而言，对医院偿债能力的分析与了解是制定卫生政策、物价收费政策、财政政策、医保支付与筹资政策的重要依据和前提。

3．资产负债率的合理性问题 一般来说，资产负债率越低，医院的负债越安全、财务风险越小。但是从医院和投资者的角度来看，资产负债率并不是越低越好，因为资产负债率过低往往表明医院没能充分利用财务杠杆，即没能充分利用负债经营的好处。因此在评价医院的资产负债率时，需要在风险和收益之间权衡，充分利用医院内部各种因素和外部市场环境因素，作出合理正确的判断。

对于公立医院来说，不能因为负债过高而影响医院正常医疗活动的开展，但同时也应该充分利用财务杠杆抓住市场机会来实现医院的发展，即应该有“适度负债”运营的思想。负债运营的“度”如何把握呢？我们可以借鉴企业关于资产负债率的分析方法，在许多的教科书中通常把 50% 视为企业资产负债率的标准值或适度值。根据这个标准值的界定，有人提出一种直观的办法可以用于评价企业资产负债率的界限及合理与否。该种方法把企业的资产负债率看成是企业财务状况的预警器或指示器，并把资产负债率的数值划分为三段：0～50% 为绿灯区，50%～100% 为黄灯区，100% 以上为红灯区，如图 6-2 所示。

从图 6-2 可以得到如下信息：

（1）当资产负债率在 0～50% 之间变化，即处于“绿灯区”时，表明企业财务状况处于良好的经营状态，经营效益比较好，投资比较安全，企业偿债能力较强，有足够的偿债能力，对债权人来说也是比较安全的。

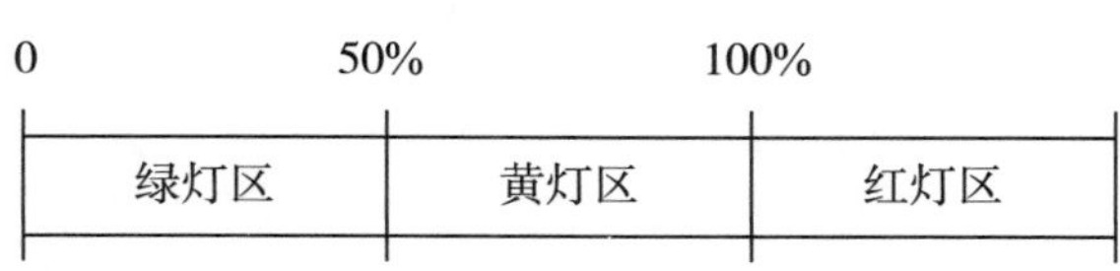

图 6-2 资产负债率的数值分段

（2）当资产负债率在 50%～100% 区间中变化，即处于“黄灯区”时，表明企业负债较重，权益所占比重小或为零，这时企业的资产大部分或全部是由负债形成的。这类企业可以说是负债经营，经营风险较大，对投资者和债权人是不利的。当企业的资产负债率处于“黄灯区”时，是向企业发出警报，要加强经营管理，正确运用好营运资金，发挥其效益，改变企业的财务状况。否则，一旦企业经营不善，造成亏损增加，所有者权益会逐渐受到侵蚀，企业就有可能陷于资不抵债的境况。

（3）当资产负债率越过临界点大于 100% 时，即进入“红灯区”，表明企业财务状况恶化。因为企业资产负债已超过企业资产总额，投资者权益已是“赤字”，企业的资产已不足以偿还债务，有可能破产倒闭。当企业处于“红灯区”时，应对企业经营活动采取措施进行调控，通过强化销售、控制成本，并开发新产品，增加企业的效益来消灭亏损，使财务状况得到改善，使经营活动朝着良性方向发展。

上述这种将资产负债率分段评价的方法的思想也可以应用到对医院资产负债率的分析中。医院的资产负债率多少合适，并没有一个公认的标准，在分析和评价时，通常要结合医疗行业平均或先进水平，本医院的前期水平及其预算水平来进行。

从整个行业来看，资产负债率的高低取决于经济发展水平、行业特征、行业成熟度、行业盈利能力、资产流动性、资金市场等因素。医院从属于医疗卫生行业，2009 年 4 月出台的国家医改方案明确规定公立医院是公益性事业单位，不以营利为目的，且医院的规模发展及大型设备的购置由政府承担，国家对医院的医疗收费实行管制。同时，2012 年实施的《医院的财务制度》对医院的举借非流动负债也有严格规定，一般情况下不允许医院举借非流动负债。按照政府对公立医院的性质界定以及政府对公立医院主导作用，我国公立医院的资产负债率不应该过高。

表 6-14 我国政府办综合医院资产负债率

2012 年	2013 年	2014 年	2015 年	2016 年	2017 年	2018 年	2019 年
44.22%	45.38%	46.95%	46.68%	47.29%	47.80%	47.45%	47.47%

注：表中数据根据《中国卫生健康统计年鉴》整理所得。

从表 6-14、图 6-3 可以看出，2012—2019 年，我国的政府办公立医院的资产负债率呈上升趋势，2019 年我国政府办综合医院的资产负债率平均值为 47.47%，这说明我国政府办公立综合医院的资产将近一半来自负债，我国政府办综合医院的债务负担较重。政府办医院负债较重且资产负债率上升的趋势应引起政府主管部门的高度重视。政府应未雨绸缪、强化管理，严格控制政府办公立医院的债务规模，以免出现财务风险。

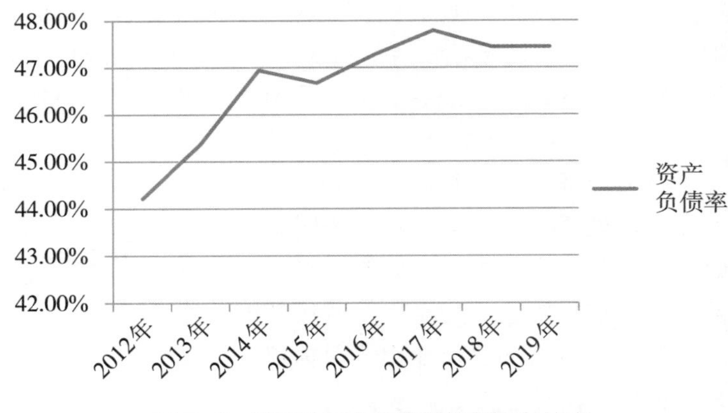

图 6-3 我国政府办综合医院资产负债率

导致我国政府办综合医院资产负债率高的原因很多，主要有：由于政府医疗收费价格的管制，促成了政府办公立医院管理者对规模扩张的强烈冲动，形成了对资金的大量需求；源于政府干预的预算软约束体制，国家虽已多年禁令公立医院扩大规模，而现实中许多公立医院仍旧违禁扩大其规模；有些地方政府的补助补贴不到位或迟缓，导致造成公立医疗机构走负债运营之路；为了参与竞争，有些医院盲目上设备、上项目，而造成投资效益低下或出现失误；医保资金拖欠及拒付造成医院资金缺乏而走上负债之路；某些医院管理水平差，成本控制不力，医院效益低下，影响正常医疗活动的开展，而导致负债运营。

从整个医疗卫生行业来说，过高的资产负债率可能引发债务风险，但对于具体的医院来讲，造成资产负债率过高的原因各不相同。但无论如何，公立医院应该将资产负债率控制在适当水平上。一般认为企业资产负债率的适宜水平在 40%～60%，公立医院的资产负债率应控制在多少？根据公立医院的特点以及经验，笔者认为从行业来说应该控制在 50% 以下。当然对于不同规模、不同技术水平、不同发展阶段的医院可以根据自身的条件，审时度势，作出最优决策。

医院在确定自身合理的资产负债率时，应当考虑以下问题：

1）医院发展状况：对于正处于规模发展过程中的医院来说，在建设过程中资金需求多，同时，初建的医院其医疗业务活动处于磨合阶段，这一时期医院的资产负债率可能会高。

2）医院盈余能力及现金流量：医院资产负债率的增长，首先要看医院当年实现的盈余是否较上年同期有所增长，盈余的增长幅度是否大于资产负债率的增长幅度。如果大于，则是给医院带来的是正面效益，这种正面效益使医院净资产增多，随着净资产的增加，资产负债率就会相应降低。其次要看医院净现金流入情况。当医院业务规模扩大，效率提升，业务活动就会有较多的现金流入，这说明医院在一定时间内有一定的支付能力，能够偿债，保证债权人的权益，同时说明医院的运营活动是良性循环的。

3）流动资产的质量和变现能力：医院资产负债率的高低与流动资产所占总资产的比重、流动资产的结构以及流动资产的质量有着至关重要的联系。如果医院的流动资产质量很好，流动资产的变现能力强，可容许的资产负债率的适度规模也较大。

4）固定资产的质量及使用效率：医院固定资产的规模，对于医院偿债能力非常重要。一是医院固定资产占医院总资产的比重，如果固定资产占总资产的比重过高，说明资产变现能力差，则医院偿还债务的能力就会差。二是固定资产中医疗用的固定资产所占的比重是否合理。如果医疗用固定资产占比重低，说明非医疗用固定资产比重大，列入医院当期的折旧额就多，折旧额多造成医院盈余少，就会使医院偿还债务的能力变弱。三是医院固定资产的使用效率，医院固定资产使用效率高，就会有更多的现金流入，医院的经济效益就会高，偿债能力就会强。

5）负债规模及其结构：医院的负债可分为流动负债和非流动负债，流动负债主要包括银行借款和结算负债，从银行借入的贷款需要偿还本金及利息，而结算负债不需要支付利息。非流动负债具有期限长、利息相对高、绝对数可能大等特点。医院如果能够正确有效地利用长期负债，它就会为医院提供更多的获利机会。但是如果医院运营不善，它又可能形成筹资风险，从而加剧医院运营风险，造成高负债高风险，也是影响资产负债率高低的一个重要因素。

6）医院的综合运营状况：资产负债率的高低具有行业特征，但同一行业的组织其流动比率也会由于规模、管理等因素而有所不同。对于医院来说，资产负债率是医院战略目标实现过程中的选择，也是医院开展医、教、研等各项活动的结果，是医院资源配置与使用的效率效果的表现。因此，资产负债率的高低应结合医院的战略目标及其综合运营状况来分析。在现实中，只要医院的规模适当，各项医疗业务活动能正常运行，医院的薪酬支付、药品、材料等购销没有问题，则资产负债率适当高些也是可以接受的。

4．资产负债率的分析　资产负债率反映了医院的资产对负债的保障程度、医院的资金来源结构以及医院的财务杠杆结构。一般来说，资产负债率越低，医院的负债越安全，财务风险越小。但是资产负债率也不是越低越好，因为在评价医院的资产负债率时，需要在收益与风险之间权衡利弊，充分考虑医院内外环境因素，作出科学的决策。对资产负债率的分析，也可以采用横向和纵向的分析，即主要采用趋势分析法和同行业分析法。通过与同行业的平均水平进行比较，可以洞悉医院的财务风险和长期偿债能力在整个行业中是偏高还是偏低，与竞争对手相比是强还是弱。如果通过比较分析，发现医院的资产负债率过高或过低，则应进一步找出原因，并采取措施调整。通过与医院以前各期的资产负债率进行比较，可以看出医院财务风险和长期偿债能力是越来越强还是越来越弱，或是基本稳定，并找出这些变化的原因，加以改进。

（1）资产负债率的趋势分析：资产负债率的趋势分析是指对医院历史各期资产负债率实际值进行的比较分析。通过分析历史各时期的变动，可以对医院长期偿债能力的变动趋势作出判断，有利于发现问题，吸取历史经验和教训，发现医院管理中存在的问题，改善医院的偿债能力。

【例 6-14】下面以某医院 2015—2019 年负债总额、资产总额、资产负债率数据为例，对该医院的资产负债率进行趋势分析，见表 6-15。

表 6-15　某医院资产负债率趋势分析表

单位：万元

项目	2015 年	2016 年	2017 年	2018 年	2019 年
负债总额	121 190	151 383	148 957	150 072	174 024
资产总额	235 831	296 214	317 918	369 066	433 718
资产负债率	51.39%	51.11%	46.85%	40.66%	40.12%

从表 6-15 可以看出，该医院连续五年的资产负债率呈现逐年下降的态势，说明该医院的长期偿债能力逐年提高。2015 年末，该医院的资产负债率 51.39%，2019 年末则降至 40.12%。导致资产负债率降低原因是什么呢？从表 6-15 中可以看出，该医院 2019 年末的负债总额较 2015 年增加 52 834 万元，增长 43.60%，资产总额较 2015 年增加 197 887 万元，增长 83.91%，资产的增长幅度快于负债的增长幅度是资产负债率下降的主要原因。

通过该医院资产负债率的趋势分析，可以得出结论，该医院 2015—2019 年，资产总量大幅度增长，表明该医院的规模在快速增长。在医院资产规模快速增长的同时，该医院长期偿债能力连续提升，表明该医院的财务状况处于良性运转状态。

（2）资产负债率的行业对比分析：资产负债率的行业分析可以将本医院的指标同平均水平、竞争对手、行业先进医院进行比较分析。通过分析，对医院的短期偿债能力强弱作出判断。资产负债率的行业分析也应该选择同级别、同类型的医院进行对比。

【例 6-15】某医院是一所综合性三级甲等教学医院，该医院与政府办综合医院 2015—2019 年连续五年的资产负债率数据，见表 6-16。请对该医院的资产负债率作出分析。

表 6-16　资产负债率比较分析表

项目	2015 年	2016 年	2017 年	2018 年	2019 年
综合医院	46.68%	47.28%	47.80%	47.45%	47.47%
某医院值	51.39%	51.11%	46.85%	40.66%	40.12%

注：表中综合医院数据根据《中国卫生健康统计年鉴》整理所得。

从表 6-16 可以看出，我国综合医院 2015—2019 年的资产负债率呈现上升趋势，而该医院的资产负债率连续降低。2015 年、2016 年该医院的资产负债率高于行业平均水平。2017 年开始，该医院的资产负债率明显降低，且低于行业平均水平，2019 年降至 40.12%，表明该医院的长期偿债能力提升较快。

5．资产负债率分析中应注意的问题

（1）根据资产负债率评价医院的长期偿债能力时，应结合国家总体经济状况、医疗卫生行业政策、医疗市场竞争及其发展趋势等外部环境因素来判断。

（2）债权人、政府、管理者对资产负债率指标的态度各不相同，如何平衡各方的利益关系很重要，但关键是在充分利用负债运营好处的同时，将资产负债率控制在一个合理的水平。医院应该根据内外环境并结合其自身的战略目标等具体条件作出判断。

（3）现有的偿债能力分析是一种静态的，而不是动态的，只重视了某一时点上的偿债能力，而没有关注达到这一时点之前积累的过程。

（4）偿还债务资金来源有多种渠道，可以是资产变现，可以是运营过程中产生的现金。现有的偿债能力分析大多是以资产变现为主要资金来源的渠道，显然不能正确衡量医院的偿债能力，这样评价医院的偿债能力必然会使医院视线狭窄，影响其决策的正确性。

（5）资产负债率指标虽然被人们经常用于评价医院的长期偿债能力，但由于资产和负债总额所涵盖的内容并不完整，资产中有虚资产和不良资产，负债中的结构也不尽相同。因此，根据公式计算出的资产负债率也有可能不能真实地反映医院的长期偿债能力，或者低估或者高估。

（6）同流动比率、速动比率、现金比率等指标的分析和判断一样，对资产负债率的判断必须结合其他有关因素进行比较分析。不能仅凭资产负债率的高低就得出医院运营有风险的判断，并运用此指标来指导医院的经济管理，而应该结合医院的战略目标、规模、市场、技术、学科、人力资源、管理能力等因素作出综合评价。

（二）净资产负债率

1．净资产负债率计算　净资产负债率是医院的负债总额与净资产总额的之间的比率，它反映医院净资产对债权人的保障程度。其计算公式为：

$$净资产负债率=\frac{负债总额}{净资产总额}\times100\%$$

根据表3-5有关数据，该医院2016年的净资产负债率计算如下：

$$\begin{aligned}净资产负债率&=\frac{负债总额}{净资产总额}\times100\%\\&=\frac{1\ 513\ 827\ 782.84}{1\ 448\ 314\ 248.99}\times100\%\\&=104.52\%\end{aligned}$$

净资产负债率指标是资产负债率指标的补充分析指标。由于资产＝负债＋净资产，在资产总额不变的情况下，负债和净资产是一个此消彼长的关系。如果该指标超过100%，则说明负债总额大于净资产总额，在医院进行清算时，净资产不能完全保证债权人的利益；如果该指标小于 100%，则说明负债总额小于净资产总额，医院债权人的资金有足够的安全保证，即使医院清算，也不会给债权人造成损失。

2．净资产负债率的分析 净资产负债率揭示了医院财务结构的稳健程度，以及对偿债风险的承受能力。一般来说，净资产负债率越低，表明医院的长期偿债能力越强，债权人承担的风险越小。但当这一比率过低时，意味着医院有可能失去充分发挥负债的杠杆作用的时机，反之，当该指标过高时，表明医院过度利用财务杠杆，增加了医院的财务风险。对净资产负债率的分析，也可以采用横向和纵向的分析，即主要采用趋势分析法和同行业分析法。通过与同行业的平均水平进行比较，可以洞悉医院的财务风险和长期偿债能力在整个行业中是偏高还是偏低，与竞争对手相比是强还是弱。通过与医院以前各期的净资产负债率进行比较，可以看出医院财务风险和长期偿债能力的变化趋势。

（1）净资产负债率的趋势分析：同资产负债率的分析一样，净资产负债率的趋势分析也是通过对医院历史各期净资产负债率实际值进行比较分析，对医院长期偿债能力的变动趋势作出判断，发现医院管理中存在的问题，改善医院的偿债能力。

【例 6-16】下面以某医院 2015—2019 年负债总额、净资产总额等数据为例，对该医院的净资产负债率进行趋势分析，见表 6-17。

表 6-17 某医院资产负债率趋势分析表

单位：万元

项目	2015 年	2016 年	2017 年	2018 年	2019 年
负债总额	121 190	151 383	148 957	150 072	174 024
净资产总额	114 641	144 831	168 961	218 994	259 694
资产总额	235 831	296 214	317 918	369 066	433 718
净资产负债率	105.71%	104.52%	88.16%	68.53%	67.01%
资产负债率	51.39%	51.11%	46.85%	40.66%	40.12%

从表 6-17 可以看出，该医院连续五年的净资产负债率呈现逐年下降的态势，说明该医院的长期偿债能力逐年提高。2015 年、2016 年末，该医院的净资产负债率均高于 100%，说明该医院的负债总额大于净资产总额。自 2017 年末开始，该医院的净资产负债率低于 100%，表明医院的净资产总额高于负债总额，2019 年末此指标降至 67.01%，表明医院的长期偿债能力大幅度提升。

（2）净资产负债率的行业对比分析：净资产负债率的行业分析可以将本医院的指标同平均水平、竞争对手、行业先进医院进行比较分析。通过分析，对医院的长期偿债能力强弱作出判断。

【例 6-17】某医院是一所综合性三级甲等教学医院，该医院与政府办综合医院 2015—2019 年连续五年的资产负债率数据，见表 6-18。请对该医院的净资产负债率作出分析。

表 6-18 净资产负债率比较分析表

项目	2015 年	2016 年	2017 年	2018 年	2019 年
政府办综合医院	87.55%	89.72%	91.58%	90.31%	90.37%
某医院值	105.71%	104.52%	88.16%	68.53%	67.01%

注：表中政府办综合医院的数据根据《中国卫生健康统计年鉴》整理所得。

从表 6-18 可以看出，我国政府办综合医院净资产负债率自 2015 年 87.55% 上升至 2017 年的 91.58%，2018 年有所回落，2019 年为 90.37%，总体上看，我国政府办综合医院的净资产负债率较高，表明我国政府办综合医院的长期偿债能力下降。从表 6-18 可以看出，该医院的净资产负债率连续下降，2015 年、2016 年该医院的净资产负超过 100%，且明显高于行业平均水平；自 2017 年开始，该医院的净资产负债率低于政府办综合医院，2019 年该医院的净资产负债率降至 67.01%，明显低于行业平均水平，这说明该医院的长期偿债能力明显高于政府办综合医院的平均水平。

3．净资产负债率分析应注意的问题

（1）净资产负债率是资产负债率的另一种表示方法，是对资产负债率的必要补充，因此和资产负债率具有相同的经济意义，其分析的方法与资产负债率也类似。资产负债率分析中应注意的问题，在净资产负债率中也应引起注意。在分析该指标时，应与同类型、同级别的医院以及行业平均水平对比来综合判断。

（2）尽管净资产负债率是资产负债率的补充，但二者在反映长期偿债能力的侧重点方面是有区别的。净资产负债率侧重于揭示债务与净资产的相互关系，说明医院净资产对偿债风险的承受能力；资产负债率侧重于揭示总资产中有多少是靠借债取得的，说明债权人权益的受保障程度。

（三）净资产率

1．净资产率计算 净资产率是医院的净资产总额与资产总额的之间的比率。其计算公式为：

$$净资产率=\frac{净资产总额}{资产总额}\times 100\%$$

根据表 3-5 有关数据，该医院 2016 年的净资产率计算如下：

$$净资产率=\frac{净资产总额}{资产总额}\times 100\%$$

$$=\frac{1\ 448\ 314\ 248.99}{2\ 962\ 142\ 031.83}\times 100\%$$

$$=48.89\%$$

净资产率指标反映了医院总资产中有多少是净资产。由于资产＝负债＋净资产，因此，净资产率与资产负债率之和必然为100%。由计算公式可以推导出两者之间的关系：

$$资产负债率+净资产率=\frac{负债总额}{资产总额}\times 100\%+\frac{净资产总额}{资产总额}\times 100\%$$

$$=\frac{负债总额+净资产总额}{资产总额}\times 100\%=100\%$$

由此可见，净资产率与资产负债率是互补关系，净资产率越高，资产负债率就越低，反之亦然。对净资产率的分析与资产负债率的分析是相反的，不再赘述。

（四）债务保障比率

1．债务保障比率计算 偿债保障比率是日常活动产生的现金流量净额与负债总额的比值。其计算公式为：

$$债务保障比率=\frac{日常活动产生的现金流量净额}{负债总额}$$

根据表3-5、表5-2中的有关数据，该医院2016年的债务保障比率计算如下：

$$债务保障比率=\frac{453\ 498\ 358.42}{1\ 513\ 827\ 782.84}$$

$$=0.30$$

公式中的分子是当年日常活动产生的现金流量净额，分母是年末的负债总额，即需要在今后偿还的债务。一般认为，日常活动产生的现金流量净额是医院长期发展的最主要来源，筹资活动中的财政专项拨款必须对应于规定的项目，投资活动的现金流入通常在医院中很少，所以医院偿还债务的主要资金来源是日常活动产生的现金流量净额。通常认为医院各年间日常活动产生的现金流量净额具有一定的稳定性，因此，可以用当年的日常活动产生的现金流量净额近似地替代医院今后每年的日常活动产生的现金流量净额。今后每年的日常活动产生的现金流量净额除以今后需要偿还的债务，反映的就是医院用日常活动产生的现金流量净额偿还全部债务所需要的时间。因此，债务保障比率又称为债务偿还期。如果日常活动产生的现金流量净额为负或接近于零，则债务保障比率没有意义。

2．债务保障比率的分析 债务保障比率揭示了日常活动产生的现金流量净额与负债总额的数量关系，反映医院偿还债务的能力。债务保障比率越高，说明医院的偿还债务期越短，医院的偿债能力越强，反之亦然。债务保障比率的分析也可采用横向和纵向的分析，即主要采用趋势分析法和同行业分析法。

（1）债务保障比率的趋势分析：债务保障比率的趋势分析是指对医院历史各期日常活

动产生的现金流量净额与负债总额的比率的实际值所进行的比较分析。通过分析历史各时期的变动，可以对医院短期偿债能力的变动趋势作出判断。

【例 6-18】某医院 2015—2019 年日常活动产生的现金流量净额、负债总额、债务保障比率等数据，见表 6-19，请对该医院的债务保障比率进行趋势分析。

表 6-19 某医院债务保障比率趋势分析表

项目	2015 年	2016 年	2017 年	2018 年	2019 年
日常活动产生的现金流量净额 / 万元	28 999	45 350	17 037	46 111	48 495
负债总额 / 万元	121 190	151 383	148 957	150 072	174 024
债务保障比率	0.24	0.30	0.11	0.31	0.28

从表 6-19 可以看出，该医院的债务保障比率 2017 年较低为 0.11，主要是该医院当年的日常活动产生的现金流量净额少导致的。2018 年、2019 年该医院的债务保障比率上升到 0.31、0.28，其主要原因是日常活动产生的现金流量净额大幅度增加。总体上看，该医院的偿债能力越来越强，该医院的财务状况运行良好。

（2）债务保障比率的行业对比分析：债务保障比率的同业分析也是将本医院的指标同平均水平、竞争对手、行业先进医院进行比较分析。通过比较分析，判断医院的偿债能力。债务保障比率的同业分析也应该选择同级别、同类型的医院进行对比。

【例 6-19】某医院是一所综合性三级甲等教学医院，该医院与其竞争对手医院 2015—2019 年连续五年的债务保障比率数据，见表 6-20。请对该医院的债务保障比率作出分析。

表 6-20 债务保障比率比较分析表

项目	2015 年	2016 年	2017 年	2018 年	2019 年
竞争对手	0.22	0.19	0.18	0.15	0.13
某医院值	0.24	0.30	0.11	0.31	0.28

从表 6-20 可以看出，竞争对手医院 2015—2019 年的债务保障比率逐年下降，2019 年为 0.13，表明竞争对手医院的偿债能力越来越弱。而该医院的债务保障比率在 2017 年较低外，在 2018 年、2019 年大幅度提高，说明与竞争对手医院相比，该医院的偿债能力越来越强。

四、长期偿债能力的趋势分析

长期偿债能力的趋势分析就是将医院连续几个期间的财务数据进行对比，得出医院的财务风险和长期偿债能力的变化趋势。在上述的比率分析中，也运用了趋势分析。为了避免重复，下面我们探讨的趋势分析将主要从绝对数量方面进行。

（一）绝对数额分析

将医院连续几年的资产、负债、净资产、盈余等相关项目的绝对数进行对比，以查看这些项目的变化趋势，从而洞悉医院财务风险和长期偿债能力的变动方向。

【例 6-20】某医院 2015—2019 年相关项目数据，见表 6-21，请对该医院的长期偿债能力进行趋势分析。

表 6-21　某医院长期偿债能力的绝对数趋势分析表

单位：万元

项目	2015 年	2016 年	2017 年	2018 年	2019 年
资产总额	235 831	296 214	317 918	369 066	433 718
负债总额	121 190	151 383	148 957	150 072	174 024
净资产总额	114 641	144 831	168 961	218 994	259 694
日常活动产生的现金流量净额	28 999	45 350	17 037	46 111	48 495
盈余总额	7 099	10 570	19 330	32 205	36 529

将表 6-21 数据反映在图形中，如图 6-4 所示。

从表 6-21 和图 6-4 可以看出，该医院的资产规模连续五年大幅度增长，净资产、日常活动产生的现金流量净额及盈余的规模也大幅度增长，而负债规模增长幅度相对较少。可见该医院的净资产、日常活动产生的现金流量净额及盈余对负债的保障程度提高，说明该医院的长期偿债能力明显提高，该医院的财务状况良好。

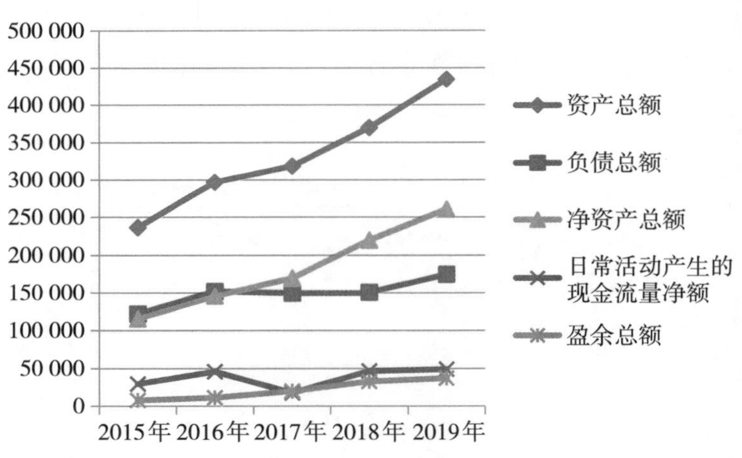

图 6-4　某医院长期偿债能力绝对数趋势分析（单位：万元）

（二）环比分析

计算流动资产、流动负债、日常活动产生的现金流量净额等相关项目的环比变动，可以查看变动的方向和幅度，从而分析医院流动性和短期偿债能力的变动情况。

【例 6-21】利用表 6-21 中的数据，分别计算该医院 2016—2019 年相关项目环比增长，见表 6-22，请对该医院的长期偿债能力进行分析。

表 6-22 某医院长期偿债能力的绝对数环比分析表

项目	2016 年	2017 年	2018 年	2019 年
资产总额	25.60%	7.33%	16.09%	17.52%
负债总额	24.91%	-1.60%	0.75%	15.96%
净资产总额	26.33%	16.66%	29.61%	18.58%
日常活动产生的现金流量净额	56.38%	-62.43%	170.65%	5.17%
盈余总额	48.89%	82.88%	66.61%	13.43%

从表 6-22 可见，该医院的资产总额 2016 年环比增长 25.60%，2017 年的环比增长有所下降为 7.33%，2018 年、2019 年连续两年环比增长分别为 16.09%、17.52%，说明该医院的资产规模在大幅度增长；负债总额 2016 年环比增长 24.91%，2017 年环比下降 1.60%，2018 年小幅增长，2019 年增长 15.96%；该医院净资产各年度的环比增长均高于资产的增长；该医院日常活动产生的现金流量净额，2016 年环比增长 56.38%，而 2017 年环比减少 62.43%，2018 年环比增长 170.65%，2019 年环比增长 5.17%，四年中波动较大。该医院的盈余 2016—2018 年连续三年大幅度增长，2019 年环比增长 13.43%。

从各年度环比增长的趋势看，该医院的资产规模、净资产规模、日常活动产生的现金流量净额、盈余环比增长均较负债规模增长快，说明该医院的偿债能力大幅度提升，该医院的财务状况处于良好的状态。

（三）定基分析

定基分析就是选定一个固定的期间作为基期，计算各分析期的流动资产、流动负债和现金流量等相关项目与基期相比的百分比。这种分析不仅能看出相邻两期的变动方向和幅度，还可以看出一个较长期间内的总体变动趋势，便于进行较长期间的趋势分析。

【例 6-22】利用表 6-21 中的数据，分别计算该医院 2016—2019 年相关项目定基增长，见表 6-23，请对该医院的长期偿债能力进行分析。

表 6-23 某医院长期偿债能力的定基趋势分析表

项目	2015 年	2016 年	2017 年	2018 年	2019 年
资产总额	100%	125.60%	134.81%	156.50%	183.91%
负债总额	100%	124.91%	122.91%	123.83%	143.60%
净资产总额	100%	126.33%	147.38%	191.03%	226.53%
日常活动产生的现金流量净额	100%	156.38%	58.75%	159.01%	167.23%
盈余总额	100%	148.89%	272.29%	453.66%	514.57%

从表 6-23 可以看出，该医院的资产、净资产的定基增长始终快于负债的增长，资产和净资产对负债的保障程度不断提高。该医院的日常活动产生的现金流量净额除 2017 年外，2016 年、2018 年、2019 年这三年的定基增长均快于负债的定基增长。医院盈余连续四年大幅度增长，且均高于资产、负债、净资产的定基增长。

五、长期偿债能力的结构分析

长期偿债能力的结构分析就是将资产、负债、净资产等相关项目数额与相应的合计数额进行对比，以查看这些项目所占比重，从而得出医院财务风险和长期偿债能力的一种分析方法。

长期偿债能力分析中所关注的结构通常包括：流动负债、长期负债和净资产占资产和负债总额的比重等。长期负债能力的结构分析还可以与趋势分析结合起来，以观察各种结构在连续几个时期的趋势变化。

【例 6-23】某医院 2015—2019 年相关项目数据，见表 6-24，请对该医院的长期偿债能力进行趋势分析。

表 6-24　某医院长期偿债能力的结构分析表

项目	2015 年	2016 年	2017 年	2018 年	2019 年
流动负债总额	51.39%	51.11%	46.85%	40.66%	40.12%
长期负债总额	0	0	0	0	0
净资产总额	48.61%	48.89%	53.15%	59.34%	59.88%
负债和净资产合计	100%	100%	100%	100%	100%

从表 6-24 可以看出，该医院负债中全部是流动负债，没有非流动负债。负债在负债与净资产中所占的比重逐年下降。2015 年、2016 年负债所占的比重分别为 51.39%、51.11%，2017 年则降至 50% 以内，至 2019 年负债所占的比重下降到 40.12%。这说明该医院的偿债能力不断提升，财务状况处于良好状态。

六、影响长期偿债能力的特别项目

除了流动资产、流动负债和现金流量等项目外，在考察医院的偿债能力时还需要关注其他一些因素。

（一）或有负债

或有负债是指过去的交易或事项的潜在义务，其存在需要通过未来不确定性事项的发生或不发生予以证实。现行的政府会计制度规定或有负债不在资产负债表中进行反映，常见的或有事项包括担保责任和未决诉讼。

1. 担保责任　在医院的经济活动中，医院可能会以本医院的资产或信誉为其他单位提供法律担保，如为其他单位提供银行借款担保，为其他单位履行有关经济合同提供法律担保等。这种担保责任时间不一，有些会涉及短期负债，有些会涉及长期负债，在被担保人没有履行合同时，就有可能成为医院的负债。因此，在分析医院长期偿债能力时，应根据有关资料判断担保责任带来的潜在的责任。

2. 未决诉讼 未决诉讼是指医院由于采购药品、卫生材料、医疗设备等的合同履行，医院发生医疗纠纷等导致的赔偿、诉讼案件和经济纠纷可能败诉而需要赔偿的金额等。这些或有负债在资产负债表编制时还不能确定未来的结构如何，一旦成为医院现实的负债，则会对医院的财务状况产生重大影响，尤其是金额巨大的或有负债，在进行医院长期偿债能力分析时必须考虑这些因素。

（二）重大投资项目

医院一些重大的有关医院发展的投资项目，由于投资金额巨大，且对医院未来发展有深远影响。这些项目的成败会对医院长期偿债能力产生巨大的影响，项目成功则会给医院带来积极的影响，而一旦失败则会导致医院陷于财务困境，甚至影响医院正常医疗业务的开展。由于项目的成败受到未来众多不确定因素的影响，而在进行投资项目决策时这些因素都是难以控制的，因此，在进行医院长期偿债能力分析时，一定要考虑医院重大投资项目的影响。

（三）资产质量及变现能力

不同的医院由于其所处行业的不同以及其自身的特点，会拥有不同的资产结构。资产结构不同，医院的偿债能力也不同，不同的资产其变现能力也不相同。医院资产负债表中各个资产项目的质量也会影响医院的偿债能力，这些都需要在分析医院的偿债能力时充分考虑。

本章小结

医院偿债能力是反映医院财务状况和管理能力的重要指标，是医院能否生存和健康发展的关键。偿债能力的分析是医院财务分析的重要组成部分，通过对偿债能力的分析，可以了解医院的财务状况，了解医院所承担的财务风险程度，有助于政府制定卫生政策，加强行业管理；有助于管理者科学合理作出决策。

影响医院短期偿债能力的因素可以分为内部因素和外部因素。医院内部因素是指医院自身的经营业绩、资金结构、资产结构、融资能力等因素。医院外部因素是指医院所处政治经济环境相关的因素，如卫生政策、医保政策、物价政策等因素。一般来说，反映医院短期偿债能力的财务指标主要有流动比率、速动比率、现金与流动负债比率、现金流量与流动负债比率。根据上述指标的计算，站在债权人的角度，这些指标越高，表明医院短期偿债能力越强；但并非这些指标越高越好，还要结合医院基本情况、业务情况、同类医院的情况进行具体分析，只有这样，才能对短期偿债能力作出准确判断。

长期偿债能力是指医院对债务的承担能力和对偿还债务的保障能力。长期偿债能力是医院债权人、投资者、管理者、政府和与医院有关联的各方面等都十分关注的重要问题。影响医院长期偿债能力的主要因素有：医院盈余能力、投资效果、资产质量、资金来源结构、政府物价及卫生政策、管理者能力等。医院的债务负担可以通过债务总额来表示，也可以通过相关比率来表示，一般来说反映医院长期偿债能力的财务指标主要有资产负债率、净资产负债率、净资产率、债务保障比率等。通过计算分析这些指标，评价医院的长期偿债能力，债务保障比率越高越好，其余指标越低，表明该医院的偿债能力强，债权人受保护的程度越高。但资产负债率、净资产负债率、净资产率过低，表明医院未充分利用财务杠杆，医院需要在风险和收益之间权衡。

影响医院短期及长期偿债能力的因素有许多，因此，在评价医院偿债能力时，除了各种衡量指标外，还要结合指标的变动趋势进行动态评价，同时还应结合同行业平均及先进水平进行横向比较。另外，有些表外因素也会影响医院的偿债能力，在进行评价时也要给予充分重视。

思考题

1. 影响医院短期偿债能力的因素有哪些？
2. 衡量短期偿债能力的指标有哪些？分别怎样评价？
3. 流动比率和速动比率分析时应注意哪些问题？其局限性是什么？
4. 现金流量与负债比率有何优缺点？
5. 简述影响医院长期偿债能力的因素。
6. 长期偿债能力分析常用的指标有哪些？分别怎样评价？
7. 简述资产负债率分析时应注意的问题。
8. 资产负债率的高低对医院有何影响，如何评价资产负债率的合理性？
9. 如何运用净资产负债率进行长期偿债能力分析？
10. 简述偿债保障比率分析的意义。
11. 影响医院偿债能力的表外因素有哪些？

第七章
运营能力分析

本章概要

运营能力主要是指医院资产运营的效率和效益，反映医院的管理水平和决策能力。其实质是以尽可能少的资产占用，实现医院资产的最优配置，保证资产始终处于良好运用状况。本章介绍了影响医院资产运营能力的因素，资产规模及其变动分析，资产结构分析，资产运用效率分析，通过对医院资产规模、结构及效率的分析，为进一步探究影响医院资产运营能力的深层次原因提供依据，以改进医院资产运营管理，提升资产运营效率与效果。

学习目标

1. 掌握医院运营能力分析的意义与内容。
2. 了解影响医院运营能力的影响因素。
3. 熟悉医院资产规模分析的思路及框架。
4. 熟悉医院资产结构分析的思路及框架。
5. 掌握医院固流结构的分析及优化途径。
6. 掌握运营能力的趋势和比较分析。
7. 熟悉医院资产运用效率分析的各项指标计算与评价。

第一节 运营能力分析意义与内容

一、医院资产运营分析意义

医院管理的目标是通过科学、合理、有效地使用卫生资源，向社会提供优质的医疗服务，满足人民群众的医疗需求。从经济的角度看，医院开展医疗、教学、科研等活动的过程就是资产投入与使用的过程。当医院通过各种渠道，以各种筹资方式取得资金后，这些资金的具体占用形态便构成了医院的各类资产，因此，医院所筹集资金最终都将表现为各种资产的占用状态。而资产运营就是医院对这些资产资源的具体运作管理，包括医疗活动过程中的药品、卫生材料、医疗设施及设备等资产的使用与管理，也包括货币资金、结算性资产（应收账款、预付账款等）、债权性资产等的运作与管理。

医院资产运营具体表现为各类资产数量及其结构的不断变化以及不同资产表现形态之间的相互转换。资产运营的具体表现便是对资产合理有效地配置与使用的转换。资产运营的过程包括了对所筹集的资金的运用、资产的耗费、收回、减少等一系列环节，体现为货币资金、药品及耗材、固定资产、无形资产、结算性资产、投资性资产等各类资产在空间上的并存与时间上的相互继起与转变，如图 7-1 所示。

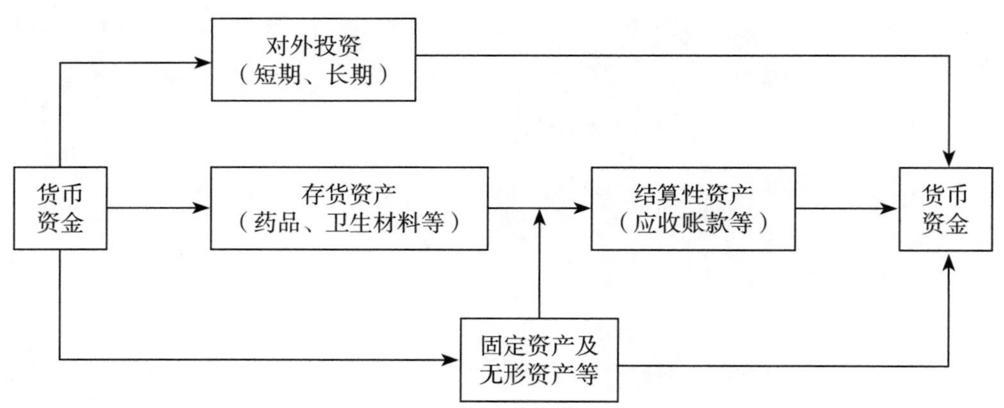

图 7-1 医院资金、资产流转图

医院医疗服务的生产过程同时也是医疗服务的消费过程，医疗服务的生产与消费是不断循环、周而复始的。从经济学的角度看，医院开展医疗服务的过程就是资产转换的过程。医院投入人、财、物等资源，向患者提供医疗服务，患者消费医疗服务后，由医疗保险机构支付给医院，属于个人承担部分由患者直接付给医院，医院通过提供服务获得的收入（包括政府财政补助）来补偿耗费的资源。医院资产运营的目的是通过对资产的充分利用，优化资产结构、提高使用效率，实现医院资产的增值与保值。

运营能力主要是指医院资产运营的效率和效益，反映医院的管理水平和决策能力。在医院运营过程中，通过管理者的主观努力，有效调度资金，实现医院资产的最优配置，保证资产始终处于良好运用状况；在医院规模扩大时，保证有源源不断的追加资产可供使用，所有这一切，都会使医院的业务运转处于良好状态，运营更有效率，反映在财务成果上，即效益与效率的不断提高。但是，医疗服务生产与补偿过程的状况和效率会受到许多因素的影响，其中资产的存量、各种资产的组合所形成的资源配置、资产的变动情况、资产的使用状态、资产的利用效率等是影响医院运营状况最重要的因素。因此，要实现医院资产的最优配置和有效使用，一方面需要通过科学的管理来实现，另一方面还要通过对运营能力的分析，了解医院资产的配置与使用状况，了解医院资源使用效率与效益的影响因素，对于提升医院的管理水平，实现医院的可持续发展具有重要意义。

（一）通过运营状况分析，有助于确定合理的资产存量规模

医院的资产规模与医院规模应该相匹配。资产存量规模小则难以满足医疗服务的需要，影响医院的医疗业务活动的正常运行；而资产存量规模过大将造成资产闲置，资金周转速度缓慢，影响资产使用效率和效果。通过运营状况的分析，了解医院开展各项业务活动对资产的需要情况，以便根据医疗业务的需求变化，调整资产存量，使资产的增减变动与医院的规模相适应，提升资源的使用效率与效果。

（二）通过运营状况分析，促进医院资源的合理配置

医院的资产存量应该同医院规模相匹配，而医院资产配置的合理性也会影响运营效率与效果。医院的各种资产在存量一定的情况下，如果其配置不合理，既会影响医疗业务活动的正常进行，也会使运营效率下降。通过分析，可以了解资产配置中存在的问题，促使医院改善资产的组合，不断优化资产配置。

（三）通过运营状况分析，促进医院资产利用效率的提高

资产存量变动和配置情况虽然对医院运营有重要影响，但这种影响只限于能否满足医疗业务的需要和满足需要的程度，资产利用情况及其效率才是影响运营效率的最重要因素。在资产存量、配置相同的情况下，各个医院资产利用效率不尽相同，这种不同最终会对医院的财务成果产生影响。借助于运营分析，对于了解资产利用过程中存在的问题，挖掘资产利用过程中存在的潜力，促进资产利用效率的提高，具有重要意义。

（四）通过运营状况分析，可以对医院的管理作出正确的评价

运营状况的分析主要是研究和分析过去的资料与过去的情况，进而对医院的运营活动作出评价。通过分析，可以了解医院的运营在哪些方面做得好，哪些方面做得差，还存在哪些潜力。这样才能不断总结经验教训，使今后的运营活动做得更好。

（五）有助于政府及卫生管理部门进行宏观决策

对卫生、财政、医疗保险、物价等政府管理部门而言，对医院运营能力的分析与了解

是制定卫生政策、物价收费政策、财政政策、医保支付与筹资政策的重要依据和前提。同时，为确保医疗市场的有效运转，政府管理部门还通过出台相关政策，对医院施加影响，而这些政策都会影响医院的运营状况。政府及卫生管理部门通过对医院资产运营效果的分析，可以从宏观的角度判断医院运营是否正常，财务状况是否良好，进而判断相关卫生政策对医院运营的影响，有利于为宏观决策与调控提供可靠信息，为完善政府政策提供依据和帮助。

二、医院资产运营能力的影响因素

医院的资产运营能力是医院实现可持续发展的前提和保障，医院必须十分重视对资产运营能力的分析和研究。了解影响资产运营能力的因素，对于分析医院资产运营能力的状况、变动原因及促进医院提高运营能力是非常重要的。影响资产运营能力的因素总的来说可以分为内部因素和外部因素。内部因素是指医院自身的战略决策、管理能力、技术水平、资产结构与质量等因素。外部因素是指医院所处政治经济环境相关的因素，如经济发展状况、社会文化与人口状况、卫生政策、财政政策、医保政策等因素。

（一）医院的发展战略

战略管理是指对医院全局的长远的发展方向、目标和任务的设计、选择、实施、控制，直至达到战略总目标的过程。对于医院来说，战略决策需要在相当长的一段时间内致力于一系列的活动，而实施这些活动需要有大量的资源作为保障。因此，为了保证战略目标的实现，需要对医院的资源进行统筹规划，合理配置。按照战略资源学派的观念，医院战略的主要内容是如何培育医院独特的战略资源，以及最大限度地优化配置这种战略资源的能力。在医院竞争实践中，每个医院的资源和能力是各不相同的。这样，医院战略资源和医院战略运用能力方面的差异，就成为医院竞争优势的源泉。因此，医院的战略管理直接决定着医院未来的发展、学科、技术、竞争、资源等，进而决定着医院的资产运营的模式，决定着医院的发展规模和资产规模，也进一步决定了医院的资产结构及其运营效果。

（二）医院管理决策水平

医院运营管理是指为了提升运营管理水平，提高运营效率和质量，优化资源配置，实现战略目标，各级管理者通过计划、组织、指挥、协调、控制、激励等活动，对医院医、教、研活动过程中的资源保障、服务提供、流程优化等各个环节进行的管理活动。医院运营管理所必需的资源包括：药品、卫生材料、设备、设施、资金和人员等。在医院实现运营管理目标的过程中，医院管理者的管理与决策能力和水平、管理方式、能否适应市场变化、能否在竞争中获取竞争优势等是决定医院资产运营效果高低的基础。资产的规模、资产的配置、资产的合理有效地使用都同管理与决策密切相关。决策科学合理、管理水平高，则医院的资产运营的效率就会高，反之，则会低，医院资产的耗费就不能得到有效补偿，医院的可持续发展就会受到影响。

（三）医院的技术与服务水平

医院服务的对象是患者，在运营的过程中必须以保证医疗质量为前提，要靠技术、服务、质量、安全等手段，坚持服务质量第一，以质量取胜。医院是技术密集型的单位，医疗技术在医院中起着极其重要的作用。医疗技术及其服务质量关系到医院各种资产的利用效率与效果，医院技术与服务质量高，则患者数量就会多，医院的服务量及市场占有率就会高，医院的资产就会得到充分的使用，资产的配置也会合理，周转的速度也会越快，相对来说，医院资产运营的效果也就越理想。反之，如果医院医疗技术水平低、服务质量差，则在市场中的竞争优势就会弱，设施设备等就不会得到充分有效使用，则运营的效率与效果就会差。因此，医院的技术能力与服务质量是医院资产运营效率与效果的最重要的影响因素。

（四）医院资产的质量与配置

医院管理与决策决定了医院资产的质量与配置的合理性。资产的规模适当、质量好、结构合理，则运营的效率及效果一定会好，反之则会降低资产运营的效率与效果。

（五）外部环境因素

医院都是在一定的外部环境中运行的，医院的外部环境，如：政治环境、经济环境、社会文化人口环境、技术和资源环境等都会影响医院的运营。特别是与医院运营密切相关的市场环境、卫生政策、医保政策、物价政策等对医院的影响更为明显和直接。

三、医院资产运营能力分析内容

医院的资产运营能力是上述因素共同影响的结果，它们从不同的方向影响着医院资产的规模、结构和效率。医院的资产运营能力的分析则是揭示它们的影响程度和结果，为改进资产运营管理提供依据。从医院财务分析的角度看，医院资产运营能力的分析内容应包括三个方面，即资产规模分析、资产结构分析、资产利用效率分析。其中，资产利用效率分析是结果分析，用以揭示医院资产运营的结果；资产规模分析和资产结构分析则是原因分析，用以揭示医院资产运营高或低的原因。通过对医院资产规模、结构及效率的分析，为进一步探究影响医院资产运营能力的深层次原因提供依据，以改进医院资产运营管理，提升资产运营效率与效果。

（一）资产规模分析

资产规模分析主要是对医院各类资产的增减变动情况、变动趋势、变动原因进行分析，以找出存在的问题，使医院资产存量规模合理。

（二）资产结构分析

资产结构分析主要是对全部资产、流动资产、固定资产的结构进行分析，研究资产变动的合理性，并通过资产结构优化分析，实现资产的合理配置。

（三）资产利用效率分析

资产利用效率分析主要是通过对反映资产利用情况与利用效率的各种指标的分析，了解医院各类资产的利用状况、存在的问题及潜力，以评价医院的运营效率。

第二节 资产规模及其变动分析

一、医院资产规模影响因素

医院资产规模是医院所拥有的资产存量。它既是保证医院医、教、研活动正常进行的物质基础，又是关系到医院能否实现可持续发展的重要前提和条件。一个医院的资产必须保持合理的规模，资产规模过大，可能形成资产的闲置，造成资金周转缓慢，影响资产的利用效果；资产规模过小，影响资产的利用效果，将难以满足医院开展医疗活动的需要，影响医疗服务的提供。

医院资产规模及其变动分析是通过对医院资产总额及各项资产的规模与变动趋势的分析，判断医院资产存量的质量及其变现能力和平均资产占用与医院经营状况的一致性，目的是通过资产规模以及实物资产质量的变化，分析评价医院资产的风险和收益，判断这些变化对医院而言是有利还是有弊，并寻求导致这种变化产生的原因。影响医院资产规模变动的原因有很多，有主观方面的，也有客观方面的，有外部的，也有内部的。从医院方面看主要有：医院规模、管理因素、运营因素等；外部的因素主要有：经济发展水平、财政政策、卫生政策、医保政策、物价政策等。

（一）医院层面因素

1．医院规模 医院规模是影响医院资产规模的最重要因素，医院规模大，资产的规模一定会大。一般情况下，随着医院的规模的发展，资产的规模也会越来越大。

2．医院管理水平 医院资产规模及其合理性与医院的管理能力密切相关。医院管理能力强、决策水平高，则医院的管理就会有效率，医院的资产就会实现有效配置和合理使用，资产的质量也会高，资产的规模也会越来越大；如果医院管理能力差、效率低，则医院资产的规模不合理、质量也会差，不仅会影响医院的资产运营效率与效果，也会影响医院未来的发展。

3．医院运营管理状况 医院运营管理的水平、能力及管理风格会直接影响资产规模的变化，如：医院收入大于费用有盈余、取得银行贷款、应付账款增加、接受社会捐赠等都会使医院的资产规模增加；而医院出现亏损、支付银行贷款、偿还债务、其他营业外支出等则会导致医院资产规模的减少。

4．医院的技术能力与水平　医疗技术、学科水平对医院的资产规模影响较大。医院技术与服务质量高，则患者数量就会多，医院的服务量及市场份额就会高，医院的业务规模就会扩大，医院的资产规模就会越来越大。反之，如果医院医疗技术及学科水平低、则在市场中的竞争优势就会弱，医院业务规模得不到发展，资产规模就会小。

（二）外部影响因素

1．经济发展水平　经济发展水平是影响医院资产规模的重要外部因素。当一个国家的经济稳步增长时，医疗卫生市场的经济条件良好，有效需求也会随之增加，医院的资产规模也会相应扩大。如果一个国家经济进入迟滞阶段，医院面临的经济环境也会受到影响，则医院资产规模会受到影响。

2．财政政策　政府财政是公立医院资产规模增加的重要途径，我国的公立医院是公益性事业单位，为社会人群提供医疗服务，国家为了促使公立医院可持续发展，通常会在医院基本建设、大型医疗设备等方面给予医院财政补助。政府财政补助的水平会直接影响医院的资产规模。

3．卫生及物价政策　国家的卫生政策影响着医院的资产规模，如卫生规划、分级诊疗、医联体、补偿机制改革以及政府对公立医院的公益性定位等相关政策，会从不同角度和方向影响着医院资产规模。医疗服务价格政策、国家卫生人力资源政策也对医院的资产规模产生影响。

4．医保政策　医保筹资能力与水平会影响医院的资产规模，如果医保支付能力出现困难，则医院的医保费用不能有效拨付，会给医院造成坏账，影响医院收益，使得资产规模减小。同时，医保支付方式、支付水平以及医院对医保政策执行的合规性及合理性也会影响医院的资产规模。

二、医院资产规模趋势分析

（一）医院总资产规模的趋势分析

医院的资产规模反映了医院的管理、技术、服务的能力与水平，对医院资产规模的分析，既可以了解医院资产变动情况及其变动原因，又可以了解这种变化是否正常合理。对医院全部资产规模的分析，可以通过前后期的比较，了解资产总额的增减变化情况，包括计算变动额与变动率，也可以对连续几年的资产数据进行趋势分析，从较长时期来分析资产规模的变化及其原因。趋势分析主要是对资产规模的绝对数量、环比及定基分析，以探讨医院资产规模变化的内在因素。

1．绝对数额分析　将医院连续几年的资产等相关项目的绝对数额进行对比，以查看这些项目的变化趋势，从而洞悉医院资产规模的变动及其趋势。

【**例7-1**】某医院2015—2019年总资产及相关明细项目数据，见表7-1，请对该医院的总资产规模进行趋势分析。

表 7-1 某医院总资产及相关明细项目规模趋势分析表

单位：万元

项目	2015 年	2016 年	2017 年	2018 年	2019 年
流动资产	79 453	119 472	125 956	163 265	207 096
长期投资	4 210	4 210	560	560	560
固定资产	143 191	163 232	180 897	194 053	214 196
无形资产	8 977	9 300	10 505	11 189	11 867
资产总额	235 831	296 214	317 918	369 067	433 719

注：固定资产总额中包括在建工程。

将表 7-1 的数据反映在图形中，如图 7-2 所示。

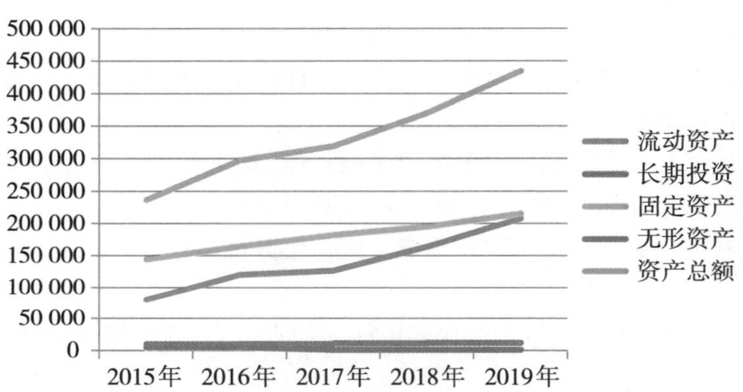

图 7-2 医院总资产及相关明细项目趋势图（单位：万元）

从表 7-1、图 7-2 可以看出，该医院资产总量呈上升趋势，且资产规模增长较快，2019 年末该医院的资产总量为 433 719 万元，较 2015 年末增加 197 888 万元，增长 83.91%。其中流动资产、固定资产呈现逐年上升的趋势，无形资产的增长相对平稳，长期投资较期初减少。总体上看，该医院资产规模的扩大主要是靠流动资产和固定资产增长的拉动，其中流动资产规模的增长较固定资产更为明显。

2．环比分析 计算资产总额及相关项目的环比变动，可以查看变动的方向和幅度，从而分析医院资产规模的变动情况。

【例 7-2】利用表 7-1 中的数据，分别计算该医院 2016—2019 年总资产及相关明细项目环比增长，见表 7-2，请对该医院的资产规模进行分析。

表 7-2 某医院总资产及相关明细项目环比增长趋势分析表

项目	2016 年	2017 年	2018 年	2019 年
流动资产	50.37%	5.43%	29.62%	26.85%
长期投资	0	−86.70%	0	0
固定资产	14.00%	10.82%	7.27%	10.38%
无形资产	3.60%	12.96%	6.51%	6.06%
资产总额	25.60%	7.33%	16.09%	17.52%

注：固定资产总额中包括在建工程。

从表 7-2 可以看出，2016 年，该医院的资产总额环比增长 25.60%，2017 年有所下降为 7.33%，造成下降的原因是该年流动资产规模的环比增长速度大幅度降低。2018 年、2019 年该医院的资产总额分别增长 16.09%、17.52%。从趋势上看，该医院的资产总额环比增长速度较快。从表 7-2 可以看出，该医院的流动资产除 2017 年外，其他几年的流动资产的环比增长均快于资产总额及其他各项资产规模的增长速度。该医院的长期投资在 2017 年大幅度减少，查阅有关资料可知是该医院出售了其投资的一所医院资产，其余的几年没有变化，说明该医院专注于医院业务的发展。该医院的固定资产除 2018 年环比增长较低为 7.27% 外，其他几年的增长均高于 10%，说明该医院的业务规模发展较快。该医院的无形资产每年的环比平稳增长。

从趋势上看，该医院总资产规模连续大幅度的增长，其主要原因是流动资产、固定资产的增长，而流动资产拉动资产规模增长更为明显。这说明该医院的业务规模、运营规模在这五年中都在大幅度提升。要进一步分析探究资产规模增长的原因，还应该对流动资产、固定资产的各项目进行具体分析。

3．定基分析　对医院资产规模进行定基分析不仅能看出相邻两期的变动方向和幅度，还可以看出一个较长期间内的总体变动趋势，便于考察医院资产规模较长期间的趋势变化。

【例 7-3】利用表 7-1 中的数据，分别计算某医院 2016—2019 年资产总量及各项目定基增长，见表 7-3，请对该医院的资产规模进行趋势分析。

表 7-3　某医院资产规模定基趋势分析表

项目	2015 年	2016 年	2017 年	2018 年	2019 年
流动资产	100%	150.37%	158.53%	205.49%	260.65%
长期投资	100%	100%	13.30%	13.30%	13.30%
固定资产	100%	114.00%	126.33%	135.52%	149.59%
无形资产	100%	103.60%	117.02%	124.64%	132.19%
资产总额	100%	125.60%	134.81%	156.50%	183.91%

注：固定资产总额中包括在建工程。

从表 7-3 可以看出，该医院的资产总量 2019 年较 2015 年增长 83.91%，资产规模大幅度的提升。其中流动资产 2019 年较 2015 年增长了 160.65%，流动资产规模的大幅度的增加是导致该医院资产总量增长的主要原因；该医院长期投资 2019 年较 2015 年下降 86.70%；该医院固定资产 2019 年较 2015 年增长 49.59%，无形资产较 2015 年增长 32.19%。

以上，通过对资产规模的绝对数、环比及定基分析，可以看出，该医院的资产规模连续五年快速增长。其中流动资产、固定资产是拉动医院资产规模提升的主要原因，这表明该医院在五年发展中医疗业务规模、固定资产规模均实现了快速增长。当然，我们仅仅是从资产总量方面来考察医院的资产规模的变化，在实际分析时还应对各项资产进行具体分析。同时，还应结合影响医院资产规模的变化因素，分析医院内外部环境的变化，寻找影响医院资产规模变化的深层次的原因。

（二）医院流动资产规模的趋势分析

资产是医院开展医、教、研等各项工作的物质基础，根据资产的变现能力的强弱，医院的资产分为流动资产和非流动资产。流动资产是指可以在 1 年内（含 1 年）变现或者耗用的资产。医院的流动资产包括货币资金、短期投资、财政应返还额度、应收票据、应收账款、预付账款、其他应收款、存货、待摊费用等。流动资产既是医院开展诊断、治疗等医疗活动的重要保障，又是确保医院有足够支付能力、保持良好流动性的前提和基础。在第三章中，我们对流动资产各个项目的质量及数量分析进行了介绍，为避免重复，在此，仅对流动资产规模进行趋势分析，通过分析流动资产绝对数量、环比及定基分析，来考察流动资产的规模的变化以及其对总资产规模的影响。

1．绝对数额分析 将医院连续几年的流动资产等相关项目的绝对数额进行对比，查看这些项目的变动状况，从而洞悉医院流动资产规模的变化趋势。

【例 7-4】某医院 2015—2019 年流动资产相关项目数据，见表 7-4，请对该医院的流动资产规模进行趋势分析。

表 7-4 某医院流动资产数量趋势分析表

单位：万元

项目	2015 年	2016 年	2017 年	2018 年	2019 年
货币资金	28 531	49 727	53 670	76 937	91 633
财政应返还额度	711	5 551	139	30	30
应收账款净额	25 234	33 374	46 728	63 610	80 276
预付账款	5 919	11 870	8 652	5 581	5 845
其他应收款净额	12 489	7 790	8 855	7 056	18 745
存货	6 568	11 160	7 912	10 051	10 567
流动资产合计	79 453*	119 472	125 956	163 265	207 096

* 因四舍五入使得此列中各明细项目合计数与“流动资产合计相差”1 万元。

将表 7-4 的数据反映在图形中，如图 7-3 所示。

从表 7-4、图 7-3 可以看出，该医院的流动资产呈现较为明显的上升趋势，2019 年该医院拥有流动资产总量 207 096 万元，较 2015 年增加 127 643 万元，增长 160.65%。在【例 7-3】中，我们曾指出该医院流动资产的快速增长是拉动医院总资产规模扩大的主要因素。该医院流动资产的各个项目中，货币资金 2019 年为 91 633 万元，较 2015 年增加了 63 102 万元，增长 221.17%；应收账款净额 2019 年为 80 276 万元，较 2015 年增

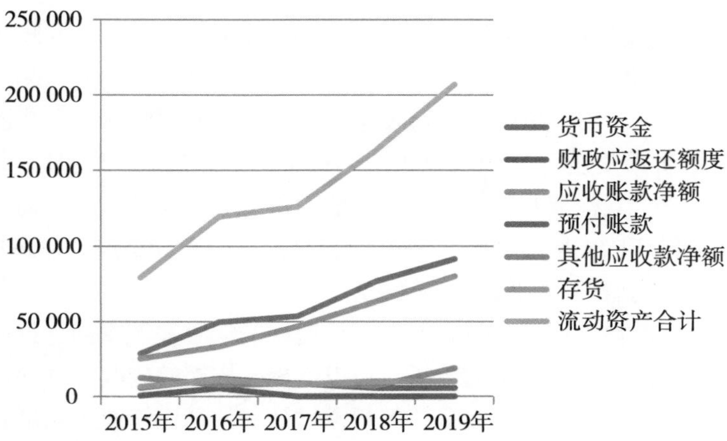

图 7-3 医院流动资产及明细项目数量趋势图（单位：万元）

加 55 042 万元，增长 218.13%；该医院存货 2019 年为 10 567 万元，较 2015 年增加 3 999 万元，增长 60.89%；预付账款总体上变化不大；其他应收款净额 2019 年为 18 745 万元，较 2015 年增加 6 256 万元，增长 50.09%。

对流动资产的各个项目绝对数趋势分析可以看出，该医院货币资金、应收账款净额的增长是拉动医院流动资产规模增加的主要因素。对于流动资产规模变动的合理性问题，还应该结合总资产规模、医院业务活动规模、收入规模等作出判断。

2．环比分析 计算流动资产总额及明细项目的环比变动，可以查看变动的方向和幅度，从而分析医院流动资产规模的变动状况。

【例 7-5】利用表 7-4 中的数据，分别计算该医院流动资产 2016—2019 年相关项目环比增长，见表 7-5，请对该医院的流动资产规模进行分析。

表 7-5 某医院流动资产环比增长趋势分析表

项目	2016 年	2017 年	2018 年	2019 年
货币资金	74.29%	7.93%	43.35%	19.10%
财政应返还额度	680.73%	−97.50%	−78.42%	0
应收账款净额	32.26%	40.01%	36.13%	26.20%
预付账款	100.54%	−27.11%	−35.49%	4.73%
其他应收款净额	−37.63%	13.67%	−20.32%	165.66%
存货	69.91%	−29.10%	27.03%	5.13%
流动资产合计	50.37%	5.43%	29.62%	26.85%

从表 7-5 可以看出，该医院的流动资产环比增长除 2017 年外，均实现了快速增长。2016 年，该医院的流动资产总额环比增长 50.37%，其中货币资金、财政应返还额度、应收账款净额、预付账款、存货的增长是导致流动资产环比增长的主要原因。2017 年环比增长速度下降为 5.43%，其中该医院的财政应返还额度、预付账款、存货的环比增长都是负增长，该医院的货币资金环比增长仅为 7.93%。该医院 2018 年的环比增长为 29.62%，其中财政应返还额度、其他应收款净额、预付账款出现了环比负增长，而货币资金、应收账款净额、存货项目环比大幅度增长。2019 年，该医院的流动资产总额环比增长 26.85%，而其他应收款净额环比增长 165.66%，增长较大。

从各项流动资产的环比增长速度方面看，该医院的应收账款净额连续四年环比增长速度快速增长，结合前面的绝对数量的分析，可以看出，该医院应收账款净额的增长是拉动流动资产增长较快的主要因素。应收账款的规模增长应该同医疗收入的增长相匹配，后面的章节中，我们会做进一步的分析；该医院的货币资金 2016 年、2017 年、2018 年的环比增长速度均快于流动资产的环比增长，2019 年货币资金环比增长 19.10%，低于当年流动资产环比增长速度，结合前面的绝对数的分析，可以看出，该医院货币资金也是拉动流动资产增长较快的主要因素；该医院其他应收款净额 2019 年环比增长幅度较大，应结合医院相关资料查明原因；该医院的存货的环比增长除 2016 年外，其余的几年中增长相对平稳，且低于流动资产规模、应收账款净额、货币资金的环比增长。

因此，从环比增长速度的变化看，该医院的应收账款净额、货币资金是影响医院流动资产规模的最主要的两个因素。要分析该医院流动资产的增长的合理性应该重点分析应收账款净额、货币资金变化的合理性。具体可以将其同收入规模、业务规模的增长进行配比分析，以进一步查明原因，判断其增长的合理性。

3．定基分析 对医院流动资产规模进行定基分析可以看出相邻两期的变动方向和幅度，以及较长期间内的总体变动趋势。

【例 7-6】利用表 7-4 中数据，分别计算某医院 2016—2019 年流动资产总额及各项目定基增长，见表 7-6，请对该医院的流动资产规模进行趋势分析。

表 7-6 某医院流动资产定基增长趋势分析表

项目	2015 年	2016 年	2017 年	2018 年	2019 年
货币资金	100%	174.29%	188.11%	269.66%	321.17%
财政应返还额度	100%	780.73%	19.55%	4.22%	4.22%
应收账款净额	100%	132.26%	185.18%	252.08%	318.13%
预付账款	100%	200.54%	146.17%	94.29%	98.75%
其他应收款净额	100%	62.37%	70.90%	56.50%	150.09%
存货	100%	169.91%	120.46%	153.03%	160.89%
流动资产合计	100%	150.37%	158.53%	205.49%	260.65%

从表 7-6 可以看出，该医院的流动资产自 2016 年连续增长，2019 年末较 2015 年增长 160.65%，流动资产规模大幅度提升。其中货币资金 2019 年末较 2015 年增长了 221.17%，应收账款净额 2019 年末较 2015 年末增长了 218.13%；其他应收款净额、存货的定基增长低于流动资产增长速度；预付账款 2019 年较 2015 年末有所减少。货币资金、应收账款净额是医院流动资产增长的主要原因。

以上，通过对流动资产规模的绝对数、环比及定基分析，可以看出，该医院的流动资产规模五年中连续快速增长。当然，我们仅仅是从流动资产总量方面来考察其趋势变化。在实际分析中还应结合影响医院业务规模、收入规模、资产总量规模以及医院运营管理等因素进行综合分析，以判断医院流动资产增长的合理性，进而寻找影响医院资产规模变化的深层次的原因。

（三）医院非流动资产规模的趋势分析

医院的非流动资产包括长期投资、固定资产、在建工程、无形资产、研发支出、受托代理资产、长期待摊费用、待处理财产损溢等。长期投资是指医院持有时间超过一年（不含一年）的各种股权性质的投资，以及购入一年内（含一年）不能变现的国债投资。长期投资是一项复杂的经济行为，它直接影响到医院的利益和发展，特别是长期投资具有投资期限长、金额大、变现能力差、投资风险大等特点，要求医院必须加强对长期投资的分析与管理。固定资产是医院实物资产的主要组成部分，是医院从事医、教、研的重要劳动手段。它有助于提高医院的医疗技术水平、提升工作效率、改善就医条件。在建工程是医院进行的与固定资产有关的各项工程，以及公用设施的新建、改建、扩建、装修和修缮工程，以及大型设备的安装、修理等。在建工程在本质上是正在形成的固定资产，它是医院固定资产的一种特殊表现形式。在建工程往往涉及资金量大、建设周期长以及投资不可逆转等特点，会在很大的程度上影响医院的财务状况，一旦出现失误会给医院带来财务风险，影响医院的业务活动正常进行及可持续发展。无形资产是指不具有实物形态而能为医院提供某种权利的资产，包括专利权、著作权、版权、土地使用权、非专利技术、商誉、医院购入不构成相关硬件不可缺少的组成部分的应用软件及其他财产权利等。

医院的非流动资产反映医院的技术水平、规模能力。一家医院拥有的非流动资产的规模和先进程度，代表着医院在行业中的相对竞争实力和竞争地位。针对某一项固定资产，其利用效率和利用效果的大小，与医院所处的不同时期、不同发展阶段以及客观的环境有着直接的联系。同时，固定资产在规模、配置以及分布等方面与医院的业务发展的吻合程度，也会影响其效能、周转性和变现能力的大小。此外，固定资产的使用、配置也反映出医院的管理和决策水平。在第三章中，我们对非流动资产的各个项目的质量及数量分析进行了介绍，为避免重复，在此，仅对非流动资产规模进行趋势分析，通过分析非流动资产绝对数量、环比及定基分析，来考察非流动资产的规模变化以及其对总资产规模的影响。

1．非流动资产规模趋势分析

（1）绝对数额分析：将医院连续几年的非流动资产及其相关项目的绝对数额进行对比，以查看这些项目的变化趋势，从而洞悉医院非流动资产规模的变动及其趋势。

【例 7-7】某医院 2015—2019 年流动资产相关项目数据，见表 7-7，请对该医院的非流动资产规模进行趋势分析。

表 7-7 某医院非流动资产数量趋势分析表

单位：万元

项目	2015 年	2016 年	2017 年	2018 年	2019 年
长期股权投资	4 210	4 210	560	560	560
固定资产原值	203 045	215 351	233 918	255 040	304 719
减：固定资产累计折旧	100 051	104 161	119 332	139 070	150 290
固定资产净值	102 994	111 190	114 586	115 970	154 429
在建工程	40 197	52 042	66 311	78 083	59 766
无形资产原值	10 653	11 281	12 894	14 126	15 451
减：无形资产累计摊销	1 676	1 981	2 389	2 937	3 584
无形资产净值	8 977	9 300	10 505	11 189	11 867
非流动资产合计	156 378	176 742	191 962	205 802	226 622

将表 7-7 的数据反映在图形中，如图 7-4 所示。

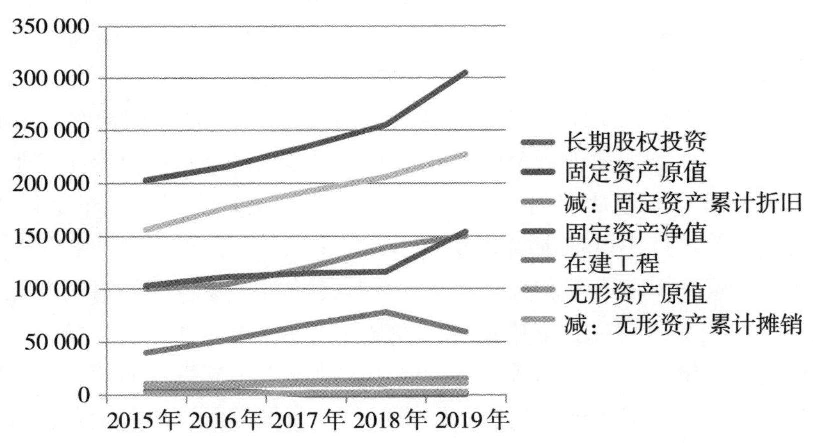

图 7-4 医院非流动资产数量趋势图（单位：万元）

从表 7-7、图 7-4 可以看出，2015—2019 年该医院的非流动资产连续增加，2019 年末该医院拥有非流动资产总量 226 622 万元，较 2015 年末增加 70 244 万元，增长 44.92%。该医院非流动资产的各个项目中，长期股权投资在 2017 年减少 3 650 万元，2019 年末只有 560 万元；固定资产原值 2019 年为 304 719 万元，较 2015 年增加 101 674 万元；固定资产净值 2019 年为 154 429 万元，较 2015 年增加 51 435 万元，增长 49.94%；

在建工程 2019 年为 59 766 万元，该医院在这五年中一直有工程类项目；无形资产净值 2019 年为 11 867 万元，较 2015 年增加 2 890 万元。

从以上分析可以看出，该医院的非流动资产主要是固定资产、在建工程和无形资产，说明该医院专注于自身的医疗业务。对非流动资产的各个项目绝对数趋势分析可以看出，该医院的固定资产的规模连续四年扩大，在建工程在 2019 年有完工工程，这反映出该医院的业务处于不断的发展过程中。对于非流动资产规模变动的合理性问题，还应该结合业务活动规模、收入规模、总资产等作出判断。

（2）环比分析：计算非流动资产总额及明细项目的环比变动，可以查看变动的方向和幅度，从而分析医院非流动资产规模的变动状况。

【例 7-8】利用表 7-6 中的数据，分别计算该医院 2016—2019 年非流动资产相关项目环比增长，见表 7-8，请对该医院的非流动资产环比增长进行分析。

表 7-8　某医院非流动资产环比增长趋势分析表

项目	2016 年	2017 年	2018 年	2019 年
长期股权投资	0	-86.70%	0	0
固定资产原值	6.06%	8.62%	9.03%	19.48%
减：固定资产累计折旧	4.11%	14.56%	16.54%	8.07%
固定资产净值	7.96%	3.05%	1.21%	33.16%
在建工程	29.47%	27.42%	17.75%	-23.46%
无形资产原值	5.90%	14.30%	9.55%	9.38%
减：无形资产累计摊销	18.20%	20.60%	22.94%	22.03%
无形资产净值	3.60%	12.96%	6.51%	6.06%
非流动资产合计	13.02%	8.61%	7.21%	10.12%

从表 7-8 可以看出，该医院的非流动资产连续四年实现环比正增长。2016 年，该医院的非流动资产总额环比增长 13.02%，其中在建工程环比增长 29.47%，固定资产净值增长 7.96%，这两项是导致非流动资产环比增长较快的主要原因。2017 年环比增长速度为 8.61%，其中该医院的长期股权投资减少 86.70%，无形资产净值增长 12.96%，在建工程环比增长 27.42%，在建工程是拉动该医院非流动资产增长的主要因素。该医院 2018 年的环比增长为 7.21%，其中在建工程增长 17.75%，同样在建工程也是拉动非流动资产的增长重要因素。该医院 2019 年固定资产净值增长 33.16%，在建工程减少 23.46%，可能是因为该医院工程项目决算转入固定资产。

从各项非流动资产的环比增长速度方面看，该医院的固定资产原值连续四年增长，表明该医院的业务规模在逐年提升，在具体分析时应结合固定资产的明细项目做进一步分析。该医院的在建工程 2016—2018 年连续环比大幅度增长，表明该医院的规模处于扩张中，2019年有项目决算投入使用，但仍然有工程项目在建设中，在分析时可以对该医院的在建工程项目的规划、资金、工程进度等做进一步分析。

因此，从环比增长速度的变化看，该医院的在建工程、固定资产是影响医院非流动资产规模的两个主要因素。要分析该医院非流动资产的增长的合理性还应该重点分析在建工程、固定资产的变化。具体可以将其同收入规模、业务规模的增长及流动资产规模进行配比分析，以进一步查明原因，判断其增长的合理性。

（3）定基分析：对医院非流动资产规模进行定基分析可以看出相邻两期的变动方向和幅度，以及较长期间内的总体变动趋势。

【例7-9】利用表7-7中数据，分别计算某医院2016—2019年非流动资产总额及各项目定基增长，见表7-9，请对该医院的非流动资产规模进行趋势分析。

表7-9　某医院非流动资产定基增长趋势分析表

项目	2015年	2016年	2017年	2018年	2019年
长期股权投资	100%	100.00%	13.30%	13.30%	13.30%
固定资产原值	100%	106.06%	115.21%	125.61%	150.07%
减：固定资产累计折旧	100%	104.11%	119.27%	139.00%	150.21%
固定资产净值	100%	107.96%	111.26%	112.60%	149.94%
在建工程	100%	129.47%	164.97%	194.25%	148.68%
无形资产原值	100%	105.90%	121.04%	132.60%	145.04%
减：无形资产累计摊销	100%	118.20%	142.54%	175.24%	213.84%
无形资产净值	100%	103.60%	117.02%	124.64%	132.19%
非流动资产合计	100%	113.02%	122.76%	131.61%	144.92%

从表7-9可以看出，该医院的非流动资产，2019年较2015年增长44.92%，对比流动资产的增长可知，该医院的非流动资产的增长速度低于流动资产的增长；长期股权投资2019年较2015年末减少86.70%；固定资产净值在2016—2019年中每年都有不同程度的增长，2019年较2015年增长49.94%；在建工程2019年较2015年增长48.68%，表明医院专注于自身的医疗业务，其业务规模处于不断扩张之中，并且这种扩张的趋势仍在进行中；无形资产净值2019年较2015年增长32.19%。

以上，通过对非流动资产规模的绝对数、环比及定基分析，可以看出，该医院的非流动资产规模连续增长。当然，我们仅仅是从非流动资产总量方面来考察其趋势变化，在实际分析中还应结合医院业务规模、收入规模、资产总量规模以及医院运营管理等因素进行综合分析，以判断医院非流动资产增长的合理性。

2．固定资产规模趋势分析　固定资产是医院开展医疗业务活动的重要物质技术基础。一所医院的固定资产规模的大小，反映该医院医疗设施、医疗装备的程度和医疗业务活动潜能的大小。从会计的角度划分，固定资产一般被分为房屋及建筑物、专用设备、一般设备、其他固定资产等。

固定资产在医疗活动过程中可以长期发挥作用，长期保持原有的实物形态，但其价值则随着医疗业务活动而逐渐地转移到医疗服务成本中去，并构成医疗服务价值的一个组成部分。固定资产在物质形式上进行替换，在价值形式上进行补偿，就是更新，但固定资产的实物更新与价值转移并不是同步进行。固定资产在使用过程中始终保持其原有的实物形态，其磨损的情况是通过折旧的形式来反映，因此，固定资产因磨损而产生的使用能力的变化也可以通过固定资产净值的变化从价值量方面加以反映。

因此，分析固定资产规模的变化需要将原值指标和净值指标结合起来，通过分析固定资产的原值指标，可以反映固定资产数量的增减变动；通过分析固定资产净值指标可以从价值角度反映固定资产通过使用磨损后的现有存量。影响固定资产净值增减变动的原因有两个：一是固定资产实物数量的变动，通过固定资产原值指标来反映；二是固定资产的磨损情况，通过折旧指标来反映。在第三章中，我们对固定资产的各个项目的质量及数量分析进行了介绍，为避免重复，在此，仅对固定资产规模进行趋势分析，通过分析固定资产绝对数量、环比及定基分析，来考察固定资产的规模的变化状况。

（1）绝对数额分析：将医院连续几年的固定资产及其相关项目的绝对数额进行对比，以查看这些项目的变化趋势，从而分析医院固定资产规模的变动及其趋势。

【例 7-10】某医院 2015—2019 年固定资产相关项目数据，见表 7-10，请对该医院的固定资产规模进行趋势分析。

表 7-10 某医院固定资产绝对数趋势分析表

单位：万元

项目	2015 年	2016 年	2017 年	2018 年	2019 年
房屋及建筑物原值	75 595	74 489	77 144	77 144	112 921
减：累计折旧	15 294	15 085	16 627	19 820	21 781
房屋及建筑物净值	60 301	59 404	60 517	57 324	91 140
房屋及建筑物净值率	79.77%	79.75%	78.45%	74.31%	80.71%
专业设备原值	116 677	129 832	145 285	166 358	180 934
减：累计折旧	77 575	81 558	94 764	110 827	120 518
专业设备净值	39 102	48 274	50 521	55 531	60 416
专业设备净值率	33.51%	37.18%	34.77%	33.38%	33.39%
一般设备原值	10 773	11 029	11 489	11 538	10 863
减：累计折旧	7 182	7 517	7 941	8 423	7 990
一般设备净值	3 591	3 512	3 548	3 115	2 873

续表

项目	2015 年	2016 年	2017 年	2018 年	2019 年
一般设备净值率	33.33%	31.84%	30.88%	27.00%	26.45%
固定资产净值合计	102 994	111 190	114 586	115 970	154 429
固定资产原值合计	203 045	215 350	233 918	255 040	304 718

将表 7-10 中固定资产及其明细项目净值和原值数据反映在图形中，如图 7-5、图 7-6 所示。

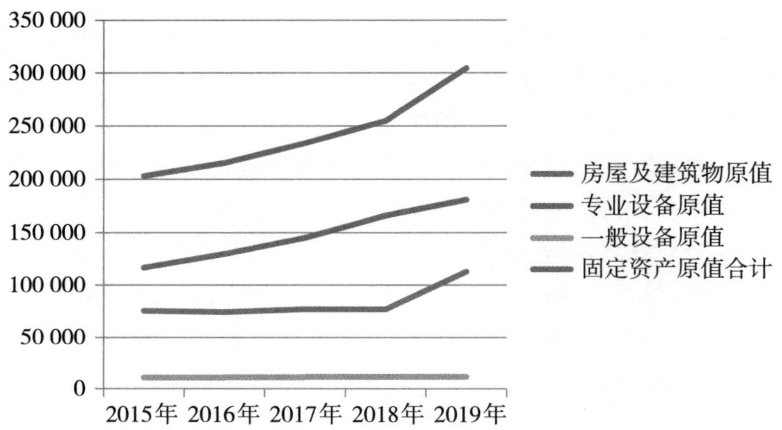

图 7-5　医院固定资产净值规模趋势图（单位：万元）

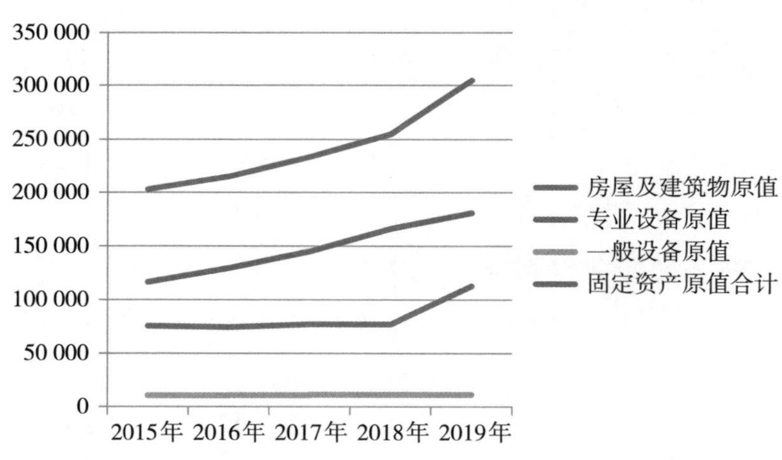

图 7-6　医院固定资产原值规模趋势图（单位：万元）

由于科学技术突飞猛进的发展，医院只有不断淘汰落后的设备，购入新的、先进的设备，才能使医院的设备保持在先进水平，跟上科学技术发展的步伐。因此，医院的固定资产每年会增加，同时每年也会有设备由于技术及使用年限等原因退出或报废。在分析医院固定资产规模时，通常将固定资产的增加与退废结合起来分析。固定资产在年内如果其增加数额大于其退废数额，说明该医院的固定资产规模在扩大；而如果低于退废数额则表明该医院的业务规模在缩小。从表 7-9、图 7-5、图 7-6 可以看出，2015—2019 年，该医院的固定资产原值连续增加，2019 年末该医院拥有固定资产原值总量 304 718 万元，较 2015 年末增加 101 673 万元，增长 50.07%。固定资产各明细项目中，房屋及建筑物原值 2019 年较 2015 年增加 37 326 万元，专业设备原价增加 64 257 万元，一般设备基本保持不变。从趋势上看，该医院的固定资产的规模每年都在增加，说明该医院的业务规模在不断扩大，医院处于良好的发展过程中。

固定资产净值从价值的角度反映医院资产折旧后的现有存量及现存状况。固定资产净值率反映医院固定资产平均的新旧程度，表明固定资产目前的技术状态，固定资产的折旧反映固定资产平均损耗程度，这两个指标此消彼长。从固定资产净值规模看，该医院自 2015—2019 年连续增长；从净值率指标来看，该医院的房屋及建筑物在 2015—2019 年期间均高于 70%，2019 年为 80.71%，表明该医院的房屋及建筑物处于良好状态。该医院专业设备净值率在 2015—2019 年位于 33%～38% 之间，说明从总体上看，该医院的设备处于相对老化状态，该医院面临着设备更新的需求。

总体上看，该医院在 2015—2019 年期间，固定资产的规模实现了较快的增长，业务规模也在不断的扩大。在分析与评价固定资产规模的变化是否合适时，应结合医院的收入、服务量来分析，同时还应同国家对医疗的需求，医院的发展需要联系起来评价，但最低的界限是医院的固定资产当年增加的数额至少应等于固定资产的退废数额。

（2）环比分析：计算固定资产总额及明细项目的环比变动，可以查看变动的方向和幅度，从趋势上分析医院固定资产规模的变动状况。

【例 7-11】利用表 7-10 中的数据，分别计算该医院 2016—2019 年固定资产相关项目环比增长，见表 7-11，请对该医院的固定资产规模进行分析。

表 7-11　某医院固定资产环比增长趋势分析表

项目	2016 年	2017 年	2018 年	2019 年
房屋及建筑物原值	−1.46%	3.56%	0	46.38%
减：累计折旧	−1.37%	10.22%	19.20%	9.89%
房屋及建筑物净值	−1.49%	1.87%	−5.28%	58.99%
专业设备原值	11.27%	11.90%	14.50%	8.76%
减：累计折旧	5.13%	16.19%	16.95%	8.74%
专业设备净值	23.46%	4.65%	9.92%	8.80%
一般设备原值	2.38%	4.17%	0.43%	−5.85%
减：累计折旧	4.66%	5.64%	6.07%	−5.14%

续表

项目	2016 年	2017 年	2018 年	2019 年
一般设备净值	−2.20%	1.03%	−12.20%	−7.77%
固定资产净值合计	7.96%	3.05%	1.21%	33.16%
固定资产原值合计	6.06%	8.62%	9.03%	19.48%

从表 7-11 可以看出，该医院 2019 年固定资产净值与原值增长幅度较大。各明细项目中，该医院 2019 年在建工程项目转入房屋及建筑物，使得该医院 2019 年环比增长 58.99%，这也是影响该医院固定资产净值及原值大幅度增长的主要原因。该医院的专业设备原值连续四年环比增长，四年的环比增长分别为 11.26%、11.90%、14.50%、8.76%，说明该医院的专业设备资产存量规模逐年扩大。该医院的一般设备原值规模变化不大，其存量相对稳定。

总体上看，该医院固定资产的规模扩大主要是业务设施及专业设备的增长所致，表明该医院的固定资产规模的增长是较为合理的。具体可以将其同收入规模、业务规模的增长及流动资产规模进行配比分析，以进一步作出判断。

（3）定基分析：对医院流动资产规模进行定基分析可以看出相邻两期的变动方向和幅度，以及较长期间内的总体变动趋势。

【例 7-12】利用表 7-9 中数据，分别计算某医院 2016—2019 年固定资产及各项目定基增长，见表 7-12，请对该医院的固定资产规模进行趋势分析。

表 7-12　某医院固定资产定基增长分析表

项目	2015 年	2016 年	2017 年	2018 年	2019 年
房屋及建筑物原值	100%	98.54%	102.05%	102.05%	149.38%
减：累计折旧	100%	98.63%	108.72%	129.59%	142.42%
房屋及建筑物净值	100%	98.51%	100.36%	95.06%	151.14%
专业设备原值	100%	111.27%	124.52%	142.58%	155.07%
减：累计折旧	100%	105.13%	122.16%	142.86%	155.36%
专业设备净值	100%	123.46%	129.20%	142.02%	154.51%
一般设备原值	100%	102.38%	106.65%	107.10%	100.84%
减：累计折旧	100%	104.66%	110.57%	117.28%	111.25%
一般设备净值	100%	97.80%	98.80%	86.74%	80.01%
固定资产净值合计	100%	107.96%	111.26%	112.60%	149.94%
固定资产原值合计	100%	106.06%	115.21%	125.61%	150.07%

从表 7-12 可以看出，该医院的固定资产净值、原值在 2016—2019 年中每年都有不同程度增长，2019 年较 2015 年分别增长 49.94%、50.07%。其中房屋及建筑物 2019 年有较大增长。专业设备的原值、净值每年均匀增长，2019 年较 2015 年末分别增长 55.07%、54.51%。一般设备原值相对平稳，而净值连续出现下降。分析表明，该医院的固定资产的增长主要是由于房屋及建筑物、专业设备的增长所致，医院的业务规模在不断扩大。

以上分析了该医院固定资产的规模变化，并作出初步的分析结论。医院非流动资产规模的变化是各明细项目共同变化所导致的。在实际分析时，还应该对在建工程、无形资产等明细项目进行分析，以探明原因。分析在建工程及无形资产与固定资产的分析相似。

通过对医院资产的规模趋势分析，可以从较长的时期分析判断该医院资产的变化状况，进而考察医院资产的运营状况。但是，仅仅是从资产总量方面来考察其趋势变化，还难以判断医院资产规模的合理性，在实际分析中还应结合医院业务规模、收入规模及医院运营管理等因素进行综合分析，以判断医院资产增长的合理性。

三、医院资产规模配比分析

通过对医院资产规模的趋势分析，可以了解医院资产的变化情况，但难以对医院资产规模合理性作出准确的判断，要分析医院的资产规模合理与否要联系医院医疗业务活动及净资产的变化，也就是说要将资产规模的增减同医院的业务规模变化及净资产的变动情况进行配比分析。

（一）联系医疗业务活动的发展变化，考察资产规模变化合理性

在实际分析时，可以将资产与医疗业务规模的增减速度进行对比，即将资产规模增减同医院收入、服务量等指标的增减对比，判断增资与增收、增效之间是否协调，资产营运效率是否提高。对比的结果可能出现以下几种情况。

1. 增收增效的同时增资，但增资幅度小，表明相对节约资金，资产利用效率提高。
2. 增收增效但不增资，表明相对节约资金，资产利用效率提高。
3. 增收增效的同时减少资产，表明绝对节约资金，资产利用效率提高。
4. 效率、收入持平，减少资产，表明绝对节约资金，资产利用效率提高。
5. 增效增收同时增资，其增资的幅度大于增效增收的幅度，表明资产增加不合理，资产利用效率下降。
6. 减效减收的同时，资产不减或资产减少比率小于减效减收比率，表明资产利用效率下降。
7. 减收减效的同时增资，表明资金闲置，医疗能力利用不足，资产利用效率下降。

在判断各种情况是否合理时还应该注意，在全部资产中，有些资产规模随服务量、收入的增减变动而变动，如应收在院患者医疗款、应收医疗款、存货等，有些项目并不随医院服务量、收入变动或只发生很小变动，如短期投资、待摊费用、长期投资、无形资产、长期待摊费用等。在分析时，可将随收入、服务量规模变动的资产项目单独列示对比，以判断资产规模变动的合理性。

【例 7-13】某医院 2015—2019 年资产规模、医疗收入、门（急）诊人次、实际占用床日数据，见表 7-13。请对该医院的资产规模协调性进行分析。

表 7-13　某医院资产规模及相关业务数据表

单位：万元

项目	2015 年	2016 年	2017 年	2018 年	2019 年
资产总额	235 831	296 214	317 918	369 067	433 718
其中：流动资产	79 453	119 472	125 956	163 265	207 096
非流动资产	156 378	176 742	191 962	205 802	226 622
医疗收入	312 177	388 237	436 999	509 530	558 498
门（急）诊人次	3 455 941	3 986 028	4 354 975	4 698 564	4 932 467
实际占用床日	998 335	1 215 855	1 309 759	1 424 178	1 485 507

根据表 7-13 中的数据，计算相关分析数据，见表 7-14。

表 7-14　某医院资产规模及相关业务环比增长趋势分析表

项目	2016 年	2017 年	2018 年	2019 年
资产总额	25.60%	7.33%	16.09%	17.52%
其中：流动资产	50.37%	5.43%	29.62%	26.85%
非流动资产	13.02%	8.61%	7.21%	10.12%
医疗收入	24.36%	12.56%	16.60%	9.61%
门（急）诊人次	15.34%	9.26%	7.89%	4.98%
实际占用床日	21.79%	7.72%	8.74%	4.31%

从表 7-14 可以看出，该医院 2016 年资产总额增长 25.60%（其中，流动资产增长 50.37%、非流动资产增长 13.02%），医疗收入增长 24.36%，门（急）诊人次增长 15.34%，实际占用床日增长 21.79%，当年的资产增长幅度大于收入及服务量的增长幅度，而资产的增加主要是由于流动资产的增长所致。从表 7-5 中可以看出，2016 年该医院的货币资金、应收账款净额、财政应返还额度、预付账款、存货的增长幅度均高于医疗收入的增长幅度。2017 年该医院的资产总量增长 7.33%，医疗收入增长 12.56%，门（急）诊人次增长 9.26%，实际占用床日增长 7.72%，表明 2017 年该医院的收入、服务量的增长幅度快于资产总量的增长幅度。2018 年该医院的资产总额增长为 16.09%（其中，流动资产增长 29.62%、非流动资产增长 7.21%），医疗业务收入增长 16.60%，门（急）诊人次增长 7.89%，实际占用床日增长 8.74%，表明 2018 年该医院资产增长幅度高于该医院业务量的增长幅度，但低于医疗业务收入的增长幅度。从表 7-5 中可以看出，2018 年该医院的货币资金、应收账款净额、存货的增长幅度均高于医疗业务收入的增长幅度和业务量的

增长幅度。2019 年该医院的资产总额增长 17.52%（其中流动资产增长 26.85%，非流动资产增长 10.12%），医疗收入增长 9.61%，门（急）诊人次增长 4.98%，住院实际占用床日增长 4.31%，表明该医院的资产总额增长幅度高于收入及服务量的增长幅度，说明该医院的资产使用效率下降。从表 7-5 中可以看出，2019 年该医院的货币资金、应收账款净额、其他应收款净额的增长幅度均高于医疗业务收入的增长幅度和业务量的增长幅度。

通过以上分析，可以看出，该医院资产规模、医疗收入、服务量均连续四年实现增长。2017 年医疗收入、服务量增长的幅度快于资产总额的增长幅度，2016 年、2019 年资产总额的增长幅度均高于医疗收入、服务量的增长，2018 年资产总额的增长低于医疗业务收入的增长但快于服务量的增长。这说明，从趋势上看，该医院的资产使用效率在下降，其原因主要是流动资产使用效率下降。而导致流动资产使用效率下降的主要原因是应收账款净额、货币资金的增长。从表 7-5、表 7-14 中可以看出，该医院应收账款净额增长幅度连续四年一直高于医疗业务收入的增长，表明该医院的应收账款净额的增长是不合理的，过快增长的应收账款可能会导致潜在的坏账损失，应该对医疗账款的不合理增长做专题分析，以进一步查明原因，具体可以将其同收入规模、业务规模的增长进行配比分析，以进一步查明原因，判断其增长的合理性；该医院货币资金增长较快，医院货币资金存量较多。对比负债类项目看，该医院短期借款、长期借款均没有发生，但该医院的应付账款存量较多，货币资金存量较多同拖欠购货款有关。另外在前面的分析中曾指出，该医院的设备处于相对老化状态，该医院面临着设备的更新需要。因此建议该医院应该及时更新及增加设备的购置，以保持医疗设备的技术优势。

（二）考察资产规模变动与净资产变动的适应程度

在资产负债表上，资产总额等于负债总额与净资产总额之和。如果资产总额的增长大大超过净资产的增长，表明医院债务负担加重，虽然可能是因为医院的融资政策导致的，但后果是医院的支付能力下降，财务风险加大。一般来说，为了保证医院财务状况的安全性，资产规模的变化应与净资产的变化相适应。

【例 7-14】某医院 2015—2019 年资产、净资产数据，见表 7-15。请对该医院的资产与净资产规模协调性进行分析。

表 7-15　某医院资产、净资产规模数据表

单位：万元

项目	2015 年	2016 年	2017 年	2018 年	2019 年
资产总额	235 831	296 214	317 918	369 067	433 718
其中：流动资产	79 453	119 472	125 956	163 265	207 096
非流动资产	156 378	176 742	191 962	205 802	226 622
净资产总额	114 640	144 831	168 961	218 994	259 695

根据表 7-15 中的数据，计算相关分析数据，见表 7-16。

表 7-16　某医院资产、净资产环比增长趋势分析表

项目	2016 年	2017 年	2018 年	2019 年
资产总额	25.60%	7.33%	16.09%	17.52%
其中：流动资产	50.37%	5.43%	29.62%	26.85%
非流动资产	13.02%	8.61%	7.21%	10.12%
净资产总额	26.34%	16.66%	29.61%	18.59%

从表 7-16 可以看出，该医院净资产的增长幅度连续四年均高于资产的增长速度，表明该医院的资产规模的增长同净资产的增长是协调和匹配的，这说明该医院的资产增长是医疗业务的增长和政府财政补助的增加所导致的，也反映出该医院的资产规模的增长并没有使债务加重，医院资产规模的增长是适宜的。

第三节　医院资产结构分析

一、医院资产结构对医院的影响

医院资产按其流动性分为流动资产、非流动资产两大部分。其中流动资产包括货币资金、应收账款、预付账款、存货等；非流动资产包括固定资产、无形资产、长期投资等。资产结构是资产中各项目所占的比重，比如流动资产和非流动资产的所占比重，流动资产和非流动资产内部各项目所占比重等。医院的资产结构对医院的流动性、风险和收益都会产生影响。

（一）对流动性的影响

医院的流动性是指医院资源满足短期现金需要的能力。不同形式的资产其变现能力不同，即满足短期现金需要的能力不同。

在医院的资产负债表中，资产的分类和排序是按照其流动性大小进行的，也就是说，医院的流动资产的变现能力强于非流动资产。因此，医院的资产结构中，流动资产所占的比重越高，医院的流动性越强，反之亦然。

在流动资产内部，各项流动资产的变现能力也有差异。例如，医院资产中货币资金的变现能力最强，然后分别是短期投资、应收账款、预付账款、存货等。因此，流动资产的内部结构也会影响整个医院的流动性。

医院资产中某一项资产的变现能力也不尽相同。例如，同是应收账款，有的可能立即就能变现，有的可能半年后才能变现。又如，同样是药品和卫生材料，有的马上就会变现，而有的可能需要 3 个月才能变现。因此，每项资产内部的结构也会影响医院的流动性。

医院的资产质量结构也会影响变现能力。资产质量出了问题，如应收账款出现坏账、医保违规罚款、药品及卫生材料出现质量问题或超出保质期等都会影响医院资产的流动性。

由此可见，资产结构直接影响着医院所有资产的变现能力，进而影响整个医院的流动性，而医院的流动性又影响着医院的短期偿债能力。

（二）对医院风险的影响

不同资产的价值变动风险不等。一般而言，流动资产的价值变动风险相对较低，长期资产的价值变动风险相对较高。这是因为短期内的不确定性因素较少，而长期内的不确定性因素较多，进而使得长期资产价值极易受到各种因素的影响。例如，在短期内，医院的药品、卫生材料等流动资产的价值，不会有较大的波动。而随着市场的变化、技术的进步，医院的医疗设备、一般设备等非流动资产则很可能出现大幅度贬值。

另外，不同的资产为医院所带来的运营风险也不同。医院的固定成本往往是非流动资产带来的，例如固定资产的折旧、无形资产摊销等。固定成本高，医院的运营杠杆越高，运营风险也就越大。所以，非流动资产所带来的运营风险通常高于流动资产。

因此，医院资产结构会直接影响医院的风险程度。

（三）对医院收益的影响

不同资产其获取收益的能力不同。医院的资产对收益的影响有三种情况：一是直接形成医院收益的资产，主要有药品、卫生材料等存货资产，应收账款等结算资产和短期投资等投资资产等，其中结算类资产包含着收益。二是对医院一定时期收益不产生影响的资产，主要是货币资产，货币资产通常是医院收益的结果，在正常情况下既不会增值也不会减值，其价值也不会转移。三是抵扣医院一定时期收益的资产，主要包括固定资产、无形资产等。这些资产是医院收益产生的必要条件，但从收益的计算过程可以看出它们的转移或摊销价值也是收益的抵扣项。因此，在总资产一定的条件下，这类资产的占用越多，要抵扣的收益就会越多，所得的收益就越少。

由此可见，资产结构中直接形成医院收益的资产比重相对越大，其余两类资产的比重相对越小，将有利于医院的收益的提升。但是，资产的类别之间、项目之间的结构必须合理，若走向某种极端，结果只能是适得其反。

二、影响医院资产结构的因素

资产是医院开展医、教、研等活动的物质基础，医院的资产必须保持合理的规模，规模过大或过小，都会影响医院资产的利用效率。对于医院来说，除了要确定合理规模的资产外，还需要使资产保持合理的结构。因此，在进行资产结构分析时，不仅要把握资产结构对医院运营的流动性、风险和收益的影响，而且还必须掌握资产结构变动的原因，影响医院资产结构的因素主要有：

（一）医疗业务状况

医院在向患者提供医疗服务时要消耗药品及卫生材料、支出人员费用、固定资产及无形资产的价值转移等费用，同时还要向患者收取费用，这形成了医院的医疗业务收入，表现为货币资金的收回。在正常的情况下，收回的货币资产的价值要大于耗费的资产的价值。医院的业务量多、效率高，则医院的收入就会多，资金周转就会快，药品及卫生材料等存货库存量也会相对降低。所以，当医院效率高、收入多时，货币资金的比重会相对提高，存货资产的比重相对下降。相反，医院业务量少、效率低、成本高，货币资产的比重会相对减少。

随着医院的业务量不断增多，医院的规模必然扩大，这就使医院的固定资产规模也会增大，而存货水平则不一定随收入同步增长，甚至会出现相反地下降趋势，其结果使其在流动资产所占比重相对较低，而固定资产的比重相对较高。之所以会这样，原因在于固定资产的规模与医疗业务规模、收入相联系；而流动资产的规模受存货、应收医疗款等周转速度的影响，并不与医疗业务或医疗业务收入相联系，现实中，有些医院实行零库存，这也正是这些医院固定资产比重逐渐上升的原因。

（二）医院规模

医院资产结构同医院规模密切相关，一般而言，规模较大的医院与规模较小的医院相比，固定资产比重会高，流动资产比重则较低。这主要是因为大医院的筹资能力更强，承担风险能力也较强，因而可以保留较少的流动资产。另外，大医院往往在技术、学科方面的实力雄厚，在固定资产上的投入较多。

（三）医院管理决策水平

医院资产结构及其合理性与医院的管理决策能力密切相关。医院资产结构是医院资源配置的结果，如医院规模的确定、门诊与住院规模的设置、科室规模的设置等都会影响医院的资产结构。医院管理能力强、决策水平高，则医院的管理就会有效率，医院的资产配置就会合理有效；如果医院管理决策能力差、水平低，则医院资产的配置不合理，进而影响医院的资产运营效率与效果。

医院运营管理的水平与能力也会影响资产结构的变化，如：前述的医院收入大于费用有盈余、取得银行贷款、应付账款增加、接受社会捐赠等都会使医院的资产规模增加进而影响医院资产结构；而医院出现亏损、支付银行贷款、偿还债务、其他支出等则会导致医院资产规模的减少，进而也会改变医院的资产结构。

（四）卫生政策

国家的卫生政策影响着医院的资产规模，也会影响资产结构。如政府对公立医院公益性的定位、卫生规划、分级诊疗、医联体、补偿机制改革等相关政策，都会从不同的角度和方向影响着医院资产结构。

（五）财政、物价、医保政策

我国的公立医院是公益性事业单位，政府会在医院基本建设、大型医疗设备等方面给予医院财政补助。医疗服务价格直接影响着医院的医疗业务收入及成本补偿水平。医疗保险的筹资水平、支付能力、支付方式等也会影响医院的资金水平与支付能力。因此，财政、物价、医保政策及其变化会从不同的角度和方向影响医院的资产的规模和结构。

三、医院资产结构比重分析

资源的有效配置是市场经济的目标，也是医院管理的战略目标。医院资源配置的结果表现为资产结构。对资产结构的分析就是要说明和了解资产的分布与组成是否合理，为医院优化资产结构、改善财务状况、提高资金周转，减少资产运营风险、有效管控医疗成本提供依据。资产结构的比重分析即运用比重或比例的方法，对资产结构进行多侧面、多角度的具体分析，包括资产类别比重分析、主要资产项目比重分析等。

（一）流动资产比率

1．流动资产比率计算　流动资产比率是流动资产与资产总额的比例关系。其计算公式为：

$$流动资产比率=\frac{流动资产总额}{资产总额}\times 100\%$$

根据表 3-5 有关数据，该医院 2016 年的流动资产比率计算如下：

$$流动资产比率=\frac{流动资产总额}{资产总额}\times 100\%$$

$$=\frac{1\ 194\ 764\ 850.96}{2\ 962\ 182\ 631.83}\times 100\%$$

流动资产比率表明医院所有资产中流动资产所占有的份额，流动资产代表医院短期内可运用的资金，因而该比例越高，说明医院资产的流动性和变现能力越强，偿债能力无疑越强，医院承担风险的能力也越强。但过高的流动资产比率并非好事，它表明医院实力不强，持续运营能力不足，缺乏发展后劲。医院为了控制成本，提高效益，必须加速流动资产周转，而加快周转，一方面取决于医疗收入的扩大，另一方面取决于降低流动资产的占用。如果其他类资产数量不变，流动资产的增加将引起资产总量的增加，流动资产的占用越多，其周转速度便越慢，此时既会增加流动资产的占用成本，还会降低周转速度，从而降低医院的盈余能力。可见，确定适宜的流动资产比率实质上是医院资产流动性及其盈余能力的权衡问题。

2．流动资产比率合理性问题　流动资产比率的合理性是一个需要在风险和收益之间进行权衡的问题，该指标受多种因素的影响，不同类型的医院、不同的环境、不同的时期，情况都不尽相同。不存在统一的、标准的流动资产比率的数值。医院的流动资产比率多少合适，在分析和评价时，通常要结合医疗行业平均或先进水平，或者进行若干期的趋势分析来确定。

从整个行业来看，流动资产比率的高低取决于经济发展水平、行业特征、行业成熟度、行业盈利能力、资产流动性、资金市场等因素。医院从属于医疗卫生行业，2009 年 3 月的《中共中央 国务院关于深化医药卫生体制改革的意见》明确规定公立医院是公益性事业单位，不以营利为目的。2012 年实施新的《医院的财务制度》《医院会计制度》。2019 年 1 月 1 日起，全国公立医院统一执行“政府会计制度——行政事业单位会计科目和报表”。表 7-17 是 2013—2019 年我国公立医院的流动资产比率。

表 7-17 我国公立医院流动资产比率表

医院类别	2013 年	2014 年	2015 年	2016 年	2017 年	2018 年	2019 年
综合医院	40.20%	40.86%	42.28%	43.76%	44.91%	45.06%	45.81%
中医医院	41.04%	43.27%	44.05%	44.80%	45.46%	45.13%	44.85%
专科医院	45.14%	45.78%	46.63%	47.38%	48.18%	48.78%	50.58%

注：表中数据根据《中国卫生健康统计年鉴》整理所得。

从表 7-17 可以看出，自 2013—2019 年，我国政府办公立医院的流动资产比率呈现逐年上升趋势。其中综合医院自 2013 年至 2019 年，从 40.20% 上升到 45.81%，中医医院从 41.04% 上升到 44.85%，专科医院从 45.14% 上升到 50.58%。

行业的平均流动资产比率是确定医院该比率合理性的重要参考。当然，对于不同规模、不同技术水平、不同发展阶段的医院，可以根据自身的条件，审时度势，作出最优决策。医院在确定自身合理的流动资产比率时，应当考虑以下问题：

（1）流动资产的质量和变现能力。医院的流动资产质量好，即不存在不良资产，则流动资产的变现能力强，合理的流动资产比率值就可以低于不良资产较多的医院。

（2）流动资产与固定资产的协调性。医院的流动资产数量与固定资产容量应该协调一致。如果固定资产容量过大，则正常的医疗能力就会部分闲置或利用不足。如果流动资产存量过大，则形成流动资产的部分闲置。无论以上哪种情况出现，最终都会影响医院资产的利用效果。

（3）流动资产与医疗业务的匹配。医院的流动资产的数量应该与医院的医疗业务量、医疗业务收入相匹配。如果业务量大而流动资产不能满足需要，则会影响医院正常业务的开展。而如果流动资产存量过多，则会导致流动资产的闲置，进而影响医院的效益。

（4）流动资产与医院负债的协调。医院的流动资产必须同医院的负债协调一致，医院的负债都是有偿还时间的，医院的流动资产的数量应该同负债的数量及其偿还的时间节点相协调。

（5）医院承担风险的能力。医院规模大、学科强、技术先进，在行业中的影响大，则承担风险的能力就会强，流动资产比率适当低一些也是正常的。

3．流动资产比率分析 流动资产比率反映了医院的流动资产在总资产中所占的份额。一般来说，流动资产比率越高，医院资产的流动性和变现能力越强。然而从盈利角度看，过高的流动资产比率并不好。因此，在评价医院的流动资产比率时，需要在风险与收益之间权衡利弊，充分考虑医院内外环境因素，作出科学的决策。对流动资产比率的分析，也可以采用横向和纵向的分析，即主要采用趋势分析法和同行业分析法。通过与同行业的平均水平进行比较，可以分析在整个行业中是偏高还是偏低。通过与医院以前各期的比率进行比较，可以看出该指标的发展趋势。通过将该指标与医疗收入、医院业务规模的发展趋势进行协调分析，来分析其同医院的业务发展是否协调一致。如果通过比较分析，发现医院的流动资产比率过高或过低，则应进一步找出原因，并采取措施调整。

（1）流动资产比率的趋势分析：流动资产比率的趋势分析是指对医院历史各期流动资产比率实际值进行的比较分析。通过分析历史各时期的变动，结合医疗业务收入的变动，可以对医院流动资产比率的变动趋势作出判断。以便于发现问题，吸取历史经验和教训，改善医院的资产运营能力。

【**例 7-15**】下面以某医院 2015—2019 年流动资产总量、非流动资产总量、资产总量、医疗收入、流动资产比率等数据为例，对该医院的流动资产比率进行趋势分析，见表 7-18。

表 7-18　某医院流动资产比率趋势分析表

项目	2015 年	2016 年	2017 年	2018 年	2019 年
流动资产总量 / 万元	79 453	119 472	125 956	163 265	207 096
非流动资产总量 / 万元	156 378	176 742	191 962	205 801	226 622
资产总量 / 万元	235 831	296 214	317 918	369 066	433 718
医疗收入 / 万元	312 177	388 237	436 999	509 530	558 498
流动资产比率	33.69%	40.33%	39.62%	44.24%	47.75%
非流动资产比率	66.31%	59.67%	60.38%	55.76%	52.25%
医疗收入增长率	24.36%	12.56%	16.60%	9.61%	24.36%
流动资产增长率	20.30%	50.37%	5.43%	29.62%	26.85%
非流动资产增长率	−1.36%	13.02%	8.61%	7.21%	10.12%
资产总量增长率	5.01%	25.60%	7.33%	16.09%	17.52%

从表 7-18 可以看出，该医院的流动资产比率，从 2015 年的 33.69% 上升到 2019 年的 47.75%，增长了 14.06 个百分点。若不考虑其他因素的变动，这说明该医院的资产流

动性或变现能力增强，医院的财务风险相对较小。

该医院的资产总量2015—2019年连续增长，医院资产总量的增长是流动资产与非流动资产同时增长的结果。当然，在这五年中，流动资产的增长速度快于非流动资产的增长速度。这说明该医院的规模在不断扩大，而不断扩大的业务规模也得到有效利用和发挥。流动与非流动资产的共同作用使得医院的流动资产比率在趋势上呈现提高的状况。

医院的流动资产总量与医院的收入密切相关，正常情况下，在流动资产周转相对稳定的情况下，流动资产占用总量应大体随医疗收入的增长（或下降）同方向的增长（或下降）。而非流动资产在医疗收入增长（或下降）的一定幅度内并不会随之增加（或下降）。其结果是医疗收入的增长（或下降）会使流动资产在总资产中的比重上升（或下降）。从表7-18中可以看出，该医院的医疗收入连续快速增长，收入的快速增长使得流动资产也出现快速增长，并且快于非流动资产的增长速度。

总体上看，该医院2015—2019年这五年中，资产总量规模不断增加，非流动资产规模的扩张与医院运营效率的提升使得医疗收入快速增长，进而使得流动资产实现快速增长，导致流动资产比率提高。应该说，出现这种结果，对于医院来说是一种良好的状况，表明医院的财务状况处于良性运转状态。具体还应该根据五年中的医院流动及非流动资产的具体项目构成进行分析，以进一步探究导致流动资产比率提高的深层原因。

（2）流动资产比率的行业对比分析：流动资产比率的同业分析可以将本医院的指标同平均水平、竞争对手、行业先进医院进行比较分析。通过分析，对医院的流动资产比率的合理性作出判断。

【例7-16】某综合医院与政府办综合医院2015—2019年连续五年的流动资产比率数据，见表7-19。请对该医院的流动资产比率作出分析。

表7-19 某医院与政府办综合医院流动资产比率比较分析表

项目	2015年	2016年	2017年	2018年	2019年
政府办综合医院	42.28%	43.76%	44.91%	45.06%	45.81%
某医院值	33.69%	40.33%	39.62%	44.24%	47.75%

注：表中政府办综合医院数据根据《中国卫生健康统计年鉴》整理所得。

从表7-19可以看出，我国政府办综合医院2015—2019年的流动资产比率不断上升，2019年为45.81%。该医院的流动资产比率也呈现上升趋势，2019年升至47.75%，高于行业的平均水平1.94个百分点。从趋势上看，2015年该医院的流动资产比率为33.69%，行业平均为42.28%，明显低于行业水平。该医院的流动资产比率自2016年开始明显提升，至2019年，超过行业平均水平。

通过对该医院流动资产比率进行趋势及行业比较分析，可以初步得出这样的结论：在2015—2019年五年中，该医院流动资产比率不断提升，表明其资产的流动性及支付能力在不断提升，医院面临的风险相对较小，医院的资产流动性得到积极改善，并且高于行业水平。

（二）非流动资产比率

1．非流动资产比率计算　非流动资产是指除流动资产以外的所有资产，主要包括长期投资、在建工程、固定资产、无形资产、长期待摊费用等。非流动资产比率是非流动资产与资产总额的比例关系。其计算公式为：

$$非流动资产比率=\frac{非流动资产总额}{资产总额}\times100\%$$

根据表 3-5 有关数据，该医院 2016 年的非流动资产比率计算如下：

$$非流动资产比率=\frac{非流动资产总额}{资产总额}\times100\%$$

$$=\frac{1\ 767\ 417\ 780.87}{2\ 962\ 182\ 631.83}\times100\%$$

$$=59.67\%$$

非流动资产比率表明医院所有资产中非流动资产所占有的份额。非流动资产比率与流动资产比率是互补的关系，即非流动资产比率＝1－流动资产比率，这说明流动资产比率与非流动资产比率是此消彼长的关系。通常在资产总量一定的前提下，非流动资产比率提高，表明医院资产流动性或变现能力下降，资产风险上升。而非流动资产比率下降或过低，会影响医院的盈余能力，进而影响医院的可持续发展。可见，确定适宜的流动资产比率和非流动资产比率是医院管理中的重要问题。

2．非流动资产比率合理性问题　同流动资产比率一样，医院的非流动资产合理性问题也是一个需要在风险和收益之间进行权衡的问题。非流动资产比率的合理性确定必须根据医院类别、医院规模、市场环境、不同的时期等各项因素加以确定，尽可能使其保持在合理必要的水平上。在分析评价非流动资产比率时，也要参照医院的平均变动趋势、医疗行业平均或先进水平。

从整个行业来看，非流动资产比率的高低同样取决于经济发展水平、行业特征、行业成熟度、行业盈利能力、资产流动性、资金市场等因素。表 7-20 是 2013—2019 年我国政府办公立医院的非流动资产比率。

表 7-20　我国政府办医院非流动资产比率表

医院类别	2013 年	2014 年	2015 年	2016 年	2017 年	2018 年	2019 年
综合医院	59.80%	59.14%	57.72%	56.24%	55.09%	54.94%	54.19%
中医医院	58.96%	56.73%	55.95%	55.20%	54.54%	54.87%	55.15%
专科医院	54.86%	54.22%	53.37%	52.62%	51.82%	51.22%	49.42%

注：表中数据根据《中国卫生健康统计年鉴》整理所得。

从表 7-20 可以看出，2013—2019 年我国政府办公立医院的非流动资产比率呈现下降趋势。其中综合医院自 2013 年至 2016 年，从 59.80% 降至 54.19%，中医医院从 58.96% 降至到 55.15%，专科医院从 54.86% 降至到 49.42%。

非流动资产是医院长期可使用的资产，要经过多次周转才能实现价值补偿。所以，无论对于医院资金运用，还是风险的防范来说，在一定的医院业务规模下，非流动资产比率应该是越低越好。过高的比率容易带来一系列的问题。

（1）医院的非流动资产，如固定资产通过折旧、无形资产通过摊销转移到医院的成本中。非流动资产形成的费用多属于固定费用，一旦形成，就会在较长的时间内具有相对稳定性。若非流动资产比率过高，医院不得不承受巨额固定费用开支带来的收不抵支的风险。

（2）与非流动资产相关的费用增加。医院的非流动资产中的有形资产需要保养和维护，无形资产会面临升级及使用许可等方面的费用。若医院的非流动资产比率过高，势必会增加医院的费用支出。

（3）非流动资产周转较慢，每年或每一会计年度只能收回其价值的一部分，非流动资产过多地占用资金，会造成营运资金严重不足的后果，以致带来医院资产周转不畅的风险。

（4）非流动资产因其弹性小，流动性差，使得其对市场环境的应对能力差，若医院非流动资产比率过高，当业务规模回落时，因货币资金、存货、应收账款等流动资产急剧下降，而非流动资产因其固定性不能相应回落，保持在较高的水平上，将会使得医院的非流动资产与流动资产的配比失衡，进而影响医院的安全性和可持续发展。

当然，非流动资产比率过低也会对医院在盈利性、可持续发展等方面产生不利的影响。因此，在医院的管理中应该结合自身的运营的特点、管理能力、市场环境等确定一个合适的水平。

3．非流动资产比率分析　同分析流动资产比率一样，在评价医院的流动资产比率时，也需要在风险与收益之间权衡利弊，充分考虑医院内外环境因素，作出科学的决策。对非流动资产比率的分析，也可以采用横向和纵向的分析，即主要采用趋势分析法和同行业分析法。在【例 7-15】中分析流动资产比率趋势变化时，曾结合医疗收入、资产总量、非流动资产的变化，对流动资产比率的变动进行了分析，在对非流动资产比率的趋势分析时可以参考。在此只介绍非流动资产比率的行业对比分析。

【**例 7-17**】某医院与政府办综合医院 2015—2019 年连续五年的非流动资产比率数据，见表 7-21。请对该医院的非流动资产比率作出分析。

表 7-21　某医院与政府办综合医院非流动资产比率比较分析表

项目	2015 年	2016 年	2017 年	2018 年	2019 年
综合医院	57.72%	56.24%	55.09%	54.94%	54.19%
该医院值	66.31%	59.67%	60.38%	55.76%	52.25%

从表 7-21 可以看出，我国政府办综合医院 2015—2019 年的非流动资产比率持续降低，2019 年为 54.19%，较 2015 年下降 3.53 个百分点。该医院的非流动资产比率同行业一样，在这期间也出现下降的趋势。2015 年该医院的非流动资产比率为 66.31%，行业平均为 57.72%，明显高于行业水平，之后呈现下降趋势，至 2019 年，该医院的非流动资产比率为 52.25%，较行业平均水平低 1.94 个百分点。说明与行业对比来看，该医院资产的流动性及支付能力在不断提升，医院面临的财务风险相对较小，并好于行业平均水平。

（三）固流结构

1．固流结构计算 在医院的资产结构体系中，固定资产与流动资产之间的结构比例是最重要的内容。固定资产与流动资产之间的结构比例通常称为固流结构。其计算公式为：

固流结构＝固定资产总额：流动资产总额

根据表 3-5 有关数据，该医院 2016 年的固流结构计算如下：

固流结构＝固定资产总额：流动资产总额

＝1 111 894 721.19：1 194 724 250.96

＝1：1.074 5

在医院正常开展医、教、研业务活动过程中，医院的固定资产与流动资产的总量应该匹配和协调，也就是说固定资产与流动资产之间应该存在一种客观的比例结构。这种比例结构的合理与否，影响着医院资产的流动性、安全性及盈余能力。如果固定资产存量过大，则正常的医疗业务能力不能充分发挥和利用，必然导致固定资产的部分闲置或利用不足。如果流动资产存量过大，则会导致流动资产的部分闲置或利用不足。无论以上哪种情况出现，最终都会影响医院资产的运营能力。

2．固流结构的政策选择与优化 固流结构揭示了医院固定资产与流动资产之间的比例关系，这是医院非常关键的一个指标。首先，对于医院来说，资金总是有限的，有限的资金要用于购置医、教、研所需的各项资产，只有在各项资产达到最优配置的情况下，才能使医院有限的资金实现最大的效益；其次，合理的固流结构表现为资源的有效配置，这是实现资源使用效率与效果的前提；最后，合理的固流结构是医院在风险与收益之间权衡的结果。因此，医院必须在它们之间确定合理的比例。一所医院应该选择怎样的比例结构才更为合理呢？实务中，通常有三种结构策略可供医院选择。

（1）中庸型的固流结构：中庸型的固流结构是指医院在一定的业务量水平上，维持一般水平的流动资产存量，其流动资产存量包括医院正常医疗业务所需的正常需要量和正常的保险储备量。这种结构如果没有特殊的重大意外事件发生，一般不会出现流动资产周转困难的情况。

（2）保守型的固流结构：保守型的固流结构是指医院在一定的业务量水平上，维持较高的流动资产存量，其流动资产存量除包括正常需要量和正常保险量之外，还要在加上一部分额外储备量。在医院的运营中，即便发生一些意外，也足以能应付过去。在这种政策下，医院拥有足够的存货保证医、教、研业务的需要，有足够的现金或其他可变现资产支付到期的债务。

（3）风险型的固流结构：风险型的固流结构是指医院在一定的业务量水平上，维持较低的流动资产存量，其流动资产存量一般只包括正常需要量，不安排或只安排很少的保险量。在医院正常运营条件下，足以维持业务活动顺利进行，一旦出现意外事件，就会出现现金支付或营运资金周转困难。

上述三种固流结构都呈现资产风险与收益的同方向变动趋势，风险大则报酬高，反之亦然。医院必须在风险与报酬之间进行权衡和选择，努力寻找资产合理结构，使风险与收益保持均衡，或者在减少风险的情况下争取收益最大化。那么以什么标准来判断固流结构是否合理，并以此为依据优化固流结构，一般来说，应从以下三个方面来考虑。

（1）风险与报酬：固定资产的容量与流动资产的存量应该有一个合适的配合比例。较多的投资于流动资产可以降低医院的风险，但却会使资产存量增加而形成资产相对闲置或固定资产相对不足，这会导致流动资产的使用效率降低，造成医院的盈余能力下降。较少的流动资产有利于提高资产利用率，但同时也会增大运营风险。风险与报酬之间如何权衡，一般没有固定的判断标准，主要应该取决于医院决策者对风险的态度。如果决策者敢于冒险，就可能采用风险型固流结构策略，稳健的决策者可能采用中庸型固流结构策略，保守的决策者可能会采用保守型的固流结构策略。上述选择很难说哪种较好，哪种差些，决策者的价值判断起着主要作用。

（2）行业标准：不同的行业，因经济活动内容不同，其固流结构差异较大。例如商业企业因为主要从事商品销售，所以会因其商品存货较多而使流动资产比例较高；工业企业因从事商品生产，机器设备等固定资产较多而使固定资产比例大些。因此，造成商业与工业企业的固流结构的较大区别。但在同一行业中，因其生产特点、生产方式的差异较小，所以其固流结构就比较接近，行业的平均固流结构比例应是分析固流结构的主要参照标准。

医院是技术和劳动密集型的单位，在向患者提供医疗服务时，需要利用大量的医疗设备来作出诊断和治疗，并且向患者提供医疗服务时还必须有符合规定的医疗设施，因此，医院中设施与设备较多，可能使固定资产比例较高。同时，医疗行业中，综合性医院、中医医院、专科医院的平均固流结构也有所差异。在分析及实务中，如果医院采取风险的固流结构策略，就可以使其流动资产比例低于行业平均水平；如果医院采取保守的固流结构策略，就可以使其流动资产比例高于行业平均水平；如果医院采用中庸型固流结构策略，就可以采用同行业的固流结构比例的平均水平。在此基础上，医院就可以在原有固流结构的水平上，根据其采用的策略进行调整并使之优化。

（3）医院业务规模：医院的业务规模对固流结构有重要影响，一般来说，当医院的业务规模较大时，因其抵御风险的能力较强，因此，可以使固定资产比例相对高些，流动资产的比例相对低些。而当医院的业务规模较小时，技术发展相对落后，抵御风险的能力较差，所以固定资产比例相对低些，而流动资产比例相对高些。

3．固流结构的分析　同分析流动资产比率、非流动资产比率一样，在评价医院的固流结构时，也需要在风险与收益之间权衡利弊，充分考虑医院内外环境因素，作出科学的决策。对固流结构分析，也可以采用横向和纵向的分析，即采用趋势分析法和同行业分析法。分析时应结合医疗收入、资产盈余率等的变动进行分析，以判断固流结构变动的合理性。

【例 7-18】某医院是一所综合性三级甲等教学医院，该医院固流结构、百元固定资产医疗收入、资产盈余率等数据，见表 7-22。请对该医院的固流结构比例的趋势进行分析。

表 7-22　某医院固流结构的趋势分析表

项目	2015 年	2016 年	2017 年	2018 年	2019 年
固流结构	1：0.771 4	1：1.074 5	1：1.099 2	1：1.407 8	1：1.341 0
百元固定资产医疗收入	303.10	349.17	381.37	439.36	361.65
资产盈余率	1.21%	0.60%	5.04%	6.19%	6.50%

从表 7-22 可以看出，该医院的固流结构自 2015 年至 2017 年相对平稳，分别为 1：0.771 4、1：1.074 5、1：1.099 2。2018 年由于流动资产增长较多，使得固流结构比例上升至 1：1.407 8，2019 年有所下降为 1：1.341 0。从百元固定资产医疗收入来看，2015—2019 年一直增加，2018 年增加到 439.36 元，2019 年该指标虽然有所减少，主要是当年固定资产总量增加较多。从趋势上看，随着固定资产总量的增加，该医院的固定资产的使用效率也在提升。从资产盈余率来看，2018 年、2019 年的资产盈余率较 2015 年、2016 年有大幅度的提升。

通过以上分析可以看出，该医院随着固流结构比例的提高，医院固定资产使用效率也在提升，同时资产的盈余能力也在增加。这在一定程度上说明该医院的固定资产与流动资产的配比与协调性在逐渐改善，固流结构在不断得到优化。当然，在分析时，还应该分析流动资产、固定资产的各明细项目的构成及趋势变化，同时还应该分析人力资源的使用效率及相关卫生政策的变化对医院的效率、效益带来的影响，以便得出科学合理的结论。

四、医院流动资产结构分析

医院流动资产比率、非流动资产比率、固流结构的分析，均是从总量的视角来判定医院资产的结构对运营能力的影响。实际上这些反映总量关系的比率是资产中各个明细项目变动的结果，而要详细搞清楚导致这种变化的原因，还需要对资产中各明细项目的结构变化进行分析。医院的资产分为流动资产、非流动资产，对资产项目的结构分析就是要说明和了解各明细项目的分布与组成的变化及其合理性。流动资产的结构是指流动资产的各个项目的分布情况、配置状况等。医院的流动资产包括货币资金、短期投资、财政应返还额度、应收票据、应收账款、预付账款、其他应收款、存货、待摊费用等。在第三章中，对流动资产的各个项目的质量及数量分析进行了介绍。在本章的第二节中，又对流动资产规模进行趋势分析。在此，我将结合前面的分析，对医院流动资产的结构进行趋势分析。

【例 7-19】某医院 2015—2019 年流动资产相关项目结构，见表 7-23，请对该医院的流动资产结构进行趋势分析。

表 7-23　某医院流动资产结构趋势分析表

项目	2015 年	2016 年	2017 年	2018 年	2019 年
货币资金	12.10%	16.78%	16.88%	20.85%	21.13%
财政应返还额度	0.30%	1.87%	0.04%	0.01%	0.01%
应收账款净额	10.70%	11.27%	14.70%	17.24%	18.50%
预付账款	2.51%	4.01%	2.72%	1.51%	1.35%
其他应收款净额	5.29%	2.63%	2.79%	1.91%	4.32%
存货	2.79%	3.77%	2.49%	2.72%	2.44%
流动资产比率	33.69%	40.33%	39.62%	44.24%	47.75%
资产总量	100%	100%	100%	100%	100%

从表 7-23 可以看出，该医院的流动资产比率逐年提高，从 2015 年的 33.69%，上升到 2019 年的 47.75%，提高了 14.06 个百分点。从流动资产各个明细项目来看，货币资金在总资产中所占的结构持续提高，从 2015 年的 12.10% 上升到 2019 年的 21.13%，提高了 9.03 个百分点；应收账款净额占总资产的比重从 2015 年的 10.70% 上升到 2019 年的 18.50%，提高了 7.8 个百分点；2019 年末，预付账款、其他应收款净额、存货等流动资产项目所占的比重均低于 2015 年。这表明，流动资产中，货币资金、应收账款净额是拉动该医院流动资产比重提高的主要因素。

在【例 7-13】中，在对该医院 2015—2019 年资产规模、医疗收入、门（急）诊人次、实际占用床日的规模协调性进行分析时，笔者曾指出："该医院货币资金增长较快，医院货币资金存量较多。对比负债类项目看，该医院短期借款、长期借款均没有发生，但该医院的应付账款存量较多，货币资金存量较多同拖欠购货款有关。另外在前面的分析中曾指出，该医院的设备处于相对老化状态，该医院面临着设备的更新的需要。因此建议该医院及时更新及增加设备的购置，以保持医疗设备的技术优势。"这说明该医院的货币资金在总资产中比重提高，从提高医院的流动性和支付能力方面看，这是非常有利的，但货币资金过多也会影响资金的使用效率，也就是说，该医院货币资金过高的比重是不合理的。在分析应收账款净额的规模变化时，笔者曾指出："该医院应收账款净额增长幅度连续四年一直高于医疗收入的增长，表明该医院的应收账款的增长是不合理的。"这说明，从趋势上看，该医院的应收账款的比重的提高也是不合理的。

医院的流动资产结构是否合理一般没有绝对的判断标准，如果仅通过前后时期结构的对比是难以得出结论的。例如，比较 2019 年和 2018 年，货币资金比重提高了 0.28 个百分点，应收账款净额比重提高了 1.26 个百分点，这种变化使期末流动资产结构更加合理了还是更加不合理了，仅仅比较两年的数据并不能说明这一点。所以判断流动资产结构的合理性时，一方面需要将各项目所占比重的变化同业务规模、医疗收入、债务结构进行配比分析；另一方面要从较长的时间进行趋势分析，以判断其合理性。

在实务中，医院还可以确定一个标准，将流动资产结构的变化与选定的标准进行比较，以分析流动资产结构变化的合理性。其标准应以医疗行业的平均水平或医院确定的计划水平为宜。因为同行业的平均水平是所有医院目前已达到的水平，具有代表性，应当认为是合理的。而医院财务计划所确定的水平是根据医院整体运营目标制定的，是为了完成医院运营目标所需要，因此，也可以做为判断标准。假定行业中医院平均的货币资金比重为20%，应收医疗款的比重为15%，那么就可以认为，该医院自2015年至2019年此两项指标一直在改善，并且到2019年，流动资产的结构趋于合理。假如行业平均货币资金比重为10%，应收医疗款的比重为10%，那么，该医院的这两项指标就是不合理的了。

五、医院非流动资产结构分析

医院的非流动资产包括长期投资、固定资产、在建工程、无形资产、长期待摊费用等。医院的非流动资产反映医院的技术水平、规模能力。一家医院拥有的非流动资产的规模和先进程度，代表着医院在行业中的相对竞争实力和竞争地位。合理配置非流动资产，既可以在不增加非流动资产资金占用总量的同时提高医院的医疗服务能力，又可以使固定资产得到充分有效的利用。分析非流动资产结构及其变动趋势，考察非流动资产分布和利用的合理性，可以为医院合理配置非流动资产，挖掘非流动资产的利用潜力提供依据。在第三章中，我们对非流动资产的各个项目的质量及数量分析进行了介绍，为避免重复，在此，仅对非流动资产结构进行趋势分析，通过分析非流动资产结构及其趋势变化，来考察非流动资产结构的合理性。

【例7-20】某医院2015—2019年流动资产相关项目数据，见表7-24，请对该医院的非流动资产结构进行趋势分析。

表7-24　某医院非流动资产结构趋势分析表

项目	2015年	2016年	2017年	2018年	2019年
长期股权投资	1.79%	1.42%	0.18%	0.15%	0.13%
固定资产净值	43.67%	37.54%	36.04%	31.42%	35.60%
房屋及建筑物净值	25.57%	20.05%	19.03%	15.53%	21.01%
专业设备净值	16.58%	16.30%	15.89%	15.05%	13.93%
一般设备净值	1.52%	1.19%	1.12%	0.84%	0.66%
在建工程	17.04%	17.57%	20.86%	21.16%	13.78%
无形资产净值	3.81%	3.14%	3.30%	3.03%	2.74%
非流动资产比率	66.31%	59.67%	60.38%	55.76%	52.25%
总资产合计	100%	100%	100%	100%	100%

从表 7-24 中可以看出，该医院的非流动资产比率呈现下降趋势，2015 年该指标为 66.31%，2019 年则下降到 52.25%。该医院非流动资产主要是固定资产和在建工程，2019 年此两个项目占总资产的比重为 49.38%，这表明该医院专注于自身的医疗业务的规模发展。在本章第二节中，在分析非流动资产规模增长时曾指出："该医院的固定资产的规模的扩大主要是业务设施及专业设备的增长所致，表明该医院的固定资产规模的增长是较为合理的。"医院资产结构的变化是各项资产共同作用的结果，在各类非资产价值都有所增加的情况下，如果某类资产增长速度高于其他类资产的增长速度，在结构上就会反映出该类资产比重上升，而其他类资产的比重就会下降，这是正常的。不能认为某类资产比重下降就一定因为该类固定资产减少所造成的。本例中，该医院非流动资产项目中在总资产中的比重下降主要是由于流动资产项目（货币资金、应收账款净额）的增长速度快于非流动资产增长速度所致，这也在一定程度上表明该医院的非流动资产的使用效率在不断提高，医院的流动性也在不断增强，因此，该医院的非流动资产的结构变化是合理的。

对于非流动资产的结构分析除了对其结构变动情况及变动趋势进行分析外，还应该通过与医疗行业平均水平的对比，了解医院非流动资产的结构是否合理，以便在今后的运营中进行调整。此外，还应与非流动资产增减变动的分析结合起来，因为非流动资产结构变动的直接原因是非流动资产的增减变化。通过非流动资产结构分析，不仅能说明非流动资产变动趋势是否有利于提高非流动资产利用效果的要求，而且有助于正确评价非流动资产增减变动的合理性。

第四节 医院资产运用效率分析

一、医院资产运用效率分析的意义

医院资产运用效率是医院资产利用的有效性和充分性。有效性是指使用的后果，是一种产出的概念；充分性是指使用的进行，是一种投入概念。资产运用效率考察的是资产使用效果的状况。资产运用效果的实质是以尽可能少的资产占用、尽可能短的时间周转，提供更多的医疗服务。资产运用效果分析是影响医院财务状况稳定和收益能力的关键环节，通过分析医院各项资产的周转情况、规模变化、结构变化，发现并改进医院运营过程中对各项资产利用效率，从而为提高医院的运行效率以及促进医院的良性发展打下良好的基础。

（一）有利于改善医院的管理

医院的管理者承担着受托代理责任，他们负责医院的日常运营活动，对国有资产负有保值增值的责任，并应使医院的各项经济资源得到有效的利用。通过对资产的运用效率的分析，可以了解医院医、教、研活动过程中对资产的需求状况，可以发现闲置资产和利用不充分的资产，可以发现和揭示医、教、研活动过程中不合理的资产结构比例，并根据医、教、研的变化，调整资产存量，使资产的增减变动与医院的医、教、研的规模相适应，促进资产的合理配置，改善财务状况，提高资产的周转速度，提高资产的利用效率以改善运营绩效。同时，通过资产运用效果分析，还可以为财务决策和财务预算指明方向，为预测财务状况提供必要信息。

（二）有助于债权人进行信用决策

医院的资产利用效果直接影响和关系着医院的偿债能力和盈利能力，体现着医院的绩效。债权人通过资产利用效率分析，有助于判明其债权的物质保障程度及其安全性。短期债权人通过了解医院短期资产的规模及其周转情况，可以判明医院短期债权的物质保证程度；长期债权人通过了解与长期偿债相接近的可实现长期资产，可以判明医院长期债权的物质保证程度。将资产结构与债务结构进行配比分析，可以考察医院的资产周转期限结构与债务的期限结构匹配情况、资产周转实现日结构与债务的偿还期结构的匹配情况，以进一步掌握医院的各种结构是否相互适用，从而进行相应的信用决策。

（三）有助于政府及管理部门进行宏观决策

政府卫生、财政、医疗保险、物价等管理部门对医院资产运用效率的分析，可以判明医院经营是否稳定，财务状况是否良好，有利于监督各项政策、法规的执行情况，有利于为宏观决策与调控提供可靠的信息。同时对医院资产利用效率的分析也是政府制定卫生政策、物价收费政策、财政政策、医保支付的重要依据和前提。

此外，对于其他与医院具有密切经济联系的部门和单位而言，对资产运用效果分析，有助于业务关联单位判明医院的财务状况、信用状况是否可靠稳定，以及为是否建立长期稳定的业务合作关系提供依据。

总之，资产运用效果分析能够评价一个医院的运营水平、管理水平，乃至预测它的发展前景，对各个利益主体来说非常重要。

二、医院资产运用效果分析的内容

资产运用效果就是利用医院资源创造价值的能力。在医院财务分析中，资产运用的有效性需用资产所创造的收入来衡量。医院目前是按照医疗项目收费，因此，医院的资产与医院收入存在着一定的配比关系，在分析时可用收入和资产的比例关系来衡量资产的运用效果。

医院资产运用效果的分析就是要通过对反映医院资产运用效果的指标进行计算与分析，评价医院的资产运营能力，为医院提高经济效益指明方向。反映医院资产运用效果的指标主要有：总资产周转率、分类资产周转率和单项资产周转率三类。这些比率揭示了医院资产运用周转的情况，反映了医院对经济资源管理、运用效率的高低。医院资产周转越快，流动性越高，医院的偿债能力则越强，资产的运用能力也就越强。

反映资产运用效果的财务比率其一般公式为：

资产周转率＝周转额 / 资产

上式中的“周转额”和“资产”的具体含义不同，可以计算出不同的资产周转率，如流动资产周转率、存货周转率、应收账款周转率、固定资产周转率等，可用于评价分析医院的各项资产的运用效果。

三、影响医院资产周转的因素

影响资产运用效率的因素主要有：

（一）医疗收入

由于该指标是以单位资产获取医疗收入的多少来衡量资产的运用效率，因此，实现医疗收入越多，则资产的运用效率越高，反之，则越低。因此，医院必须结合医、教、研的能力、资产的规模，尽可能做到资产规模不变的情况下扩大医疗收入规模，以提高资产的运用效率。

（二）各项资产的数量及使用状况

医院的各项资产的数量及其使用的充分性是影响总资产周转率的重要因素。要提高总资产周转率，应该提高各项资产的利用程度，尤其是流动资产中的应收账款、存货项目和固定资产的利用效率。固定资产的利用效率的提高主要取决于固定资产是否全部投入使用，投入的固定资产是否都全部满负荷运行。因此，医院必须结合业务规模及医疗需求等情况，确定合理的固定资产投资规模、流动资产的规模。同时应尽可能地使配置的资产能有效利用，防止流动资产或固定资产出现闲置。

（三）资产的构成及其质量

医院的资产按其流动性分为流动资产和非流动资产。流动资产通常属于短期资产，非流动资产属于长期资产。医院在一定时点上的资产总量及其配置是医院取得收入的基础。流动资产的数量和质量通常决定着医院变现能力的强弱，而非流动资产的数量和质量通常决定着医院的医、教、研能力。当医院的长期资产、固定资产占用过多或出现有问题的资产、资产质量不高时，就会形成资金积压，资产流动性低下，以至营运资金不足；在资产总量一定的情况下，当流动资产的数量过多或质量出现问题时，医院的资产周转也会受到影响。因此，资产的质量与结构及其各项资产之间的比例关系也是影响总资产周转的重要因素。

（四）医院的管理能力和采用的财务政策

资产管理的力度不同，会有较大的资产构成和质量的差异，资产管理力度大、管理科学合理，会拥有合理的资产结构和优良的资产质量，资产的周转率越快，反之则越慢。医院所采用的财务政策，决定着资产的账面占用总量，如折旧政策影响着固定资产的账面价值，信用政策影响着应收、预收账款的占用量等，这会自然而然影响资产周转率。

（五）政府卫生、物价及医保政策

政府的卫生政策，如医疗费用控制、补偿机制改革等会从不同的角度影响医院资产的周转；政府的物价政策会影响医院的收入水平，进而会影响资产周转效率；医保政策，如医保支付方式、医保筹资能力与水平也会影响医院的资产周转效率。

四、总资产周转率

（一）总资产周转率指标的计算

总资产周转率是指医院在一定时期的医疗业务收入与资产平均总额的比率，或称总资产周转次数，它表明医院的总资产在一定时期（通常为一年）周转的次数。其计算公式为：

$$总资产周转率=\frac{医疗收入}{资产平均总额}$$

$$资产平均总额=（期初资产总额+期末资产总额）/2$$

总资产周转率还可以用周转天数来表示，即总资产周转一次所需要的时间，其计算公式为：

$$总资产周转天数=\frac{计算期天数}{总资产周转率}$$

其中，“计算期天数”取决于实际计算期长短，为简便起见，我国通常定为一年，并按360天计算。

根据表3-5、表4-3有关数据，该医院2016年的总资产周转率、周转天数计算如下：

$$总资产周转率=\frac{3\,882\,372\,343.51}{（2\,962\,182\,631.83+2\,358\,307\,214.77）/2}$$

$$=1.46（次）$$

$$总资产周转天数=\frac{360}{1.46}$$

$$=247（天）$$

总资产是医院拥有或控制的、能以货币计量的并能给医院产生服务潜力或者带来经济利益流入的全部经济资源。总资产周转率是综合评价医院全部资产运营质量和利用效率的重要指标，它是医院的全部资产价值在一定时期内完成周转的次数。该指标反映的是1元资产获取收入的能力。一般来说，该指标越高，周转速度越快或周转天数越少，表明资产的有效使用程度越高，总资产的运用效率越好，其结果将使医院的偿债能力和盈利能力增强；反之，则说明医院利用全部资产的效率较差，最终影响医院的偿债及盈利能力。

（二）总资产周转率的分析

1．总资产周转率的一般分析　总资产周转率是衡量医院在报告期内对全部资产使用的效率的指标。一般来说，该指标越高，说明医院的全部资产经营效率好，单位资产取得的收入就高，反之，如果医院总资产利用效率低，则说明运营效率差，单位资产获取的收入就少。因此，这一指标的高低最终影响医院的财务稳定性和盈余能力。但是这一指标受到资产结构、资产质量、资产数量等诸因素的影响，所以还应该结合医院自身的情况具体问题具体分析。同时，在使用此项指标进行分析时，还应该与医疗行业内同类型医院进行比较，才能得出合理的结论。

2．总资产周转率的趋势和同业分析　由于资产周转指标中的资产是一个时点数，极易受到偶然因素的干扰甚至是人为的粉饰。因此，要弄清楚医院资产周转率的真实状况，则需要对该指标进行趋势和同业分析。在实际工作中，总资产周转率的分析主要采用横向和纵向的分析，即主要采用趋势分析法和同行业分析法。

（1）总资产周转率的趋势分析：总资产周转率的趋势分析是指对医院历史各期总资产周转率实际值进行的比较分析。通过趋势分析，掌握其发展规律和发展趋势，有利于发现问题，吸取历史经验和教训，改善医院资产运营的能力。

【例 7-21】下面以某医院 2015—2019 年资产平均总额、医疗收入数据为例，对该医院的总资产周转率进行趋势分析，见表 7-25。

表 7-25　某医院总资产周转率趋势分析表

单位：万元

项目	2015 年	2016 年	2017 年	2018 年	2019 年
资产平均总额	230 209	266 022	307 066	343 492	401 392
医疗收入	312 177	388 237	436 999	509 530	558 498
总资产周转率	1.36	1.46	1.42	1.48	1.39
总资产周转天数 / 天	265	247	254	243	259

从表 7-25 可以看出，该医院 2015 年总资产周转 1.36 次，周转天数 265 天，2016 年总资产周转 1.46 次，周转天数 247 天，2016 年总资产周转较 2015 年有明显提高。2017 年两项指标较 2016 年有所下降，2018 年总资产周转 1.48 次，周转天数 243 天，是五年中总资产利用效率最高的。2019 年总资产周转 1.39 次，较 2018 年下降，总资产周转天数较 2018 年增加了 16 天，表明该医院资产运用的效率较 2018 年有所下降。

总资产的周转率的高低取决于医疗收入和总资产平均余额两个因素。收入和资产的变动都会影响该指标。在实际分析时，为寻找总资产周转率提高的途径，可以将其分解为固定资产、流动资产等各分项资产，还可以进一步分解为单项资产，如应收账款、存货等，分别计算各项资产的周转率，然后加以分析，做进一步判断。

（2）总资产周转率的同业分析：同业分析是指将医院指标的实际值与同行业的平均值进行的比较分析。对医院的总资产周转率的判断必须要结合所在行业的平均水平，如果本医院的总资产周转率高于行业标准，则说明医院此指标处于行业的平均水平之上，表明医院的总资产运用能力强。

在进行对比分析时，也可以选择一所管理优秀的医院，或选择处于竞争对手的医院进行对比，以判定自身经营管理存在的问题。

【例 7-22】 某医院是一所综合性三级甲等教学医院，以该医院 2015—2019 年连续五年的总资产周转率数据为例，结合同类型医院行业平均值，对该医院的总资产周转率进行同业分析，相关资料见表 7-26、图 7-7。

表 7-26 总资产周转率同业分析表

项目	2015 年	2016 年	2017 年	2018 年	2019 年
综合医院平均值	0.81	0.81	0.80	0.79	0.80
某医院值	1.36	1.46	1.42	1.48	1.39

注：表中综合医院平均值数据根据《中国卫生健康统计年鉴》整理所得。

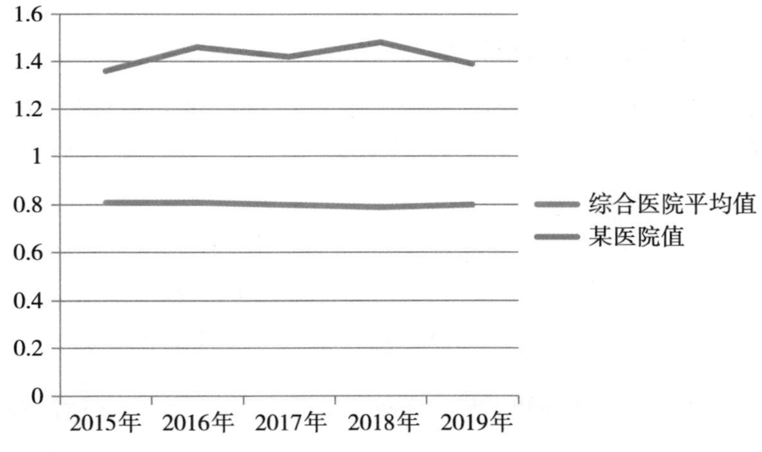

图 7-7 综合医院及某医院总资产周转率趋势图

从表 7-26、图 7-7 可以看出，该医院总资产周转率指标均高于 1 次，虽然该医院总资产周转率 2019 年较 2018 年有所下降，但该指标较 2019 年综合医院平均值高 0.59 次。从综合医院平均值来看，自 2015 年至 2019 年，总资产周转率变化较小，且小于 1 次。该医院的总资产周转率五年中一直远远高于综合医院平均值，说明该医院的资产运营管理能力远高于综合性医院的平均水平。

对于该医院的总资产周转率的趋势变化，以及 2019 年下降的原因，还需进一步地分析各项资产周转率的变化，才能作出进一步的判断。

3．总资产周转率分析应注意的问题

（1）总资产周转率公式中的分子是医院从事医疗活动所取得的收入，而分母是指医院各项资产的总和，包括流动资产和非流动资产。众所周知，总资产中的对外投资给医院带来的应该是投资收益，不能形成医疗收入。可见，公式中的分子、分母口径不一致，进而导致这一指标前后各期及不同医院会因资产结构的不同而影响可比性。

（2）在分析总资产周转率时，如果医院的总资产周转率突然上升，而医院的医疗收入却无多大变化，则有可能是医院本期报废了大量资产造成的，而不是医院的资产利用效率提高。

（3）如果医院的总资产周转率较低，且长期处于较低状态，医院应采取措施提高各项资产的利用效率，处置多余、闲置不用的资产，提高医疗收入，从而提高医院的总资产周转率。

（4）如果医院资金占用的波动较大，总资产平均余额应采用更详细的资料进行计算，如按月份计算。

（5）在进行总资产周转率分析时，还应结合医院以前年度的实际水平、同行业平均水平进行对比，从中找出差距，挖掘医院潜力，提高资产利用效率。

五、流动资产周转率

（一）流动资产周转率指标的计算

流动资产周转率是指医院在一定时期的医疗收入与流动资产平均余额的比率，或称流动资产周转次数，它表明医院的流动资产在一定时期（通常为一年）周转的次数。其计算公式为：

$$\text{流动资产周转率}=\frac{\text{医疗收入}}{\text{流动资产平均额}}$$

$$\text{流动资产平均额}=（\text{期初流动资产}+\text{期末流动资产}）/2$$

流动资产周转率还可以用周转天数来表示，即流动资产周转一次所需要的时间，其计算公式为：

$$\text{流动资产周转天数}=\frac{\text{计算期天数}}{\text{流动资产周转率}}$$

根据表3-5、表4-3有关数据，该医院2016年的流动资产周转率、周转天数计算如下：

$$\text{流动资产周转率}=\frac{3\ 882\ 372\ 343.51}{（1\ 194\ 724\ 250.96+794\ 526\ 318.77）/2}$$

$$=3.90（\text{次}）$$

$$流动资产周转天数=\frac{360}{3.90}$$

$$=92（天）$$

流动资产周转率或天数，均表示流动资产的周转速度。流动资产在一定时期的周转次数越多，亦即每一次周转所需要的天数越少，周转速度就越快，流动资产的利用效率就越好；反之，周转速度就越慢，流动资产的利用效率就越差。

在进行流动资产周转分析时，还可以分解出影响流动资产周转率的因素。根据流动资产周转率的计算公式分解可得：

$$流动资产周转率=\frac{医疗成本}{流动资产平均额}\times\frac{医疗收入}{医疗成本}$$

$$=以成本计算的流动资产周转率\times成本收入率$$

从上述公式可见，影响流动资产周转率的因素，一是以医疗成本计算的流动资产周转率，二是医疗成本收入率。以医疗成本计算的流动资产周转率准确反映了流动资产一定时期的周转次数；成本收入率反映医院的所费与所得的关系，剔除了医院结余对流动资产周转率的影响。当成本收入率大于 1 时，说明医院有经济效益，此时的流动资产周转速度越快，其资产运用效果越好；反之，当成本收入率小于 1 时，说明所得不能弥补所耗费用，此时，即使流动资产周转速度加快，也不利于医院经济效益的提高。

（二）流动资产周转率的分析

1．流动资产周转率的一般分析 流动资产是医院开展医、教、研业务活动必须垫支的资产，具有流动性强、风险较小的特点，其获利能力一般低于固定资产，但它具有较强的到期偿债能力。因此，流动资产占用量过多、过少都会给医院带来不利影响，这就要求医院的流动资产的总量与医、教、研的需求应相对均衡，并在此基础上提高流动资产的运用效率。

流动资产周转率指标反映流动资产运用效率，同时也影响着医院的盈利水平。医院的流动资产周转率越快，周转次数越多，表明医院以相同的资产占用实现的医疗收入越多，说明医院流动资产运用效率越高，进而使医院的偿债能力和盈利能力均得以增强；反之，表明医院利用流动资产的效率差。但是这一指标受到资产结构、资产质量、资产数量等诸因素的影响，所以还应该结合医院自身的情况具体问题具体分析。同时，在使用此项指标进行分析时，还应该与医疗行业内同类型医院进行比较，才能得出合理的结论。

2．流动资产周转率的趋势和同业分析 流动资产周转速度快，会相对节约流动资产，等于相对扩大资产投入，增强医院资金的利用效率；周转速度延缓，需要补充流动资产参加周转，形成资金浪费，降低医院资产的使用效率。同总资产周转率指标一样，流动资产周转指标中的流动资产也是一个时点数，同样极易受到偶然因素的干扰甚至是人为的粉饰。因此，要弄清楚医院流动资产周转率的真实状况，需要对该指标进行趋势和同业分析。在实际工作中，也可采用横向和纵向的分析，即主要采用趋势分析法和同行业分析法。

（1）流动资产周转率的趋势分析：流动资产周转率的趋势分析是指对医院历史各期流动资产周转率实际值进行的比较分析。通过趋势分析，掌握其发展规律和发展趋势，有利于发现问题，吸取历史经验和教训，改善医院流动资产利用效率。

【例 7-23】下面以某医院 2015—2019 年流动资产、医疗收入等数据为例，对该医院的流动资产周转率进行趋势分析，见表 7-27。

表 7-27　某医院流动资产周转率趋势分析表

单位：万元

项目	2015 年	2016 年	2017 年	2018 年	2019 年
资产平均总额	230 209	266 022	307 066	343 493	401 393
流动资产平均额	72 750	99 463	122 714	144 611	185 181
医疗收入	312 177	388 237	436 999	509 530	558 498
总资产周转率 / 次	1.36	1.46	1.42	1.48	1.39
总资产周转天数 / 天	265	246	254	243	259
流动资产周转率 / 次	4.29	3.90	3.56	3.52	3.02
流动资产周转天数 / 天	84	92	101	102	119

从表 7-27 可以看出，该医院流动资产周转率 2015 年为 4.29 次，2019 年为 3.02 次，五年中呈现连续下降的趋势。同时，流动资产周转天数也逐年增加，从 2015 年的 84 天增长至 2019 年的 119 天。总资产的周转天数 2019 年为 259 天，2109 年为 259 天，减少 6 天。流动资产周转率与总资产周转率呈现背离趋势的原因主要是流动资产增长速度快于总资产及医疗收入的增长速度。

流动资产周转率的高低同样取决于医疗收入和流动资产平均余额两个因素，医疗收入和流动资产的变动都会影响该指标。在实际分析时，要找出问题的根源，还需要结合固定资产周转率、应收账款周转率、存货周转率、货币资金周转率等流动资产项目的周转率作进一步的分析判断。也可以与行业平均水平进行对比的分析，通过分析找出流动资产周转率变化的原因。

（2）流动资产周转率的同业分析：对医院的流动资产周转率的判断必须要结合所在行业的平均水平，如果本医院的流动资产资产周转率高于行业标准，则说明医院此指标处于行业的平均水平之上，表明医院的流动资产运营能力强。分析时，也可以选择一所管理优秀的医院，或选择处于竞争对手的医院进行对比，以判定流动资产利用存在的问题。

【例 7-24】某医院是一所综合性三级甲等教学医院，请以该医院 2015—2019 年连续五年的流动资产周转率数据，并结合同类型医院行业平均值，对该医院的流动资产周转率进行同业分析，相关资料见表 7-28、图 7-8。

表 7-28 流动资产周转率同业分析表

项目	2015 年	2016 年	2017 年	2018 年	2019 年
综合医院平均值	1.97	1.90	1.82	1.77	1.78
某医院值	4.29	3.90	3.56	3.52	3.02

注：表中综合医院平均值数据根据《中国卫生健康统计年鉴》整理所得。

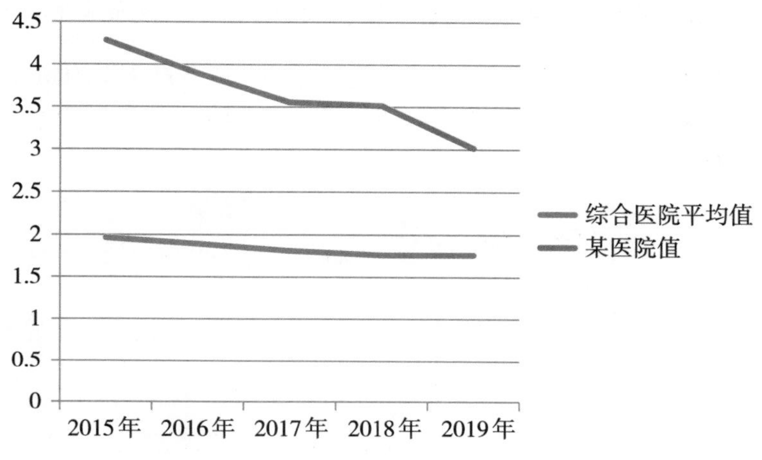

图 7-8 综合医院及某医院流动资产周转率趋势图

从表 7-28、图 7-8 可以看出，我国综合医院流动资产周转率 2015—2019 年呈现下降趋势，表明行业的流动资产利用效率下降。该医院流动资产周转率虽然也逐年下降，但远远高于综合医院平均值，说明该医院的资产运营管理能力远高于综合医院的平均水平，表明该医院的流动资产的营运能力较强。

在对医院流动资产周转进行横向及纵向分析的基础上，为了进一步对流动资产的周转情况作出更加详尽的分析，并进一步揭示影响流动资产周转情况的基础上，还需进一步地分析各项流动资产周转率的变化及医疗业务状况，如对应收账款、存货、现金等的周转进行分析，查明流动资产周转率升降的原因所在，为改进医院流动资产的利用效率提供依据。从流动资产周转率的计算公式可见，医院加速流动资产周转必须从增加医疗收入和降低流动资产占用额两个方面努力。在增加医疗收入方面，医院要通过提高医疗技术水平、提升服务质量来增加服务量，不断提高工作效率。在降低流动资产占用方面，基本途径有：加强流动资产的定额管理、科学合理地使用药品及卫生材料、降低药品及卫生材料的储备量、努力降低药品及耗材采购成本、加强应收账款的管理、避免过量存款等。

六、应收账款周转率

（一）应收账款周转率的计算

应收账款周转率是指医院在一定时期的医疗收入与应收医疗款平均余额的比率。应收账款是医院医疗活动过程中所发生的债权，是医院流动资产中的一个重要项目，在医院流动资产中所占的比重不断上升。应收账款周转率是衡量应收账款流动程度和管理效率的指标。其计算公式为：

$$应收账款周转率=\frac{医疗收入}{应收账款净额平均额}$$

应收账款净额平均额=（期初应收账款净额＋期末应收账款净额）/2

财务比率指标公式中的分子用医疗收入，分母用应收账款净额平均额。

应收账款周转率还可以用周转天数来表示，即表示应收账款发生至收回为止经历的时间，其计算公式为：

$$应收账款周转天数=\frac{计算期天数}{应收账款周转率}$$

根据表 3-5、表 4-3 有关数据，该医院 2016 年的应收账款周转率、周转天数计算如下：

$$应收账款周转率=\frac{3\ 882\ 372\ 343.51}{(252\ 338\ 197.82+333\ 747\ 977.11)/2}$$

$$=13.25（次）$$

$$应收账款周转天数=\frac{360}{13.25}$$

$$=27（天）$$

应收账款周转率表明年内应收账款转化为现金的平均次数，体现应收账款的变现速度和医院的运营效率，一般认为周转次数越高越好。应收账款周转天数亦称应收账款收账期。应收账款周转天数的长短，说明医院能迅速地收回现金的速度。

（二）应收账款周转率的分析

1．应收账款周转率的一般分析 医院应收账款主要构成是应收医疗款和应收在院患者医疗款。应收在院患者医疗款是当患者来医院住院时，按照规定需缴纳预交金，患者住院后发生的费用，按照医院会计制度要求，患者每天发生的费用，应按照权责发生制的原则及时确认收入，同时应当按照其实际发生额计入应收在院患者医疗款科目。当患者出院进行结算时，患者无力支付的部分转入应收医疗款，应当由医保支付的也转入医疗应收款。门诊患者的欠费也应转入应收医疗款。应收医疗款就其性质来讲，是医院为开展业务以及由于医保支付制度而发生的资金垫支。应收医疗款一方面占用了医院的资金，另一方面也具有发生坏账损失的风险。

一定时期内，应收账款周转率越高，周转次数越多，表明应收账款回收速度越快，医院运营管理的效率越高，资产流动性越强，短期偿债能力越强。同时较高的应收账款周转率可以有效地减少收款费用和坏账损失，从而相对地增加医院的流动资产的效益。反之，应收账款周转率较低，表明医院应收账款的管理效率低，医院应加强应收账款的管理和催收工作。但是这一指标受到应收账款质量、医院管理、医保支付能力及政策等诸因素的影响，所以还应具体问题具体分析，医院应从不同的角度、环节上找出应收账款管理存在的问题，同时，在使用此项指标进行分析时，还应该与医疗行业内同类型医院进行比较，才能得出合理的结论。

2．应收账款周转率的趋势和同业分析　一般来说，应收账款周转率越高，平均收现期越短，说明应收账款的收回越快；否则，医院的营运资金会过多地呆滞在应收账款上，影响资金的正常周转。医院的应收账款周转率指标受到许多因素的影响，因此，要分析医院应收账款周转率指标，需要对该指标进行趋势和同业分析。在实际工作中，也可采用横向和纵向的分析，即主要采用趋势分析法和同行业分析法。

（1）应收账款周转率的趋势分析：应收账款周转率的趋势分析是指对医院历史各期应收账款周转率实际值进行的比较分析。通过趋势分析，掌握其发展规律和发展趋势，有利于发现问题，吸取历史经验和教训，改善医院应收账款利用效率。

【例 7-25】下面以某医院 2015—2019 年应收账款净额、医疗收入等数据为例，对该医院的应收账款周转率进行趋势分析，见表 7-29。

表 7-29　某医院应收账款周转率趋势分析表

单位：万元

项目	2015 年	2016 年	2017 年	2018 年	2019 年
资产平均总额	230 209	266 022	307 066	343 492	401 392
流动资产平均额	72 750	99 463	122 714	144 610	185 180
应收账款净额平均额	21 957	29 304	40 052	55 169	71 943
医疗收入	312 177	388 237	436 999	509 530	558 498
总资产周转率 / 次	1.36	1.46	1.42	1.48	1.39
总资产周转天数 / 天	265	246	254	243	259
流动资产周转率 / 次	4.29	3.90	3.56	3.52	3.02
流动资产周转天数 / 天	84	92	101	102	119
应收账款周转率 / 次	14.22	13.25	10.91	9.24	7.76
应收账款周转天数 / 天	25	27	33	39	46

从表 7-29 可以看出，该医院应收账款周转率 2015 年为 14.22 次，2019 年为 7.76 次，五年中呈现连续下降的趋势。同时，应收账款周转天数呈现逐年增加趋势，从 2015 年的 25 天增长至 2019 年的 46 天，增加 21 天。该医院的流动资产周转率也呈现逐年降低趋势，流动资产周转天数呈现逐年增加趋势。应收账款及流动资产周转同总资

产周转率呈现背离趋势的原因主要是流动资产及应收账款增长速度快于总资产及医疗收入的增长速度。

应收账款周转率的高低同样取决于医疗收入和应收账款净额平均余额两个因素，医疗收入和应收账款净额的变动都会影响该指标。从表 7-29 可以看出，该医院的应收账款周转率下降的主要原因是应收账款净额规模的增长快于医疗收入增长的速度。在实际分析时，要找出问题的根源，还应进一步分析该医院的应收账款净额的构成的变化，分析其增长的原因。也可以与行业平均及竞争对手进行对比分析，通过分析找出流动应收账款周转率变化的原因。

（2）应收账款周转率的对比分析：对医院的应收账款周转率的判断必须要结合所在行业的平均水平或同类型医院进行比较，如果本医院应收账款周转率高于行业或竞争对手，则说明医院此指标处于行业的平均水平之上或优于竞争对手，表明医院的应收账款运营能力强。

【例 7-26】某医院是一所综合性三级甲等教学医院，请以该医院 2015—2019 年连续五年的应收账款净额周转率数据为例，并结合同类型竞争对手医院，对该医院的应收账款周转率进行比较分析，相关资料见表 7-30、图 7-9。

表 7-30 应收账款周转率同业分析表

项目	2015 年	2016 年	2017 年	2018 年	2019 年
竞争对手医院值	11.78	10.72	7.89	6.51	5.85
某医院值	14.22	13.25	10.91	9.24	7.76

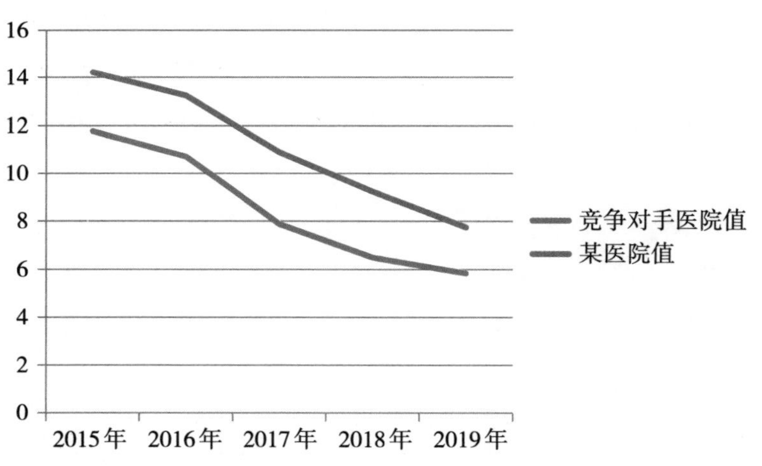

图 7-9 某医院及竞争对手医院应收账款周转率趋势图

从表 7-30、图 7-9 可以看出，该医院及竞争对手的应收账款周转率指标自 2015 年至 2019 年呈现下降趋势，表明他们的应收账款的利用效率下降。但该医院流动应收账款周转率虽然逐年下降，但远远高于竞争对手医院，说明该医院的应收账款营运能力较竞争对手强。

在对应收账款资产周转进行横向及纵向分析的基础上，为了进一步对应收账款的周转情况作出更加详尽的分析，并进一步揭示影响应收账款周转情况的原因，还需进一步地分析应收账款的构成变化及医疗业务状况，如对医保支付政策、支付能力、应收账款管理能力等进行分析，查明应收账款周转率升降的原因所在，为改进医院应收账款的利用效率提供依据。

医院的盈余能力、偿债能力与应收账款的回收情况有直接的关系。医院的应收账款回收期延长，会影响医院的盈余能力和偿债能力，这可能是由于医保政策的影响，也可能是医院对应收账款管理不力，还可能是坏账过多的原因，要进行具体分析。如果医院的应收账款周转率下降或回收期延长，而盈余能力没有增长或下降，可能是医院管理运营形势恶化的信号；如果医院的应收账款周转率降低或回收期延长，也可能是国家医疗保险支付政策发生变化或医保支付能力出现困难，也有可能是患者产生支付困难的结果。这些情况都会使医院的处境恶化，应通过分析及时准确地发现问题，找出原因，及时采取应变措施。

医院加强应收账款管理，要从以下几个方面入手：

（1）要不断提高医疗技术、医疗质量、确保医疗安全，提升医疗服务质量，有效防范医疗风险。

（2）积极研究医疗保险政策，严格执行医保政策，科学合理控制医疗费用。

（3）认真做好医院预收款管理工作。

（4）加强应收账款的日常管理、积极做好催收工作。

七、存货周转率

（一）存货周转率的计算

存货周转率是指医院在一定时期的医疗成本与平均存货余额的比率。存货周转率是反映医院存货运用效率的指标，它表示医院存货在一定时期内周转的次数。

存货周转率有两种计算方式：一种是以医疗成本为基础的存货周转率，即存货周转率是医院一定时期医疗成本与平均存货的比率，主要运用于流动性分析；另一种是以医疗收入为基础的存货周转率，即存货周转率是医院一定时期的医疗收入与平均存货的比率，主要用于盈余能力的分析。其计算公式为：

$$以成本为基础的存货周转率=\frac{医疗成本}{存货平均余额}$$

$$以收入为基础的存货周转率=\frac{医疗收入}{存货平均余额}$$

$$存货平均余额=（期初存货余额+期末存货余额）/2$$

公式中的医疗成本包括业务活动费用和单位管理费用。存货是指医院为开展医疗服务及其他活动而储存的药品、卫生材料、低值易耗品、其他材料、加工物资等。

存货周转率还可以用周转天数来表示，即存货周转一次所需要的时间，其计算公式为：

$$存货周转天数=\frac{计算期天数}{存货周转率}$$

根据表 3-5、表 4-3 有关数据，该医院 2016 年的存货周转率、周转天数计算如下：

$$以成本为基础的存货周转率=\frac{3\ 864\ 457\ 146.86}{（111\ 598\ 416.63+65\ 678\ 898.25）/2}$$

$$=43.60（次）$$

$$以成本为基础的存货周转天数=\frac{360}{43.60}$$

$$=8.3（天）$$

$$以收入为基础的存货周转率=\frac{3\ 882\ 372\ 343.51}{（111\ 598\ 416.63+65\ 678\ 898.25）/2}$$

$$=43.80（次）$$

$$以收入为基础的存货周转天数=\frac{360}{43.80}$$

$$=8.2（天）$$

以成本为基础和以收入为基础的存货周转率各自有不同的意义。以成本为基础的存货周转率运用较为广泛。以收入为基础的存货周转率同其他资产运用效率指标计算口径一致。二者虽有区别，但对于医疗行业来说，实际计算的数据相差较小，实际运用时，注意比较指标之间的计算口径一致即可。

存货周转率反映医院存货的周转速度，它是衡量和评价医院采购存货、存储、使用及收回等各环节管理状况的综合性指标。存货周转率指标的好坏反映医院存货管理水平的高低，它影响到医院的短期偿债能力，是整个医院管理的一项重要内容。

（二）存货周转率的分析

1．存货周转率的一般分析 存货是医院开展医疗服务及其他活动而储存的物品，是医院流动资产乃至总资产中最重要的组成部分，存货也是医院开展医、教、研活动的物质基础和前提。医院持有存货是为了给患者治疗疾病，或者在从事医疗服务及其他活动中加以耗用。由于医疗行业的特点，医院持有存货（如药品、卫生材料）有明确的时效要求，且医院的存货大多会在短期内被使用或耗费，无须储备大量的存货，因此，医院的存货具有周期短、周转快等特点。

一般来说，一定时期内，医院的存货周转速度越快，存货的占用水平越低，流动性越强，存货转换为现金或应收账款的速度越快。反之，存货周转率较低，表明医院存货的管理效率低，存货周转速度慢，存货资金占用较多。但是这一指标受到招标、采购、存储、医疗、管理等各环节工作的影响，医院应从不同的角度、环节上找出存货管理存在的问题，使存货管理在保证医疗连续性的同时，尽可能降低资金占用水平，提高存货的变现能力和获利能力。在使用此项指标进行分析时，还应该与医疗行业内同类型医院进行比较，才能得出合理的结论。

2．存货周转率的趋势和同业分析 医院的存货周转率指标受到许多因素的影响，因此，在分析该指标时，需进行趋势和同业分析。在实际工作中，可采用横向和纵向的分析，即主要采用趋势分析法和同行业分析法。

（1）存货周转率的趋势分析：存货周转率的趋势分析是指对医院历史各期存货周转率实际值进行的比较分析。通过趋势分析，了解医院存货周转率的变化情况，便于寻找存货周转的影响因素，以改善医院存货的利用效率。

【例 7-27】下面以某医院 2015—2019 年存货、医疗收入、医疗成本等数据为例，对该医院的存货周转率进行趋势分析，见表 7-31。

表 7-31 某医院存货周转率趋势分析表

单位：万元

项目	2015 年	2016 年	2017 年	2018 年	2019 年
资产平均总额	230 209	266 022	307 066	343 492	401 392
流动资产平均额	72 750	99 463	122 714	144 610	185 180
应收账款净额平均额	21 957	29 304	40 052	55 169	71 943
存货平均额	7 714	8 864	9 536	8 981	10 309
医疗收入	312 177	388 237	436 999	509 530	558 498
医疗成本	309 312	386 446	421 157	486 671	530 301
总资产周转率 / 次	1.36	1.46	1.42	1.48	1.39
总资产周转天数 / 天	265	246	254	243	259
流动资产周转率 / 次	4.29	3.90	3.56	3.52	3.02
流动资产周转天数 / 天	84	92	101	102	119
应收账款周转率 / 次	14.22	13.25	10.91	9.24	7.76
应收账款周转天数 / 天	25	27	33	39	46
以收入为基础的存货周转率 / 次	40.47	43.80	45.83	56.73	54.18

续表

项目	2015年	2016年	2017年	2018年	2019年
以成本为基础的存货周转率 / 次	40.10	43.60	44.16	54.19	51.44
以收入为基础的存货周转天数 / 天	8.9	8.2	7.9	6.3	6.6
以成本为基础的存货周转天数 / 天	9	8.3	8.2	6.6	7

从表7-31可以看出，该医院以收入、成本为基础的存货周转率呈上升趋势，2019年较2018年有所下降。对比该医院的流动资产周转率、应收账款周转率连续五年中呈现连续下降的趋势，而其存货周转率变化趋势呈现上升趋势，说明该医院的存货管理效率较高，存货的流动性较强，占用资金较少。

存货周转率的高低同样取决于医疗收入、医疗成本和存货平均余额等因素的影响。从表7-31可以看出，该医院的存货周转率提高的主要原因为存货的平均余额的增长低于医疗收入、医疗成本增长的速度。在实际分析时，要找出问题的根源，还应进一步分析该医院的存货的构成及质量状况，以及安全储备量情况。也可以与行业平均及竞争对手进行对比的分析，通过分析找出流动存货周转率变化的原因。

（2）存货周转率的对比分析：对医院存货周转率的分析也必须要结合所在行业的平均水平或同类型的医院的水平进行比较，如果本医院的存货周转率高于行业或竞争对手，则说明医院此指标处于行业的平均水平之上或优于竞争对手，表明医院的存货管理的效率强。

【例7-28】某医院是一所综合性三级甲等教学医院，请以该医院2015—2019年连续五年的以成本为基础的存货周转率数据为例，结合同类型竞争对手医院，对该医院的存货周转率进行比较分析，相关资料见表7-32、图7-10。

表7-32　以成本为基础的存货周转率同业分析表

项目	2015年	2016年	2017年	2018年	2019年
竞争对手医院值	29.45	26.80	19.73	19.53	17.55
某医院值	40.10	43.60	44.16	54.19	51.44

从表7-32、图7-10可以看出，竞争对手医院的存货周转率指标自2015年至2019年呈现下降趋势，表明其存货的管理效率下降。而该医院存货周转率则呈现上升趋势，且远远高于竞争对手医院，说明该医院的存货管理能力较竞争对手医院强。

在分析评价存货周转率指标时，还应该注意下列几个问题。

（1）医院的存货周转率通常能够反映医院存货流动性的大小和存货管理效率的高低。存货周转快，表示存货量适度，存货积压、失效的可能性就相对降低，存货所占用的资金的效益高。但存货周转过高也可能意味着医院存货不足而可能造成缺货的风险，医院应确保存货的最低储备量，以免影响医疗业务活动的正常开展。

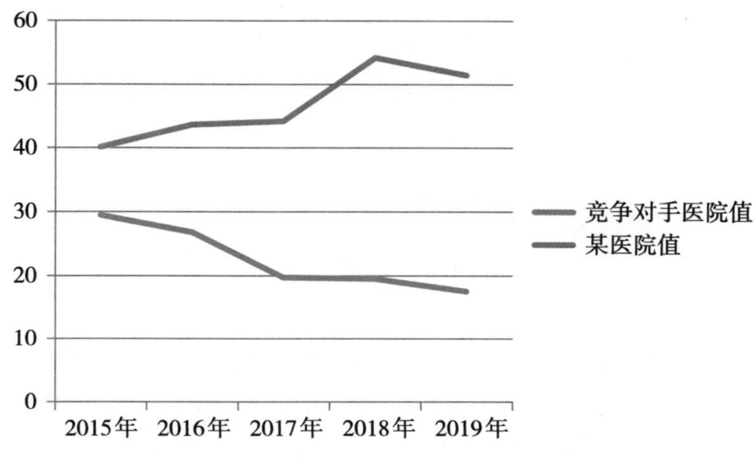

图 7-10 某医院及竞争对手医院存货周转率趋势图

（2）医院的存货周转率低，则可能是以下原因引起的：一是存货的招标、采购过程控制与管理低下导致存货的购买过多；二是存货的库存控制与管理出现问题；三是医疗业务活动的低效率导致存货的积压。

（3）存货周转率还受到物价政策、存货价格的影响，在分析时应注意其对存货周转率指标的影响。

（4）在分析存货周转率的具体原因时，医院应当进一步考察存货的构成，通过比较，分析存货的内部结构及影响存货周转的重要项目。如可以分别计算药品周转率、卫生材料周转率、低值易耗品周转率、其他材料周转率等，查出影响存货利用效果的具体原因。

八、固定资产周转率

（一）固定资产周转率的计算

固定资产周转率是指医院在一定时期的医疗收入与固定资产净值平均额的比率。该指标用于衡量固定资产的运用效果。其计算公式为：

$$固定资产周转率=\frac{医疗收入}{固定资产净值平均额}$$

固定资产净值平均额=（期初固定资产净值+期末固定资产净值）/2

固定资产周转率还可以用周转天数来表示，即固定资产周转一次所需要的时间，其计算公式为：

$$固定资产周转天数=\frac{计算期天数}{固定资产周转率}$$

根据表 3-5、表 4-3 有关数据，该医院 2016 年的固定资产周转率、周转天数计算如下：

$$固定资产周转率 = \frac{3\ 882\ 372\ 343.51}{(1\ 111\ 894\ 721.19 + 1\ 029\ 941\ 358.33)/2}$$

$$= 3.63（次）$$

$$固定资产周转天数 = \frac{360}{3.63}$$

$$= 99（天）$$

固定资产周转率或天数，均表示固定资产的周转速度。固定资产周转次数越多，亦即每一次周转所需要的天数越少，周转速度就越快，固定资产的利用效率就越好；反之，周转速度就越慢，固定资产的利用效率就越差。

固定资产周转率公式中分母的固定资产平均占用额可按净值或原值计算。按照不同的价值指标计算，会产生不同的固定资产周转率。目前有两种观点：一种观点主张采用固定资产原值计算。理由是，固定资产的能力并非随着其价值的逐步转移而相应降低。比如，一种医疗设备预计使用寿命 6 年，该设备在其投入使用早期及中后期往往具有同样的能力。因此，采用原值更有利于正确反映固定资产的利用情况。另一种观点主张采用净值计算，理由是固定资产原值并非一直都被医院占有着，其价值的磨损部分已逐步通过折旧收回，只有采用净值计算，才能真正反映一定时期内医院实际占用的固定资金，才能准确反映医院固定资产的周转情况。同时，在分母中采用净值，也是为了与总资产周转率计算保持一致，因为报表中的资产总额均是净值。本书采用固定资产净值计算固定资产平均占用额。

（二）固定资产周转率的分析

1．固定资产周转率的一般分析 固定资产是医院从事医、教、研活动的重要劳动手段，它反映医院的技术水平、规模能力。一家医院拥有的固定资产的规模和先进程度，代表着医院在行业中的相对竞争实力和竞争地位。针对某一项固定资产，其利用效率和利用效果的大小，与医院所处的不同时期、不同发展阶段以及客观的环境有着直接的联系。同时，固定资产在规模、配置以及分布等方面与医院的业务发展的吻合程度，也会影响其效能、周转性和变现的大小。此外，固定资产的使用、配置也反映出医院的管理和决策水平。

固定资产周转率指标反映固定资产运用效率，同时也影响着医院的盈余水平。医院的固定资产周转率越快，周转次数越多，表明医院固定资产利用充分，同时表明固定资产投资得当，结构合理，能够充分发挥固定资产效率。反之，如果固定资产周转率不高，则表明固定资产使用效率不高，设备闲置没有充分利用，固定资产营运周转能力不强。当然，如果固定资产周转得过快，则需要结合医院具体情况分析原因，看是否需要增加或更新设备等。固定资产周转率这一指标受到固定资产结构、质量、数量等诸因素的影响，所以还应该结合医院自身的情况具体问题具体分析。同时，在使用此项指标进行分析时，还应该与医疗行业内同类型医院进行比较，才能得出合理的结论。

2．固定资产周转率的趋势和同业分析　对固定资产周转率进行分析时，也可以进行横向和纵向的比较。通过与同行业平均水平或竞争对手的比较，可以洞悉医院的固定资产周转率与竞争对手相比是快还是慢。如果通过横向比较，发现医院的固定资产周转过高或过低，则应进一步找出原因，并及时采取措施进行调整。通过与医院以往各期的固定资产周转率进行比较，可以看出医院固定资产周转的变动态势，并进一步分析原因，及时找到保持或改善的对策。

（1）固定资产周转率的趋势分析：固定资产周转率的趋势分析是指对医院历史各期固定资产周转率实际值进行的比较分析。通过趋势分析，了解医院固定资产周转率的变化情况，便于寻找固定资产周转的影响因素，以改善医院固定资产的利用效率。

【**例 7-29**】下面以某医院 2015—2019 年固定资产、医疗收入等数据为例，对该医院的固定资产周转率进行趋势分析，见表 7-33。

表 7-33　某医院固定资产周转率趋势分析

单位：万元

项目	2015 年	2016 年	2017 年	2018 年	2019 年
资产平均总额	230 209	266 022	307 066	343 492	401 392
流动资产平均额	72 750	99 463	122 714	144 610	185 180
应收账款净额平均额	21 957	29 304	40 052	55 169	71 943
存货平均额	7 714	8 864	9 536	8 981	10 309
固定资产净值平均额	108 316	107 092	112 888	115 278	135 199
医疗收入	312 177	388 237	436 999	509 530	558 498
医疗成本	309 312	386 446	421 157	486 671	530 301
总资产周转率 / 次	1.36	1.46	1.42	1.48	1.39
总资产周转天数 / 天	265	246	254	243	259
流动资产周转率 / 次	4.29	3.90	3.56	3.52	3.02
流动资产周转天数 / 天	84	92	101	102	119
应收账款周转率 / 次	14.22	13.25	10.91	9.24	7.76
应收账款周转天数 / 天	25	27	33	39	46
以收入为基础的存货周转率 / 次	40.47	43.80	45.83	56.73	54.18
以成本为基础的存货周转率 / 次	40.10	43.60	44.16	54.19	51.44

续表

项目	2015 年	2016 年	2017 年	2018 年	2019 年
以收入为基础的存货周转天数 / 天	8.9	8.2	7.9	6.3	6.6
以成本为基础的存货周转天数 / 天	9	8.3	8.2	6.6	7
固定资产周转率 / 次	2.88	3.63	3.87	4.42	4.13
固定资产周转天数 / 天	125	99	93	81	87

从表 7-33 可以看出，该医院固定资产周转率 2015 年为 2.88 次，2019 年为 4.13 次，五年中呈现连续上升的趋势；该医院流动资产周转率 2015 年为 4.29 次，2019 年为 3.02 次，五年中呈现连续下降的趋势。这种趋势变化说明该医院的固定资产利用效率在不断提高，而固定资产利用效率的提升也导致流动资产的大幅度的增长。也说明该医院以相对节约的固定资产投资推动更大的流动资产规模，加速流动资产价值的转换速度，从而实现更多的医疗收入。上述情况说明该医院的固定资产的配置、结构、质量、使用处于良好状态。

固定资产周转率的高低同样取决于医疗收入和固定资产平均余额两个因素，收入和资产的变动都会影响该指标。从表 7-33 可以看出，该医院的固定周转率提高的主要原因是医疗收入增长的速度快于固定资产的平均余额的增长速度。在实际分析时，要找出问题的根源，还应进一步分析该医院的固定资产的构成及质量状况，以进一步探究影响固定资产周转的因素。

在实际分析时，要找出问题的根源，还需要结合固定资产构成把固定资产周转率分解为房屋及建筑物周转率、专业设备周转率、一般设备周转率、其他固定资产周转率与它们各自占固定资产比重的乘积。也可以将固定资产周转天数分解为各类固定资产周转天数之和。其计算公式为：

$$固定资产周转率=\frac{医疗收入}{分类固定资产平均净值}\times\frac{分类固定资产平均净值}{固定资产平均净}$$

$$=分类固定资产周转率\times分类固定资产比重$$

$$固定资产周转天数=\sum 各分类固定资产周转天数$$

按照上述公式可以分别计算房屋及建筑物、专业设备、一般设备、其他固定资产周转率与固定资产周转率关系的数值，以及各类固定资产周转天数来进一步考察各分类固定资产对固定资产周转的影响。探究影响固定资产周转的影响因素。

【例 7-30】某医院是一所综合性三级甲等教学医院，请以某医院 2015—2019 年各类固定资产、医疗收入等数据为例，对该医院的各类固定资产周转率进行趋势分析，见表 7-34。

表 7-34　某医院分类固定资产周转率趋势分析表

单位：万元

项目	2015 年	2016 年	2017 年	2018 年	2019 年
医疗收入	312 177	388 237	436 999	509 530	558 498
房屋及建筑物净值平均额	60 838	59 852	59 960	58 921	74 231
专业设备净值平均额	43 650	43 688	49 398	53 026	57 974
一般设备净值平均额	3 828	3 552	3 530	3 331	2 994
固定资产净值平均额合计	108 316	107 092	112 888	115 278	135 199
房屋及建筑物周转率 / 次	5.13	6.49	7.29	8.65	7.52
专业设备周转率 / 次	7.15	8.89	8.85	9.61	9.63
一般设备周转率 / 次	81.55	109.30	123.80	152.97	186.54
房屋及建筑物周转天数 / 天	70.18	55.47	49.38	41.62	47.87
专业设备周转天数 / 天	50.35	40.49	40.68	37.46	37.38
一般设备周转天数 / 天	4.41	3.29	2.91	2.35	1.93
固定资产周转天数合计 / 天	124.94	99.25	92.97	81.43	87.18

从表 7-34 可以看出，该医院的固定资产总周转天数自 2015 年连续减少，2015 年固定资产周转天数为 124.94 天，2019 年为 87.18 天，2019 年较 2015 年下降 37.76 天，这说明该医院的固定资产的周转加快，固定资产的配置、使用的效率逐年提高。从各项分类固定资产的周转来看，房屋及建筑物 2019 年较 2015 年下降 22.31 天，专业设备下降 12.97 天，一般设备下降 2.48 天。通过对固定资产的构成分析，该医院的房屋及建筑物、专业设备的使用与配置是影响医院固定资产周转的主要因素。

对固定资产构成进行分析，对于分析固定资产的利用效率是极为有用的。在实际分析时，还可以按照不同的标志对固定资产进行构成分析，如可以将固定资产分为医疗用固定资产、非医疗用固定资产来进行分类分析，也可以将固定资产分为在用固定资产、闲置（不用）固定资产来分别考察固定资产的配置与使用的效率状况。

（2）固定资产周转率的同业分析：在进行固定资产周转分析时，也必须要结合所在行业的平均水平或同类型的医院的水平进行比较，从中找出差距，以改进固定资产配置与使用效率。与同行或竞争对手进行比较，如果固定资产周转率较低，意味着医院的固定资产使用效率低或配置过剩；固定资产周转率较高，可能是医院固定资产实现较好的利用和配置引起的，也可能是设备老化即将折旧完毕造成的。医院应该通过比较分析，及时查明原因，改进固定资产的管理。

【例 7-31】某医院是一所综合性三级甲等教学医院，请以该医院 2015—2019 年连续五年的固定资产周转率数据为例，并结合同类型竞争对手医院，对该医院的固定资产周转率进行比较分析，相关资料见表 7-35、图 7-11。

表 7-35 固定资产周转率比较分析表

项目	2015 年	2016 年	2017 年	2018 年	2019 年
竞争对手医院平均值	1.78	1.82	1.96	1.99	2.21
某医院值	2.88	3.63	3.87	4.42	4.13

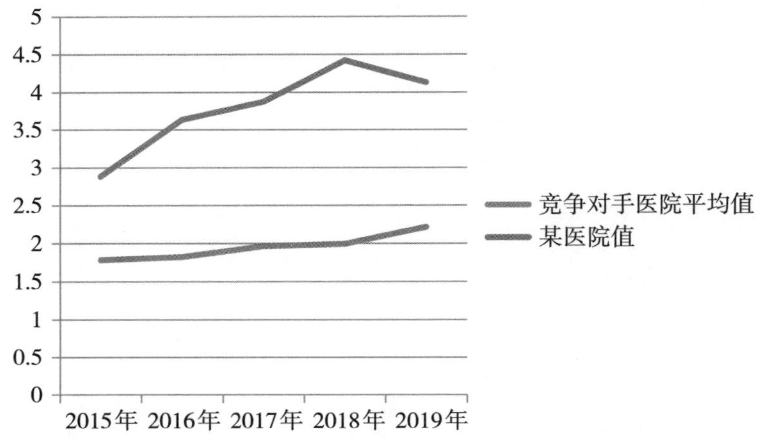

图 7-11 某医院及竞争对手医院固定资产周转率趋势图

从表 7-35、图 7-11 可以看出，该医院及竞争对手医院的固定资产周转率呈现逐年提高的趋势，该医院的固定资产周转率高于竞争对手医院固定资产周转率，这说明该医院的固定资产配置及使用效率明显好于竞争对手医院。

通过对医院固定资产周转率进行横向及纵向分析，可以发现医院固定资产配置与使用方面存在的问题及原因，为改进医院固定资产的利用效率提供依据。医院的固定资产是医院从事医、教、研活动的重要劳动工具，同医院的医疗技术、医疗质量以及医院的成本效率具有密切的关系。因此，医院的固定资产既不能陈旧老化、出现短缺，也不能过多或闲置。医院必须科学合理地配置与使用固定资产，既要满足医、教、研的需求，又要关注其使用效率，有效控制医院的成本。

（三）固定资产周转分析应注意的问题

在分析评价固定资产周转率指标时，还应该注意下列几个问题。

1. 使用固定资产周转率指标进行分析时，即使是同样的固定资产，由于使用固定资产净值计算，因医院采用的折旧方法和使用年限的差异，会导致不同的固定资产账面净值，从而影响固定资产周转率指标，造成该指标的人为差异。

2. 即使医疗业务收入不变，由于固定资产净值逐年减少，固定资产周转率会呈现自然上升趋势，但这并不是医院努力的结果。

3．一般而言，固定资产的增加通常不是渐进的，而是陡然上升的，这会导致固定资产周转率的突然变化。

4．医院在按照项目收费的情况下，医院的收入可分为技术劳务性收入、设施类收入、药品及卫生材料收入、检查类收入。医院的技术劳务性收入、药品及卫生材料收入并不是由固定资产的周转价值带来的，即使检查类收入也并不是全由固定资产的周转价值带来的。因此，如果用医疗收入除以固定资产平均余额来反映固定资产的周转状况具有很大的缺陷，即它并非固定资产的真实周转速度。但如果从固定资产推动流动资产周转速度和周转额的作用来说，固定资产又与医院的医疗收入有必然的关系，即流动资产规模、周转额的大小及周转速度的快慢在很大的程度上决定于固定资产的能力及利用效率。

5．一般而言，固定资产的配置与使用效率越高，其推动流动资产运行的有效规模与周转率就越高、越快。因此，在不断提高流动资产自身运营能力的同时，如何科学合理地配置与使用固定资产，提高固定资产的质量与利用效率，并以相对节约的固定资产投资推动尽可能多的流动资产规模，从而实现更多的医疗收入，成为固定资产运营效率分析评价工作的重要内容。

本章小结

医院运营能力是反映医院的管理水平和决策能力的重要指标。通过运营状况分析，有助于确定合理的资产存量规模，促进医院资源的合理配置与有效利用，可以对医院的管理作出正确的评价，有助于政府及卫生管理部门进行宏观决策。

影响资产运营能力的因素总的来说可以分为内部因素和外部因素。内部因素是指医院自身的战略决策、管理能力、技术水平、资产结构与质量等因素。外部因素是指医院所处政治经济环境相关的因素，如经济发展状况、社会文化与人口状况、卫生政策、财政政策、医保政策等因素。

医院的资产运营能力是上述因素共同影响的结果，它们从不同的方向影响着医院资产的规模、结构和效率。从医院财务分析的角度看，医院资产运营能力的分析内容应包括三个方面，即资产规模分析、资产结构分析、资产利用效率分析。其中，资产运营效率分析是结果分析，用以揭示医院资产运营的结果；资产规模分析和资产结构分析则是原因分析，用以揭示医院资产运营高或低的原因。通过对医院资产规模、结构及效率的分析，为进一步探究影响医院资产运营能力的深层次原因提供依据，以改进医院资产运营管理，提升资产运营效率与效果。

医院资产规模及其变动分析是通过对医院资产总额及各项资产的规模与变动趋势的分析，判断医院资产存量的质量及其变现能力和平均资产占用与医院经营状况的一致性，目的是通过资产规模以及实物资产质量的变化，分析评价医院资产的风险和收益，判断这些变化对医院而言是有利还是不利，并寻求导致这种变化产生的原因。

医院资源配置的结果表现为资产结构，如流动资产比率、非流动资产比率、固流结构等。对资产结构的分析就是要说明和了解资产的分布与组成是否合理，为医院优化资产结构、改善财务状况、提高资金周转，减少资产运营风险、有效管控医疗成本提供依据。资产结构的比重分析即运用比重或比例的方法，对资产结构进行多侧面、多角度的具体分析，包括资产类别比重分析、主要资产项目比重分析等。

资产运用效率考察的是资产使用效果的状况，常用的指标主要有总资产周转率、流动资产周转率、应收账款周转率、存货周转率、固定资产周转率等。资产运用效果的实质是以尽可能少的资产占用、尽可能短的时间周转，提供更多的医疗服务。资产运用效果分析是影响医院财务状况稳定和收益能力的关键环节，通过分析医院各项资产的周转情况、规模变化、结构变化，发现并改进医院运营过程中对各项资产利用效率，从而为提高医院的运行效率以及促进医院的良性发展打下良好的基础。

思考题

1. 简述医院运营分析的内容及意义。
2. 影响医院运营能力的因素有哪些？
3. 简述医院资产规模的影响因素。
4. 如何进行资产规模的配比分析？
5. 简述医院资产结构对医院运营的影响。
6. 简述流动资产比率、非流动资产比率分析应注意的问题。
7. 如何选择与优化医院的固流结构？
8. 资产利用效率分析常用的指标有哪些？分别怎样评价？
9. 分析应收账款周转率注意哪些问题？
10. 分析存货周转率应注意哪些问题？
11. 什么是流动资产周转率？有何作用？什么是固定资产周转率？有何作用？

第八章

盈余能力分析

本章概要

医院运营的结果最终可通过盈余能力来反映，在医院的财务体系中，盈余能力是分析的重点。盈余能力体现了医院在开展医、教、研活动对所控制的经济资源的投入及其所形成收入的管理与控制能力，反映了医院投入资源的补偿程度，对医院的生存和发展至关重要。本章介绍了影响医院盈余能力的因素，收入的来源及持续性分析，成本费用趋势与结构分析，盈余能力指标分析。医院盈余能力分析的根本目标是通过分析找出问题，改善医院的管理，最终实现医院持续稳定的发展。医院盈余能力的强弱，与医院管理者的业绩、政府卫生政策的制定与管理、商业信用、债权人的债权安全、医院职工的薪酬等都息息相关。

学习目标

1. 掌握医院盈余能力分析的意义与内容。
2. 了解医院盈余能力的影响因素。
3. 熟悉医院盈余能力分析的内容。
4. 熟悉医院收入的来源及持续性分析的思路及框架。
5. 熟悉医院费用分析的思路及框架。
6. 掌握收入、费用、盈余的趋势和比较分析。
7. 熟悉医院盈余能力分析的各项指标计算与评价。

第一节　盈余能力分析意义与内容

一、医院盈余能力的重要性

医院的盈余是指收入减去成本费用后的净额。盈余能力的高低与医院收入有关，与医院成本有关，并最终体现为各种盈余能力指标。因此，通过对医院收入、成本费用的分析以及盈余能力指标及其趋势和结构的分析，可以形成对医院盈余能力的整体评价。

盈余能力体现了医院在开展医、教、研活动对所控制的经济资源的投入及其所形成收入的管理与控制能力，反映了医院投入资源的补偿程度，对医院的生存和发展至关重要。我国公立医院是公益性事业单位，不以营利为目的，应该尽可能多地向社会提供优良的医疗服务。但是在医院的发展过程中，如果医院的投入得不到补偿，出现亏损，则医院的可持续发展就会受到影响，进而影响医院功能的有效发挥，医院就不能提供更好、更多的医疗卫生服务。因此，盈余是实现医院可持续发展的前提和基础，具有非常重要的作用。盈余能力是一个相对的概念，是相对于一定的资源投入、一定的收入而言的。同时医院的盈余能力受到卫生政策、物价政策、经济环境、医院管理等众多因素的影响。在外部环境一定的情况下，医院盈余能力强弱，反映了医院对外部环境的适应程度及其内生管理和自我造血能力的强弱。一所优秀的医院，从技术的视角看，要有优良的医疗技术、医疗服务、医疗质量及学科的良性发展与持续提升；从经济的视角看，则应该有良好的财务状况，表现为具有一定的盈余能力。持续、稳定的盈余能力是衡量医院管理者水平的重要内容，也是了解医院的一个重要手段。一所长期亏损的医院必然是一所缺乏生机与活力的医院，即使是一所技术水平高、学科能力强的医院，若是出现持续的亏损，则必然会影响到医院未来的发展。所以，盈余能力是实现医院稳定、持续发展的前提和基础。

从经济的视角看，医院运营的结果最终可通过盈余能力来反映。在医院的财务体系中，盈余能力是分析的重点。前面讲到的偿债能力、营运能力的分析，其根本目标都是通过分析，找出问题，改善医院的管理，最终实现医院持续稳定的发展。无论是医院的管理层、政府相关部门（财政、卫生、物价、医保）、供应商及债权人、医院员工，或其他利益相关者都非常关心医院的盈余能力。因为医院盈余能力的强弱，与医院管理者的业绩、政府卫生政策的制定与管理、商业信用、债权人的债权安全、医院职工的工资福利水平等都息息相关。

医院的盈余能力可以用两种方法衡量和评价。一种方法是盈余和事业收入的比例关系。由于事业收入是实现盈余的基础，盈余是事业收入的一部分，在收入一定的情况下，盈余占收入的比重越大，则盈余就越多，所以盈余占收入的比重成为医院盈余能力的标志之一。另一种是盈余和资产的比例关系。资产创造了收入，收入产生了盈余，取得盈余的基础最终是资产，所以盈余和资产的比例关系，也成为盈余能力的另一个标志。

二、医院盈余能力分析的意义

盈余能力分析就是通过一定的方法来评价和判断医院盈余的能力。盈余能力分析是医院利益相关者了解医院、认识医院、出台医疗卫生政策、医保政策和改进医院管理的重要手段。医院的盈余能力对医院所有的利益相关者来说都是非常重要的，但不同的报表使用者对盈余能力分析的侧重点不同。因而，医院盈余能力分析对不同的报表使用者来说，有着不同的意义。

（一）有利于政府制定卫生政策，加强行业管理

我国的医院主要是公立医院，其在向患者提供医疗服务的过程中，还要维护公益性、调动员工积极性、保障医院的可持续发展。因此，对行业中医院盈余能力的分析是政府制定卫生政策、物价政策、财政政策、医保支付与筹资政策的重要依据和前提。为确保医疗保健市场的有效运转，政府管理部门还通过出台相关政策，对医院施加影响，而这些政策会影响医院的可持续发展，影响着医院的财务状况，影响着医院的盈余，而医院盈余状况关系到医院的可持续发展和功能的有效发挥。因此，对于医院盈余能力分析有助于政府了解政策实施给医院带来的影响，为完善政府政策提供依据和帮助，为加强行业管理提供依据。

（二）有利于债权人衡量资金的安全性

对于债权人来讲，盈余是偿债的一个重要资金来源。债权人可以通过分析医院的盈余能力来判断其债权收回的安全程度。对于银行等金融机构来说则关心医院能否到期还本付息；而对于药品、卫生材料、医疗设备等供应商来说则关心医院能否按时支付货款。医院盈余水平高、稳定和持久，则债权人的利益就有保证；如果医院出现持续亏损，必然会影响其偿债能力，则债权人的利益就会存在风险。所以，债权人会关心医院的盈余能力，会从不同的视角来分析医院的盈余状况，从而确定对医院的信用与收账政策。

（三）有利于管理者改善医院管理

通过对医院盈余能力的分析和评价，可以了解、认识一所医院的运营业绩、管理水平，并可以预测医院的发展前景。首先，用已达到的盈余能力指标与标准、基期、同行业平均水平及其他医院相比较，则可以衡量管理者工作业绩的优劣，评价管理者履行受托责任状况；其次，通过对盈余能力的深入分析或因素分析，可以发现经营管理中的重大问题，进而采取措施解决问题，提高医院的盈余能力。最后，通过对盈余能力的分析，可以预测医院未来的发展前景。在医院的运营过程中，只有保证持续、稳定的盈余能力，才能确保医、教、研功能的有效发挥，医院才可能发展。盈余能力较强的医院比盈余能力较弱的医院具有更大的活力和更好的发展前景。因此，对医院管理者来说，分析医院的盈余能力具有十分重要的意义，盈余能力分析是发现问题、改进医院管理的突破口。

（四）有利于医院职工判断职业的稳定性

医院盈余能力强弱，直接关系到医院员工的自身利益，实际上也成为人们选择职业的一个比较重要的衡量条件。医院的竞争归根到底是人才的竞争，医院经营得好，具有良好的盈余能力，就能为员工提供稳定的就业环境、较多的深造和发展机会、较丰厚的薪金及物质待遇，为员工在工作、生活、健康等方面创造良好的条件，同时也能吸引人才，使他们更努力地为医院工作，为人民群众提供优良的医疗服务，促进人们健康水平的发展。

三、医院盈余能力的影响因素

从盈余能力对医院的影响可以看出，医院必须十分重视对盈余能力的分析和研究。了解影响医院盈余能力的因素，对于分析医院盈余能力的变动情况、变动原因及改进医院盈余能力是十分有用的。影响盈余能力的因素总的来说可以分为医院内部因素和医院外部因素。医院内部因素是指医院自身的经营管理、决策、财务状况、收支状况等因素。医院外部因素是指医院所处政治经济环境相关的因素，如卫生政策、医保政策、物价政策、行业竞争等因素。

（一）医院内部因素

1．医院管理决策能力 医院的管理决策能力与水平直接影响医院的盈余能力。医院管理能力强、决策水平高，则医院的管理就会有效率，医院的人、财、物等资源就会实现有效配置和合理使用，其财务状况会较好，其盈余能力就会提升；反之，医院管理能力差、效率低，则医院的盈余能力就会下降。

2．医院医疗技术与医疗质量 医院的盈余能力取决于医疗收入及成本状况，而医疗收入取决于医院的业务工作量，工作量越多，效率越高，则实现的医疗收入就会越多。而医院业务工作量及效率的高低，则取决于医院的医疗技术水平及服务质量。在规模一定的情况下，医院的医疗技术及医疗质量越高，则工作量及效率就会相应提高，反之则会降低。

3．医院资产营运能力 医院的资产营运能力决定医院的盈余能力，医院资产营运能力强，其资产在一定时期内周转次数就多，必然会改进盈余能力。反之，医院的资产的运营能力低，则表明医院资金积压、沉淀严重，资产不能发挥应有的效能，则医院的盈余水平及据以计算的盈利能力指标就会较低，即反映出来的盈利能力不佳。

4．医院的财务状况 医院的盈余能力与财务状况是相互制约、相互促进的。一所医院的偿债能力、资金结构等，在一定程度上影响医院的盈余能力。医院的资金结构合理，医院的盈余能力就会相对稳定；资金结构不合理，会给医院运营带来困难，并会降低医院的盈余能力。医院的偿债能力过高，说明没有充分利用医院的资金，医院盈余能力没有全部发挥；医院偿债能力过低，有可能导致资金成本高，或者由于资金的原因失去发展的机遇，而影响医院的盈余能力，也有可能会使医院无法偿还债务而影响正常运营。

5．业务收入及其增长状况 业务收入及其增长状况可以综合反映医院的盈余能力。业务收入是盈余能力的基础，是医院发展的根本保证。了解和分析医院的盈余能力，首先要分析医院业务收入的总量、构成及其持续增长状况。在医院规模一定的情况下，其业务收入越多，增长越快，则医院的盈余能力就会越高；反之，医院业务收入少，或者出现负增长，则一定会影响盈余能力的提升。

6. 成本管理能力　医院成本对盈余能力产生反方向的影响，在医院业务收入一定的情况下，其成本越低，医院的盈余能力越高；反之，成本越高，则医院盈余能力越低。因此，医院对成本的控制能力和管理水平越高，医院的盈余能力越强。

（二）外部因素

1. 经济发展　一个国家的经济发展状况是影响医院盈余能力的重要外部因素。当一个国家的经济稳步增长时，医疗卫生市场的经济条件良好，有效需求也会随之增加，从而会提高医院的盈余能力。如果一个国家经济进入迟滞阶段，医院面临的经济环境会受到影响，则医院的盈余能力也会受到影响。

2. 财政政策　我国的公立医院是公益性事业单位，为社会人群提供医疗服务。国家为了促使公立医院可持续发展，通常会给予医院财政补助。财政补助的水平则会直接影响医院的盈余能力。政府对医院的财政补助越多，相应的医院的盈余状况就会越好。如果政府对医院的财政补助不足，则医院的盈余能力就会受到影响。

3. 政府医疗收费政策　我国的公立医院是公益性事业单位，医院的医疗收费实行政府管制。因此，政府医疗收费价格政策会直接影响医院的盈余能力。如果医疗收费标准低于医院的成本，则医院就会出现亏损，会影响医院的可持续发展。

4. 医保政策　医保政策包括支付方式、支付水平、医保筹资能力及其筹资水平。医保政策会直接影响医院的盈余能力。不同的医保支付方式会影响医疗费用，影响医院的医疗业务收入；医保的支付水平也会影响医院医疗费用的拨付状况，进而影响医院的医疗收入及盈余能力；医保费用支付延期会影响医院现金的流入，也会影响医院盈余能力。

5. 卫生政策　国家的卫生政策也会影响着医院的盈余能力，如补偿机制改革以及政府对公立医院的公益性定位等相关政策，会从不同的角度和方向影响着医院经济运行，进而影响医院的盈余能力。国家卫生人力资源政策、员工薪酬政策、卫生资源配置、医疗费用控制以及医疗卫生改革，如分级诊疗、多点执业、医联体建设等，这些政策的实施也会对医院的盈余能力产生影响。

6. 医疗市场及竞争状况　医院的盈余能力会受到医疗市场及其竞争状况的影响。同其他行业一样，医疗行业的盈余水平取决于行业内的竞争程度，决定医疗行业竞争程度的因素主要有：现有医院之间的竞争程度、新进入医院的竞争威胁、替代产品和服务、供应商、医疗消费者需求及医疗保险。医疗市场的竞争越激烈，则行业的盈余能力就会越低；反之，则盈余能力就会越高。

四、医院盈余能力分析的内容

医院的盈余能力是上述内外因素共同影响的结果，它们从不同的方向影响着医院盈余的规模、结构。医院盈余能力的分析则是揭示各种因素对其影响的程度和结果，为改进医院管理提供依据。在进行盈余能力分析时，虽然盈余总额可以揭示医院当期盈余总规模或总水平，但盈余绝对数的高低并不能衡量盈余能力的大小，因为盈余的多少不仅取决于医院运营的业绩，而且取决于业务规模的大小及其他因素。同时，对于盈余能力总量及其水平还应该分析其形成的原因，即揭示医院盈余的内在质量。医院盈余能力是医院实现可持续发展的前提和基础，因此，医院盈余能力的分析还应该关注盈余能力的稳定性、持久性。所以，对医院盈余能力的分析不仅要进行总量的分析，还要在此基础上排除医院规模及其他因素对盈余的影响，进行盈余比率指标分析。同时还要通过对盈余能力的变动趋势分析来了解和判断医院盈余能力的稳定性和持久性。

因此，医院盈余能力的分析将从以下三个方面进行。

（一）医院收入分析

医院收入包括财政拨款收入、事业收入（医疗收入、科教收入）、上级补助收入、附属单位上缴收入、经营收入、非同级财政拨款收入、投资收益、捐赠收入、利息收入、租金收入、其他收入。其中，医疗收入是医院事业收入的主体，是医院盈余的主要来源。医疗收入受到服务量和服务价格的直接影响，同时还与医院的医疗技术、服务质量以及管理水平有着密切的关系。对医院收入的分析包括来源、结构及其趋势分析，以判定医院收入的合理性、稳定性和持久性。

（二）医院费用和医疗业务成本分析

从医院盈余的形成过程来看，医院的收入减去费用后就形成医院的盈余。所以费用成本是影响医院盈余能力的主要因素。医院费用包括业务活动费用、单位管理费用、经营费用、资产处置费用、上缴上级费用、对附属单位补助费用、所得税费用、其他费用。通过对费用成本的分析能够揭示出费用成本与收入之间的联系，从而判明费用结构的合理性和费用的有效性，分析不同支出项目对医院盈余能力的影响。

（三）盈余能力指标分析

医院盈余能力分析的重点在于对盈余能力指标的计算与分析，盈余能力主要是通过盈余率等相对数指标表现出来的。将计算出的盈余能力相对数指标与医疗行业、同类型医院以及医院历史和预算等指标进行比较分析，判断医院盈余能力的高低和预算的完成情况，揭示医院的盈余特征、风险特征，以评价医院的管理能力和水平。

第二节 收入的来源及持续性分析

医院收入的来源及持续性分析，对于盈余能力的分析非常重要。一所正常运营的医院必须有稳定、持续性的收入来源，这也是医院开展医、教、研活动，实现医院可持续发展的前提和基础。因此，通过对医院收入来源构成及其变动的分析，对分析医院盈余能力具有重要作用。

一、医院总收入的来源构成及持续性分析

医院在开展医疗、教学、科研，以及与之相关的其他活动时，需要消耗各种资源，为了使各项医疗活动持续地进行，需要不断地取得补偿，这些补偿构成了医院的收入。医院的收入按照来源可以分为：财政拨款收入、事业收入（医疗收入、科教收入）、上级补助收入、附属单位上缴收入、经营收入、非同级财政拨款收入、投资收益、捐赠收入、利息收入、租金收入、其他收入。将医院的收入按照来源进行分析对于分析与评价医院的盈余能力是非常有用的。如果医院的收入主要来自医疗收入，那就说明医院的运营是稳定的，如果医院的收入主要来自非医疗收入，哪怕是盈余再多，医院的运营也是不稳定的，也可能是危机发生的前兆。同时对医院收入的不同来源分析，还可以反映医院开展医、教、研活动过程中获得政府财政、科教收入的能力，有助于分析与判断医院的整体发展能力与水平。

（一）医院总收入来源构成分析

医院收入来源构成分析可以反映一所医院获得各项收入的能力。稳定的、持续性的收入来源是医院可持续发展的前提和基础。对于公立医院来说，由于医院公益性的特征，医院获得收入的主要途径除了医疗收入，同时还包括政府财政拨款收入及开展科研及教学而获得的收入及其他收入。在分析医院的收入来源构成时，可以将医院的收入构成进行趋势分析，以判定医院长期发展的信息，也可以将其与同等规模的医院进行比较分析，通过对比分析，找出医院开展医疗、教学、科研及其他活动过程中，与先进水平医院的差距，分析存在问题的原因及影响因素，加以改进。在分析医院收入来源构成时，一个有效工具就是饼形图，饼形图可以直观显示出医院某一时期收入来源的构成。

【例 8-1】A、B 两所医院均是三级甲等医院，其收入规模水平相当，两所医院 2016 年收入来源的饼形图（左图为 A 医院、右图为 B 医院），见图 8-1。

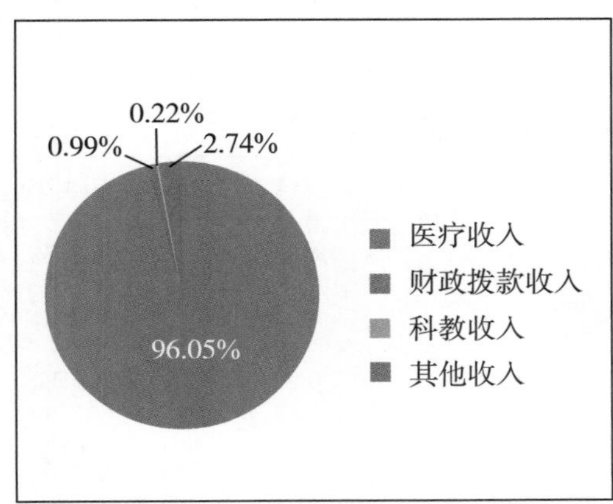

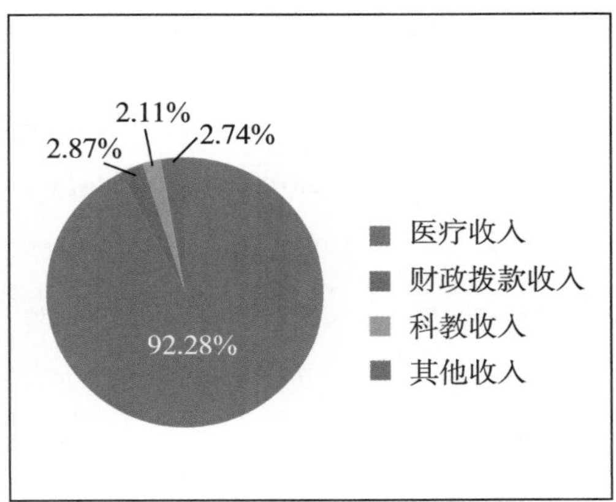

图 8-1　2016 年 A 医院和 B 医院收入来源的饼形图

由图 8-1 可以看出，A 医院 2016 年收入来源构成中，医疗收入占总收入的 96.05%，财政拨款收入占 0.99%，科教收入占 0.22%，其他收入占 2.74%。A 医院收入的主要来源为医疗收入，而财政拨款收入及科教收入在医院的收入中所占的比重较小。B 医院收入来源中，医疗收入占 92.28%，财政拨款收入占 2.87%，科教收入占 2.11%，其他收入占 2.74%。相比而言，B 医院的总收入中医疗收入所占的比重小于 A 医院，而其财政拨款收入、科教收入所占的比重明显高于 A 医院，说明 B 医院获得政府财政支持的力度高于 A 医院，其科研能力明显高于 A 医院。这表明 B 医院医、教、研相对于 A 医院来说更为均衡，而 A 医院需要强化科研的力量，以实现均衡发展。

（二）医院总收入来源的持续性分析

医院收入的稳定性、增长趋势和持续性，对盈余能力分析很重要。分析医院收入来源的持续性有助于对盈余能力的分析。趋势分析是用来做持续性分析的有力工具。通过趋势分析可以了解医院总收入构成持续性的动态信息。

【**例 8-2**】某医院 2015—2019 年收入相关项目数据，见表 8-1，构成比数据见表 8-2、图 8-2，请对该医院的收入来源构成进行趋势分析。

表 8-1　某医院 2015—2019 年收入来源表

单位：万元

项目	2015 年	2016 年	2017 年	2018 年	2019 年
医疗收入	312 177	388 237	436 999	509 530	558 498
财政拨款收入	7 127	13 442	11 371	22 258	10 413
科教收入	687	980	913	1 194	563
其他收入	1 627	5 943	4 455	14 527	8 074
收入总额	321 618	408 602	453 738	547 509	577 548

注：其他收入包括：上级补助收入、附属单位上缴收入、经营收入、非同级财政拨款收入、投资收益、捐赠收入、利息收入、租金收入。将事业收入按照明细科目列示，以便分析医疗收入、科教收入的稳定及持续性。

表 8-2　某医院 2015—2019 年收入来源构成比表

项目	2015 年	2016 年	2017 年	2018 年	2019 年
医疗收入	97.06%	95.02%	96.31%	93.06%	96.70%
财政拨款收入	2.22%	3.29%	2.51%	4.07%	1.80%
科教收入	0.21%	0.24%	0.20%	0.22%	0.10%
其他收入	0.51%	1.45%	0.98%	2.65%	1.40%
合计	100%	100%	100%	100%	100%

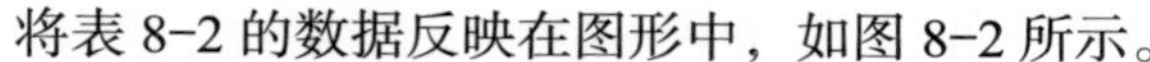
将表 8-2 的数据反映在图形中，如图 8-2 所示。

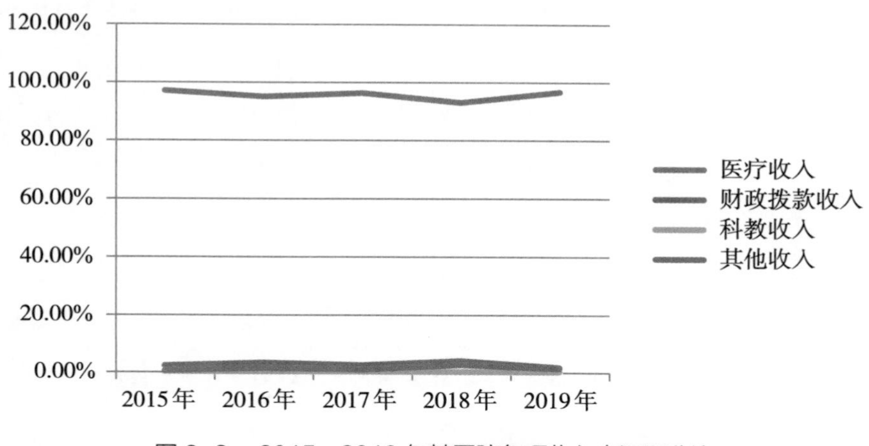

图 8-2　2015—2019 年某医院各项收入来源百分比

从表 8-1、表 8-2、图 8-2 可以看出，该医院收入来源中，医疗收入占总收入的比重连续五年保持着绝对的主导地位；财政收入虽有波动，但占总收入的比重较小，说明该医院获得财政拨款补助处于较低水平；该医院科教收入所占比重非常小，说明该医院的科研能力及水平较低；其他收入所占比重虽然较低，但相对合理。

该医院 2019 年总收入 577 548 万元，较 2015 年增加 255 930 万元，增长 79.58%，其中医疗收入 2019 年较 2015 年增加 246 321 万元，说明该医院总收入的增长主要是医疗收入的增长导致的。相比于医疗收入，该医院的科教收入无论从其绝对数额，还是其占收入比重来看，都处于较低水平，这说明该医院医、教、研的发展出现不均衡，若此种情况持续下去，将会影响医院的竞争力及可持续发展能力。

二、医院医疗收入来源及持续性分析

医院事业收入包括医疗收入、科教收入。由于医院医疗收入是医院盈余的主要来源，因此，本章重点分析医疗收入。对医疗收入的分析包括医疗收入的来源构成及持续性分析，以及医疗收入与服务量和应收账款的配比分析。

（一）医疗收入来源分析

1. 医疗收入构成分析　医疗收入按照构成可分为门（急）诊医疗收入、住院医疗收入。通过对医疗收入来源构成进行分析，可以综合考察医疗收入来源的动态信息，为分析医院的盈余能力提供帮助。

【**例 8-3**】某医院 2015—2019 年门（急）诊收入、住院收入相关项目数据，见表 8-3，请对该医院的医疗收入来源构成进行趋势分析。

表 8-3　某医院 2015—2019 年医疗收入来源表

单位：万元

项目	2015 年	2016 年	2017 年	2018 年	2019 年
医疗收入	312 177	388 237	436 999	509 530	558 498
门（急）诊收入	119 417	137 087	146 015	167 131	191 426
住院收入	192 760	251 150	290 984	342 399	367 072
医疗收入环比增长		24.36%	12.56%	16.60%	9.61%
门（急）诊收入环比增长		14.80%	6.51%	14.46%	14.54%
住院收入环比增长		30.29%	15.86%	17.67%	7.21%
门（急）诊收入比例	38.25%	35.31%	33.41%	32.80%	34.28%
住院收入比例	61.75%	64.69%	66.59%	67.20%	65.72%

从表 8-3 可以看出，该医院 2016—2018 年门（急）诊收入环比增长一直低于住院收入的环比增长，2019 年门（急）诊收入环比增长快于住院收入环比增长。在医疗收入的来源构成中，2015—2018 年门（急）诊收入所占的比例逐年下降，从 38.25% 下降到 32.80%；住院收入所占的比例逐年提高，从 61.75% 上升到 67.20%；2019 年该医院的门（急）诊收入所占比例较 2018 年上升，住院收入所占比例较 2018 年下降。

通过上述分析可知，该医院医疗收入将近三分之一来自门（急）诊，有三分之二的医疗收入来自住院。从趋势上看，住院收入占医疗收入的比例总体上呈现上升趋势，而门（急）诊收入占医疗收入的比例呈现下降趋势。影响医院收入来源构成的因素有规模、物价政策、效率等。在分析时，还应该结合这些因素的影响做进一步的分析，以探究收入来源及其构成的影响因素。

2．医疗收入的结构分析　医疗收入按照结构可分为挂号收入、诊察收入、检查收入、化验收入、治疗收入、手术收入、治疗收入、护理收入、卫生材料收入、药品收入、其他收入等。在分析时可以根据医疗收入的性质，将上述明细收入划分为：设施类收入、劳务性收入、技术性收入、药品及卫生材料类收入来考查收入的构成变化。

【例 8-4】某医院 2015—2019 年医疗收入及结构，见表 8-4，请对该医院的医疗收入构成进行趋势分析。

表 8-4　某医院 2015—2019 年医疗收入结构表

单位：万元

项目	2015 年	2016 年	2017 年	2018 年	2019 年
医疗收入	312 177	388 237	436 999	509 530	558 498
设施类收入	3 730	4 559	5 711	6 950	7 940

续表

项目	2015 年	2016 年	2017 年	2018 年	2019 年
设施类收入比重	1.19%	1.17%	1.31%	1.36%	1.42%
劳务性收入	39 009	52 608	71 547	100 973	131 330
劳务性收入比重	12.50%	13.55%	16.37%	19.82%	23.52%
技术性收入	61 420	78 615	89 611	109 791	124 359
技术性收入比重	19.67%	20.25%	20.51%	21.55%	22.27%
药品收入	139 501	163 872	173 062	179 153	178 858
药品收入比重	44.69%	42.21%	39.60%	35.16%	32.02%
卫生材料收入	64 583	83 938	90 553	104 067	107 842
卫生材料收入比重	20.69%	21.62%	20.72%	20.42%	19.31%
其他收入	3 934	4 645	6 515	8 596	8 169
其他收入比重	1.26%	1.20%	1.49%	1.69%	1.46%

从表 8-4 可以看出，该医院的技术及劳务性收入比重逐年提高，其中劳务性收入比重从 2015 年的 12.50% 上升到 2019 年的 23.52%，技术性收入比重从 2015 年的 19.67% 上升到 2019 年的 22.27%；药品收入比重逐年下降，从 2015 年的 44.69% 下降到 2019 年的 32.02%；卫生材料收入比重从 2015 年的 20.69% 下降到 2019 年的 19.31%。从趋势来看，该医院的收入结构发生明显变化，技术及劳务性收入比重上升、药品收入比重明显下降。

对医疗收入构成的趋势分析，有助于分析与评价医院的盈余能力。该院医疗收入结构趋势的变化，说明医院的盈余能力在不断提升。影响医院收入结构的因素主要有医疗收费政策、药品加成政策、医院病种结构、医院管理等。该医院的收入结构的积极变化是上述因素共同作用的结果。在分析时，也可以将医院医疗收入各明细比重与同等规模的医院或先进水平的医院进行比较分析，通过对比分析对医院的医疗收入结构的合理性进行判断，找出与先进水平医院的差距，分析存在问题的原因及影响因素，并加以改进。

（二）医疗收入来源的持续性分析

医院医疗收入来源的稳定性、增长趋势和持续性，对盈余能力分析很重要。医疗收入的稳定性、增长趋势和持续性与业务量、效率、规模、费用指标等密切相关。通过对医疗收入的变动趋势与上述影响因素进行对比分析，可以了解医院医疗收入持续性的动态信息。

【例 8-5】某医院 2015—2019 年门（急）诊收入、住院收入、业务量及相关项目数据，见表 8-5，请对该医院的医疗收入来源构成进行趋势分析。

表 8-5 某医院 2015—2019 年医疗收入来源分析表

单位：万元

项目	2015 年	2016 年	2017 年	2018 年	2019 年
医疗收入环比增长		24.36%	12.56%	16.60%	9.61%
门（急）诊收入环比增长		14.80%	6.51%	14.46%	14.54%
住院收入环比增长		30.29%	15.86%	17.67%	7.21%
门（急）诊量 / 人次	3 455 941	3 986 028	4 354 975	4 698 564	4 932 467
门（急）诊量环比增长		15.34%	9.26%	7.89%	4.98%
住院实际占用床日 / 床日	998 335	1 215 855	1 309 759	1 424 178	1 485 507
住院实际占用环比增长		21.79%	7.72%	8.74%	4.31%
每门（急）诊人次费用 / 元	345.54	343.92	335.28	355.71	388.09
每门（急）诊人次费用环比增长		−0.47%	−2.51%	6.09%	9.10%
每床日费用 / 元	1 930.80	2 065.63	2 221.66	2 404.19	2 471.02
每床日费用环比增长		6.98%	7.55%	8.22%	2.78%
人均医疗收入 / 万元	64.49	72.30	78.71	89.49	87.32
人均医疗收入环比增长		12.11%	8.87%	13.70%	−2.42%

从表 8-5 可以看出，该医院的医疗收入 2016—2019 年环比增长较快，是业务量、规模、效率及费用指标等共同作用的结果。其中门（急）诊收入 2016—2019 年分别增长 14.80%、6.51%、14.46%、14.54%，门（急）诊人次分别增长 15.34%、9.26%、7.89%、4.98%，每门（急）诊人次费用分别增长 -0.47%、−2.51%、6.09%、9.10%。可以看出该医院 2016—2017 年的门（急）诊收入增长主要是门（急）诊人次影响所致，而 2018—2019 年门（急）诊收入的增长是门（急）诊人次与费用指标共同影响所致。住院收入 2016—2019 年分别增长 30.29%、15.86%、17.67%、7.21%，实际占用床日分别增长 21.79%、7.72%、8.74%、4.31%，每床日费用分别增长 6.98%、7.55%、8.22%、2.78%。可以看出，该医院住院收入的增长是住院业务规模与费用指标共同影响所致，但住院业务规模的环比增长快于每床日费用的环比增长，说明住院业务规模对住院收入的影响大于住院费用指标的影响。该医院 2016—2019 年人均医疗收入环比增长分别为 12.11%、8.87%、13.70%、−2.42%，在 2016—2018 年这三年中，人力资源效率的提升导致医疗收入的增长，但 2019 年人均医疗收入出现负增长，应查明该医院人员数量增加的原因。

总体上看，2016—2019 年，该医院医疗收入呈现持续增长趋势，医疗收入的增长与业务规模、效率的提升相匹配。但是，医疗收入的快速增长也存在一些问题，如门（急）诊每人次费用指标 2018—2019 年连续上升，2019 年人均医疗收入出现负增长，这些问题应该在分析医疗收入的持续性增长时引起重视。

对医疗收入持续性分析是从趋势上考察医院医疗收入增长的质量及其合理性。良好的持续性应该表现在：持续的收入增长、基于效率的增长。在考察业务量、规模、费用指标等因素对医疗收入持续性影响时，还应该从医院学科建设、技术创新、管理创新等方面来考察对医疗收入持续性的影响。同时在对医院医疗收入持续性分析时，还可以与同等规模的医院或先进水平的医院进行比较分析，通过对比分析，对医院的医疗收入持续性进行判断，找出差距，分析存在问题的原因及影响因素，并加以改进。

第三节　医院成本费用结构及其趋势分析

成本费用是医院管理水平的综合反映，医院开展医、教、研各个环节的组织、衔接是否平衡，人财物是否充分利用，各项管理工作是否到位，都会在医院的成本费用水平中体现出来。因此，成本费用分析是医院财务分析的重要内容。通过对成本费用的结构和趋势进行分析有助于了解成本费用的信息，发现成本费用管理存在的问题，为实现医院成本费用的科学管理提供依据。

一、医院总费用的结构与趋势分析

费用是医院为开展医、教、研及其他业务活动所发生的、导致本期净资产减少的、含有服务潜力或者经济利益的经济资源的流出。包括业务活动费用、单位管理费用、经营费用、资产处置费用、上缴上级费用、对附属单位补助费用、所得税费用、其他费用。

医院在开展医、教、研活动的过程中，为了取得医疗收入、科教收入、其他收入等，就必须发生相应的人、财、物等资源消耗。在一般情况下，医院的费用和收入是相对应存在的。费用代表医院开展医、教、研活动并取得一定收入或进行其他活动所发生的资源的消耗。对医院的费用进行分析有助于了解费用计划的执行情况，分析成本费用的计划或定额是否符合现实核算的要求；有助于分析成本费用计划完成或未完成的原因，找出主要影响因素，总结成本费用管理中取得的成绩，进一步强化成本费用管理，不断提高管理水平；有助于分析成本费用的发展趋势，为进行运营决策、制订成本费用计划提供依据。

（一）医院总费用结构分析

医院总费用构成分析可以反映一所医院开展医、教、研及其他相关活动的能力及规模。一般而言，医院费用的发生与收入的取得有一定的因果联系，但这种因果关系也并不表明它们在数量上存在固定的比例关系，因为费用与收入之间的数量关系受到多种因素的影响。如药品材料的价格变化、会计处理程序和方法的变化、管理能力和水平及相关政策的变化等，也会影响某一时期费用与收入的比例关系。在分析医院的总费用的构成时，可以将费用构成进行趋势分析，以判定医院长期发展的信息；也可以将其与同等规模的医院进行比较分析，通过对比分析找出医院开展医疗、教学、科研及其他活动过程中，与先进水平医院的差距，分析存在问题的原因及影响因素，加以改进。

【**例 8-6**】某医院 2015—2019 年相关费用数据，见表 8-6，构成比数据见表 8-7，请对该医院的费用结构进行分析。

表 8-6　某医院 2015—2019 年费用表

单位：万元

项目	2015 年	2016 年	2017 年	2018 年	2019 年
业务活动费用	296 655	368 155	409 507	475 654	505 122
财政基本拨款经费					
财政项目拨款经费	3 328	5 358	13 463	18 984	7 062
科教经费	321	563	957	868	1 010
其他经费	293 006	362 234	395 087	455 802	497 050
单位管理费用	16 305	24 212	26 071	30 869	33 252
财政基本拨款经费	3 087	3 240	3 321	3 351	3 351
财政项目拨款经费					
科教经费					
其他经费	13 218	20 972	22 750	27 518	29 901
其他费用	481	405	4 286	8 532	3 092
费用总额	313 442*	392 772	439 864	515 055	541 466

注：1. 其他费用包括：经营费用、资产处置费用、上缴上级费用、对附属单位补助费用、所得税费用、其他费用。

2. “*”因四舍五入使得此列中各明细项目合计数与“费用总额”1 万元。

表 8-7　某医院 2015—2019 年费用构成表

项目	2015 年	2016 年	2017 年	2018 年	2019 年
业务活动费用	94.64%	93.73%	93.10%	92.35%	93.29%
财政项目拨款经费	1.06%	1.36%	3.06%	3.69%	1.30%
科教经费	0.10%	0.14%	0.22%	0.17%	0.19%
其他经费	93.48%	92.23%	89.82%	88.49%	91.80%
单位管理费用	5.20%	6.16%	5.93%	5.99%	6.14%
财政基本拨款经费	0.98%	0.82%	0.76%	0.65%	0.62%
其他经费	4.22%	5.34%	5.17%	5.34%	5.52%
其他费用	0.16%	0.11%	0.97%	1.66%	0.57%
合计	100%	100%	100%	100%	100%

从表 8-6、表 8-7 可以看出，2015—2019 年该医院费用支出规模不断扩大，2019 年较 2015 年增加 228 024 万元，增长 72.75%。费用结构中，业务活动费用占主导地位，其所占比重从趋势上看相对平稳；单位管理费用比重 2016 年较 2015 年变化较大，之后相对平稳；其他费用所占比重较低，但自 2017 年开始该项费用绝对额增长较快，应查明原因。从经费性质来看，该医院发生的费用主要为其他经费（医院自身业务收支），财政拨款经费及科教经费所占比重较小，其中科教经费费用所占比重 2015—2019 年分别为：0.10%、0.14%、0.22%、0.17%、0.19%，表明该院的科教能力相对于业务规模来说，无论从其绝对数额，还是从在费用所占比重来看，都处于较低水平。总体上看该医院的费用主要是在开展业务活动过程中的支出，表明该医院专注于其自身功能提升及规模的发展。

费用结构是医院开展业务活动所耗费资源的分布与构成，是医院资源配置与使用的结果，反映了医院的管理决策水平。对医院费用结构的分析可以了解医院费用结构变化的趋势及影响因素，寻找医院费用结构存在的问题，有助于改进管理与决策，科学合理地配置与使用医疗资源。在对医院费用结构分析时，还可以将医院的费用结构与行业水平或同等规模的医院进行对比，通过比较分析找出医院费用管理存在的问题，并加以改进。

【例 8-7】 A、B 两所医院均是三级甲等医院，其规模水平相当，两所医院 2017 年费用构成的饼形图（左图为 A 医院、右图为 B 医院），见图 8-3。

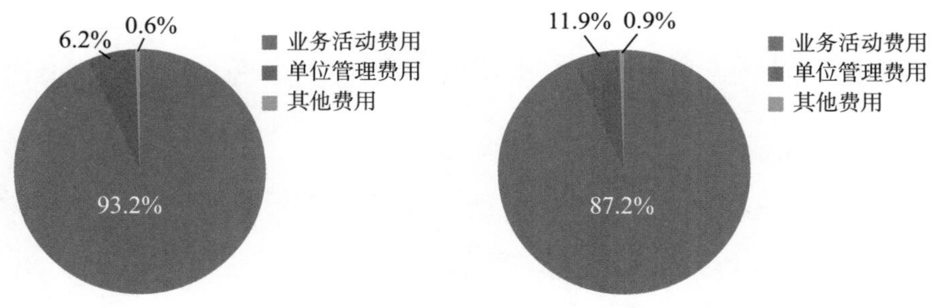

图 8-3　2017 年 A 医院和 B 医院费用的饼形图

注：其他费用包括：经营费用、资产处置费用、上缴上级费用、对附属单位补助费用、所得税费用、其他费用。

从图 8-3 可以看出 A 医院 2017 年费用构成中，业务活动费用占总费用的 93.2%，单位管理费用占 6.2%，其他费用占 0.6%。该医院的费用主要是开展医、教、研业务活动及为管理组织业务活动而发生的耗费。B 医院 2017 年费用构成中，业务活动费用占 87.2%，单位管理费用占 11.9%，其他费用占 0.9%。相比而言，A 医院的业务活动费用的比重高于 B 医院 6 个百分点，管理费用的比重较 B 医院低 5.7 个百分点，其他费用的比重也低于 B 医院。这在一定程度上表明 A 医院的运营效率高于 B 医院。

（二）医院总费用的趋势分析

医院费用的增长趋势、均衡性是进行盈余能力分析的重要内容。对费用增长趋势的分析有助于了解医院费用变动规律及特点，寻找引起变化的原因。对医院费用总量的分析，可以通过前后期的比较，了解资产费用总量的增减变化情况，包括计算变动额与变动率，也可以对连续几年的费用数据进行趋势分析，以便从较长时期来分析费用规模的变化及其原因。趋势分析主要是对费用规模的绝对数量、环比及定基分析，以探讨医院费用变化的内在因素。在对费用进行趋势分析时，通常将收入与费用放在一起分析，以判定医院费用增长的合理性。

1．绝对数额分析 将医院连续几年的费用、收入等相关项目的绝对数额进行对比，以查看这些项目的变化趋势，从而洞悉医院收入与费用规模的变动及其趋势。

【例 8-8】某医院 2015—2019 年相关收入、费用数据，见表 8-8，请对该医院的费用进行趋势分析。

表 8-8 某医院 2015—2019 年收入、费用表

单位：万元

项目	2015 年	2016 年	2017 年	2018 年	2019 年
收入	321 618	408 602	453 738	547 509	577 548
费用	313 442	392 772	439 864	515 055	541 466
收支比	97.46%	96.13%	96.94%	94.07%	93.75%

将表 8-8 中的收入、费用数据反映在图中，如图 8-4 所示。

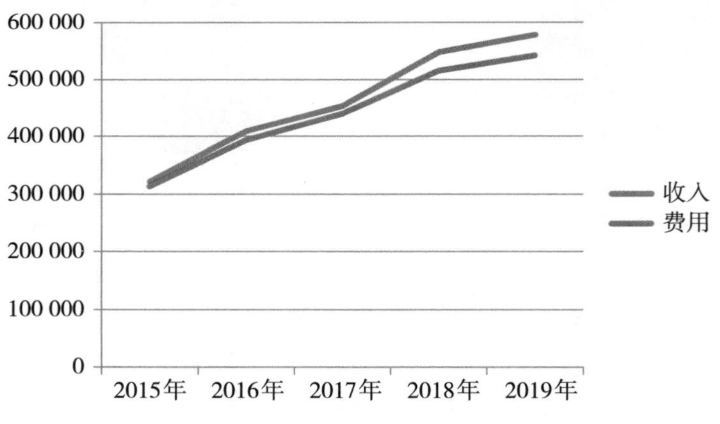

图 8-4 医院收入、费用总量趋势图（单位：万元）

从表 8-8、图 8-4 可以看出，该医院收入、费用呈逐年上升趋势，且增长较快，2019 年末该医院的收入总量为 577 548 万元，较 2015 年增加 255 930 万元，增长 79.58%。2019 年费用总量为 541 466 万元，较 2015 年增加 228 024 万元，增长 72.75%。该医院收支比逐年下降，从 2015 年的 97.46% 降至 2019 年的 93.75%。总体上看，该医院的费用增长同业务收入的增长是匹配的，且伴随着收入增长，医院的盈余能力在不断增强，表明该医院的费用增长是合理的，医院的费用管理处于较好状况。

2. 环比分析 计算费用总额及相关项目的环比变动，可以查看变动的方向和幅度，从而分析医院费用规模的变动情况。

【例 8-9】利用表 8-8 中的数据，分别计算该医院 2016—2019 年收入、费用环比增长，见表 8-9，请对该医院的费用进行分析。

表 8-9 某医院 2016—2019 年业务收入、费用环比增长表

项目	2016 年	2017 年	2018 年	2019 年
收入	27.05%	11.05%	20.67%	5.49%
费用	25.31%	11.99%	17.09%	5.13%

从表 8-9 可以看出，2016—2019 年，该医院的收入环比增长速度较快，2016 年环比增长 27.05%，2017 年有所下降为 11.05%，2018 年环比增长 20.67%，2019 年环比增长有所回落为 5.49%。对比收入增长速度看，2016—2019 年四年间，仅在 2017 年费用的环比增长高于收入增长，2016 年、2018 年、2019 年收入环比增长均高于费用环比增长，表明该医院的费用管理效果较好，也表明该医院的盈余能力不断提升。

3. 定基分析 对医院费用规模进行定基分析不仅能看出相邻两期的变动方向和幅度，还可以看出一个较长期间内的总体变动趋势，便于考察医院资产规模较长期间的趋势变化。

【例 8-10】利用表 8-8 中的数据，分别计算某医院 2016—2019 年收入、费用定基增长，见表 8-10，请对该医院的业务收入、费用进行定基分析。

表 8-10 某医院 2016—2019 年业务收入、费用定基增长分析表

项目	2015 年	2016 年	2017 年	2018 年	2019 年
收入	100%	127.05%	141.08%	170.24%	179.58%
费用	100%	125.31%	140.33%	164.32%	172.75%

从表 8-10 可以看出，该医院的收入 2019 年较 2015 年增长 79.58%，收入大幅度的提升。该医院费用 2019 年较 2015 年增长 72.75%。收入每年的定基增长速度均高于费用的增长速度。

以上，通过对该医院的收入、费用的绝对数、环比及定基增长分析，可以看出，该医院的收入、费用连续五年快速增长，且收入的增长快于费用的增长速度。这表明该医院在收入快速增长的同时，较好地控制了费用的增长，医院的盈余能力逐年提升。当然，以上我们是仅仅从收入、费用总量方面来考察医院盈余能力的变化，在实际分析时还应对各项收入、费用进行具体分析。同时，还应结合影响医院业务规模、资产规模以及卫生政策的变化因素，分析医院内外部环境的变化，寻找影响医院费用规模变化的深层次的原因。

二、医院业务活动费用（其他经费）的结构与趋势分析

业务活动费用（其他经费，以下同）是医院在开展医疗、教学、科研及其辅助活动发生的非财政拨款经费、科教经费来源的费用，包括工资福利费用、商品和服务费用、对个人和家庭补助费用、固定资产折旧费、无形资产摊销费等。

业务活动费用是医院开展医、教、研等业务活动的耗费，它是与医疗业务收入直接相关的。在医院的成本费用中，业务活动费用占有绝大部分比例，其高低对医院的盈余能力有较大影响。在医疗市场竞争的环境下，成本优势是医院立于不败之地的重要法宝。因此，医院必须不断降低成本和费用水平，才能实现医院的可持续发展。

业务活动费用与医院的业务规模、资源配置、使用效率、服务质量、管理决策等密切相关。对医院业务活动费用进行分析有助于了解费用的变化情况；有助于分析成本费用的发展趋势，为进行运营决策、制定成本费用计划提供依据。

（一）医院业务活动费用的结构分析

业务活动费用结构是医院业务活动费用中各个项目的数额占全部数额的比重，即各项费用的构成情况。业务活动费用结构受到医院业务类型、业务规模、技术发展、管理能力等因素影响。分析医院业务活动费用结构，可以帮助医院管理者弄清楚医院业务活动费用结构存在的问题，帮助医院寻找进一步降低费用的途径。在进行业务活动费用结构分析时，首先应对各个费用项目的年度实际数、计划数及其增减变动情况进行观察，了解各个费用项目结构的增减变动情况及变化规律。其次应结合其他有关资料，如门（急）诊及住院业务量、人力资源配置与使用状况、学科及技术状况、设备利用状况等方面的变化情况，进一步分析各个费用项目发生增减及其结构发生变化的原因。最后应将医院的业务活动费用结构同行业水平进行比较，也可以与同等级别、类型和规模的医院进行对比，通过对比分析找出医院开展医疗、教学、科研及其他活动过程中，与行业及先进水平医院的差距，分析存在问题的原因及影响因素，以改进管理，整合资源、优化成本结构。

【**例 8-11**】某医院 2015—2019 年业务活动费用数据，见表 8-11，各项费用结构数据见表 8-12，请对该医院的业务活动费用的结构进行分析。

表 8-11　某医院 2015—2019 业务活动费用表

单位：万元

项目	2015 年	2016 年	2017 年	2018 年	2019 年
人员费用	57 890	75 391	89 336	110 058	130 947
商品和服务费用	220 805	271 855	289 790	328 161	348 899
其中：药品费	121 902	143 467	151 608	168 222	177 613
卫生材料费	82 566	112 926	120 633	141 464	150 856
其他	16 337	15 462	17 549	18 475	20 430

续表

项目	2015 年	2016 年	2017 年	2018 年	2019 年
固定资产折旧费	13 276	13 943	15 062	15 949	15 968
无形资产摊销费	410	267	360	470	420
计提专用基金	625	778	539	1 164	816
合计	293 006	362 234	395 087	455 802	497 050

注：1.“人员费用”包括工资福利费用和对个人和家庭补助费用。“商品和服务费用——其他”包括办公费、物业费、差旅费、维修费、培训费、水电费等费用。

2. 表中业务活动费用不包括财政项目拨款经费、科教经费性质来源而发生的费用。

根据表 8-11 编制业务活动费用结构表，见表 8-12。

表 8-12　某医院 2015—2019 年业务活动费用结构表

项目	2015 年	2016 年	2017 年	2018 年	2019 年
人员费用	19.76%	20.81%	22.61%	24.15%	26.35%
商品和服务费用	75.36%	75.05%	73.35%	72.00%	70.19%
其中：药品费	41.60%	39.61%	38.37%	36.91%	35.73%
卫生材料费	28.18%	31.17%	30.53%	31.04%	30.35%
其他	5.58%	4.27%	4.44%	4.05%	4.11%
固定资产折旧费	4.53%	3.85%	3.81%	3.50%	3.21%
无形资产摊销费	0.14%	0.07%	0.09%	0.10%	0.09%
计提专用基金	0.21%	0.21%	0.14%	0.26%	0.16%
合计	100%	100%	100%	100%	100%

从表 8-11、表 8-12 可以看出，在 2015—2019 年这五年中，该医院的业务活动费用数量持续大幅度增长。从结构上看，人员费用、药品费、卫生材料费在医疗业务费用中占有较大的比重。医院业务活动费用结构也在发生变化中，人员费用所占比重逐年提高，从 2015 年的 19.76%，上升至 2019 年的 26.35%。商品和服务费用所占比重逐年下降，2015 年为 75.36%，2019 年则降至 70.19%。其中，药品费所占比重从 2015 年的 41.60%，降至 2019 年的 35.73%，呈现逐年下降的趋势；卫生材料费所占比重从 2015 年的 28.18% 上升至 2019 年的 30.35%；商品和服务费用中的其他费用所占比重呈现下降趋势。固定资产折旧费所占比重也呈现逐年下降的趋势。无形资产摊销费及计提专用基金在业务活动费用中所占的比重较低。

从上述分析可以看出，该医院的业务活动费用的构成五年间已发生明显变化，表现为人员费用比重逐年提高，商品和服务费用所占比重逐年下降。虽然药品费及卫生材料费两项合计在业务活动中所占的比重有所下降，但是其所占比重仍较大，2019 年两项费用所占比重 66.08%。同时针对该医院的卫生材料费所占比重的变化，应结合医疗业务的具体情况进一步分析查明原因。

（二）医院业务活动费用的趋势分析

由于业务活动费用在医院费用中占较大比重，所以对医院业务活动费用的增长趋势分析是进行盈余能力分析的重要内容。对医院业务活动费用趋势分析，可以了解业务活动费用规模的变化情况及其原因。同总费用的分析一样，对业务活动费用分析也可以进行绝对数量、环比及定基分析，以探讨医院业务活动费用变化的原因。由于业务活动费用是医院开展医疗业务活动所发生的直接支出，其与医疗收入密切相关，因此，在对业务活动费用进行趋势分析时，通常与医疗收入放在一起分析，以判定医院业务活动费用增减变化与医疗收入增减是否匹配、协调，从而判断业务活动费用变化的合理性。

1．绝对数额分析 绝对数额分析是将医院连续几年的业务活动费用、医疗收入等相关项目的绝对数额进行对比，以查看这些项目的变化趋势，从而洞悉医院医疗收入与业务活动费用的变动及其趋势。

【例 8-12】某医院 2015—2019 年相关医疗收入、业务活动费用数据，见表 8-13，请对该医院的业务活动费用进行趋势分析。

表 8-13 某医院 2015—2019 年医疗收入、业务活动费用表

单位：万元

项目	2015 年	2016 年	2017 年	2018 年	2019 年
医疗收入	312 177	388 237	436 999	509 530	558 498
业务活动费用	293 006	362 234	395 087	455 802	497 050
其中：人员费用	57 890	75 391	89 336	110 058	130 947
药品费	121 902	143 467	151 608	168 222	177 613
卫生材料费	82 566	112 926	120 633	141 464	150 856
医疗收支比	93.86%	93.30%	90.41%	89.46%	89.00%

从表 8-13 可以看出，2015—2019 年，该医院医疗收入、业务活动费用呈现快速增长趋势。2019 年，该医院的业务收入总量为 558 498 万元，较 2015 年增加 246 321 万元，增长 78.90%。2019 年，该医院业务活动费用总量为 497 050 万元，较 2015 年增加 204 044 万元，增长 69.64%。该医院医疗收支比逐年下降，2015 年为 93.86%，2019 年下降至 89.00%，表明医院的医疗盈余能力在明显提高。总体上看，该医院的业务活动费用增长同医疗收入的增长是匹配的，伴随着医疗收入快速增长，医院的盈余能力在不断增强，表明医院的业务活动费用管理处于较好状况。

2．环比分析　对医院业务活动费用及相关项目的费用进行环比分析，可以查看其变动的方向和幅度，从而分析医院业务活动费用规模的变动情况。

【**例 8-13**】利用表 8-13 中的数据，分别计算该医院 2016—2019 年医疗收入、业务活动费用等环比增长，见表 8-14，请对该医院的业务活动费用进行分析。

表 8-14　某医院 2016—2019 年医疗收入、业务活动费用环比增长表

项目	2016 年	2017 年	2018 年	2019 年
医疗收入	24.36%	12.56%	16.60%	9.61%
业务活动费用	23.63%	9.07%	15.37%	9.05%
其中：人员费用	30.23%	18.50%	23.20%	18.98%
药品费	17.69%	5.67%	10.96%	5.58%
卫生材料费	36.77%	6.82%	17.27%	6.64%

从表 8-14 可以看出，2016—2019 年，该医院的业务活动费用环比增长速度较快，2016 年环比增长 23.63%，2017 年有所下降为 9.07%，2018 年、2019 年分别增长 15.37%、9.05%。对比该医院医疗收入增长速度看，2016—2019 年，该医院的业务活动费用环比增长速度均低于医疗收入的环比增长速度，说明该医院的业务活动费用管理效果较好，也表明该医院的盈余能力不断提升。从业务活动费用各明细项目环比增长看，该医院人员费用环比增长速度 2016—2019 年间均快于医疗收入、业务活动费用的环比增长速度；药品费的环比增长速度均低于医疗收入及业务活动费用的环比增长；卫生材料费 2016 年、2018 年环比增长速度高于医疗收入、业务活动费用增长速度，2017 年、2019 年则低于医疗收入、业务活动费用的增长速度。同时，2016—2019 年间，该医院的卫生材料费的环比增长速度均高于药品费的环比增长速度。这表明，由于各项费用的环比增长速度的变动，该医院的业务活动费用的结构在发生变化，医院人员费用的支出增长较快，表明该医院薪酬福利逐年提高；该医院药品费环比增长逐年下降，说明在药品管控方面取得较好效果；对于卫生材料费来说，则应重点查找 2016 年、2018 年这两年过快增长的原因。

3．定基分析　对医院业务活动费用进行定基分析不仅能看出相邻两期的变动方向和幅度，还可以看出一个较长期间内的总体变动趋势，便于考察医院业务活动费用较长期间的趋势变化。

【**例 8-14**】利用表 8-13 中的数据，分别计算某医院 2016—2019 年医疗收入、业务活动费用定基增长，见表 8-15，请对该医院的医疗收入、业务活动费用进行定基分析。

表 8-15　某医院 2016—2019 年医疗收入、业务活动费用定基增长分析表

项目	2015 年	2016 年	2017 年	2018 年	2019 年
医疗收入	100%	124.36%	139.98%	163.22%	178.90%
业务活动费用	100%	123.63%	134.84%	155.56%	169.64%

续表

项目	2015年	2016年	2017年	2018年	2019年
其中：人员费用	100%	130.23%	154.32%	190.12%	226.20%
药品费	100%	117.69%	124.37%	138.00%	145.70%
卫生材料费	100%	136.77%	146.10%	171.33%	182.71%

从表8-15可以看出，2016—2019年间，该医院医疗收入定基增长均高于业务活动费用定基增长，这说明该医院在医疗收入规模连续快速增长的同时，业务活动费用得到了较好的控制。在业务活动费用明细中，人员费用每年的定基增长速度均高于医疗收入及业务活动费用的定基增长，表明该医院的薪酬福利在持续改善。该医院药品费的定基增长均低于医疗收入、业务活动费用的定基增长，表明该医院的药品管理效果较好。该医院卫生材料费的定基增长均高于医疗收入、业务活动费用的定基增长，对此，应做进一步的分析。

以上，通过对该医院业务活动费用的绝对数、环比及定基增长分析，可以看出，2015—2019年，该医院的医疗收入、业务活动费用快速增长，且医疗收入的增长快于业务活动费用的增长。这表明该医院在医疗收入快速增长的同时，较好地控制了业务活动费用，导致该医院的盈余能力逐年提升。同时，自2015年至2019年，该医院的业务活动费用的结构也在发生变化，人员费用的增长快于业务活动费用及医疗收入的增长，导致人员费用在业务活动费用的比重提高；药品费在业务活动费用所占比重呈现下降趋势，表明该医院药品使用管理的效果较好；对该医院的卫生材料费用的变动情况，应结合该医院的医疗业务、病种构成、手术状况以及供应、采购等环节进行分析，查明原因。

三、医院单位管理费用结构和趋势分析

单位管理费用是指医院行政及后勤管理部门为组织和管理医疗、科研、教学业务活动所发生的各项费用，包括医院行政及后勤管理部门发生的人员经费、商品和服务活动、固定资产折旧费、无形资产摊销费等费用，以及医院统一负担的离退休人员经费、工会经费、诉讼费、聘请中介机构费等。

单位管理费用具有以下特点：一是全面性。医院的行政管理覆盖医院各个部门，后勤提供的服务往往使医院所有部门都受益。二是单位管理费用的发生体现在行政和后勤管理部门，或属于由医院统一负担，与医院的各医疗科室无直接联系。三是单位管理费用属于医院的间接成本，即指医院为开展医疗服务活动而发生的不能直接计入、需要按照一定原则和标准分配计入成本核算对象的各项支出。

单位管理费用与医院的业务规模、资源配置与使用、管理效率、管理能力等密切相关。对于医院来说，在一定时期内，如果医院运营规模没有发生重大变化，管理费用应相对稳定。对单位管理费用进行分析有助于了解管理费用的变化情况及原因，为加强管理费用控制、编制管理费用预算、制定管理费用计划提供依据。

（一）单位管理费用的结构分析

单位管理费用结构受到医院业务类型、业务规模、管理能力等因素影响。分析医院单位管理费用结构，可以帮助医院管理者弄清楚医院单位管理费用存在的问题，帮助医院寻找进一步降低费用的途径。在进行管理费用结构分析时，应对各个费用项目的年度实际数、计划数及其增减变动情况进行观察，了解各个费用项目结构的增减变动情况及变化规律。同时，应结合业务规模及其他有关资料，分析各个费用项目增减及其结构变化情况。也可以将单位管理费用结构与同等级别、类型和规模的医院进行对比，通过对比分析找出与行业先进水平医院的差距，分析存在问题的原因及影响因素，通过改进管理，控制单位管理费用。

【例 8-15】某医院 2015—2019 年单位管理费用数据，见表 8-16，各项费用结构数据见表 8-17，请对该医院的单位管理费用的结构进行分析。

表 8-16　某医院 2015—2019 年单位管理费用明细表

单位：万元

项目	2015 年	2016 年	2017 年	2018 年	2019 年
人员费用	12 378	16 799	18 674	21 821	24 357
商品和服务费用	2 799	6 161	5 891	7 155	6 842
固定资产折旧费	1 074	1 214	1 458	1 816	1 826
无形资产摊销费	54	38	48	77	227
合计	16 305	24 212	26 071	30 869	33 252

注：1.“人员费用”包括工资福利费用和对个人和家庭补助费用。“商品和服务费用”包括办公费、物业费、差旅费、维修费、培训费、水电费、邮电费、会议费、工会经费等费用。

2. 表中单位管理费用明细中包括财政基本拨款经费性质来源而发生的费用。

表 8-17　某医院 2015—2019 年单位管理费用结构表

项目	2015 年	2016 年	2017 年	2018 年	2019 年
人员费用	75.92%	69.38%	71.63%	70.69%	73.25%
商品和服务费用	17.17%	25.45%	22.60%	23.18%	20.58%
固定资产折旧费	6.59%	5.01%	5.59%	5.88%	5.49%
无形资产摊销费	0.32%	0.16%	0.18%	0.25%	0.68%
合计	100%	100%	100%	100%	100%

在前面的分析中，我们曾指出，该医院2016年、2018年管理费用增长出现异常状况。从表8-16可以看出，2016年较2015年增加7 907万元，其中人员费用增加4 421万元，商品和服务费用增加3 362万元；该医院2018年单位管理费用较2017年增加4 798万元，其中人员费用增加3 147万元，商品和服务费用增加1 264万元。这说明人员费用与商品和服务费用是导致2016年、2018年单位管理费用大幅度增加的主要原因。为进一步查明原因，该医院可以对人员费用及商品和服务费用的明细项目进行分析，也可以对具体行政及后勤部门的管理费用进行分析。

从表8-17可以看出，人员费用在单位管理费用中占有较大比重，原因是医院的离退休经费等属于医院统一负担的费用在单位管理费用列支；从结构上看，人员经费在单位管理费用中所占比重相对平稳。商品和服务费用在管理费用中所占比重也相对平稳。

（二）单位管理费用的趋势分析

单位管理费用与业务活动费用构成了医院的业务成本，也是影响医院业务成本的重要因素。所以对医院单位管理费用的趋势分析是进行盈余能力分析的重要内容。对单位管理费用趋势分析，可以了解管理费用规模的变化情况及其原因。由于单位管理费用是医院为组织管理医疗业务等活动所发生的间接支出，其与医院业务规模密切相关，因此，在对管理活动费用进行趋势分析时，通常与医疗业务规模放在一起分析。同时也可以将单位管理费用同业务活动费用的增减变化是否匹配、协调进行分析，以判断单位管理费用变化的合理性。

【例8-16】某医院2015—2019年单位管理费用及医疗收入、单位管理费用、业务工作量数据及环比增长分别见表8-18、表8-19。请对该医院的单位管理费用进行趋势分析。

表8-18 某医院2015—2019单位管理费用及相关指标表

单位：万元

项目	2015年	2016年	2017年	2018年	2019年
业务活动费用	293 006	362 234	395 087	455 802	497 050
单位管理费用	16 305	24 212	26 071	30 869	33 252
医疗收入	312 177	388 237	436 999	509 530	558 498
门（急）诊人次/人次	3 455 941	3 986 028	4 354 975	4 698 564	4 932 467
住院实际占用床日/床日	998 335	1 215 855	1 309 759	1 424 178	1 485 507

表 8-19 某医院 2016—2019 单位管理费用环比增长分析表

项目	2016 年	2017 年	2018 年	2019 年
业务活动费用	23.63%	9.07%	15.37%	9.05%
单位管理费用	48.49%	7.68%	18.40%	7.72%
医疗收入	24.36%	12.56%	16.60%	9.61%
门（急）诊人次	15.34%	9.26%	7.89%	4.98%
住院实际占用床日	21.79%	7.72%	8.74%	4.31%

从表 8-18、表 8-19 可以看出，2016—2019 年，该医院的单位管理费用环比增长速度较快，2016 年环比增长 48.49%，2017 年有所下降为 7.68%，2018 年、2019 年分别增长 18.40%、7.72%。对比该医院门（急）诊人次及住院实际占用床日增长速度看，2016 年、2018 年，该医院的单位管理费用环比增长速度明显高于业务规模的环比增长速度；对比医疗收入及业务活动费用的环比增长速度看，2016 年、2018 年单位管理费用环比增长速度也高于医疗收入、业务活动费用的环比增长速度。因此，从医院业务规模及医疗收支的变化看，该医院的管理费用在 2016 年、2018 年出现异常变化，对此应做进一步分析并查明原因。

通过以上分析，可以看出，该医院的单位管理费用在总费用中所占比重较小，且较为稳定；2015—2019 年该医院的业务规模在持续扩大，其单位管理费用总量也呈现持续增长的趋势；该医院人员经费与商品和服务费用是单位管理费用中的主要支出项目，其结构相对稳定。

四、医疗业务成本（四类科室）分析

医院在向患者提供医疗服务的过程中需要投入人、财、物等资源，这些资源转化为医院的费用，通过成本核算，计入到成本对象，形成不同种类的成本。因此，成本是对象化的费用，是医院资源配置与使用的结果。医院在进行成本核算时，将费用计入到科室中则形成科室成本。按照医院成本核算的规定，医院科室分为四类：临床服务类科室、医疗技术类科室、医疗辅助类科室和行政后勤类科室。临床服务类指直接为患者提供医疗服务，并能体现最终医疗结果、完整反映医疗成本的科室；医疗技术类指为临床服务类科室及患者提供医疗技术服务的科室；医疗辅助类科室是服务于临床服务类和医疗技术类科室，为其提供动力、生产、加工等辅助服务的科室；行政后勤类指除临床服务、医疗技术和医疗辅助科室之外的从事行政后勤业务工作的科室。

科室的首要任务是为社会人群提供医疗服务，科室也是医院实施管理的基础。科室的效率与资源的转化能力影响着医院的发展，在医院运营过程中承担的任务可以分为三类：

1. 与医疗活动有关的创新任务　创造新的服务与技术，确定新的服务对象，想办法增加对潜在患者的吸引力，以及使新的服务与技术得到承认。

2．与将投入资源转化为服务有关的医疗活动。

3．与把服务转让给患者有关的营销任务。

由于科室的特征以及其在决策、资源使用的重要性，对于科室的运行必须施加影响，这些影响来自于医院对科室的管理、资源的配置、规模等方面。管理的目的在于促进学科发展、提升核心竞争力，同时有效控制科室成本。因此，科室的成本是医院管理和科室管理共同作用的结果。分析科室成本，一方面可以判定医院对于科室的管理是否存在问题；另一方面可以探讨优秀绩效科室的特质，有利于帮助医院寻求有效的管理模式与方法。

对科室成本分析的目的是帮助卫生主管部门和医院管理者了解医疗机构成本状况，为作出相关决策和提高医院管理水平服务。通过分析成本可以揭示成本消耗现状，认识成本变动规律，寻求成本控制的途径，努力降低医疗服务成本，提高医院的社会效益和经济效益，促使医院走优质、高效、低耗的可持续发展之路。

（一）医院医疗业务成本（四类科室）的结构分析

将科室成本按照功能分类别进行结构分析，可以帮助医院管理者弄清楚医院不同类别科室成本结构存在的问题，帮助医院寻找进一步降低成本途径。在进行科室成本结构分析时，应结合其他有关资料，如门（急）诊及住院业务量、人力资源配置及效率、学科及技术状况、设备利用状况等方面的变化情况，分析科室成本增减及其结构变化。也可将医院同类别科室成本结构与同等级别、类型和规模的医院进行对比，通过对比分析找出存在问题的原因，以改进管理，整合资源、优化资源配置与使用效率。

【例 8-17】某医院 2015—2019 年医疗业务成本数据，见表 8-20、图 8-5，科室分类成本结构数据见表 8-21，请对该医院的医疗业务成本的结构进行分析。

表 8-20　某医院 2015—2019 年医疗业务成本（按科室分类）表

单位：万元

项目	2015 年	2016 年	2017 年	2018 年	2019 年
临床服务类科室成本	180 718	211 753	234 148	270 548	302 057
医疗技术类科室成本	95 990	128 734	140 775	165 639	180 722
医疗辅助类科室成本	16 299	21 747	20 163	19 615	14 271
行政后勤类科室成本	16 305	24 212	26 071	30 869	33 252
医疗业务成本合计	309 312	386 446	421 157	486 671	530 302

将表 8-20 数据反映在图中，如图 8-5 所示。

根据表 8-20，编制医疗业务成本结构表，见表 8-21。

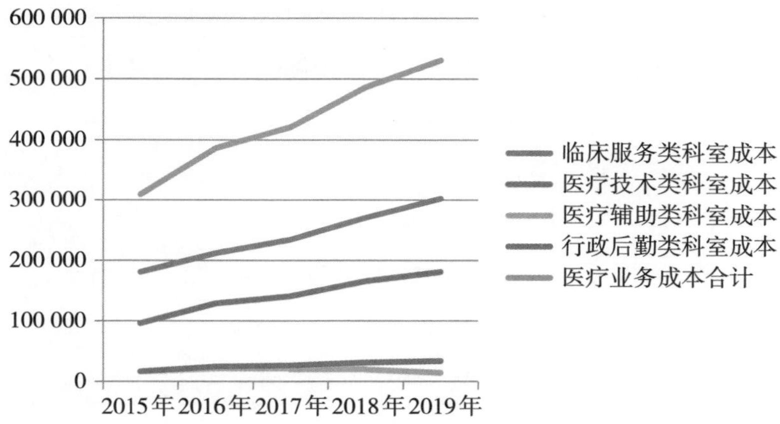

图 8-5 医院四类科室及医疗业务成本总量趋势图（单位：万元）

表 8-21 某医院 2015—2019 年医疗业务成本（按科室分类）构成表

项目	2015 年	2016 年	2017 年	2018 年	2019 年
临床服务类科室成本	58.43%	54.79%	55.60%	55.59%	56.96%
医疗技术类科室成本	31.03%	33.31%	33.42%	34.04%	34.08%
医疗辅助类科室成本	5.27%	5.63%	4.79%	4.03%	2.69%
行政后勤类科室成本	5.27%	6.27%	6.19%	6.34%	6.27%
合计	100%	100%	100%	100%	100%

从表 8-20、图 8-5 可以看出，临床服务类科室成本、医疗技术类科室成本、行政后勤类科室成本五年中均呈现快速增长趋势，而医疗辅助类科室成本自 2017 年开始连续三年呈现下降趋势。

从表 8-21 可以看出，临床服务类科室成本及医疗技术类科室成本在医疗业务成本中占有较大比重。医疗技术类科室成本所占比重逐年提高，临床服务类科室成本所占比重波动不大，行政后勤类科室成本所占比重自 2017 年开始相对稳定，医疗辅助类科室成本自 2017 年开始逐年下降，2019 年下降幅度较大，应查明原因。

（二）医院医疗业务成本（四类科室）的趋势分析

【例 8-18】某医院 2016—2019 年科室医疗业务成本、医疗收入的环比增长及定基增长分别见表 8-22、表 8-23。请对该医院的医疗业务成本、科室成本进行趋势分析。

表 8-22 某医院 2016—2019 年科室医疗成本环比增长表

项目	2016 年	2017 年	2018 年	2019 年
医疗收入	24.36%	12.56%	16.60%	9.61%
医疗业务成本	24.94%	8.98%	15.56%	8.97%
其中：临床服务类科室成本	17.17%	10.58%	15.55%	11.65%
医疗技术类科室成本	34.11%	9.35%	17.66%	9.11%
医疗辅助类科室成本	33.43%	−7.28%	−2.72%	−27.24%
行政后勤类科室成本	48.49%	7.68%	18.40%	7.72%

表 8-23 某医院 2016—2019 年科室医疗成本定基增长表

项目	2015 年	2016 年	2017 年	2018 年	2019 年
医疗收入	100%	124.36%	139.98%	163.22%	178.90%
医疗业务成本	100%	124.94%	136.16%	157.34%	171.45%
其中：临床服务类科室成本	100%	117.17%	129.57%	149.71	167.14%
医疗技术类科室成本	100%	134.11%	146.66%	172.56%	188.27%
医疗辅助类科室成本	100%	133.43%	123.71%	120.34%	87.56%
行政后勤类科室成本	100%	148.49%	159.90%	189.32%	203.94%

从表 8-22、表 8-23 可以看出，2016 年，该医院的医疗业务成本环比增长高于医疗收入，2017—2019 年，医疗收入的环比增长均高于医疗业务成本的环比增长；从定基增长看，该医院医疗收入 2019 年较 2015 年增长 78.90%，医疗业务成本增长 71.45%，医疗收入的定基增长快于医疗业务成本，这表明该医院的盈余能力不断提升。从各类科室成本来看，临床服务类科室成本的环比增长 2016—2018 年均低于医疗收入环比增长，2019 年则高于医疗收入的环比增长；临床服务类科室成本定基增长均低于医疗收入的定基增长，也低于总的医疗业务成本的定基增长。临床技术类科室成本的定基增长高于医疗收入、总的医疗业务成本的定基增长，也高于临床床服务类科室成本的定基增长。医疗辅助类科室成本环比增长自 2017—2019 年连续出现负增长；其定基增长 2019 年较 2015 年减少 12.44%。行政后勤类科室成本定基增长均高于医疗收入、总医疗业务成本及其他三类科室成本的定基增长，2019 年较 2015 年增长 103.94%。

通过以上分析，可以看出，该医院的四类科室的成本在 2015—2019 年中发生变化，表现在行政后勤类、医疗技术类科室成本的增长快于医疗收入、总医疗业务成本的增长，其在业务成本中所占比重呈现上升趋势；临床服务类科室成本增长低于医疗收入、总医疗业务成本的增长；而医疗辅助类科室成本的增长与医疗收入、其他各类科室成本的增长趋势呈现背离状态。对此，应进一步分析并查明原因。

第四节　医院盈余能力指标分析

盈余能力反映了医院对收入、费用管理的能力，是一定的资源投入、一定的收入及费用管理的结果。医院盈余能力分析主要是分析收入、费用的增减变化及原因，同时，由于收入、费用与资产、负债及净资产存在着内在的必然联系，因此，盈余能力分析必然通过对各会计要素之间的相互联系及其变化情况分析，来达到分析目的。在分析时，人们通常按照会计要素的内在联系设置医院盈余能力分析指标，即采用比率分析法。这种方法的评价角度可以是多方面的，依据分子分母的不同，可分别从收入、费用、成本、资产、净资产等方面计算多种财务比率。通过横向和纵向的分析，可以发现医院盈余管理存在的问题，及时加以改进，提高医院运营能力，实现医院可持续发展。

一、与收入有关的盈余能力分析

医院盈余取决于收入与费用。收入的变动与增长是影响医院盈余的重要原因，其直接反映了医院的医、教、研状况和经济效益的好坏。因此，对医院收入的盈余能力分析是医院盈余能力分析的重点。

（一）总收入盈余率

1．总收入盈余率计算　医院的盈余能力受到事业收入（医疗收入、科教收入）、财政拨款收入、投资收益、其他收入等及相关费用的影响。为了更确切地分析医院的盈余能力，有必要计算反映综合盈余能力的指标，即总收入盈余率。总收入盈余率是指医院在一定时期内总盈余与总收入的比率。其计算公式为：

$$总收入盈余率=\frac{总盈余}{总收入}\times 100\%$$

总收入盈余率是全面考察医院盈余能力的指标。它反映每一元收入带来的盈余的多少，表示的是医院全部收入的收益水平。该指标也是衡量综合运营能力、管理能力的重要依据。

2．总收入盈余率的分析

（1）总收入盈余率的一般分析：从总收入盈余率的计算公式可以看出，医院的总收入盈余率与盈余成正比，与收入成反比。所以，医院在增加收入的同时，必须相应地管控好成本，尽量有更多的盈余，才能使该指标保持不变或有所提高。总收入盈余率综合反映了医院收入对费用补偿程度，该指标越高，说明该医院盈余能力越强，反之，表明该医院的盈余能力越差。

（2）总收入盈余率的趋势和同业分析：总收入盈余率是全面分析医院盈余能力的指标，在实际工作中，对该指标的分析主要采用横向和纵向的分析，即采用趋势分析法和同行业分析法。

1）总收入盈余率的趋势分析：总收入盈余率的趋势分析是指对医院历史各期总收入盈余率实际数值进行的比较分析。通过分析历史各时期的变动，可以对医院盈余能力的变动趋势作出判断，以便发现问题，吸取历史经验和教训，加强管理，改善医院的盈余能力。

【**例 8-19**】下面以某医院 2015—2019 年总收入、总费用、总盈余及总收入盈余率数据为例，对该医院的总收入盈余率进行趋势分析，见表 8-24。

表 8-24 某医院总收入盈余率趋势分析表

单位：万元

项目	2015 年	2016 年	2017 年	2018 年	2019 年
总收入	321 618	408 602	453 737	547 509	577 548
总费用	313 442	392 772	439 864	515 055	541 466
总盈余	8 176	15 830	13 873	32 454	36 082
总收入盈余率	2.54%	3.87%	3.06%	5.93%	6.25%

从表 8-24 可以看出，该医院总收入盈余率呈现上升趋势，自 2015 年的 2.54% 上升至 2019 年的 6.25%，这表明该医院的盈余能力不断提升。该医院的总收入持续快速增长，2019 年的总收入达到 577 548 万元，较 2015 年增长 79.58%，而总费用 2019 年为 541 466 万元，较 2015 年增长 72.75%，总收入的增长速度快于总费用的增长速度，导致该医院的总收入盈余率大幅度的提升。这表明该医院随着收入规模的不断扩大，费用得到较好的控制，医院的盈余能力也在不断提升，表明该医院的运营处于良性运转状态，可持续发展能力不断加强。

2）总收入盈余率的行业对比分析：对医院总收入盈余率的判断也要与行业水平、先进医院、竞争对手进行比较分析，评价医院盈余能力的高低。同时，通过同业比较分析，也可以发现自身经营管理存在的问题，通过加强管理，提升医院的经济效益。

【**例 8-20**】A 医院是一所综合性三级甲等教学医院，该医院与 B 医院 2015—2019 年总收入盈余率，见表 8-25。请对该医院的总收入盈余率进行同业分析。

表 8-25 A 医院、B 医院总收入盈余率表

项目	2015 年	2016 年	2017 年	2018 年	2019 年
A 医院值	3.68%	5.32%	6.24%	6.65%	7.65%
B 医院值	4.95%	4.87%	3.36%	2.97%	2.49%

从表 8-25 可以看出，A 医院的总收入盈余率逐年提高，而 B 医院总收入盈余率逐年下降。A 医院 2015 年的总收入盈余率低于 B 医院，自 2016 年开始，该医院的总收入盈余率明显高于 B 医院。

医院的总收入盈余率指标受到众多因素的影响，如财政政策、物价政策、医保政策、资源价格、技术水平、管理能力等。在评价医院的盈余能力时，具体还应该对医院收入及费用构成及其他相关因素进行分析，进一步探究导致总收入盈余率变化的深层原因。

（3）医院总收入盈余率分析中应注意的问题

1）由于医疗行业是公益性行业，不以营利为目的，且政府对医疗服务价格实行按成本定价原则，所以医疗行业收入盈余率较低。

2）医院的总收入包括：财政拨款收入、事业收入（医疗收入、科教收入）、上级补助收入、附属单位上缴收入、经营收入、非同级财政拨款收入、投资收益、捐赠收入、利息收入、租金收入、其他收入。医院总费用包括：业务活动费用、单位管理费用、经营费用、资产处置费用、上缴上级费用、对附属单位补助费用、所得税费用、其他费用。在分析医院盈余时，应该对收入及费用的构成进行分析，以准确评价医院的盈余能力及其变化的原因。

3）总收入盈余率体现了医院医、教、研活动的水平及管理能力。因此，通过对医院收入及费用的分析，能够充分反映医院组织收入、费用控制、医院管理、技术与学科发展等方面的不足与成绩。

（二）医疗收入盈余率

1．医疗收入盈余率计算　在医院的盈余构成中，医疗盈余是主要来源。医疗收入盈余率是指医院在一定时期内医疗盈余与医疗收入的比率。其计算公式为：

$$医疗收入盈余率=\frac{医疗盈余}{医疗收入}\times100\%$$

对医疗收入盈余率的计算公式还可以作如下变形，其计算公式为：

$$医疗收入盈余率=\frac{医疗收入-医疗业务成本（业务活动费用+单位管理费用）}{医疗收入}\times100\%$$

医疗收入盈余率是衡量医院盈余能力的核心指标。它反映每一元医疗收入带来的盈余的多少，表示的是医疗收入的收益水平，是衡量医疗资源利用能力、医院管理能力，也是医疗行业中各个医院之间比较工作业绩、考察管理水平的重要依据。

2．医疗收入盈余率的分析

（1）医疗收入盈余率的一般分析：医疗盈余是医疗收入扣除医疗业务成本（业务活动费用与单位管理费用之和）后的差额。医疗收入盈余率是指医疗盈余与医疗收入的对比关系，该指标的高低取决于医疗收入和医疗业务成本。医疗收入与业务量和价格相关，业务活动费用与业务量相关，而单位管理费用在一定的范围和规模下相对稳定。医疗收入盈余率也反映了医疗收入对医疗业务成本的补偿程度，该指标等于零，说明医院的医疗收入正好能弥补医疗业务成本；该指标小于零，表示医院医疗业务处于亏损状态；该指标大于零，表示医院的医疗收入能够弥补医疗业务成本，还有盈余。因此，该指标越高，说明该医院盈余能力越强，反之，表明该医院的盈余能力越差。

（2）医疗收入盈余率的趋势和同业分析：医疗收入盈余率是盈余能力分析的核心指标，在实际工作中，对该比率的分析主要采用纵向和横向的分析，即主要采用趋势分析法和同行业分析法。

1）医疗收入盈余率的趋势分析医疗收入盈余率的趋势分析是指对医院历史各期医疗收入盈余率实际值进行的比较分析。通过分析历史各时期的变动，可以对医院盈余能力的变动趋势作出判断，有利于发现问题，吸取历史经验和教训，改善提高医院的盈余能力。

【例 8-21】下面以某医院 2015—2019 年医疗收入、医疗业务成本、医疗收入盈余率数据为例，对该医院的医疗收入盈余率进行趋势分析，见表 8-26。

表 8-26　某医院医疗收入盈余率趋势分析表

单位：万元

项目	2015 年	2016 年	2017 年	2018 年	2019 年
医疗收入	312 177	388 237	436 999	509 530	558 498
医疗业务成本	309 312	386 446	421 157	486 671	530 302
医疗盈余	2 865	1 791	15 842	22 859	28 196
医疗收入盈余率	0.92%	0.46%	3.63%	4.49%	5.05%

注：医疗业务成本＝业务活动费用（其他经费）＋单位管理费用。

从表 8-26 可以看出，该医院连续五年的医疗收入盈余率均大于零，表明该医院始终处于盈利状态。自 2017 年开始，该医院医疗收入盈余率大幅度提高，这说明该医院的盈余能力逐年提高，而且提高的速度还很快。是什么原因导致该医院盈余能力提升呢？从表 8-26 中可以看出，该医院医疗收入持续快速增长，2019 年的医疗收入达到 558 498 万元，较 2015 年增长 78.90%，而医疗业务成本 2019 年为 530 302 万元，较 2015 年增长 71.45%。医疗收入的增长速度快于医疗业务成本的增长速度，致使该医院的医疗收入盈余率大幅度提升。通过对医疗收入盈余率的分析，可以得出结论：该医院随着医疗收入规模的快速增长，其医疗盈余能力也在不断提升，表明该医院的运营处于良性运转状态。

2）医疗收入盈余率的行业对比分析：对医院医疗收入盈余率的判断必须要结合所在行业的水平，通过同业比较分析，可以发现医院盈余能力的相对地位，从而更好地评价医院盈余能力状况。同时，通过同业比较分析，也可以发现自身经营管理存在的问题，以便改进管理，改善医院的盈余能力，提升医院的经济效益。

在进行对比分析时，可以将医院与行业平均水平进行对比，也可以选择一所管理优秀的医院，或选择处于竞争对手的医院进行对比。如果本医院的医疗收入盈余率高于行业平均水平，则说明医院医疗盈余能力处于行业的平均水平之上。

【例 8-22】A 医院是一所综合性三级甲等教学医院，该医院与 B 医院 2015—2019 年医疗收入盈余率，见表 8-27。请对 A、B 两所医院的医疗收入盈余率进行对比分析。

表 8-27　A 医院、B 医院医疗收入盈余率表

项目	2015 年	2016 年	2017 年	2018 年	2019 年
A 医院	0.82%	0.36%	2.64%	3.49%	4.05%
B 医院	1.01%	0.76%	−1.66%	−2.04%	−2.75%

从表 8-27 可以看出，B 医院的医疗收入盈余率逐年下降，自 2017 年开始出现亏损。A 医院的医疗收入盈余率从 2015 年的 0.82% 提升至 2019 年的 4.05%。2015 年、2016 年医疗收入盈余率低于 B 医院，自 2017 年开始，该医院的医疗收入盈余率大幅度提高，并显著高于 B 医院。

医院的医疗收入盈余率指标受到医疗服务价格政策、资源价格、管理能力等诸多因素的影响，具体还应该根据五年中的医院医疗收入、医疗业务成本的内部具体项目构成、医疗服务价格政策及其他相关因素进行分析，进一步探究导致医疗收入盈余率变化的深层原因。

（3）医疗收入盈余率分析中应注意的问题

1）由于医疗行业是公益性行业，政府对医疗服务价格实行按成本定价原则，所以，从行业来看，医疗收入盈余率较低，且一般相差不大。

2）医疗收入盈余率体现了医院医、教、研活动的水平及管理能力，医院综合竞争能力强，发展潜力大，相应的盈余能力强，反之，则弱。该指标也是考察医院可持续发展能力的重要依据。

3）医疗收入盈余率反映了医院最核心的医疗业务的补偿能力，是医院对医疗收入、医疗业务成本进行管理的结果。因此，通过对医疗收入、医疗业务成本的分析，能够充分反映医院成本控制、医院管理、技术与学科发展等方面的不足与成绩。

二、与成本费用有关的盈余能力分析

医院盈余能力是收支管理的结果，其既取决于收入，也取决于成本费用。一所医院即使收入增长，如果成本费用得不到有效控制，其盈余能力也不会提升，所以，对与成本费用有关的盈余能力的分析也是盈余能力分析的重点。

（一）总费用盈余率

1. 总费用盈余率的计算　总费用盈余率是医院总盈余与总费用的比率，它是从总耗费的角度考核盈余情况的指标。其计算公式为：

$$\text{总费用盈余率}=\frac{\text{总盈余}}{\text{总费用}}\times 100\%$$

公式中，总盈余是总收入与总费用之差。总收入包括：财政拨款收入、事业收入（医疗收入、科教收入）、上级补助收入、附属单位上缴收入、经营收入、非同级财政拨款收

入、投资收益、捐赠收入、利息收入、租金收入、其他收入。总费用包括：业务活动费用、单位管理费用、经营费用、资产处置费用、上缴上级费用、对附属单位补助费用、所得税费用、其他费用。该指标反映每一元总费用的耗费所带来的盈余，反映了医院的投入产出水平。

2．总费用盈余率的分析

（1）总费用盈余率的一般分析：总费用盈余率是综合反映医院盈余能力的指标。当获得盈余总额不变时，费用总额越少，总费用盈余率就越高，当费用总额不变时，盈余额越大，总费用盈余率亦越高，说明每百元总耗费的盈余越多，效益越好。反之，盈余不变而费用额增加，则费用盈余率就会下降，说明每百元耗费的盈余能力降低，经济效益下降。

对于医院管理者来说，总费用盈余率是非常有用的指标，综合反映了医院开展医、教、研及其辅助活动的管理能力与水平，它可以告诉医院管理者在收入及费用管理等方面存在的问题，有利于科学合理配置与使用医疗资源。

（2）总费用盈余率的趋势和同业分析：总费用盈余率是综合分析评价医院盈余能力的指标，在实际工作中，对该指标的分析也采用横向和纵向的分析。

1）总费用盈余率的趋势分析：总费用盈余率的趋势分析是指对医院历史各期总费用盈余率实际数值进行比较分析。通过分析历史各时期的变动，可以对总费用盈余率的变动趋势作出判断，以综合考察医院的投入与产出水平。有助于医院发现问题，加强费用管理，增强医院的盈余能力。

【**例 8-23**】某医院 2015—2019 年总收入、总费用、总盈余及总费用盈余率数据，见表 8-28。请对该医院的总费用盈余率进行趋势分析。

表 8-28　某医院总费用盈余率趋势分析表

单位：万元

项目	2015 年	2016 年	2017 年	2018 年	2019 年
总收入	321 618	408 602	453 737	547 509	577 548
总费用	313 442	392 772	439 864	515 055	541 466
总盈余	8 176	15 830	13 873	32 454	36 082
总费用盈余率	2.61%	4.03%	3.15%	6.30%	6.66%

从表 8-28 可以看出，该医院总收入规模连续增长，且增长的速度快于总费用的增长速度，医院的总盈余伴随着收入规模的增加而大幅度提升，导致医院的总费用盈余率不断提高，自 2015 年的 2.61% 上升至 2019 年的 6.66%。这表明该医院的运营处于良性运转状态，可持续发展能力不断加强。

影响总费用盈余率的因素有收入及费用，因此，对总费用盈余率的分析必须对收入及费用项目结构进行分析，以进一步探明总费用盈余率的变化原因。

2）总费用盈余率的行业对比分析：通过对医院总费用盈余率的动态趋势分析，可以了解医院盈余能力的变化情况，但仅凭自身的趋势分析，不能够全面评价医院的盈余能力。在实际分析时，通常也要将医院的总费用盈余率与行业水平、先进医院、竞争对手等进行比较分析，以便通过分析，找出差距，发现问题，改进管理，提升医院的盈余能力。

【例 8-24】某医院是一所综合性三级甲等教学医院，该医院及行业（三级医院）2015—2019 年总费用盈余率，见表 8-29。请结合行业平均值，对该医院的总费用盈余率进行同业分析。

表 8-29　某医院及行业（三级医院）总费用盈余率表

项目	2015 年	2016 年	2017 年	2018 年	2019 年
行业平均值（三级医院）	3.47%	3.06%	2.55%	3.08%	4.92%
某医院值	3.82%	5.62%	6.65%	7.13%	8.28%

注：表中行业平均值（三级医院）根据《中国卫生健康统计年鉴》整理所得。

从表 8-29 可以看出，行业平均（三级医院）总费用盈余率自 2015 年的 3.47% 下降至 2017 年的 2.55%，2018 年有所提高，2019 年上升至 4.92%。总体上看，行业（三级医院）平均总费用盈余率处于较低水平。该医院的总费用盈余率逐年提高，自 2015 年的 3.82% 上升至 2019 年的 8.28%。2015—2019 年，该医院的总费用盈余率均高于行业平均值（三级医院），2019 年高于行业平均值（三级医院）3.36 个百分点，表明该医院盈余能力明显高于行业平均水平。

通过对该医院总费用盈余率的趋势及行业比较分析，可以看到，在行业总费用盈余率呈现下降的趋势下，该医院的总费用盈余率却呈现逐年提高趋势，且明显高于行业平均水平，表明该医院的盈余能力明显高于行业平均水平。医院的总费用盈余率指标受到众多因素的影响，如财政政策、物价政策、医保政策、资源价格、技术水平、管理能力等。在评价医院的总费用盈余率时，也应该对医院收入及费用构成及其他相关因素进行分析，进一步探究导致总费用盈余率变化的深层原因。

（3）总费用盈余率分析中应注意的问题

1）由于医疗行业是公益性行业，不以营利为目的。因此，从行业来看，总费用盈余率处于较低水平。

2）医院总费用盈余率综合反映了医、教、研活动的水平及管理能力。医院管理能力强、决策水平高、学科技术水平高，相应的盈余能力强，反之，则弱。

3）医院总费用盈余率反映了医院的投入及其补偿水平，是医院对各项收入及费用进行管理的结果，是资源配置与使用的结果。该指标是综合反映医院可持续发展能力的核心指标。

（二）医疗业务成本盈余率

1．医疗业务成本盈余率的计算　医疗业务成本盈余率是医疗盈余与医疗业务成本的比率。它是反映医院医疗业务成本与医疗盈余之间的关系，从耗费的角度考核医院盈余能力情况的指标。其计算公式为：

$$医疗业务成本盈余率=\frac{医疗盈余}{医疗业务成本}\times100\%$$

公式中，医疗业务成本包括业务活动费用和单位管理费用。该指标反映每一元成本的投入所带来的盈余，表示的是医院医疗业务成本的补偿程度。

2．医疗业务成本盈余率的分析

（1）医疗业务成本盈余率的一般分析：医疗业务成本盈余率是考察医院开展医疗业务活动耗费所取得盈余的指标。当获得盈余总额不变时，成本总额越少，成本盈余率就越高，当成本总额不变时，盈余额越大，成本盈余率亦越高，说明每百元总耗费的盈余越多，效益越好。反之，盈余不变而成本额增加，则成本盈余率就会下降，说明每百元耗费的盈余能力降低，经济效益下降。

在同行之间，医疗成本盈余率最具有可比性，原因是药品、材料消耗大体一致，设备价格及工资水平也大体相当，发生在这一指标上的差异可以说明各医院之间的资源优势、区位优势、技术优势及人力资源效率等方面的状况。那些医疗成本盈余率比较高的医院，往往存在着某种优势，而且这些优势也造成了盈余能力上的差异。相反，那些医疗成本盈余率低、盈余能力差的医院，其往往在管理、技术等方面处于劣势地位。

对于医院管理者来说，医疗业务成本盈余率是非常有用的指标，它可以告诉经营决策者在医疗业务成本方面存在的问题，有利于科学合理配置与使用医疗资源。

（2）医疗业务成本盈余率的趋势和同业分析：医疗业务成本盈余率是分析评价医院盈余能力的重要指标，在实际工作中，对该指标的分析主要采用纵向和横向的分析，即采用趋势分析法和同行业分析法。

1）医疗业务成本盈余率的趋势分析：医疗业务成本盈余率的趋势分析是指对医院历史各期医疗成本盈余率实际数值进行比较分析。通过分析历史各时期的变动，可以对医疗成本盈余率的变动趋势作出判断，以便发现问题，加强成本管理，提升医院的盈余能力。

【**例 8-25**】某医院 2015—2019 年医疗收入、医疗业务成本、医疗盈余及医疗业务成本盈余率数据，见表 8-30。请对该医院医疗业务成本盈余率进行趋势分析。

表 8-30　某医院医疗业务成本盈余率趋势分析表

单位：万元

项目	2015 年	2016 年	2017 年	2018 年	2019 年
医疗收入	312 177	388 237	436 999	509 530	558 498
医疗业务成本	309 312	386 446	421 157	486 671	530 302
医疗盈余	2 865	1 791	15 842	228 59	28 196
医疗业务成本盈余率	0.93%	0.46%	3.76%	4.70%	5.32%

注：医疗业务成本＝业务活动费用（其他经费）＋单位管理费用。

从表 8-30 可以看出，该医院医疗业务成本盈余率呈现上升趋势，尤其是自 2017 年开始大幅度提升，2017 年为 3.76%，至 2019 年则升至 5.32%，这表明该医院的盈余能力明显提高。2015 年、2016 年这两年，该医院的医疗业务成本盈余率较低，2016 年在医疗业务收入大幅度增长的情况下，该医院的医疗业务成本盈余率却下降，表明该医院的医疗业务成本并没有得到有效控制。2017 年、2018 年、2019 年这三年，医院的收入快速增长，但同时医疗业务成本得到有效控制，致使该医院的医疗业务成本盈余率连续大幅度提升，医院的盈余能力不断提升，这表明该医院的运营处于良性运转状态，可持续发展能力不断加强。

2）医疗业务成本盈余率的行业对比分析：通过对医院医疗业务成本盈余率的动态趋势分析，可以了解医院盈余能力的变化情况，但是仅凭自身的趋势分析，不能够全面评价医院的盈余能力。在实际分析时，通常也要将医院医疗业务成本盈余率与行业水平、先进医院、竞争对手进行比较分析，以便通过分析，找出差距，发现问题，通过加强管理，提升医院的经济效益。

【例 8-26】某医院与所在省内三级医院 2015—2019 年医疗业务成本盈余率，见表 8-31。请结合行业平均值，对该医院的医疗业务成本盈余率进行同业分析。

表 8-31　某医院及省内（三级医院）医疗业务成本盈余率表

项目	2015 年	2016 年	2017 年	2018 年	2019 年
省内三级医院平均值	1.01%	0.76%	−1.63%	−2.00%	−2.68%
某医院值	0.93%	0.46%	3.76%	4.70%	5.32%

从表 8-31 可以看出，该医院的医疗业务成本盈余率呈现上升趋势，而省内行业（三级医院）医疗成本盈余率逐年下降。该医院 2015 年、2016 年的医疗盈余率低于行业（三级医院）平均值，表明其盈余能力低于行业平均水平。自 2017 年开始，该医院的盈余率明显高于省内行业平均水平。

通过对该医院医疗业务成本盈余率的趋势及行业比较分析，可以看出，该医院的盈余能力呈现上升趋势，且明显高于行业平均水平。医院的医疗业务成本盈余率指标受到医疗服务价格政策、资源价格、技术水平、管理能力等诸多因素的影响，具体还应该根据该医院的医疗收入、医疗业务成本的内部具体项目构成、医疗服务价格政策及其他相关因素进行分析，进一步探究导致医疗业务成本盈余率变化的深层原因。

（3）医疗业务成本盈余率分析中应注意的问题

1）由于医疗行业是公益性行业，政府对医疗服务价格实行按成本定价原则，所以，从行业来看，医疗业务成本盈余率较低，基本处于盈亏平衡状态。

2）医疗业务成本盈余率体现了医院医、教、研活动的水平及管理能力，医院综合竞争能力强，管理水平高，相应的盈余能力强，反之则弱。该指标也是考察医院可持续发展能力的重要依据。

3）医疗业务成本盈余率反映了医院核心医疗业务的补偿能力，是医院对医疗收入、医疗业务成本进行管理的结果，是医院资源配置与使用的结果，也是医院管理决策、技术与学科发展等方面的综合反映。

三、与资产、净资产有关的盈余能力分析

（一）总资产盈余率

1．总资产盈余率计算 总资产盈余率是指医院在一定时期内实现的盈余与该时期总资产平均占用额之间的比率。其计算公式为：

$$\text{总资产盈余率}=\frac{\text{总盈余}}{\text{总资产平均额}}\times 100\%$$

总资产盈余率是站在医院总体资产配置与利用效率的角度上来衡量医院的盈余能力的，该指标提供了医院利用资产取得收入及管控成本的能力，它表明医院资产负债表上的每一元的资产，取得盈余的能力。该指标是反映医院资产综合利用效果的指标，也是衡量医院盈余能力的重要指标。

2．总资产盈余率的分析

（1）总资产盈余率的一般分析：医院开展医、教、研活动必须以拥有一定的资产为前提，资产的规模与结构要合理，并有效运用。医院在开展医、教、研活动中消耗的医疗资源，必须得到补偿，才能实现可持续发展。资产的使用效率与效果对医院管理者及其主管部门来说是至关重要的信息，如果医院的资产运用效率低，资源的耗费不能得到补偿，则其持续发展就会受到影响。因此，通过总资产盈余率可以考察医院的管理能力和水平，同时也是政府部门制定卫生政策、物价政策的重要依据。

总资产盈余率主要取决于总资产的周转速度及收入盈余水平，是医院收入与费用、资产配置与使用管理的结果。总资产盈余率越高，表明医院的收入盈余能力越高，资产配置越合理、利用效率越高，整个医院的活力越强，表明该医院的管理水平越高；反之亦然。因此，影响医院总资产盈余率高低的因素主要有：医疗服务价格、服务量、单位成本、政府财政补助、资产占用量的数量及结构、资金来源结构等，以及医院的规模大小、技术能力、管理决策能力、政府物价政策、医保政策、财政政策等。

（2）总资产盈余率的趋势和同业分析：对总资产盈余率，可以进行横向和纵向分析。通过与同行业平均水平或竞争对手的比较，可以洞悉医院的盈余能力在整个行业是偏高还是偏低，与竞争对手相比是强还是弱。通过纵向分析，即通过分析历史各时期的变动，可以对医院盈余能力的变动趋势作出判断，以便发现问题，吸取历史经验和教训，加强管理，改善医院的盈余能力。

1）总资产盈余率的趋势分析：总资产盈余率的趋势分析是指对医院历史各期总资产盈余率实际数值进行的比较分析。通过分析历史各时期的变动，可以对医院盈余能力的变动趋势作出判断，可以看出医院的总资产盈余率是越来越高，还是越来越低，或是基本保

持稳定。如果在某一时期总资产盈余率突然发生恶化，作为内部分析则应进一步查明原因，看看是由于资产大量闲置所致，还是盈余水平下降所致。

【例 8-27】下面以某医院 2015—2019 年总资产平均额、总盈余及总资产盈余率数据为例，对该医院的总资产盈余率进行趋势分析，见表 8-32。

表 8-32 某医院总资产盈余率趋势分析表

单位：万元

项目	2015 年	2016 年	2017 年	2018 年	2019 年
总资产平均额	230 209	266 023	307 066	343 493	401 393
总盈余	8 176	15 830	13 873	32 454	36 082
总资产盈余率	3.55%	5.95%	4.52%	9.45%	8.99%

从表 8-32 可以看出，该医院总资产盈余率呈现上升趋势，自 2015 年的 3.55% 上升至 2019 年的 8.99%。2015—2019 年，伴随着资产规模的快速扩大，总盈余快速增长，并且总盈余的增长速度快于总资产的增长速度。这表明该医院的资产使用效率较高、资产配置逐渐合理，医院的盈余能力较强，医院运营处于良性运转状态。

2）总资产盈余率的行业对比分析：对医院总资产盈余率的判断也要与行业水平、先进医院、竞争对手进行比较分析。通过比较分析，可以发现医院的资产盈余能力在整个行业的状况，或者与竞争对手的差距，发现自身经营管理存在的问题，以便加强管理，提升医院的经济效益。

【例 8-28】某医院与所在省内三级医院 2015—2019 年总资产盈余率，见表 8-33。请结合行业平均值，对该医院的总资产盈余率进行同业分析。

表 8-33 某医院及省内医院（三级医院）总资产盈余率表

项目	2015 年	2016 年	2017 年	2018 年	2019 年
省内三级医院平均值	4.75%	4.39%	2.88%	3.07%	2.57%
某医院值	3.55%	5.95%	4.52%	9.45%	8.99%

从表 8-33 可以看出，省内三级医院总资产盈余率呈现下降趋势，2017 年降至 2.88%，2018 年有所提升，但 2019 年又下降至 2.57%，这表明从行业的角度看，该省三级医院总资产的盈余能力下降。该医院的总资产盈余率逐年提高，并明显高于所在省内三级医院的平均值。该医院的总资产盈余率自 2015 年的 3.55% 上升至 2019 年的 8.99%，在行业总体盈余能力下降的状况下，该医院的总资产盈余率却呈现上升趋势，并明显高于行业平均水平，这表明该医院的资产配置使用及收支管理能力明显高于行业平均水平。

医院的总资产盈余率指标受到众多因素的影响，在评价医院的总资产盈余能力时，具体还应该对医院收入及费用构成、资产配置与使用以及其他相关因素进行分析，进一步探究导致总资产盈余率变化的深层原因。

（3）医院总资产盈余率分析中应注意的问题

1）由于医疗行业是公益性行业，不以营利为目的，且政府对医疗服务价格实行管制，同时，医院要向社会提供更多的医疗服务，满足人民群众对医疗的需求，所以从整个医疗行业来看，总资产的盈余率较低。

2）医院的资产来源包括净资产和负债两个方面。医院适当运用财务杠杆可以提高资金的使用效率，也可以提升医院的盈余能力，但也可能增加医院的财务风险。评价医院的总资产盈余率应该与医院的资产结构、医院发展状况、运营管理等结合起来。

3）总资产盈余率的高低与医院的收入、费用、资产利用效率、资产结构等有密切的关系。同时，总资产盈余率体现了医院医、教、研活动的水平及管理能力。因此，通过对医院总资产盈余率的分析可以全面综合地反映医院的资产运用及盈余管理能力。

（二）净资产盈余率

1．净资产盈余率计算 净资产盈余率是指医院在一定时期内实现的盈余与该时期净资产平均额之间的比率。其计算公式为：

$$净资产盈余率=\frac{总盈余}{净资产平均额}\times 100\%$$

医院的净资产包括累计盈余、专用基金等，是医院资产的重要来源。净资产盈余率是衡量医院净资产保值增值能力的重要指标。它表示每一元的净资产能够取得的盈余，它衡量了一所医院对净资产的使用效率。

2．净资产盈余率的分析

（1）净资产盈余率的一般分析：净资产是医院开展业务活动和完成医、教、研等各项任务的物质基础。对于公立医院来说，虽然不以营利为目的，但实现净资产的增值保值是医院实现可持续发展的前提和基础。如果医院的资产运用效率低，资源的耗费不能得到补偿，出现亏损，则净资产会受到侵蚀，医院的持续发展就会受到影响。因此，通过净资产盈余率可以考察医院的管理水平的高低，财务成果的好坏，同时也是政府部门制定卫生政策、财政政策、医保政策、物价政策的重要依据。

净资产盈余率主要取决于净资产的规模、资产来源结构及收入盈余水平。在净资产规模、资产来源结构稳定的情况下，净资产盈余率越高，表明医院的收入盈余能力越高，资产配置与利用效率越高，医院的可持续发展能力强，也表明该医院的管理水平越高；反之亦然。在资产规模稳定、盈余水平稳定的情况下，医院负债越高，净资产盈余率越高；医院负债越低，则净资产盈余率越低。

（2）净资产盈余率的趋势和同业分析：对净资产盈余率，也可以进行横向和纵向分析。通过纵向分析，可以对医院净资产盈余能力的变动趋势作出判断，以便发现问题，加强管理，改善医院的盈余能力。

1）净资产盈余率的趋势分析：净资产盈余率的趋势分析是指对医院历史各期净资产盈余率进行的比较分析。通过分析历史各时期的变动，可以看出医院的净资产盈余率是越来越高，还是越来越低，还是基本保持稳定，以便发现问题，改进管理。

【例 8-29】下面以某医院 2015—2019 年净资产平均额、总盈余及净资产盈余率数据为例，对该医院的净资产盈余率进行趋势分析，见表 8-34。

表 8-34　某医院净资产盈余率趋势分析表

单位：万元

项目	2015 年	2016 年	2017 年	2018 年	2019 年
净资产平均额	111 830	129 736	156 896	193 978	239 344
总盈余	8 176	15 830	13 873	32 454	36 082
净资产盈余率	7.31%	12.20%	8.84%	16.73%	15.08%

从表 8-34 可以看出，2015 年该医院的净资产盈余率为 7.31%，2016 年提高到 12.20%，2017 年回落至 8.84%，2018 年大幅度提升至 16.73%，2019 年有所回落为 15.08%。总体上看，该医院的净资产盈余率呈现上升趋势，医院有较强的盈余能力。

公立医院的净资产来源主要有财政拨款、科教项目基金，以及医院正常业务收支结余等，该医院的净资产的增加是上述因素共同作用的结果。需要注意的是，在分析净资产盈余率的趋势变化时，还应结合资产负债率的趋势变化进行分析，资产负债率也会对净资产盈余率产生影响。

2）净资产盈余率的行业对比分析：对医院净资产盈余率的判断也要与行业水平、先进医院、竞争对手进行比较分析。通过比较分析，可以发现医院净资产盈余能力在整个行业的状况，便于发现自身经营管理存在的问题，通过加强管理，提升投入资金的增值保值能力。

【例 8-30】某医院与所在省内三级医院 2015—2019 年净资产盈余率，见表 8-35。请结合行业平均值，对该医院的净资产盈余率进行同业分析。

表 8-35　某医院及省内医院（三级医院）净资产盈余率表

项目	2015 年	2016 年	2017 年	2018 年	2019 年
省内三级医院平均值	8.62%	8.18%	5.42%	5.78%	4.90%
某医院值	7.31%	12.20%	8.84%	16.73%	15.08%

从表 8-35 可以看出，省内三级医院的净资产盈余率呈现下降趋势，2017 年下降至 5.42%，2018 年虽有所提高，但 2019 年又下降至 4.90%。这表明从行业的角度看，省内三级医院净资产的盈余能力下降。该医院的净资产盈余率自 2015 年的 7.31% 上升至 2019 年的 15.08%，在行业总体盈余能力下降的状况下，该医院的净资产盈余率却呈现上升趋势，

并明显高于行业平均水平，说明该医院的资产利用及收支管理能力明显高于行业平均水平。

（3）医院净资产盈余率分析中应注意的问题

1）由于医疗行业是公益性行业，不以营利为目的，所以从整个医疗行业来看，净资产的盈余率较低。但是，净资产盈余率是资本进入一个行业的重要参考依据，若一个行业的净资产盈余率低于社会平均利润率，则难以吸引社会资本的进入。

2）净资产盈余率的计算，分子是盈余，分母是净资产，由于医院的盈余并非仅是净资产所产生的，因而分子分母的计算口径并不一致，从逻辑上是不合理的。

3）净资产盈余率会受到资产来源结构的影响，因此，净资产盈余率指标不利于医院间的横向比较。由于医院负债率的差别，某些医院负债率偏高，导致某些微利医院净资产盈余率偏高；而有的医院盈余能力较强，但由于财务结构合理，负债率较低，净资产盈余率却较低。因此，评价医院的净资产盈余率时应该与医院的资产来源结构及净资产规模等结合起来。

本章小结

盈余能力体现了医院在开展医、教、研活动对所控制的经济资源的投入及其所形成收入的管理与控制能力，反映了医院投入资源的补偿程度，对医院的生存和发展至关重要。

在外部环境一定的情况下，医院盈余能力强弱，反映了医院对外部环境的适应程度及其内生管理和自我造血能力的强弱。一所优秀的医院，从技术的视角看，要有优良的医疗技术、医疗服务、医疗质量及学科的良性发展与持续提升；从经济的视角看，则应该有良好的财务状况，表现为具有一定的盈余能力。持续、稳定的盈余能力是衡量医院管理者水平的重要内容，也是了解医院的一个重要手段。一所长期亏损的医院必然是一所缺乏生机与活力的医院，即使是一所技术水平高、学科能力强的医院，若是出现持续的亏损，则必然会影响到医院未来的发展。所以，盈余能力是实现医院稳定、持续发展的前提和基础。

盈余能力是一个相对的概念，是相对于一定的资源投入、一定的收入而言的。影响盈余能力的因素分为内部因素和外部因素。内部因素是指医院自身的经营管理、决策、财务状况、收支状况等因素；外部因素是指医院所处政治经济环境相关的因素，如卫生政策、医保政策、物价政策、行业竞争等因素。

医院的盈余能力是上述内外因素共同影响的结果，它们从不同的方向影响着医院盈余的规模、结构。医院盈余能力的分析是揭示各种因素对其影响的程度和结果，为改进医院管理提供依据。在进行盈余能力分析时，既要分析盈余总额、也要分析其形成的原因，即揭示医院盈余的内在品质。同时，还要排除医院规模及其他因素对盈余的影响，进行盈余结构的分析和比率指标分析，以及通过对盈余能力的趋势分析来了解和判断医院盈余能力的稳定性和持久性。

医院收入的来源及持续性分析，对于盈余能力的分析非常重要。如果医院的收入主要来自于医疗收入，那就说明医院的运营是稳定的，如果医院的收入主要来自于非医疗收入，哪怕是盈余再多，医院的运营也是不稳定的，也可能是危机发生的前兆。同时对医院收入的不同来源分析，还可以反映医院开展医、教、研活动过程中获得政府财政、科教收入的能力，有助于分析与判断医院的整体发展能力与水平。在分析医院的收入来源构成时，可以将医院的收入构成进行趋势分析，以判定医院长期发展的信息，也可以将其与同等规模的医院进行比较分析，通过对比分析找出医院开展医疗、教学、科研及其他活动过程中，与先进水平医院的差距，分析存在问题的原因及影响因素，加以改进。

医院在开展医、教、研活动的过程中，为了取得医疗收入、科教收入、其他收入等，就必须发生相应的人、财、物等资源消耗。在一般情况下，医院的费用和收入是相对应存在的。费用代表医院开展医、教、研活动并取得一定收入或进行其他活动所发生的资源的消耗。对医院的费用进行分析有助于了解费用计划的执行情况，分析成本费用的计划或定额是否符合现实核算的要求；有助于分析成本费用计划完成或未完成的原因，找出主要影响因素，总结成本费用管理中取得的成绩，进一步强化成本费用管理，不断提高管理水平；有助于分析成本费用的发展趋势，为进行运营决策、制定成本费用计划提供依据。

医院盈余能力分析的重点在于对盈余能力指标的计算与分析。在分析时，人们通常按照会计要素的内在联系设置医院盈余能力分析指标，即采用比率分析法。这种方法的评价角度可以是多方面的，依据分子分母的不同，可分别从收入、费用、成本、资产、净资产等方面计算多种财务比率。将计算出的盈余能力指标与医疗行业、同类型医院以及医院历史和预算等指标进行比较分析，判断医院盈余能力的高低和预算的完成情况，揭示医院的盈余特征、风险特征，发现医院盈余管理存在的问题，及时加以改进，提高医院运营能力，实现医院可持续发展。

思考题

1. 简述医院盈余能力分析的内容及意义。
2. 影响医院盈余能力的因素有哪些？
3. 简述医院收入的来源及持续性分析的框架与思路。
4. 如何对医疗收入的来源和持续性进行分析？
5. 简述医院费用分析的框架与思路。
6. 如何进行总费用的结构与趋势分析？
7. 简述业务活动费用的作用，如何进行业务活动费用的结构与趋势分析？
8. 单位管理费用有何特征？如何对单位管理费用进行分析？
9. 简述科室成本分析的重要性，如何进行？
10. 简述医院盈余能力指标分析的框架与思路。
11. 与收入有关的盈余能力分析指标有哪些？分析时应注意哪些问题？
12. 与成本、费用有关的盈余能力指标有哪些？分析时应注意哪些问题？
13. 与资产、净资产有关的盈余能力分析指标有哪些？分析时应注意哪些问题？

第九章

发展能力分析

本章概要

发展能力是指医院未来医、教、研业务活动的发展趋势和发展潜能。从形成上看，医院发展能力是通过自身的医、教、研活动，不断扩大积累而形成的，主要依靠不断增加的资金投入、不断增加的医疗业务收入和不断创造的价值等。本章阐述了医院发展能力的重要性以及影响医院发展能力的因素，并从价值视角提出发展能力的分析思路，详细介绍了影响医院发展能力的各个财务指标。

学习目标

1. 掌握医院发展能力分析的意义与内容。
2. 了解影响医院发展能力的因素。
3. 熟悉医院发展能力分析的思路及框架。
4. 掌握从收入、资产、净资产、盈余视角分析发展能力的各项指标的计算与评价。

第一节 医院发展能力分析意义与内容

一、医院发展能力的重要性

医院的发展能力，是指医院未来医、教、研业务活动的发展趋势和发展潜能，也可以称为医院增长能力，或者医院成长能力。从形成上看，医院发展能力是通过自身的医、教、研活动，不断扩大积累而形成的，主要依靠于不断增加的资金投入、不断增加的医疗业务收入和不断创造的价值等。从结果上看，一个发展能力强的医院，应该是资产规模不断增加、价值持续增长的医院。从一般意义上看，发展能力是医院在一个较长时期内由小到大、由弱到强的变革过程，体现了医院的可持续发展状况。医院的发展能力是直接影响医院财务管理目标实现的一个重要因素，医院发展能力的分析其实是对医院未来运营状况的动态分析，也是对医院未来价值的一个判断过程。

一所医院的发展能力表现为拥有优良的医疗技术、服务、质量及适宜的规模等。从财务角度看，发展能力是利用价值形态对医院医、教、研等各项工作状况的反映和未来判断。传统的财务分析是从静态角度出发分析医院的财务状况和运营成果，只强调偿债能力、营运能力和盈余能力的分析。面对日益激烈的市场竞争，静态的财务分析是不够全面的。首先，医院的发展主要取决于未来的运营状况，取决于未来医院事业收入、盈余能力以及政府支持力度等，而不是目前或过去的运营状况；其次，增强医院的偿债能力、运营能力和盈余能力，都是为了未来的生存和发展需要。因此，发展能力是医院偿债能力、运营能力和盈余能力的综合体现。所以要全面衡量一所医院的价值，不仅要从静态角度分析其运营能力，还应从动态角度出发分析和预测医院发展能力。

医院发展能力反映其持续稳定发展潜力。无论是医院的管理层、政府部门（财政、卫生、医保）供应商及债权人、医院员工、社会公众或者其他利益相关者都非常关注医院的发展能力。因为发展能力的强弱，与债权人债权安全、员工薪酬福利、患者健康、社会发展等都密切相关。

二、医院发展能力分析的意义

发展能力分析是医院利益相关者了解医院、认识医院、出台医疗卫生政策、医保政策和改进医院管理的重要手段。医院发展能力对医院所有的利益相关者来说都是非常重要的，但不同的报表使用者对发展能力分析的侧重点不同。因而，医院发展能力分析对不同的报表使用者来说，有着不同的意义。

（一）有助于政府制定卫生政策，促进行业发展

在我国的医院中，公立医院占主导地位，其在向患者提供医疗服务的过程中，还要维护公益性、调动员工积极性、保障医院的可持续发展。因此，对行业中医院发展能力的分析是政府制定卫生政策、物价政策、财政政策、医保支付与筹资政策的重要依据和

前提。为确保医疗保健市场的有效运转，政府管理部门会出台相关政策，对医院施加影响，而这些政策会影响医院的可持续发展。如医疗保险支付制度、政府财政补助政策、卫生管理政策都会对医院的发展产生影响。因此，对于医院发展能力分析有助于政府了解政策实施给医院带来的影响，为完善政府政策提供依据和帮助，为加强行业管理提供依据。

（二）有利于债权人判断债权的安全性

对于债权人来讲，发展能力是判断其债权安全性的一个重要因素。如果医院缺乏活力，没有发展潜力，必然会影响其偿债能力，则债权人的利益就会存在风险。所以，债权人会关心医院的发展能力，会从不同的视角来判断分析，而确定对医院的信用政策。

（三）有利于管理者改善医院管理

通过对医院发展能力的分析和评价，可以了解、认识一所医院的发展潜力、管理水平，并可以预测医院的发展前景。首先，与同行业平均水平、先进水平医院相比较，可以衡量医院在发展能力方面的优势或差距，有助于医院总结过去发展的经验，检讨在医院管理方面存在的不足，不断加以改进，实现医院的发展；其次，通过对发展能力的深入分析或因素分析，可以发现制约医院发展的主要问题，进而采取措施解决问题，增强医院的发展能力；最后，通过对发展能力的分析，可以预测医院未来的发展前景。发展能力较强的医院比发展能力较弱的医院具有更大的活力和更好的发展前景。因此，对医院管理者来说，分析医院的发展能力具有十分重要的意义，发展能力分析是发现问题、改进医院管理的重要途径。

（四）有利于医院员工判断职业的稳定性

医院发展能力强弱，直接关系到医院员工的自身利益，实际上也成为人们选择职业的一个重要的衡量条件。医院的竞争归根到底是人才的竞争，医院运营得好，具有良好的发展能力，员工就会对医院有信心，这有助于吸引与留住优秀的人才。如果医院缺乏发展能力，员工就会失去信念，进而影响员工的积极性和稳定性。

三、医院发展能力分析的内容

发展能力是医院可持续发展的重要保证，对医院管理者来说，分析医院的发展能力是发现问题、改进医院管理的重要途径。医院必须重视对发展能力的分析和研究，揭示各种因素对其影响程度和结果，为促进医院发展提供依据。医院的发展能力是实现医院战略目标的重要保证，对于公立医院来说，医院是公益性事业单位，其向社会提供的医疗服务是公共产品，其最终的目的是为了保障与促进社会人群的健康，因而医院不应以经济效益为发展目标。按照这一思路，遵循医院公益性，从财务的视角出发，对影响医院价值增长的因素进行分析来评价医院的发展能力。

从财务的视角来综合分析医院发展能力将从以下四个方面进行：

1．对收入增长的分析　医院的发展能力的形成要依托不断增长的收入，收入包括事业收入（医疗收入、科教收入）、财政拨款收入、其他收入等。一方面收入的增长意味着医院的发展，另一方面，充足的资金，有利于医院增强竞争力，扩大市场份额，促进医院的进一步发展。收入中医疗收入是医院收入的主体部分，是医院收入的主要来源，也是导致医院价值变化的根本动力。只有医疗收入不断稳定增长，医院的价值才能得以增长。收入会受到国家财政政策、医保政策、物价政策等的影响，也会受到医院医、教、研业务能力的影响，与医院的医疗技术、服务质量以及管理水平有着密切的关系。

2．对资产规模增长及使用效率的分析　资产规模是医院取得收入的保障，在总资产收益率固定或增长的情况下，资产规模与收入规模存在着同向变动的关系。资产增长是医院发展的一个重要的方面，因为资产规模的变化是医院医、教、研等各项业务工作协同发展的结果。资产规模不断增长就意味着医院医疗、科研、教学等各项工作有较好的发展，反之，如果一所医院的资产规模持续下降，则表明该医院的正常运营出现问题。

一所医院的资产使用效率越高，其利用有限资源获得收益的能力越强，就越会给医院价值带来较快的增长。如果医院资源使用效率低下，即使资产规模能以较快的速度增长，也不会带来医院价值的增长。

3．对净资产规模增长的分析　净资产是医院资产减去负债后的余额，净资产积累得越多，医院资本的保全性越强，其应对风险和持续发展的能力越强。在净资产收益率不变或增长的情况下，医院净资产规模与收入规模存在着同向变动的关系。净资产规模的增长表明医院不断有新的资金来源，如财政补助、科教补助、盈余留存等，表明在过去的医、教、研各项活动做得较好，以及经营活动中有较强的盈余能力，体现着医院的发展。净资产增加也为医院负债融资提供了保障，提高了医院筹资能力，有利于医院获得进一步发展所需的资金。

4．对盈余能力增长的分析　医院的收入减去费用后就形成医院的盈余，盈余是医院实现发展的内在源泉。盈余的增长，直接反映了医院的积累和发展潜力。医院的收入与费用管理与控制直接影响着医院的盈余，收入的增长是实现盈余的前提和保障，而在收入一定的情况下，只有不断控制成本，才能增加盈余。对于公立医院来说，虽然不能以盈余为运营目标，但是如果出现亏损，则必将影响医院的可持续发展，而在没有外力帮助下，盈余是实现医院扩大再生产的唯一源泉。

从上述四个方面来构建医院发展能力分析框架，能够比较全面地评价医院发展能力。分析的重点在于对发展能力指标的计算与分析，将计算出的反映发展能力的相对数指标与医疗行业、同类型医院以及医院历史和预算等指标进行比较分析，判断医院发展能力的高低及发展特征。在财务分析实务中，还应注意与医院所处的不同发展阶段相结合，对于处于初创期和成熟期的医院其发展战略是不同的，因此，在分析时对于反映发展能力的指标分析还应区别对待。

第二节 医院发展能力影响因素

发展能力是医院可持续发展的重要保证，对医院管理者来说，分析医院的发展能力是发现问题、改进医院管理的重要途径。医院必须重视对发展能力的和研究，了解影响发展能力的因素。一般来说，影响医院发展能力的因素可以分为内部因素和外部因素。医院内部因素是指医院自身的决策与管理能力、人才、技术、学科建设及资源条件等；医院外部因素是指医院所处的政治环境、经济环境、社会和人口环境、技术与资源环境、行业环境等。

一、医院内部因素

（一）医院决策能力

决策是医院生存和发展的基础，是实现医院发展目标的前提。医院出现重大损失、经营不善，重要的原因之一是战略与决策能力不足，机制不科学。要提高医院决策水平，需要增强医院各类人员的决策意识和素质，需要建立严格的决策组织和决策程序，需要借助医院内外的信息系统和咨询力量，还需要充分利用现代化的决策手段和决策方法。决策不仅仅是医院领导的事，上至医院院长，下至职能科室及医疗业务人员都要作出决策。决策是管理的基础，医院各级主管首要任务就是作出正确的决策，作出适合医院发展的决策。如果决策是正确，可以实施的，大的方向没有错，则医院的管理就会有效率，医院的人财物等资源就会实现有效配置和合理使用，其财务状况会较好，医院发展能力就会提升。如果医院决策能力差、决策出现问题，就会严重影响医院的未来发展。

（二）创新发展能力

创新包括管理创新和技术创新，医院发展的根本动力是创新。创新理论的鼻祖约瑟夫·熊彼特认为经济增长最重要的动力和最根本的源泉就在于创新活动。实践证明，国内外优秀的医院均是靠创新制胜的。对于医院来说创新具体表现在：医院制度创新，医疗技术创新，以及运营管理理念的创新。在医院的治理与管理过程中，也不乏创新的实例和创新的业绩，但是真正把创新为一项重要的管理内容来抓，还是不多见的。实际上创新管理是医院长盛不衰的要诀，是活力的源泉。医院只有持续不断的创新，才能使医院永葆青春。

（三）技术服务能力

医院发展能力的高低依赖于其掌握的医疗技术，在医院竞争过程中，医院的技术状况是非常重要的。医院的职能是治病救人，患者去医院就诊，其根本目的就是去诊断疾病，解除自己的病痛。患者到医院看病总是将医院的医疗技术、诊治水平作为选择医院的最主要的依据，在此基础上，才会考虑医院的收费、服务、环境等因素。患者在医院就诊后评价医院时，最关注的是与医疗技术密切相关的医院的诊治质量。因此，在医疗质量的诸多要素中，医疗技术是患者最为关注的一个因素，它在医疗质量中起到决定性作用，是医疗质量的内在核心。医院的发展与医疗技术密切相关，一旦医院患者赖以生存的医疗技术落后了，医院就要陷入发展的低谷。只有通过创新，不断用新的技术替代过时的技术，医院的竞争力才有较坚实的基础并体现出竞争优势。

（四）医院人力资源状况

人力资源是医院最主要的生产力，医院的任何一项医疗服务都是由医生和护理人员实施的，因此，医务人员是医疗质量的创造者和实施者。所以，作为知识载体的医疗技术人才，无疑对医院发展起到决定性作用。医院的竞争是人才的竞争，如果一所医院没有一流的专业技术人才，那么再好的医疗设备也就成了摆设，发挥不了其应有的作用，也无从谈起新的诊疗技术方法与手段的开发、引进与应用。特别是顶尖的一流人才，是医院学科建设的脊梁和带头人，维系着学科和医院的兴衰，直接关系到该学科和医院的发展。因此，可以说，医疗技术人才是医疗技术的核心内容，也是决定医疗技术质量的关键因素。在具体的实施过程中，医院应立足于培养高素质的新型人才，按照医学人才成长的内在规律，科学制定人才培养对象，努力营造人才培育成长的良好环境。应立足于医院的可持续发展，通过有效管理，进一步优化人才团队的知识、结构。应立足于调动和凝聚一切积极因素，努力探索现代化的人力资源管理模式，把医疗科技人才的积极性、创造性调动和凝聚起来，实现人才梯队的有效组合，只有这样才能提升医院的核心竞争力，为医院的长远发展注入强大生命力。

（五）综合运营管理能力

从对国内医院竞争力强弱的原因分析中，我们不难发现，医院的发展能力直接取决于其综合运营能力。首先取决于医院管理能力，管理在医院发展中发挥决定性作用，成功的医院大都以拥有优秀的管理者为前提，这一事实反映了医院管理团队在医院发展中的决定性作用。其次，医院的发展能力是一种系统能力，体现在医疗服务、财务、技术、人力、市场等业务或职能的改进以及价格、成本、效率等运营优势方面。只有在这些活动或职能活动中长期积累形成的可持续的系统性能力才能创造医院优势，才能将这些资源加以利用，进而形成医院发展能力。具有综合运营管理能力优势或相对优势的医院，是实现可持续发展的重要因素。

（六）医院财务资源状况

医院的发展能力还体现在财务资源方面。财务资源是医院生存和发展的物质基础。适宜的资产规模、合理的负债率、科学的资源配置及良好的资产周转与使用是资产状况良好的表现，是对医院全面、有效地支撑，是医院进入持续发展轨道的保证。在医院发展的不同阶段，对财务资源会有不同的要求，医院的财务资源应该与医院的不同发展阶段相匹配，以确保医院发展目标的实现。

二、外部因素

（一）政治环境

政治环境是指医院面临的外部政治形势、国家方针政策及其变化。安定团结的政治局面不仅有利于经济的发展和人们收入的增加，而且影响到人们的心理状况，导致医疗市场需求发生变化。党和政府的卫生政策、方针也直接关系到医疗卫生需求的增长变化。如物价政策、补偿机制以及政府对公立医院的公益性定位等相关政策，会从不同的角度和方向影响着医院发展能力。国家卫生人力资源政策、薪酬政策、卫生资源配置、医保政策等，如分级诊疗、多点执业、医联体建设、医保支付方式等，这些政策的实施也对医院的发展产生影响。

（二）经济环境

经济环境是医院生存和发展的社会经济状况和国家经济政策，是影响消费者购买能力和支出模式的因素，它包括消费者的收入水平、消费者支出模式和消费结构等。社会经济状况包括经济要素的性质、水平、结构、变动趋势等多方面的内容，涉及国家、社会、市场及自然等多个领域。国家经济政策是国家履行经济管理职能，调控国家宏观经济，实施国家经济发展战略的指导方针等。经济环境对医院的发展有着重要的影响，一个国家的经济水平是影响医院发展的重要外部因素。当一个国家的经济稳步增长，医疗卫生市场的经济条件良好，有效需求也会随之增加，从而会促进医院的发展。如果一个国家经济进入迟滞阶段，医院面临的经济环境也会受到影响，医院的发展会受到影响。同时，由于我国的公立医院是卫生行业主体，政府为了促使公立医院可持续发展，通常会给予医院财政补助，而财政补助与经济状况密切相关，财政补助的水平则会直接影响医院的发展。

（三）社会、文化和人口环境

社会、文化和人口环境是指一个国家或地区的人们的共同价值观，生活方式、人口状况、文化传统、教育程度、风俗习惯、宗教信仰等各个方面。这些因素是人类在长期生活中逐渐形成的，人们总是自觉不自觉地接受这些准则作为行动指南。社会文化与人口环境是影响医院发展诸多变量中最复杂、最深刻、最重要的变量。社会文化是某一特定人类社会在其长期发展历史过程中形成的，对于医院来说，它主要由特定的价值观念、疾病构成、出生率、疾病流行特征、年龄构成、性别构成、人口死亡率、期望寿命、消费者行为特征、文化背景及差异、风俗习惯、教育等内容构成，对医院发展产生直接影响。

任何医院都处于一定的社会文化和人口环境中，医院发展必然受到所在社会文化环境的影响和制约。为此，医院应了解和分析面临的社会、文化与人口环境，针对不同的文化环境制定医院发展战略、运营策略，以更好地寻求各种发展机会及道路。

（四）技术和资源环境

技术和资源环境是指一个国家的技术状况、科研、资源、环境保护等。技术的发展转变了现存的医院活动，也创造了全新的活动，资源的稀缺性促使人们对资源的保护和有效利用。医疗技术的发展史是医学的发展史，也是医院的发展史，当前，生物技术和高新技术广泛应用于医疗实践，以基因工程、分子生物学技术为代表的先进技术，使医学研究进入分子或亚分子水平，生物高科技技术主导着医疗技术发展的进程。以现代电子和信息处理技术为主导的诊疗系统引起医疗技术的革命性变化。医疗设备将出现大型精密化、功能系统化、快速无创伤化、过程计算机化等显著的发展趋势，尤其是微电脑和高速信息处理技术的出现，使诊疗系统在技术和手段上将实现革命化的发展。传统医药学的发展与现代医学的结合形成中国的医药学特色；中医研究方法上的现代化以及传统医学与现代医学的紧密结合，探索相关的内在联系以及治疗方法和效果上的互补性，成为有中国特色的医疗技术的发展趋势。这些医疗技术与资源影响人们的医疗需求，也影响着生命质量，影响着医院的效率与资源配置，也必将影响医院的管理模式，使其由技术与资源管理转向创新型管理，进而影响医院的竞争能力。

（五）行业环境因素

行业因素包括两个方面，一是医疗行业本身在国家发展中所处的地位，二是医院在医疗行业中所处的地位。在市场经济环境下，按照波特模型可以对行业市场竞争强度进行分析，从而确定医院的市场地位，如果医院处于领导地位，医院的决策将对行业市场有很大的影响；反之，处于被领导地位，只能适应行业市场的发展和要求。

对于医院来说，行业地位比行业本身远为重要，也就是说对于行业因素，我们更应该多考虑第二个方面的因素的影响。对于已经树立起行业地位的医院而言，一般仍然可以依靠品牌、质量以及市场份额巩固和扩张自己的发展能力，而且这种发展能力的基础非常牢靠，其抵抗环境变化的能力也高于一些影响小的医院。

因此，根据医院不同的市场地位，保证医院所提供的医疗服务不仅要适应现时的需求，还要适应未来的需求，是医院增强发展能力的前提条件。从这个意义上讲，医院的行业地位和对市场环境的适应能力是医院发展的重要因素。

第三节 医院发展能力指标分析

发展能力指标分析是医院的各项财务指标与以前年度的纵向对比分析。通过发展能力指标分析，能够大致判断医院的变化趋势，从而对医院未来的发展情况作出准确的预测。从结果看，一个发展能力强的医院，必定是医、教、研各项业务工作不断发展，同时医院收入、资产、净资产、盈余也会持续健康增长。

发展能力分析的主要指标由收入增长率、资产增长率、净资产增长率、盈余增长率等构成。

一、收入的增长分析

从本质上说，医院收入的增长是医院发展的驱动力，是医院向患者提供医疗服务，应对市场竞争的坚实基础，更是医院实现盈余增长和稳定现金流量的重要源泉。因此，分析医院的发展能力，首先就是要分析医院的收入增长能力。医院收入是医院从事医、教、研业务活动的结果，医院业务能力强、医疗技术水平高，则其业务工作量一定会越来越多，其收入规模也一定会持续增长。因此，收入增长是评判一所医院发展能力的重要指标。

反映收入增长指标包括总收入增长率、医疗收入增长率等。

（一）总收入增长指标分析

1．总收入增长率

（1）总收入增长率计算：总收入增长率是医院本期总收入增长额与基期收入总额的比率，其计算公式为：

$$总收入增长率=\frac{本期总收入-上期总收入}{上期总收入}\times 100\%$$

总收入增长率反映的是相对变化的总收入情况，与计算绝对量的总收入增长额相比较，消除了医院规模的影响，更能反映医院的发展状况。

（2）总收入增长率分析：总收入增长率是衡量医院运营状况，预测医院业务拓展趋势的重要指标，不断增加的总收入是医院生存和发展的基础。该指标大于零，表明医院本年度的收入有所增长，指标越高，表明增长的速度越快，医院的发展前景越好；若该指标小于零，则说明医院的业务规模受到影响，可能在医、教、研及管理方面存在问题。

【例 9-1】下面以某医院 2015—2019 年总收入数据为例，对该医院的总收入增长率进行分析，见表 9-1。

表 9-1　某医院总收入增长率趋势分析表

单位：万元

项目	2015 年	2016 年	2017 年	2018 年	2019 年
总收入	321 618	408 602	453 738	530 493	577 548
总收入增长率		27.05%	11.05%	16.92%	8.87%

根据表 9-1 数据计算可知，该医院 2016 年总收入增长 27.05%，2017 年增长 11.05%，2018 年增长 16.92%，2019 年增长 8.87%。总体上看，该医院的收入一直呈现较好的增长态势，表明该医院有较好的发展前景，但历年的增长呈现较大的波动性。

在进行总收入增长率分析时，应注意以下几点：

1）总收入增长率作为相对量指标，更有利于医院之间或同医院不同年度之间的比较，反映医院的发展情况。但应注意相对量指标会受到基期数据的影响，如果基期数额特别少，即使收入出现小幅度增加，增长率指标也会较大，不便于医院间的比较。

2）在实际分析时，应结合医院多年的收入水平（至少三年）、市场份额及医院医、教、研等因素进行综合分析。

3）在分析时，要确定比较的标准，只有在同类型、同规模、同级别的医院中作比较才有意义。

2．总收入平均增长率

（1）总收入平均增长率计算：收入增长率可能会受到收入短期波动的影响，如果上年因特殊原因收入特别少，而本期恢复到正常，会造成收入增长率偏高；如果上年因特殊原因收入特别高，而本年恢复到正常，就会造成收入增长率偏低。为消除收入短期异常波动的影响，并客观合理地反映医院较长时期的收入增长状况，可以计算多年的收入平均增长率（复合增长率），在实务中，一般计算三年收入平均增长率，也称为三年收入复合增长率。计算公式为：

$$三年收入平均增长率=\left[\sqrt[3]{\frac{本年收入总额}{三年前收入总额}}-1\right]\times 100\%$$

（2）总收入平均增长率分析：三年收入平均增长率表明医院收入连续三年的增长情况，能够反映医院收入的长期趋势和稳定程度，较好地体现了医院的发展状况和成长性。收入是医院积累和发展的基础，该指标越高，表明医院的发展潜力越大。利用三年收入平均增长率指标，能够反映医院的收入增长趋势和稳定程度，体现医院连续发展状况和发展能力，避免因少数年份业务波动对医院发展潜力的错误判断。

【例 9-2】下面以某医院 2015—2019 年总收入数据为例，对该医院三年平均收入增长率进行分析，见表 9-2。

表 9-2　某医院总收入增长率趋势分析表

单位：万元

项目	2015 年	2016 年	2017 年	2018 年	2019 年
总收入	321 618	408 602	453 738	530 493	577 548
总收入增长率		27.05%	11.05%	16.92%	8.87%
三年收入平均增长率				18.15%	12.23%

根据表 9-2 数据计算可知，该医院 2018 年计算的三年收入平均增长率为 18.15%，2019 年计算的三年收入平均增长率为 12.23%，较 2018 年相比有所下降。从计算结果看，该医院的三年收入平均增长率保持较快的增长速度，表明该医院的市场扩张能力较强，具

有较好的发展能力。

（二）医疗收入增长指标分析

1．医疗收入增长率

（1）医疗收入增长率指标计算：医疗收入增长率是医院本期医疗收入增长额与基期医疗收入额的比率，其计算公式为：

$$医疗收入增长率=\frac{本期医疗收入-上期医疗收入}{上期医疗收入}\times 100\%$$

该指标同总收入增长率一样，其反映的是相对变化的医疗收入情况，与计算绝对量的医疗收入增长额相比较，消除了医院规模的影响，更能反映医院的发展状况。

（2）医疗收入增长率分析：医院的收入来自医疗、科研、教学等业务活动，包括事业收入（医疗收入、科教收入）、医疗收入、财政拨款收入、其他收入等，其中医疗收入是医院收入的主要来源，并且在收入中占有较大的比重，因此，分析医疗收入的增长对于判断医院的发展能力具有重要意义。医疗收入增长率是衡量医院医疗业务状况，预测医院医疗业务拓展趋势的重要指标。该指标大于零，表明医院本年度的医疗收入有所增长，指标越高，表明增长的速度越快，医院的发展前景越好；正常情况下，医院的医疗收入应该逐年增长，若该指标小于零，则说明医院的医疗业务份额受到影响，可能在医疗业务及管理方面存在问题。

【例 9-3】下面以某医院 2015—2019 年医疗收入数据为例，对该医院的医疗收入增长率进行分析，见表 9-3。

表 9-3 某医院医疗收入增长率趋势分析表

单位：万元

项目	2015 年	2016 年	2017 年	2018 年	2019 年
医疗收入	312 177	388 237	436 999	509 530	558 498
总收入	321 618	408 602	453 738	530 493	577 548
医疗收入增长率		24.36%	12.56%	16.60%	9.61%
总收入增长率		27.05%	11.05%	16.92%	8.87%

从表 9-3 可以看出，该医院的医疗收入是医院收入的主要来源。该医院 2016 年医疗收入增长 24.36%，2017 年增长 12.56%，2018 年增长 16.60%，2019 年增长 9.61%。总体上看，该医院的医疗收入持续快速增长，长期呈现较好的增长态势，表明该医院有较好的发展潜力，但是历年的增长呈现较大的波动性。

在进行医疗收入增长率分析时，应注意以下几点：

1）医疗收入会受到医院规模、服务量、效率、收费价格、医疗行为等因素的影响。在分析收入增长率时应结合这些因素对医疗收入增长性质作出正确判断，不能仅仅凭医疗收入的增减而单纯作出结论。

2）作为相对量指标，医疗收入增长率可用于同医院不同年度之间的比较，反映医院的发展情况。但应注意相对量指标会受到基期数据的影响，如果基期数额特别少，即使收入出现小幅度增长，增长率指标也会较大，不便于医院间比较。

3）在分析时，可与同类型、同规模、同级别的医院作比较，或者与行业先进或平均水平进行比较，通过对比，找出存在的问题和差距，正确评价医院的发展能力。

4）在实际分析时，同分析总收入增长率一样，也应从较长的时期来考察医疗收入增长状况（至少三年），以便得出正确的结论。

2．医疗收入平均增长率

（1）医疗收入平均增长率计算：医疗收入增长也会受到收入短期波动的影响，为消除短期异常波动的影响，并客观合理地反映医院较长时期的收入增长状况，可以计算多年的医疗收入平均增长率（复合增长率），在实务中，一般计算三年医疗收入平均增长率，也称为三年医疗收入复合增长率。计算公式为：

$$三年医疗收入平均增长率=\left[\sqrt[3]{\frac{本年医疗收入额}{三年前医疗收入总额}}-1\right]\times 100\%$$

（2）医疗收入平均增长率分析：三年医疗收入平均增长率表明医疗收入连续三年的增长情况，能够反映医院收入的长期趋势和稳定程度，较好地体现了医院的发展状况和成长性，避免因少数年份业务波动对医院发展潜力的错误判断。该指标越高，表明医院的发展潜力越大。

【**例 9-4**】下面以某医院 2015—2019 年医疗收入数据为例，对该医院三年医疗收入平均增长率进行分析，见表 9-4。

表 9-4　某医院医疗收入增长率趋势分析表

单位：万元

项目	2015 年	2016 年	2017 年	2018 年	2019 年
医疗收入	312 177	388 237	436 999	509 530	558 498
医疗收入增长率		24.36%	12.56%	16.60%	9.61%
三年医疗收入平均增长率				17.74%	12.89%

根据表 9-4 数据计算可知，该医院 2018 年计算的三年医疗收入平均增长率为 17.74%，2019 年计算的三年医疗收入平均增长率为 12.89%，较 2018 年相比有所下降。从计算结果看，该医院的医疗收入增长长期保持较快的增长速度，表明该医院在医疗市场扩张能力较强，具有较好的发展能力。

利用收入增长可以较为准确地评价医院的发展能力。上述，分别从总收入、医疗收入的增长来分析。在实务中，还可以对财政拨款收入、科教收入等进行分析，判断政府对医院的支持及医院的科研与教学能力的发展状况，以便从综合的视角科学合理评价医院的发展能力。

二、资产的增长分析

资产是医院用以取得收入的资源，是医院偿还债务的保障，也是医院向患者提供医疗服务的物质基础和手段。资产的增长是医院发展的一个重要方面，资产的稳定增长是一所医院成长性好的标志。对资产的分析，可以用绝对增长量分析和相对增长率分析两种方法，较为常用的是计算增长率并进行分析。

反映资产增长指标包括总资产增长率、固定资产成新率等。

（一）总资产增长指标分析

1．总资产增长率

（1）总资产增长率计算：总资产增长率是从资产总量扩张方面衡量医院的发展能力，表明医院本期资产增长额与基期资产总额的比率，其计算公式为：

$$\text{总资产增长率}=\frac{\text{期末总资产}-\text{期初总资产}}{\text{期初总资产}}\times 100\%$$

总资产增长率反映的是相对变化的总资产情况，与计算绝对量的总资产增长额相比较，消除了医院规模的影响，更能反映医院的发展状况。

（2）总资产增长率分析：总资产增长率是衡量业务发展趋势的重要指标，不断增加的总资产是医院生存和发展的物质基础。总资产增长率越高，表明医院运营期内资产的规模扩张的速度越快，但同时也要分析资产规模的过快扩张与管理效率之间的矛盾，关注可持续的医院扩张能力，避免盲目扩张；而总资产增长率较低或出现负增长，表明该医院的医、教、研的发展出现问题，应引起重视。

【例 9-5】下面以某医院 2015—2019 年总资产数据为例，对该医院的总资产增长率进行分析，见表 9-5。

表 9-5　某医院总资产增长率趋势分析表

单位：万元

项目	2015 年	2016 年	2017 年	2018 年	2019 年
总资产	235 831	296 214	317 918	369 067	433 719
总资产增长率		25.60%	7.33%	16.09%	17.52%

根据表 9-5 数据计算可知，该医院 2016 年总资产增长率为 25.60%，2017 年增长率为 7.33%，2018 年增长率为 16.09%，2019 年增长率为 17.52%。总体上看，该医院的总资产一直呈现较好的增长态势，该医院的资产规模持续扩张，表明该医院有较好的发展前景。

在进行总资产增长率分析时，应注意以下几点：

1）医院的总资产增长率高并不意味着医院的资产规模增长就是合理的。评价一所医院的资产规模增长是否适当，必须与医疗业务收入、服务量等增长情况结合起来分析。一般情况下，只有在医疗收入增长、服务量增长超过资产规模增长的情况下，医院的资产规模增长才是正常的、适当的。

2）要正确分析医院资产增长的来源。医院的资产来源于政府财政资金、负债和业务盈余。如果一所医院的资产增长完全依赖于负债的增长，而净资产没有发生变动或变动不大，则说明医院不具备良好的发展潜力。在财政资金补助规模一定的情况下，医院总资产规模的增长应该与净资产的增长相协调。分析时，可以结合资产增长率、资产负债率、收入盈余率等指标进行综合分析，以便科学合理评价医院的发展能力。

3）为全面认识医院资产规模的增长状况，应从中长期的视角分析医院的总资产增长。如果在一段时期内，医院的资产时增时减，波动频繁，则反映出该医院的业务并不稳定，同时也说明该医院并不具备良好的发展能力；一个健康的处于发展阶段的医院，其总资产的规模应该是不断增长的；而当医院的规模稳定时，医院的总资产应与业务量、收入、负债、净资产协调增长；而一所医院的总资产规模持续萎缩，表明该医院面临严重的生存与发展能力的问题。

4）总资产增长率作为相对量指标，更有利于医院之间或同医院不同年度之间的比较，反映医院的发展情况。医院总资产增长率在医院之间进行比较时要特别注意医院间的可比性问题。只有在同类型、同规模、同级别的医院中做比较才有意义。

除了计算总资产增长率外，还可以对各类别资产的增长情况进行分析，如流动资产增长率、固定资产增长率、医疗设备增长率等，可以更为详细和全面地分析与评价医院的资产增长状况。

2．总资产平均增长率

（1）总资产平均增长率计算：与收入增长率等指标的原理一样，总资产增长率也会受到资产短期波动的影响，为弥补这一缺陷，同样可以计算三年的平均总资产增长率（复合增长率），以反映医院较长时期的资产增长情况。计算公式为：

$$\text{三年总资产平均增长率}=\left[\sqrt[3]{\frac{\text{本年年末总资产}}{\text{三年前年末总资产}}}-1\right]\times 100\%$$

（2）总资产平均增长率分析：三年总资产平均增长率表明医院总资产连续三年的增长情况，能够反映医院总资产的长期趋势和稳定程度，较好地体现了医院的发展状况和成长性，避免因少数年份业务波动对医院发展潜力的错误判断。

【**例 9-6**】下面以某医院 2015—2019 年总资产数据为例，对该医院三年平均总资产增长率进行分析，见表 9-6。

表 9-6　某医院总资产平均增长率趋势分析表

单位：万元

项目	2015 年	2016 年	2017 年	2018 年	2019 年
总资产	235 831	296 214	317 918	369 067	433 719
总资产增长率		25.60%	7.33%	16.09%	17.52%
三年总资产平均增长率				16.10%	13.55%

根据表 9-6 数据计算可知，该医院 2018 年计算的三年总资产平均增长率为 16.10%，2019 年计算的三年总资产平均增长率为 13.55%，较 2018 年相比有所下降。从计算结果看，该医院的总资产长期保持较快的增长速度，表明该医院具有较好的发展能力。

（二）固定资产成新率指标分析

1．固定资产成新率计算　固定资产成新率是指医院当期平均固定资产净值与平均固定资产原值的比率。其计算公式为：

$$\text{固定资产成新率}=\frac{\text{平均固定资产净额}}{\text{平均固定资产原值}}\times 100\%$$

该指标反映了医院所拥有的固定资产的新旧程度，体现了医院固定资产更新的快慢和持续的发展能力。其中，平均固定资产净值是指医院固定资产净值年初数同年末数的平均值，平均固定资产原值是指医院固定资产原值的年初数与年末数的平均值。

2．固定资产成新率分析　固定资产是医院向患者提供医疗服务的重要物质条件，固定资产成新率指标越高，表明医院固定资产较新，技术性能较好，可以继续为医院服务的时间较长，医院发展能力较强；反之，该指标越小，表明医院的设备陈旧，技术性能落后，将严重制约医院未来的发展。

【例 9-7】下面以某医院 2015—2019 年固定资产数据为例，对该医院的固定资产成新率进行分析，见表 9-7。

表 9-7　某医院固定资产成新率趋势分析表

单位：万元

项目	2015 年	2016 年	2017 年	2018 年	2019 年
固定资产原值	203 045	215 351	233 918	255 040	304 719
减：累计折旧	100 051	104 161	119 332	139 070	150 290
固定资产净值	102 994	111 190	114 586	115 970	154 429
固定资产成新率		51.19%	50.25%	47.15%	48.31%

根据表9-7数据计算可知，该医院2016年度固定资产成新率为51.19%，2017年度为50.25%，2018年度有所下降为47.15%，2019年度上升到48.31%。总体上看，该医院的固定资产成新率一直处于较高水平，表明该医院固定资产规模持续扩张，对扩大医疗服务能力的准备比较充足，表明该医院有较好的发展前景。

在分析固定资产成新率时，应注意以下几点：

（1）医院的固定资产成新率受不同发展阶段的影响，新建的医院与成熟期的医院会有明显差别，一般来说，新建医院的成新率较高。虽然医院不同发展阶段本身就反映了医院具有不同的发展能力，但在分析医院发展能力时，仍要考虑到医院所处的不同发展阶段这一因素。

（2）在对固定资产成新率指标进行对比分析时，应注意不同医院间的可比性，只有在同类型、同规模、同级别的医院中作比较才有意义。

（3）固定资产成新率过低、过高都不好。过低表明医院的设备设施陈旧，技术老化，医院缺乏可持续发展能力；固定资产成新率高表明医院的设备先进，但医院要保持较高的固定资产成新率要占用大量的资源，需投入大量的资金，这将会影响医院的资源配置的科学与合理，影响医院的效率与成本，进而影响医院未来长期可持续发展能力。

三、净资产增长分析

净资产的增长是医院医、教、研业务发展、政府财政支持不断增加的结果，体现了医院自我发展的能力状况，是医院发展强盛的标志，也是扩大再生产的源泉。对净资产的分析，可以用绝对增长量分析和相对增长率分析两种方法，较为常用的是计算增长率并进行分析。反映净资产增长的指标是净资产增长率、净资产平均增长率。

（一）净资产增长率

1．净资产增长率计算　净资产增长率是指净资产增长额同年初净资产的比率，其计算公式为：

$$净资产增长率=\frac{期末净资产-期初净资产}{期初净资产}\times100\%$$

净资产增长率反映的是医院净资产的变化情况，与计算绝对量的净资产增长额相比较，消除了医院规模的影响，更能反映医院的发展状况。

2．净资产增长率分析　净资产增长率反映了医院净资产的变动水平，体现了医院净资产积累状况，是医院发展强盛的标志，也是医院发展的源泉，展示了医院的发展潜力。净资产增长率也体现了医院资产的保全性和安全性，是评价医院风险与发展的重要指标。该指标越高，表明医院积累越多，医院资产的保全性越强，应对风险和可持续发展能力越强；该指标若为负值，则表明医院净资产受到侵蚀，医院应对风险的能力就会下降，应引起充分重视。

【例9-8】下面以某医院2015—2019年净资产数据为例，对该医院的净资产增长率进行分析，见表9-8。

表 9-8 某医院净资产增长率趋势分析表

单位：万元

项目	2015 年	2016 年	2017 年	2018 年	2019 年
净资产	114 640	144 831	168 961	218 994	259 694
净资产增长率		26.34%	16.66%	29.61%	18.58%

根据表 9-8 数据计算可知，该医院 2016 年净资产增长率为 26.34%，2017 年为 16.66%，2018 年为 29.61%，2019 年为 18.58%。总体上看，该医院的净资产增长率持续增长，且处于较高水平，表明该医院资产的增值保值做得较好，同时也说明该医院具备良好的发展能力和风险防范能力。

净资产增长率取决于收入盈余水平、资产配置与利用效率、医院管理水平、政府财政补助等，在分析时，可以结合收入增长、成本增长、财政补助水平等进行配比分析，以作出正确判断。同时，也可以将该指标与行业水平、竞争对手进行对比分析，以便找出差距、发现问题，加以改进。但应注意不同医院间的可比性问题。

（二）净资产平均增长率

1．净资产平均增长率计算 净资产增长率在分析时容易受到当期的偶发因素的影响而产生剧烈波动。利用三年净资产平均增长率指标，能够反映净资产增长的历史状况，以及医院稳步、可持续发展的基本趋势。其计算公式为：

$$净资产平均增长率=\left[\sqrt[3]{\frac{本年年末净资产}{三年前年末净资产}}-1\right]\times 100\%$$

2．净资产平均增长率分析 净资产平均增长率表明医院净资产连续三年的增长情况，能够反映医院净资产的长期趋势和稳定程度，避免因少数年份业务波动对医院发展潜力作出错误判断，可以较好地分析评价医院的发展能力。

【例 9-9】下面以某医院 2015—2019 年总资产数据为例，对该医院三年净资产平均增长率进行分析，见表 9-9。

表 9-9 某医院净资产平均增长率趋势分析

单位：万元

项目	2015 年	2016 年	2017 年	2018 年	2019 年
净资产	114 640	144 831	168 961	218 994	259 694
净资产增长率		26.34%	16.66%	29.61%	18.58%
三年净资产平均增长率				24.08%	21.49%

根据表 9-9 数据计算可知，该医院 2018 年计算的三年净资产平均增长率为 24.08%，2019 年计算的三年净资产平均增长率为 21.49%。从计算结果看，该医院的净资产增长保

持较快的增长速度，表明该医院具有较强的抗风险和可持续发展能力。

对净资产增长的分析还要注意净资产各个类别的增长情况，对于公立医院来说其净资产的增长主要来自政府财政补助与医院自身运营活动。一般来说净资产的快速增长主要来源于政府财政，表明医院具备进一步发展的基础，并不能完全表明医院具有很强的发展能力。而如果净资产的增长主要来源于医院自身医、教、研活动不断积累发展的资金，这既反映了医院在过去运营中的发展能力，又反映了医院未来具有很强的可持续发展能力。

四、盈余增长分析

盈余反映了医院对收入与费用的管理与控制能力，对医院生存和发展至关重要。我国公立医院是公益性事业单位，虽然不能以获取盈余为目的，但是其在向社会提供医疗服务中所投入的资源必须得到补偿，才能持续生存和发展下去。如果医院的投入得不到补偿，出现亏损，则医院的可持续发展就会受到影响，进而影响医院功能的有效发挥。因此，盈余是实现医院可持续发展的前提和基础，具有非常重要的作用。对盈余增长的分析，可以用绝对增长量分析和相对增长率分析两种方法，较为常用的是计算增长率并进行分析。反映盈余增长指标是盈余增长率、盈余平均增长率。

（一）盈余增长率

1．盈余增长率计算 盈余增长率是指本年度盈余增长额同上年盈余总额的比率，其计算公式为：

$$\text{盈余增长率}=\frac{\text{本年盈余总额}-\text{上年盈余总额}}{\text{上年盈余总额}}\times 100\%$$

盈余增长率反映的是医院盈余的变化情况，与计算绝对量的盈余额相比较，消除了医院规模的影响，更能反映医院的发展状况。

2．盈余增长率分析 盈余增长率反映了医院盈余的变动水平，是医院运转正常的标志，也是医院发展的源泉，展示了医院的发展潜力。该指标为正值，表明医院的投入能得到补偿，医院资产的保全性越强，可持续发展能力越强；该指标若为负值，则表明医院的投入未能得到补偿，若持续亏损，医院可持续发展能力就会下降，应引起充分重视。

【例 9-10】下面以某医院 2015—2019 年总盈余数据为例，对该医院的盈余增长率进行分析，见表 9-10。

表 9-10 某医院总盈余增长率趋势分析

单位：万元

项目	2015 年	2016 年	2017 年	2018 年	2019 年
总盈余	8 176	15 830	13 873	32 454	36 082
总盈余增长率		93.62%	-12.36%	133.94%	11.18%

根据表9-10数据计算可知，该医院2016年总盈余增长率为93.62%，2017年为-12.36%，2018年为133.94%，2019年为11.18%。总体上看，该医院的总盈余增长较快，且处于较高水平，表明该医院具备良好的发展能力和风险防范能力。

在进行盈余增长率分析时，应注意以下几点：

（1）对于公立医院来说，不应以营利为目的。一般情况下，适当、持续且稳定的盈余是衡量一个医院投入补偿水平、管理者能力的重要内容，也是医院实现可持续发展的基础与前提。一所医院即使其技术水平高、学科能力强，若是出现持续的亏损，则必然会影响到医院未来的发展。

（2）总盈余增长率取决于收入、成本增长状况、政府财政补助等，在分析时，可以结合收入增长、成本增长、财政补助水平等进行配比分析，以作出正确判断。如果一所医院盈余增长主要依赖于财政补助，而自身业务盈余没有发生变动或变动不大，则表明医院不具备良好的发展潜力。分析时，可以结合医疗收入盈余、财政补助盈余、科教项目盈余的增长等进行综合分析，以便于科学合理评价医院的发展能力。

（3）医院盈余是收入与成本相互影响的结果。一方面收入是盈余的重要来源，但收入增长，并不能代表盈余同比例增长，这可能是由于成本、费用的增长快于收入增长比例所致；另一方面，成本、费用也是盈余增长的重要因素，在收入增长的同时，成本费用的增长比例低于收入增长比例，也可以导致盈余的较快增长。

（4）在实际运用该指标时，应结合医院的医、教、研业务规模、医疗市场占有状况、未来发展前景及其他影响医院发展的因素进行综合分析。同时，也可以将该指标与行业水平、竞争对手进行对比分析，只有在同级别、同类型、同规模医院中比较才有意义。

（二）盈余平均增长率

1．盈余平均增长率计算　盈余增长率也会受到当期的偶发因素的影响而产生剧烈波动。为消除盈余短期异常波动的影响，并客观合理地反映医院较长时期的盈余增长情况，可以计算三年盈余平均增长率指标，该指标也称为三年盈余复合增长率。其计算公式为：

$$\text{盈余平均增长率}=\left[\sqrt[3]{\frac{\text{本年盈余}}{\text{三年前盈余}}}-1\right]\times 100\%$$

2．盈余平均增长率分析　盈余平均增长率表明医院盈余连续三年的增长情况，能够反映医院盈余的长期趋势和稳定程度，可以较好地体现医院的发展状况和成长性。

【例9-11】下面以某医院2015—2019年总盈余数据为例，对该医院三年总盈余平均增长率进行分析，见表9-11。

表9-11　某医院总盈余平均增长率趋势分析

单位：万元

项目	2015年	2016年	2017年	2018年	2019年
总盈余	8 176	15 830	13 873	32 454	36 082

续表

项目	2015 年	2016 年	2017 年	2018 年	2019 年
总盈余增长率		93.62%	−12.36%	133.94%	11.18%
三年净资产平均增长率				58.33%	31.60%

根据表 9-11 数据计算可知，该医院 2018 年计算的三年总盈余平均增长率为 58.33%，2019 年计算的三年总盈余平均增长率为 30.62%。从计算结果看，该医院的三年总盈余平均增长率保持较快的增长速度，表明该医院具有较强的抗风险和可持续发展能力。

本章小结

发展能力是指医院未来医、教、研业务活动的发展趋势和发展潜能，也可以称为医院增长能力，或者医院成长能力。一所医院的发展能力表现为拥有优良的医疗技术、服务、质量及适宜的规模等。从财务角度看，发展能力是利用价值形态对医院医、教、研等各项工作状况的反映和未来判断。从结果上看，一个发展能力强的医院，应该是资产规模不断增加、价值持续增长的医院。医院发展能力的分析其实是对医院未来运营状况的动态分析，也是对医院未来价值的一个判断过程。

发展能力是医院偿债能力、运营能力和盈余能力的综合体现。要全面衡量一所医院的价值，不仅要从静态角度分析其运营能力，还应从动态角度出发分析和预测医院发展能力。影响医院发展能力的因素可以分为内部因素和外部因素。医院内部因素是指医院自身的决策与管理能力、人才、技术、学科建设及资源条件等；医院外部因素是指医院所处的政治环境、经济环境、社会和人口环境、技术与资源环境、行业环境等。

发展能力是医院可持续发展的重要保证，分析医院的发展能力是发现问题、改进医院管理的重要途径。从财务的视角来综合分析医院发展能力将从以下四个方面进行：

医院的发展能力的形成要依托不断增长的收入，只有医疗收入不断稳定增长，医院的价值才能得以增长。收入会受到国家财政政策、医保政策、物价政策等的影响，也会受到医院医、教、研业务能力的影响，与医院的医疗技术、服务质量以及管理水平有着密切的关系。

资产规模是医院医、教、研等各项业务工作协同发展的结果。资产规模不断增长就意味着医院医、教、研等各项工作有较好的发展，反之，如果一所医院的资产规模持续下降，则表明该医院的正常运营出现问题。

净资产是医院资产减去负债后的余额，净资产积累得越多，医院资本的保全性越强，其应对风险和持续发展的能力越强。净资产增加也为医院负债融资提供了保障，提高了医院筹资能力，有利于医院获得进一步发展所需的资金。

盈余是医院实现发展的内在源泉。盈余的增长，直接反映了医院的积累和发展潜力。医院的收入与费用管理与控制直接影响着医院的盈余，收入的增长是实现盈余的前提和保障，而在收入一定的情况下，只有不断控制成本，才能增加盈余。对于公立医院来说，虽然不能以盈余为运营目标，但是如果出现亏损，则必将影响医院的可持续发展，而在没有外力帮助下，盈余是实现医院扩大再生产的唯一源泉。

思考题

1. 简述医院发展能力分析的内容及意义。
2. 影响医院发展能力的因素有哪些？
3. 简述医院发展能力分析的框架与思路。
4. 反映收入增长的分析指标有哪些？分析时应注意哪些问题？
5. 反映资产规模增长的分析指标有哪些？分析时应注意哪些问题？
6. 如何从净资产增长的视角分析医院发展能力？
7. 如何从盈余增长的视角分析医院发展能力？

第十章

医院财务综合分析

本章概要

医院财务综合分析是以医院的财务报告等核算资料，将各项财务分析指标作为一个整体，系统、全面、综合地对医院财务状况、运营成果及现金流量情况进行分析、解释和评价，说明医院财务状况和运营成果的优劣。本章阐述了综合分析的特征及意义之后，重点介绍了综合评分法、综合评价法、主成分分析法的原理与应用，最后介绍了财务报告的作用及撰写。

学习目标

1. 了解医院财务综合分析的特征及意义。
2. 掌握综合评分法的原理以及分析的基本步骤和应用。
3. 掌握综合评价法的原理以及分析的基本步骤和应用。
4. 掌握主成分分析法的原理以及分析的基本步骤和应用。
5. 熟悉医院综合财务报告的撰写。

第一节 医院财务综合分析特征与意义

一、医院财务综合分析含义及特征

（一）财务综合分析的含义

医院财务综合分析，就是以医院的财务报告等核算资料，将各项财务分析指标作为一个整体，系统、全面、综合地对医院财务状况、运营成果及现金流量情况进行分析、解释，从而对医院的财务状况和运营成果作出整体的评价与判断。

医院财务分析的最终目的在于全面、准确、客观地揭示医院财务状况和运营情况，并借以对医院运营效率优劣作出合理评价。显然，要达到这样的目的，仅仅从偿债能力、运营能力、盈利能力和发展能力，以及资产负债表、收入费用表、现金流量表、会计报表附注的不同侧面进行分析，是不可能得出全面、准确的综合性结论的，甚至还可能得出错误的结论。医院的经济活动是一个有机整体，各个方面并不是孤立的，而是相互联系的，要全面评价医院的财务状况，仅仅满足于某些局部的分析是不够的，而应将相互关联的各种报表、各项指标联系在一起，从全局出发，进行全面、系统、综合的分析。

（二）财务综合分析与单项分析的区别

医院财务综合分析是相对于财务报表单项分析而言，与单项分析相比较，财务综合分析具有以下特点。

1. 分析方法不同 单项分析通常从医院财务活动的某一个方面入手，对个别财务现象作出判断和评价，而综合财务分析则是从整体的视角考察、归纳医院的财务活动和运营成果。单项分析能够认识到每一个具体的财务现象，可以对医院财务的某一个方面作出判断和评价，并为综合分析提供良好的基础，但如果不在此基础上抽象概括，把具体的问题提高到理论高度认识，就难以对医院的财务状况和经营成果作出全面、完整和综合的评价。综合分析要以各项单项分析指标及其各个指标要素为基础，要求各单项指标要素及计算的各项指标一定要真实、全面和适当，所设置的评价指标必须能够涵盖医院财务状况综合分析的要求。因此，单项财务分析具有实务性和实证性，是综合分析的基础，综合分析是对单项分析的总结和概括，具有高度的抽象性和概括性，只有把单项分析和综合分析结合起来，才能提高财务分析的质量。

2. 分析的重点和基准不同 单项分析的重点和比较基准是财务计划、财务理论标准，而综合分析的重点和基准是医院整体的发展趋势。单项分析把每个分析的指标视为同等重要，它难以考虑各种指标之间的相互关系；而财务综合分析强调各种指标有主辅之分，一定要抓住主要指标，只有抓住主要指标，才能抓住影响医院财务状况的主要矛盾，在主要指标分析的基础上再对其辅助指标进行分析，才能分析透彻、把握准确且详尽。在进行综合分析时，各主辅指标功能应相互协调匹配，特别应注意主辅指标间的本质联系和层次关系。

3. 分析目的不同 单项分析的目的是有针对性的，侧重于找出医院财务状况和运营成果某一方面存在的问题，并提出改进措施。综合分析的目的是要全面评价医院的财务状况，并提出具有全局性的改进意见。显然，只有综合分析获得的信息才是最系统、最完整的，单项分析仅涉及一个领域或一个方面，往往达不到这样的目的。

（三）医院财务综合分析的特殊性

医院向社会公众提供医疗服务，是公益性事业单位，其不同于企业。因此，医院财务综合分析有其特殊性。

1．医院的财务综合分析应突出社会效益导向　医院是公益性事业单位，其运营的目的是以比较低廉的费用向患者提供优质的医疗服务，其既要注重经济效益，又要注重社会效益。因此，在进行财务综合分析评价时，医院不能单纯以盈余作为衡量医院财务状况优劣的唯一指标。过去，许多医院曾采用单一的财务指标来进行评价，如医疗收入、收支结余等，并且将这些指标同科室及个人利益挂钩，由于医疗信息的不对称性，医院的道德风险增加，存在着诱导需求的现象，致使有些医院或医务人员在利益的驱动下，为患者提供过度的医疗服务，为医药费用的不合理的增长起了推波助澜的作用，增加了患者的费用负担。因此，在医院的财务综合分析评价时，应正确引导医院工作人员努力提高服务质量，重视社会效益，关注价值医疗，不断满足人民群众的医疗需求。

2．重视资源的利用效率　医院的财务综合分析应重点关注资源的利用程度，引导科室与员工以最低的耗费，取得最大的经济和社会效益。由于医院的性质，医疗保险制度的实施，医疗收费价格的限制，医院收入特点以及医疗信息的不对称等因素的影响，要求医院必须通过提高医疗技术水平、工作效率，不断降低医疗成本获取经济效益。因此在医院的财务综合评价指标的选择中，应重点关注科技水平与工作效率，以及成本等方面指标，以提高医院资源的利用程度。

3．医院管理的复杂性　医院的服务对象是患者，其主要功能包括：①治疗患者；②开展医学研究；③培训医务人员；④向社区提供健康服务等。随着医学科学的发展，医学模式的转化，医院专业化分工越来越细，技术的要求也越来越高；医院各部门、科室的相互联系、相互协调也越来越密切；医疗质量涉及多学科、多部门、多环节、多流程，控制技术相对复杂。因此，在综合分析评价医院财务状况时，必须充分考虑医院管理复杂性。

二、医院财务综合分析的意义

（一）财务综合分析有利于对医院财务状况作出全面的评价

医院的主要功能是医疗、教学、科研，但要有效发挥其功能需要管理、后勤、信息等各方面的共同努力，所以医院是一个复杂且相互联系的有机整体。单项财务分析都是从某一个侧面反映医院财务运行的指标，但在进行财务分析时，以某项指标的经济效果为分析对象，得出的分析结论可能是碎片化的，不能准确地说明医院财务运行的本质问题。医院的各项财务指标是相互联系、相互制约的，如果只有财务活动的各个方面的分析，没有医院财务的综合的分析，就不能从医院整体上考察医院财务状况和效果。

（二）有助于医院进行趋势分析和比较分析

财务综合分析的结果在同一医院不同时期的趋势分析和不同医院之间的比较分析时，消除了时间上和时点上的差异，使之更具有可比性，有利于医院从整体上、本质上反映和把握医院的财务状况和运营成果。

（三）为改进医院管理提供有效且全面的决策信息

医院财务综合分析是各项指标分析的综合、概括和提高，有助于医院的管理者全面考察医院业务活动中各个主要方面的经济效果，为决策提供依据。在医院运营管理过程中，成本、可持续发展、核心竞争力是任何一家医院所关注的，这三个方面相互联系、相互影响。影响这三个方面的因素有：管理能力、资源配置与使用、规模发展，这些因素对医院的影响是动态且非均衡的。医院管理者需要洞悉这些因素的变化，并围绕着上述三个方面来作出决策，包括战略制定、组织架构设计、绩效管理、薪酬分配等。医院决策管理的效果反映在经济层面上就是医院的收入、成本、资源使用与配置、效率等。医院财务综合分析在对上述各个方面分析的基础上，把医院经济活动各个方面联系在一起，从全局出发，在整体上做综合平衡的分析研究，概括地了解医院运营管理状况，资源配置与使用状况，比较经济效果，认识和掌握提高医院运营管理的规律性。这些决策信息，可以帮助医院管理者充分运用现有医疗卫生资源，从整体出发，在经济活动中统筹兼顾，合理配置，全面权衡得失，抓住重点，充分发挥人的主观能动性，最大限度地提高医院经济活动的效果。

（四）为政府及卫生管理部门提供有力的信息支持

对卫生、财政、医疗保险、物价等政府管理部门而言，对医院财务的综合分析是制定卫生政策、财政政策、医保政策、物价政策的重要依据和前提。同时，为促进医疗市场发展，政府管理部门还通过出台相关政策，对医院施加影响，而这些政策都会影响医院的财务状况。政府及卫生管理部门通过对医院财务综合分析，可以从宏观的角度判断医院运营是否正常，是否存在风险、面临的问题等，进而判断相关卫生政策对医院的影响，为制定与调整宏观卫生政策提供可靠信息。

第二节　医院财务综合分析方法

一、综合分析法原理

（一）综合分析法含义

综合分析法是对评价对象的全体，根据所给的条件采用一定的方法，选定若干个财务指标，按其重要程度确定权重，然后评出每项指标的得分，求出综合评分，对每个评价对象给出一个评价值，再据此择优或排序。综合评价的目的通常希望能对若干对象按一定意义进行排序，从中挑出最优或最劣对象，对于每一个评价对象通过综合评价和比较可以找到自身的差距，也便于及时采取措施加以改进。

综合分析法的基本思想是将多个指标转化为一个能够反映综合情况的指标来进行评价。在医院的财务综合分析中，常用的综合评价方法有简单综合评价法、主成分分析法、聚类分析法、数据包络分析法、模糊综合分析法、秩和评价法等。医院在实际工作中，可以依据不同的目标要求及资料的适应性而选择合适的评价方法。

（二）综合评价法特点

1. 评价过程不是逐个指标顺次完成的，而是通过一些特殊方法将多个指标的评价同时完成的。

2. 在综合评价过程中，一般要根据指标的重要性进行加权处理。

3. 评价结果不再是具有具体含义的统计指标，而是以指数或分值表示参评单位的“综合状况”的排序。

（三）综合评价的要素

1. 评价的主体　医院财务综合评价的主体是指评价的行为主体，一般包括评价组织机构以及评价实施机构，随着医院财务综合评价工作的不断发展，以及医院内部管理需要，评价主体不仅包括卫生行政管理部门、中介机构、医疗保险管理机构以及社会团体等，还包括医院内部的测评组织与机构。一般而言，不同的评价主体应根据其自身的特定目的来对考评对象进行客观的评价。并根据不同的需求，建立完整的考评管理制度、选择评价人员及建立相应的组织机构。

2. 评价客体　医院财务综合评价的客体主要是指评价的行为对象，其主要包括对医院的客观评价，医院不同时期的评价。评价主体由于不同的目的，应选择不同的评价客体，如卫生行政管理部门，为了加强医院管理，可以将各级各类医院作为评价对象。医疗保险机构可以将参加医疗保险的医院作为评价对象，而医院为了加强内部管理，也可以做内部评价。

3. 评价目标　医院财务综合评价目标是评价系统的主要目的，也是医院管理的重要组成部分，是医院实现运营目标的主要手段。通过科学地评价，可以正确引导及规范医院及员工的行为，可以使医院的管理者以及员工，为实现医院的运营目标而努力工作。

医院的运营管理是指医院根据其预算确定的运营目标，结合环境及条件的变化，对医院运营活动进行有计划、有组织的指导、监督、调节的统一组织实施活动的总和，其根本目的是合理利用人力、财力、物力等卫生资源，以取得最优的社会及经济效益，为人民的健康水平服务。医院在实现其运营目标的过程中，由于内外环境的变化往往会遇到许多新的问题，使医院难以按照既定的目标运行。医院通过财务综合评价，一方面可以使其同医院的运营目标相连接，另一方面通过财务评价可以发现问题、总结经验，实现医院的高质量发展。

4．评价指标　财务综合评价指标，是指对评价客体进行评价的内容，医院财务综合评价系统关注的是评价对象与医院运营目标的相关方面，即所谓的关键因素，这些关键性因素具体表现在评价指标上。这些关键性因素有：偿债能力、运营能力、盈余能力、发展能力等方面的指标。在实施财务综合评价时，也可将非财务方面的指标纳入评价指标中，如床位使用率、出院人数、手术例数、科研及创新能力、消费者评价等指标。医院在进行财务综合评价时，如何将关键性因素准确地反映在各具体指标上，是医院财务综合评价系统需解决的重要问题。

5．评价标准　评价标准，是指判断评价对象的业绩优劣的基础。选择什么指标作为评价基准取决于评价的目的，在医院的财务评价中常用的标准大致有：年度预算标准、医疗卫生行业水平标准、历史标准、竞争对手标准等。在具体选用标准时，应与评价的客体相联系，应根据不同的评价对象及目的，选择适当的评价标准。

6．评价报告　财务综合评价报告，是医院财务综合评价系统的输出信息，是指评价人员在对评价对象评价工作完成后，根据被评价对象的财务有关信息，通过运用一定的方法，经过加工处理，得到评价对象的评价指标的数值或状况，然后将该评价对象的有关指标的数值完成状况，同预先选定的标准进行对比，通过评价找出差异的原因及影响因素，得出评价对象的完成状况，最后形成财务综合报告。在一般情况下，财务综合报告应当肯定成绩，找出不足，提出建议。

（四）指标体系选择原则

1．完整性原则　评价指标应能够全面系统地研究各个方面，全面又不重叠。

2．可操作性原则　指标体系的选择应尽量简单明了、准确可靠，尽量利用现存数据和已有规范标准，评价指标应该在相对有限的时间和空间上容易获取的指标。

3．重要性原则　指标应是诸领域中的重要指标，是能够反映研究目的、现状及变化特征的主要指标。

4．独立性原则　所谓指标的独立性就是指所选取的指标在同一层次上要相对独立，彼此间不存在因果关系，不相互重叠。

5．评价性原则　指标均应为量化指标，并可用于不同系统之间的比较评价。在对备选方案进行综合评价之前，要注意评价指标类型的一致化处理。有些指标是正指标，有些指标是逆指标，有些指标是定量的，有些指标是定性。指标处理中要保持同趋势化，以保证指标间的可比性。对于效益型指标，越大越好；对于成本类指标，则越小越好；对于区间型指标，属性值在某一固定区间为最好。这就要求对评价指标属性值进行归一化处理。对于定性指标首先要经过各种处理，使其转化成数量表示的指标。

（五）综合评价法步骤

1．明确综合评价的目的和目标。

2．分析影响因素，确定综合评价指标体系。

3．搜集数据，并对不同计量单位的指标数据进行同度量处理。

4．确定指标体系中各指标的权重。

5．对经过处理的指标进行汇总计算出综合评价指标数或综合评价分值。

6．根据评价指标数或分值对参评单位进行排序，并由此得出结论。

二、综合分析法应用举例之一：综合评分法

综合评分法是根据评价目的选定若干指标，按其重要程度确定权重，然后评出每项指标的得分，求出综合评分，最后将综合评分之和与标准评分之和进行比较，以判断医院财务状况的优劣。在第六至第九章中，对医院的偿债能力、运营能力、盈余能力、发展能力进行了专题分析，每项专题分析都从不同的角度揭示了其体现的经济意义。但是，医院财务分析的最终目的在于全面、准确、客观地揭示医院的财务状况和运营成果，借以对医院的财务状况和成果的优劣作出合理评价。显然，单纯从某一个方面或孤立的财务比率，难以对医院财务状况和运营成果作出合理、正确的综合性结论。因此，只有将不同的指标分析与评价融为一体，才能从总体上把握医院的财务状况和运营成果。

综合评分法既可以用于不同医院评价与排序，也可以用于医院不同时期财务评价与排序。通过与不同医院的比较，可以发现医院与同类、同级别医院的差距，便于医院找出与先进医院的差距，以便改进；通过对医院不同时期的财务状况和运营成果的评价和排序，可以从趋势上分析与评价医院财务状况的变化规律，揭示医院在发展过程中取得的成绩或存在的问题，以便扬长避短，改进管理，实现医院的可持续发展。

（一）确定医院财务综合分析指标体系

确定评价医院财务状况指标时，应选取能说明问题的重要指标，一般认为，医院财务评价的内容主要是偿债能力、运营能力、盈余能力、发展能力。在每一类指标中，再选择代表性的重要财务指标。

反映偿债能力的主要指标有流动比率、速动比率、现金流量与负债比率、资产负债率；反映运营能力的主要指标有总资产周转率、库存物资周转率、固定资产周转率、应收账款周转率；反映盈余能力的主要指标有总收入盈余率、医疗收入盈余率、总资产盈余率、净资产盈余率；反映发展能力主要指标有总收入增长率、医疗收入增长率、总资产增长率、净资产增长率。

（二）分配权重

通常确定财务综合评价指标权重的方法有主观赋权法和客观赋权法。

主观赋权法是指评价人员依靠自身的专业知识、经验，通过主观判断来确定指标权重的方法。评价研究者（一般为专家）根据自己的经验和对实际的判断主观给出评价指标的权重系数，若认为某一指标越重要，则赋予它越大的权重系数。比较熟悉的几个方法有：德尔菲法、层次分析法、序关系分析法、直接赋权法等。

客观赋权法没有任何的主观色彩，其权数的确定完全从实际数据中得出，这些数据是指所有评价对象的各指标的得分值或测量值。常用的客观赋权法有：熵值法、变异系数

法、离差法、方差法、均方差法等。

本案例中，我们采用主观赋权法中的直接赋权法来确定指标的权重。偿债能力、运营能力、盈余能力、发展能力四类指标的权重分配为 3∶2∶3∶2。但权重的分配可以根据评价对象的特点或评价者的目的进行调整，如特别关心运营能力，则可以加大运营能力指标的权重。显然，权重的分配带有主观判断性，分配不当会影响评价的结果。

（三）确定标准比率

标准比率通常应以医疗行业的平均值为基础，适当进行理论修正。在确定时应注意医院类型、规模、级别差异。

（四）综合评分标准

为了克服某一个别指标异常波动对总分的影响，在给每个指标评分时，规定了上限和下限。上限可定位正常值的 1.5 倍，下限定位正常值的 0.5 倍。此外，给分时采用“加”或“减”的关系来处理。

例如，净资产盈余率的标准值为 5%，标准得分为 8 分，行业最高为 19%，最高分 12 分，则每分的财务比率差为:（19%－5%）÷（12－8）＝3.5%，表明净资产盈余率每提高 3.5 个百分点，就多给 1 分，但该项得分最高不超过 12 分。

设定 100 分为总评分，以综合性三级医院的平均值（加以修正）为标准值，则综合评分标准，见表 10-1 所示。

表 10-1 综合评分的标准

评价内容	评价指标	标准评分值 / 分	标准比率 /%	行业最高比率 /%	最高评分 / 分	最低评分 / 分	每分比率的差 /%
偿债能力（30 分）	流动比率	8	110	150	12	4	10.00
	速动比率	6	100	130	9	3	10.00
	现金流量与负债比率	8	10	40	12	4	7.50
	资产负债率	8	50	30	12	4	5.00
运营能力（20 分）	总资产周转率	5	120	150	7.5	2.5	12.00
	库存物资周转率	5	4 000	5 500	7.5	2.5	600.00
	应收账款周转率	5	900	1 500	7.5	2.5	240.00
	固定资产周转率	5	300	420	7.5	2.5	48.00
盈余能力（30 分）	总收入盈余率	8	2.0	9	12	4	1.75
	医疗收入盈余率	8	−1.0	8	12	4	2.25
	总资产盈余率	6	2.70	12	9	3	3.10
	净资产盈余率	8	5	19	12	4	3.50

续表

评价内容	评价指标	标准评分值/分	标准比率/%	行业最高比率/%	最高评分/分	最低评分/分	每分比率的差/%
发展能力（20分）	总收入增长率	5	6	20	7.5	2.5	5.60
	医疗收入增长率	5	8	25	7.5	2.5	6.80
	总资产增长率	5	8	20	7.5	2.5	4.80
	净资产增长率	5	9	20	7.5	2.5	4.40
合计		100			150	50	

注：资产负债率是逆向指标。

综合评分法的关键技术是“标准评分值”的确定和“标准比率”的建立。本例中的相关行业标准、最高行业比率数据及评分值仅仅是根据笔者多年的经验所得出，并没有科学求证。对于综合评分方法，只有通过长期连续实践，不断修正，才能取得较好的效果。

（五）得分评价

标准分为 100 分，即为行业平均基准值。在 50～150 分区间内规定了 4 个评价等级，即 130≤得分≤150 为优秀级；100≤得分<130 为良好级；80≤得分<100 为中下级；50≤得分<80 为差级。

（六）综合评分法案例应用

【例 10-1】某医院是一所综合性三级甲等医院，该医院 2019 年相关财务指标数据，见表 10-2，请依据评价标准对该医院的财务状况进行综合评价。相关计算见表 10-2。

表 10-2　某医院财务情况评分

评价指标	实际比率 1	标准比率 2	差异 3=1－2	每分比率 4	调整分 5=3÷4	标准评分值 6	得分 7=5+6
偿债能力							
流动比率	119	110	9	10.00	0.90	8	8.90
速动比率	113	100	13	10.00	1.30	6	7.30
现金流量与负债比率	28	10	18	7.50	2.40	8	10.40
资产负债率	40.12	50	−9.88	5.00	1.98	8	9.98
运营能力							
总资产周转率	139	120	19	12.00	1.58	5	6.58
库存物资周转率	5 418	4 000	1 418	600.00	2.36	5	7.36

续表

评价指标	实际比率 1	标准比率 2	差异 3=1−2	每分比率 4	调整分 5=3÷4	标准 评分值 6	得分 7=5+6
应收账款周转率	964	900	64	240.00	0.27	5	5.27
固定资产周转率	413	300	113	48.00	2.35	5	7.35
盈余能力							
总收入盈余率	7.65	2.0	5.65	1.75	3.23	8	11.23
医疗收入盈余率	5.05	−1.0	6.05	2.25	2.69	8	10.69
总资产盈余率	11.00	2.70	8.3	3.10	2.68	6	8.68
净资产盈余率	18.45	5	13.45	3.50	3.84	8	11.84
发展能力							
总收入增长率	8.87	6	2.87	5.60	0.51	5	5.51
医疗收入增长率	9.61	8	1.61	6.80	0.24	5	5.24
总资产增长率	17.52	8	9.52	4.80	1.98	5	6.98
净资产增长率	18.58	9	9.58	4.40	2.18	5	7.18
合计						100	130.49

注：资产负债率是逆向指标，本例中，确定的行业标准值为 50%，当资产负债率的实际值超过标准值时，应理解为财务状况的消极表现。因此，在计算时可反向计算该指标的得分。

从表 10-2 可以看出，该医院的综合得分 130.49 分，超过行业平均值 30.49 分，评价结果为优秀级。

三、综合分析法应用举例之二：综合评价法

综合评价是对医院作出的全面评价，实务中要根据评价目的选定若干指标，进行综合分析，以判断医院财务状况的优劣，这种多元化指标体系，能全面反映某个事物的发展状况，但因为各个指标的同时使用，经常会发生不同指标相互矛盾的状况。如我们要评价甲乙两个医院的综合财务状况时，往往是甲医院的某几个指标好于乙医院，而乙医院的某几个指标好于甲医院，这就使我们不能正确地判断甲乙两个医院到底孰优孰劣，同样在分析医院不同时期的综合财务状况时，也会遇到同样的困难。针对这种状况，医院应运用综合评价指标的方法来克服上述困难，即把反映医院业绩的多个指标的信息综合起来，得到一个综合指标，由此来评价医院的整体财务状况，并可以进行横向及纵向的比较。

综合评价法可以全面综合了解医院财务状况，通过与行业对比，可以了解医院在行业中所处的位置；通过与竞争对手对比，可以了解与竞争对手相比的优势或不足，便于发现问题，找出差距，加以改进。运用综合评价法，对医院不同时期的财务状况和运营效果进

行评价和排序，可以从趋势上分析与评价医院财务状况的变化特征及运行规律，便于检讨医院运营过程中存在的问题，改进管理。

【例 10-2】某医院采用综合评价法，考察医院 2015—2019 年的财务运行状况。该医院选用 16 个指标构成了一个评价指标体系。各项指标数值，见表 10-3。

表 10-3　某医院 2015—2019 年财务指标数据

评价指标	2015 年	2016 年	2017 年	2018 年	2019 年
流动比率	66	79	85	109	119
速动比率	60	72	79	102	113
现金流量与负债比率	24	30	11	31	28
资产负债率	51.39	51.11	46.85	40.66	40.12
总资产周转率	136	146	142	148	139
库存物资周转率	4 047	4 380	4 583	5 673	5 418
应收账款周转率	2 356	2 027	1 460	1 171	964
固定资产周转率	288	363	387	442	413
总收入盈余率	3.68	5.32	6.24	6.65	7.65
医疗收入盈余率	0.92	0.46	3.63	4.49	5.05
总资产盈余率	5.14	8.18	9.21	10.27	11.00
净资产盈余率	10.57	16.77	18.03	18.19	18.45
总收入增长率	15.32	27.05	11.05	16.92	8.87
医疗收入增长率	15.31	24.36	12.56	16.60	9.61
总资产增长率	5.01	25.60	7.33	16.09	17.52
净资产增长率	5.16	26.43	16.66	29.61	18.58

表 10-3 中的资产负债率是逆向指标，可用其倒数来参与综合评价。

对表 10-3 中的指标值按公式 $X'_{ij}=\dfrac{X_{ij}-\overline{X}_i}{S_i}$ 进行标准化处理。

其标准化处理后的数据，见表 10-4。

表 10-4　标准化处理后数据

评价指标	2015 年	2016 年	2017 年	2018 年	2019 年
流动比率	−1.309 4	−0.644 5	−0.337 6	0.890 0	1.401 5
速动比率	−1.291 8	−0.676 6	−0.317 8	0.861 2	1.425 1

续表

评价指标	2015 年	2016 年	2017 年	2018 年	2019 年
现金流量与负债比率	−0.109 5	0.711 9	−1.889 2	0.848 8	0.438 1
资产负债率	−1.062 5	−1.017 6	−0.267 1	1.103 7	1.243 4
总资产周转率	−1.409 1	0.863 6	−0.045 5	1.318 2	−0.727 3
库存物资周转率	−1.243 7	−0.708 1	−0.381 5	1.371 7	0.961 6
应收账款周转率	1.457 0	0.826 6	−0.259 8	−0.813 6	−1.210 2
固定资产周转率	−1.729 2	−0.297 7	0.160 3	1.210 1	0.656 6
总收入盈余率	−1.660 2	−0.438 1	0.247 4	0.552 9	1.298 0
医疗收入盈余率	−1.062 0	−1.307 5	0.384 2	0.843 2	1.142 0
总资产盈余率	−1.768 9	−0.283 4	0.219 9	0.737 8	1.094 5
净资产盈余率	−1.961 8	0.123 8	0.547 6	0.601 4	0.688 9
总收入增长率	−0.082 8	1.778 3	−0.760 3	0.171 0	−1.106 2
医疗收入增长率	−0.076 2	1.749 1	−0.630 9	0.183 9	−1.225 9
总资产增长率	−1.251 4	1.519 2	−0.939 2	0.239 5	0.431 9
净资产增长率	−1.654 6	0.836 4	−0.307 8	1.208 8	−0.082 9

用德尔菲法给指标确定权重，根据权重计算各指标分值并排序，见表 10-5。

表 10-5　某医院 2015—2019 年财务指标分值及排序

评价指标	权重	2015 年	2016 年	2017 年	2018 年	2019 年
流动比率	0.08	−0.104 8	−0.051 6	−0.027 0	0.071 2	0.112 1
速动比率	0.06	−0.077 5	−0.040 6	−0.019 1	0.051 7	0.085 5
现金流量与负债比率	0.08	−0.008 8	0.056 9	−0.151 1	0.067 9	0.035 0
资产负债率	0.08	−0.085 0	−0.081 4	−0.021 4	0.088 3	0.099 5
偿债能力		−0.276 1	−0.116 7	−0.218 6	0.279 1	0.332 1
总资产周转率	0.05	−0.070 5	0.043 2	−0.002 3	0.065 9	−0.036 4
库存物资周转率	0.05	−0.062 2	−0.035 4	−0.019 1	0.068 6	0.048 1
应收账款周转率	0.05	0.072 8	0.041 3	−0.013 0	−0.040 7	−0.060 5
固定资产周转率	0.05	−0.086 5	−0.014 9	0.008 0	0.060 5	0.032 8
运营能力		−0.146 4	0.034 2	−0.026 4	0.154 3	−0.016 0

续表

评价指标	权重	2015 年	2016 年	2017 年	2018 年	2019 年
总收入盈余率	0.08	−0.132 8	−0.035 1	0.019 8	0.044 2	0.103 8
医疗收入盈余率	0.08	−0.085 0	−0.104 6	0.030 7	0.067 5	0.091 4
总资产盈余率	0.06	−0.106 1	−0.017 0	0.013 2	0.044 3	0.065 7
净资产盈余率	0.08	−0.156 9	0.009 9	0.043 8	0.048 1	0.055 1
盈余能力		−0.480 7	−0.146 8	0.107 4	0.204 1	0.316 0
总收入增长率	0.05	−0.004 1	0.088 9	−0.038 0	0.008 6	−0.055 3
医疗收入增长率	0.05	−0.003 8	0.087 5	−0.031 5	0.009 2	−0.061 3
总资产增长率	0.05	−0.062 6	0.076 0	−0.047 0	0.012 0	0.021 6
净资产增长率	0.05	−0.082 7	0.041 8	−0.015 4	0.060 4	−0.004 1
发展能力		−0.153 2	0.294 2	−0.131 9	0.090 2	−0.099 1
综合分值		−1.056 4	0.065 0	−0.269 3	0.727 6	0.533 0
排序		5	3	4	1	2

各项指标的数据经标准化处理后，综合分值的平均数为 0，即综合分值等于 0 为平均水平，大于 0 为高于平均水平，小于 0 为低于平均水平。

从表 10-5 可以看出，该医院财务综合状况呈现上升趋势，2018 年综合财务状况最好。

四、综合分析法应用举例之三：主成分分析法

（一）主成分分析法的基本原理

主成分分析（principal component analysis）是利用降维的思想，将多个变量转化为少数几个综合变量（即主成分），其中每个主成分都是原始变量的线性组合，各主成分之间互不相关，从而这些主成分能够反映始变量的绝大部分信息，且所含的信息互不重叠。

采用这种方法可以克服单一的财务指标不能真实反映医院的经济活动情况的缺点，引进多方面的财务经济指标，但又将复杂因素归结为几个主成分，使得复杂问题得以简化，同时得到更为科学、准确的经济活动信息。

（二）主成分分析法代数模型

假设用 p 个变量来描述研究对象，分别用 $X_1, X_2 \cdots X_p$ 来表示，这 p 个变量构成的 p 维随机向量为 $X=(X_1, X_2 \cdots X_p)^t$。设随机向量 X 的均值为 μ，协方差矩阵为 Σ。假设 X 是以 n 个标量随机变量组成的列向量，并且 μk 是其第 k 个元素的期望值，即，$\mu k=E(xk)$，协方差矩阵然后被定义为：

$$\Sigma=E\{(X-E[X])(X-E[X])\}$$

$$=\begin{bmatrix} E[(X_1-\mu_1)(X_1-\mu_1)] & E[(X_1-\mu_1)(X_2-\mu_2)] & \cdots & E[(X_1-\mu_1)(X_n-\mu_n)] \\ E[(X_2-\mu_2)(X_1-\mu_1)] & E[(X_2-\mu_2)(X_2-\mu_2)] & \cdots & E[(X_2-\mu_2)(X_n-\mu_n)] \\ \vdots & \vdots & \ddots & \vdots \\ E[(X_n-\mu_n)(X_1-\mu_1)] & E[(X_n-\mu_n)(X_2-\mu_2)] & \cdots & E[(X_n-\mu_n)(X_n-\mu_n)] \end{bmatrix}$$

对 X 进行线性变化，考虑原始变量的线性组合：

$$\begin{cases} Z_1=\mu_{11}X_1+\mu_{12}X_2+\cdots\mu_{1p}X_p \\ Z_2=\mu_{21}X_1+\mu_{22}X_2+\cdots\mu_{2p}X_p \\ \cdots\cdots\ \cdots\cdots\ \cdots\cdots \\ Z_p=\mu_{p1}X_1+\mu_{p2}X_2+\cdots\mu_{pp}X_p \end{cases}$$

主成分是不相关的线性组合 $Z_1, Z_2\cdots Z_p$，并且 Z_1 是 $X_1, X_2\cdots X_p$ 的线性组合中方差最大者，Z_2 是与 Z_1 不相关的线性组合中方差最大者，…，Z_p 是与 $Z_1, Z_2\cdots Z_{p-1}$ 都不相关的线性组合中方差最大者。

（三）主成分分析法基本步骤

第一步：设估计样本数为 n，选取的财务指标数为 p，则由估计样本的原始数据可得矩阵 $X=(x_{ij})_{m\times p}$，其中 x_{ij} 表示第 i 家分析对象的第 j 项财务指标数据。

第二步：为了消除各项财务指标之间在量纲化和数量级上的差别，对指标数据进行标准化，得到标准化矩阵。

第三步：根据标准化数据矩阵建立协方差矩阵 R，是反映标准化后的数据之间相关关系密切程度的统计指标，值越大，说明有必要对数据进行主成分分析。其中，$R_{ij}(i, j=1, 2, \cdots, p)$ 为原始变量 X_i 与 X_j 的相关系数。R 为实对称矩阵（即 $R_{ij}=R_{ji}$），只需计算其上三角元素或下三角元素即可，其计算公式为：

$$R_{ij}=\frac{\sum_{k=1}^{n}(X_{kj}-X_i)(X_{kj}-X_j)}{\sqrt{\sum_{k=1}^{n}(X_{kj}-X_i)^2(X_{kj}-X_j)^2}}$$

第四步：根据协方差矩阵 R 求出特征值、主成分贡献率和累计方差贡献率，确定主成分个数。解特征方程 $\left|\lambda E-R\right|=0$，求出特征值 $\lambda_i\ (i=1, 2,\cdots, p)$。因为 R 是正定矩阵，所以其特征值 λ_i 都为正数，将其按大小顺序排列，即 $\lambda_1\geqslant\lambda_2\geqslant\cdots\geqslant\lambda_i\geqslant 0$。特征值是各主成分的方差，它的大小反映了各个主成分的影响力。主成分 Z_i 的贡献率 $W_i=$ $W_i=\lambda_j\Big/\sum_{j=1}^{p}\lambda_j$，累计贡献率为 $\sum_{j=1}^{m}\lambda_j\Big/\sum_{j=1}^{p}\lambda_j$。根据选取主成分个数的原则，特征值要求大于 1 且累计贡献率达 80%～95% 的特征值 $\lambda_1, \lambda_2, \cdots, \lambda_m$ 所对应的 1, 2, ⋯, $m(m\leqslant p)$，其中整数 m 即为主成分的个数。

第五步：建立初始因子载荷矩阵，解释主成分。因子载荷量是主成分 Z_i 与原始指标 X_i 的相关系数 $R(Z_i, X_i)$，揭示了主成分与各财务比率之间的相关程度，利用它可较好地解释主成分的经济意义。

第六步：计算医院财务综合评分函数 F_m，计算出医院的综合值，并进行降序排列：

$$F_m = W_1Z_1 + W_2Z_2 + \cdots + W_iZ_i$$

（四）主成分分析法的具体应用

【例 10-3】请利用主成分分析法，对某城市 A～Q 等 17 所医院 2019 年财务状况进行综合评价。

首先，选择反映医院综合财务状况的 9 项指标运用 SPSS 进行分析数据整理并将主成分分析结果进行统计学描述，选择指标分别是：人均医疗收入（X_1）、人均盈余（X_2）、收支比（X_3）、百元固定资产收入（X_4）、人均门诊人次（X_5）、人均手术例数（X_6）、人均出院人数（X_7）、人均占用病床（X_8）、药品比例（X_9）；资料中逆指标在分析时已经转为正指标。

某城市 17 所医院 2019 年 9 项经济运行指标，见表 10-6。

表 10-6　2019 年某城市 17 所医院经济运行指标

医院	人均医疗收入 / 元	人均盈余 / 元	收支比	百元固定资产收入 / 元	人均门诊人次 / 人次	人均手术例数 / 例	人均出院数	人均占用病床	药品比例
A	109 534	26 718	1.322 6	82	95.07	18.95	26.02	1.08	47.04
B	102 163	−6 234	0.942 5	26	1 256.41	42.46	47.24	2.09	24.11
C	184 376	37 993	1.259 5	68	76.75	17.88	17.22	1.20	22.82
D	152 589	61 483	1.674 9	194	314.03	39.01	42.32	1.88	53.99
E	138 855	48 234	1.532 3	82	486.02	47.78	58.05	2.31	41.46
F	134 890	46 605	1.527 9	131	1 001.82	60.42	51.86	2.42	46.24
G	84 234	22 164	1.357 1	250	724.17	62.86	67.43	1.74	20.66
H	158 315	35 351	1.287 5	56	1 496.80	59.70	51.83	2.08	35.76
I	222 162	51 728	1.303 5	113	2 148.26	56.73	69.85	1.55	43.20
J	128 141	55 227	1.757 4	112	571.66	40.08	75.52	1.17	29.48
K	89 917	26 536	1.418 7	119	883.80	64.29	65.20	1.61	37.27
L	282 080	69 473	1.326 8	110	1 758.86	56.17	55.72	1.02	8.86
M	108 700	22 032	1.254 2	86	2 118.45	52.45	53.68	1.24	30.10
N	96 993	31 949	1.491 2	286	585.30	40.69	59.90	1.76	53.56
O	64 181	16 191	1.337 4	321	435.44	33.93	39.73	1.83	39.80
P	334 603	205 148	2.584 7	87	879.94	7.25	25.78	0.70	10.23
Q	96 804	43 311	1.809 6	186	1 388.65	52.77	51.76	2.13	24.60

根据原始资料的特性，为消除量纲对分析结果的影响，对 10–6 表中的数据进行标准化处理，结果见表 10–7。

表 10–7 标准化数据

X_1	X_2	X_3	X_4	X_5	X_6	X_7	X_8	X_9
−0.505 09	−0.445 94	−0.450 59	−0.644 65	−1.321 99	−1.501 1	−1.512 71	−1.115 06	−0.652 76
−0.606 12	−1.181 33	−1.527 5	−1.315 37	0.465 02	−0.109 99	−0.203 37	0.910 93	0.101 22
0.520 73	−0.194 32	−0.629 36	−0.812 33	−1.350 18	−1.564 41	−2.055 69	−0.874 35	0.187 07
0.085 04	0.329 9	0.547 57	0.696 79	−0.985 07	−0.314 13	−0.506 95	0.489 68	−0.757 27
−0.103 2	0.034 22	0.143 55	−0.644 65	−0.720 42	0.204 8	0.463 64	1.352 23	−0.548 25
−0.157 55	−0.002 13	0.131 08	−0.057 77	0.073 27	0.952 72	0.081 7	1.572 88	−0.641 56
−0.851 86	−0.547 58	−0.352 84	1.367 5	−0.353 96	1.097 1	1.042 42	0.208 85	0.358 77
0.163 52	−0.253 28	−0.550 03	−0.956 05	0.834 92	0.910 12	0.079 85	0.890 87	−0.402 68
1.038 63	0.112 2	−0.504 7	−0.273 36	1.837 36	0.734 38	1.191 74	−0.172 27	−0.585 57
−0.250 05	0.190 28	0.781 31	−0.285 34	−0.588 64	−0.250 82	1.541 6	−0.934 52	−0.182 46
−0.773 97	−0.450 01	−0.178 31	−0.201 5	−0.108 33	1.181 72	0.904 82	−0.051 92	−0.447 47
1.859 89	0.508 21	−0.438 69	−0.309 29	1.238 17	0.701 25	0.319 88	−1.235 41	2.766 27
−0.516 52	−0.550 52	−0.644 38	−0.596 74	1.791 49	0.481 13	0.194	−0.794 11	−0.208 58
−0.676 98	−0.329 21	0.027 1	1.798 68	−0.567 65	−0.214 72	0.577 79	0.248 97	−0.749 81
−1.126 71	−0.680 87	−0.408 65	2.217 88	−0.798 25	−0.614 72	−0.666 76	0.389 39	−0.510 92
2.579 79	3.536 03	3.125 25	−0.584 76	−0.114 27	−2.193 4	−1.527 51	−1.877 31	2.202 65
−0.679 57	−0.075 64	0.929 2	0.600 97	0.668 51	0.500 06	0.075 53	0.991 16	0.071 36

然后，利用 SPSS 统计分析软件进行机上处理。处理结果见表 10–8、表 10–9、图 10–1、表 10–10、表 10–11。

表 10-8 Correlation Matrix

		Zscore：人均医疗收入	Zscore：人均结余	Zscore：收支比	Zscore：百元固定资产收入	Zscore：人均门诊人次	Zscore：人均手术例数	Zscore：人均出院人次	Zscore：人均占用病床	Zscore：药品比例
Correlation	Zscore：人均医疗收入	1.000	0.819	0.491	−0.403	0.259	−0.323	−0.259	−0.546	0.740
	Zscore：人均结余	0.819	1.000	0.887	−0.146	0.000	−0.471	−0.281	−0.498	0.611
	Zscore：收支比	0.491	0.887	1.000	0.093	−0.170	−0.414	−0.160	−0.307	0.364
	Zscore：百元固定资产收入	−0.403	−0.146	0.093	1.000	−0.266	0.098	0.184	0.202	−0.205
	Zscore：人均门诊人次	0.259	0.000	−0.170	−0.266	1.000	0.559	0.432	0.007	0.253
	Zscore：人均手术例数	−0.323	−0.471	−0.414	0.098	0.559	1.000	0.788	0.545	−0.199
	Zscore：人均出院人次	−0.259	−0.281	−0.160	0.184	0.432	0.788	1.000	0.292	−0.187
	Zscore：人均占用病床	−0.546	−0.498	−0.307	0.202	0.007	0.545	0.292	1.000	−0.572
	Zscore：药品比例	0.740	0.611	0.364	−0.205	0.253	−0.199	−0.187	−0.572	1.000
Sig.（1-tailed）	Zscore：人均医疗收入		0.000	0.023	0.054	0.157	0.103	0.158	0.012	0.000
	Zscore：人均结余	0.000		0.000	0.288	0.500	0.028	0.137	0.021	0.005
	Zscore：收支比	0.023	0.000		0.362	0.257	0.049	0.269	0.115	0.075
	Zscore：百元固定资产收入	0.054	0.288	0.362		0.151	0.354	0.240	0.219	0.215
	Zscore：人均门诊人次	0.157	0.500	0.257	0.151		0.010	0.042	0.489	0.164
	Zscore：人均手术例数	0.103	0.028	0.049	0.354	0.010		0.000	0.012	0.222
	Zscore：人均出院人次	0.158	0.137	0.269	0.240	0.042	0.000		0.127	0.236
	Zscore：人均占用病床	0.012	0.021	0.115	0.219	0.489	0.012	0.127		0.008
	Zscore：药品比例	0.000	0.005	0.075	0.215	0.164	0.222	0.236	0.008	

表 10-9 Communalities

	Initial	Extraction
Zscore：人均医疗收入	1.000	1.000
Zscore：人均结余	1.000	1.000
Zscore：收支比	1.000	1.000
Zscore：百元固定资产收入	1.000	1.000
Zscore：人均门诊人次	1.000	1.000
Zscore：人均手术例数	1.000	1.000
Zscore：人均出院人次	1.000	1.000
Zscore：人均占用病床	1.000	1.000
Zscore：药品比例	1.000	1.000

Extraction Method: Principal Component Analysis.

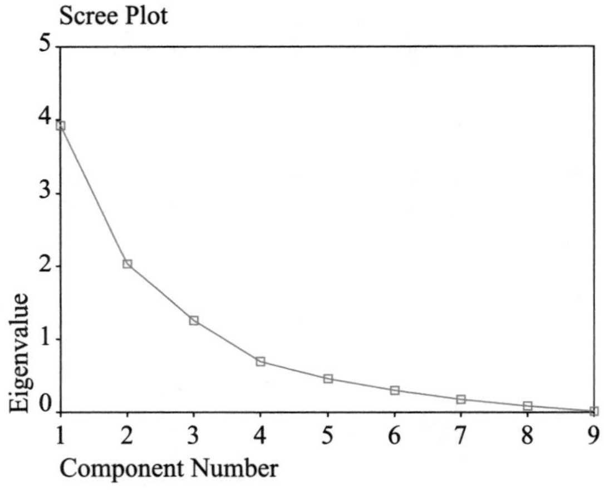

图10-1

表 10-10 Total Variance Explained

Component	Initial Eigenvalues			Extraction Sums of Squared Loadings		
	Total	% of Variance	Cumulative %	Total	% of Variance	Cumulative %
1	3.930	43.667	43.667	3.930	43.667	43.667
2	2.033	22.584	66.251	2.033	22.584	66.251
3	1.261	14.012	80.263	1.261	14.012	80.263
4	0.711	7.901	88.164	0.711	7.901	88.164
5	0.466	5.183	93.347	0.466	5.183	93.347
6	0.318	3.530	96.877	0.318	3.530	96.877
7	0.184	2.040	98.917	0.184	2.040	98.917
8	8.773×10^{-2}	0.975	99.891	8.773×10^{-2}	0.975	99.891
9	9.770×10^{-3}	0.109	100.000	9.770×10^{-3}	0.109	100.000

Extraction Method: Principal Component Analysis.

表 10-11 Component Matrix[a]

	Component								
	1	2	3	4	5	6	7	8	9
Zscore：人均医疗收入	0.843	0.402	-5.39×10^{-2}	8.729×10^{-2}	0.113	2.961×10^{-2}	0.318	-4.39×10^{-3}	3.750×10^{-2}
Zscore：人均结余	0.901	0.127	0.341	0.216	-1.45×10^{-2}	-3.64×10^{-2}	4.044×10^{-2}	-2.90×10^{-2}	-7.69×10^{-2}
Zscore：收支比	0.704	-6.42×10^{-2}	0.607	0.285	−0.121	-5.03×10^{-2}	−0.175	-2.89×10^{-2}	4.933×10^{-2}
Zscore：百元固定资产收入	−0.288	−0.337	0.723	−0.443	0.236	−0.141	9.675×10^{-2}	4.705×10^{-5}	4.832×10^{-4}
Zscore：人均门诊人次	-9.05×10^{-2}	0.895	−0.103	-2.51×10^{-2}	0.106	−0.399	-8.52×10^{-2}	5.183×10^{-2}	8.053×10^{-4}
Zscore：人均手术例数	−0.693	0.641	0.185	3.647×10^{-2}	7.190×10^{-2}	0.134	-8.41×10^{-3}	−0.225	-3.43×10^{-4}
Zscore：人均出院人次	−0.536	0.589	0.418	-6.68×10^{-2}	−0.370	0.162	6.932×10^{-2}	0.135	-3.75×10^{-3}
Zscore：人均占用病床	−0.728	-4.22×10^{-2}	0.180	0.522	0.382	8.488×10^{-2}	1.172×10^{-2}	0.102	-1.94×10^{-3}
Zscore：药品比例	0.724	0.420	-9.53×10^{-3}	−0.317	0.290	0.288	−0.168	6.284×10^{-2}	-7.66×10^{-4}

Extraction Method: Principal Component Analysis.
a. 9 components extracted.

SPSS 分析结果表显示，该城市 17 所医院 2019 年反映综合财务状况的各指标变量之间存在较强的线性关系，因此有必要做主成分分析；变量的共同度对所有变量都是 1，表明模型解释了每一个变量的全部方差，不需要特殊因子。

从表 10-10 可知，第一主成分的信息贡献率为 43.67%，第二主成分的信息贡献率为 22.58%，第三主成分的信息贡献率为 14.01%，前三个主成分的累积贡献率为 80.26%。这说明，用前面三个主成分作为综合评价指标来反映和评价医院的财务状况的信息可靠性在 80% 以上。而且主成分的特征根大于 1，而其他主成分的特征值小于 1，可以认为所选主成分能概括绝大部分信息。

第一、第二、第三主成分与原始变量的关系，用列线性组合表示：

$$\mathbf{Z_1}=0.425\,2\mathbf{X_1}+0.454\,5\mathbf{X_2}+0.355\,1\mathbf{X_3}-0.145\,3\mathbf{X_4}-0.045\,7\mathbf{X_5}-0.349\,6\mathbf{X_6}-0.270\,4\mathbf{X_7}-0.367\,2\mathbf{X_8}+0.365\,2\mathbf{X_9}$$

$$\mathbf{Z_2}=0.281\,9\mathbf{X_1}+0.089\,1\mathbf{X_2}-0.045\,1\mathbf{X_3}-0.236\,4\mathbf{X_4}+0.627\,7\mathbf{X_5}+0.449\,6\mathbf{X_6}+0.413\,1\mathbf{X_7}-0.029\,6\mathbf{X_8}+0.294\,6\mathbf{X_9}$$

$$\mathbf{Z_3}=-0.048\,0\mathbf{X_1}+0.303\,7\mathbf{X_2}+0.540\,5\mathbf{X_3}+0.643\,8\mathbf{X_4}-0.091\,7\mathbf{X_5}+0.164\,7\mathbf{X_6}+0.372\,2\mathbf{X_7}+0.160\,3\mathbf{X_8}-0.008\,5\mathbf{X_9}$$

上述三个主成分从影响医院财务状况的资产利用、成本效益、工作量及效率使用等方面分析医院的综合财务状况。说明用这三个主成分来考核医院的综合财务状况有 80.26% 的可靠性。

综合财务状况评价指标 Z 与各主成分 Z_1、Z_2、Z_3 关系的线性组合表达式：

$$Z=0.436\,67*Z_1+0.225\,84*Z_2+0.140\,12*Z_3$$

表 10-12 是按照上述公式计算的 2017 年该城市 17 所医院综合财务状况外科排序情况。从表 10-12 可以看出，P 医院、L 医院、J 医院的综合财务状况在该城市排前三名；K 医院、O 医院、B 医院排后三位。

需要说明的是，表 10-12 中，有些医院的综合财务状况得分为负数，这是因为在进行主成分分析时，对数据作了标准化处理，把各个财务指标的平均水平当作零来处理的。因此，某医院的综合财务状况得分为负数，只是表示该医院的综合财务状况在被考察医院的平均水平之下。从计算结果可以看出，财务状况好于平均水平的医院有 5 所，其余的 12 所医院的财务状况差于平均水平。

表 10-12　2019 年某城市 17 所医院综合财务状况排名情况一览表

项目	收支情况及药品的使用方面		工作量及效率水平方面		成本效益及床位使用方面		综合财务状况	
	Z_1	名次	Z_2	名次	Z_3	名次	Z	名次
P	6.44	1	1.03	3	1.17	2	3.21	1
L	1.65	3	3.04	1	−0.78	12	1.3	2
J	0.29	5	0.06	10	0.78	7	0.25	3
C	1.89	2	−1.8	15	−1.68	16	0.18	4
I	−0.8	10	2.16	2	−0.42	11	0.08	5

续表

项目	收支情况及药品的使用方面		工作量及效率水平方面		成本效益及床位使用方面		综合财务状况	
	Z_1	名次	Z_2	名次	Z_3	名次	Z	名次
D	0.22	6	−1.13	14	0.97	5	−0.02	6
Q	−0.73	7	0.16	7	1	4	−0.14	7
A	1.07	4	−2.36	17	−1.37	15	−0.26	8
M	−0.79	9	0.97	4	−1.36	14	−0.32	9
E	−0.74	8	−0.34	12	0.42	9	−0.34	10
H	−1.1	13	0.84	5	−0.79	13	−0.4	11
F	−1.27	14	0.12	9	0.56	8	−0.45	12
N	−1.01	12	−0.97	13	1.35	1	−0.47	13
G	−1.52	17	0.15	8	1.09	3	−0.48	14
K	−1.36	16	0.2	6	0.18	10	−0.52	15
O	−0.9	11	−1.97	16	0.85	6	−0.72	16
B	−1.32	15	−0.16	11	−1.98	17	−0.89	17

通过以上分析可以看出，就单项指标也可以估计评价各医院的财务状况的好坏，但在各项指标下比较出的结果可能不一致，有时会出现矛盾。比如，某一医院在某一指标下可能较好，而在另外指标下可能较差，因此，单项指标分析无法从总体上把握医院综合财务状况的好坏。主成分分析法能很好地解决了这一问题，它通过分析事物的内在关系，抓住主要矛盾，找出主要因素，使错综复杂的问题变得易于研究和分析。在本例中，虽然只选择了 9 个指标，可能存在不完全的问题，但不影响主成分分析在医院财务综合评价中的应用研究，仍具有一定的参考价值。

主成分分析法适用于同类型或不同类型的医院财务的综合对比排序。它不需要行业平均值，也就克服了在财务状况综合评价中因使用行业平均值和公开数据太少带来的不便，以及可能存在的误差。更重要的是，它可将评价的范围扩大到不同类型的医院，这是其他财务状况综合评价方法所不能做到的。

此外，应用案例说明，由于主成分值是从各个指标的差异程度和相互关系出发得到的，其结果不仅考虑了各指标的变异程度，同时也考虑了各指标业绩之间的关系，所以它综合原始指标值得信息能力最强，最大限度反映了客观实际。此方法完全可以应用到各类含有多指标的综合评价中。当然，主成分分析法的处理过程，比一般综合评价处理要复杂一些，但是在计算机统计软件日益普及的今天，这些计算还是容易完成的。

第三节 财务分析报告

一、财务分析报告的性质和作用

（一）财务分析报告的性质

医院财务分析报告是反映医院财务状况和财务成果意见的报告性书面文件。撰写财务分析报告是对财务分析工作的概括和总结的重要环节。财务分析人员将财务分析评价结果向财务报表的使用者报告，以便他们通过财务分析报告了解医院的财务状况、经营成果、发展前景以及存在的问题，从而作出科学、合理的决策；同时财务分析报告也是财务人员分析工作的最终成果，其撰写的质量高低，直接反映出报表分析人员的工作能力和素质。可见，财务分析报告是会计报表使用者作出决策的依据，也是财务分析人员工作能力的最好体现。

（二）财务分析报告的作用

医院财务分析报告是政府、债权人、管理者及其他会计报表使用者客观了解医院财务状况和运营成果的必不可少的资料，历年的财务报告也是医院进行财务管理的动态分析、科学预测和决策的依据。因此，财务分析报告对于各个会计报表使用者而言，都具有十分重要的作用。

写好财务分析报告的重要作用体现在以下几个方面：

1．有利于掌握和评价医院的财务状况、运营成果。

2．有利于编制医院的财务预算。

3．有利于改善医院经营管理水平。

4．有利于财务人员的成长。

二、财务分析报告的类型及特点

了解财务分析报告的分类有助于掌握各类不同内容分析报告的特点，按不同的要求撰写财务分析报告。财务分析报告可按不同标准进行分类。

（一）财务分析报告按其分析的内容范围分类

医院按照政府会计制度的规定，结合自身业务特点，既要对医院的财务活动进行综合分析，又要进行专题分析，有时根据具体需要进行简要分析，相应的财务分析报告也就有综合财务分析报告、专题财务分析报告和简要财务分析报告，并各有不同的特点。

1．综合财务分析报告 综合财务分析报告又称全面分析报告，是医院通过资产负债表、收入费用表、现金流量表、成本会计报表、会计报表附注及财务情况说明书、财务和经济活动所提供的信息及内在联系，运用一定的科学分析方法，对医院的业务运营情况、资金增减变动和周转利用情况，存货、固定资产等主要财产的盘点、盈亏、毁损变动情况及对本期或以后时期财务状况将发生重大影响的事项等作出客观、全面、系统的分析和评价，并进行必要的科学预测和决策而形成的书面报告。一般进行年度或半年度分析时采用这种类型。

综合财务分析报告具有内容丰富、涉及面广、对会计报表使用者作出各项决策有深远影响等特点。它具有以下两个方面的作用：

（1）为当前医院财务管理及宏观上的重大财务决策提供科学依据。由于综合分析报告几乎涵盖了对医院财务各项指标的对比、分析和评价，通过分析，能够对医院运营成果和财务状况一目了然，及时发现存在的问题。因此，综合财务分析报告为医院的管理者作出当前和今后的财务决策提供了科学依据，也为政府部门、主管部门、医疗保险、投资者、债权人提供了多方面的信息。

（2）作为今后进行财务管理动态分析等的重要历史参考资料。综合财务分析报告主要在半年、年度分析时撰写，必须对分析的各项具体内容的轻重缓急作出合理安排，既要全面又要抓住重点，还要结合上级主管部门和财政部门的具体要求进行，切忌不分主次、面面俱到。

2．专题分析报告　专题分析报告又称单项分析报告，是针对某一时期医院运营管理中的某些关键问题、重大经济措施或薄弱环节等进行专门分析后形成的书面报告。它具有不受时间限制、一事一议、易被管理者接受、收效快的特点。因此，专题分析报告能总结经验，引起领导和业务部门重视所分析的问题，从而提高管理水平。专题分析报告有助于宏观、微观财务管理问题的进一步研究，为作出更高层次的财务管理决策开辟有价值的思路。

专题分析的内容很多，比如关于医院存货周转、应收账款管理、固定资产管理、资金、成本、费用等方面存在的问题分析及经验总结等均可进行专题分析。从而为各级领导作出决策提供依据。

3．简要分析报告　简要分析报告是对主要经济指标在一定时期内存在的问题或比较突出的问题，进行概要的分析，进而对医院财务活动的发展趋势以及运营管理的改善情况进行判断而形成的书面报告。

简要分析报告具有简明扼要、切中要害的特点。通过分析，能够反映、说明医院在分析期内医、教、研业务活动的基本情况，以及医院累计完成各项指标的情况并预测今后发展趋势。简要分析报告主要适用于定期分析，可按月、季度进行编制。

（二）财务分析报告按时间分类

财务分析报告按其分析的时间，可分为定期分析报告与不定期分析报告。

1．定期分析报告　定期分析报告一般是由上级主管部门或医院内部规定的每隔一段相等的时间应予编制和上报的财务分析报告。如每半年、年末编制的综合财务分析报告就属于定期分析报告。

2．不定期分析报告　不定期分析报告是从医院财务管理和业务运营的实际需要出发，不做时间规定而编制的财务分析报告。如上述的专题分析报告就属于不定期分析报告。

三、财务分析报告的撰写

一般而言，医院应按半年、全年财务决策的要求各撰写一次综合分析报告。简要分析报告和专题分析报告可根据需要随时撰写。在撰写财务分析时需要重视以下几个方面的问题。

（一）财务分析报告撰写步骤

1．撰写前的准备工作

（1）搜集资料阶段：搜集资料是一个调查过程，深入全面的调查是进行科学分析的前提，但调查要有目的地进行。分析人员可以在日常工作中，根据财务分析内容要点，经常搜集积累有关资料。这些资料既包括书面资料，又包括数量资料，既有医院宏观层面的资料，也有科室及班组的资料，既有财务相关的资料，也应注意搜集医、教、研业务的相关资料，甚至还要搜集行业及竞争对手的资料；既要有当下的资料，还要有历史数据的资料。

（2）整理核实资料：各类资料搜集齐全后，要加以整理核实，保证其合法性、正确性和真实性，同时根据所规划的财务分析报告内容进行分类。整理核实资料是财务分析工作中的中间环节，起着承上启下的作用。在这一阶段，分析人员应根据分析的内容要点做些摘记，合理分类，以便查找和使用。

应该指出，搜集资料和整理核实资料不是截然分离的两个阶段，一般可以边搜集边核实整理，相互交叉进行。但切忌临近撰写分析报告才搜集资料，应把这项任务贯穿在日常工作中进行，这样才能搜集到内容丰富、涉及面广、有参考价值的资料，在进行分析时就会胸有成竹，忙而不乱。

2．财务分析报告的选题 由于财务分析报告的形式多种多样，因此报告的选题没有统一的标准和模式，一般可以根据报告所针对的主要内容和提供的核心信息确定报告的选题，如“某年度财务分析”“某季度财务分析”“负债情况分析”“取消药品加成后医院收入结构的变化”等都是比较合适的选题。报告的选题应能准确地反映出报告的主题思想。报告的选题一旦确定，就可紧紧围绕选题搜集资料、整理资料并编制财务分析报告。

3．财务分析报告的起草 资料整理完毕，选题确定后，就可以进入财务分析报告的撰写阶段，而财务分析报告撰写的首要工作就是报告的起草。财务分析人员需要具备较强的综合素质，才能胜任编制财务分析报告这一重要工作。

报告的起草应围绕报告的选题并按报告的结构进行，特别是专题分析报告，应将问题分析透彻，真正地分析问题、解决问题。对综合分析报告的起草，最好先拟写报告的提纲，提纲必须能反映综合分析报告的主要内容，然后只需在提纲框架的基础上，依据所搜集、整理的资料选择恰当的分析方法，起草综合分析报告。

4．财务分析报告的修订 财务分析报告形成初稿后，可交由财务分析报告的直接使用者审阅，并征求使用者的意见和建议，充实补充新的内容，使之更加完善，最后由直接使用者审定，即可定稿。

（二）财务分析报告的结构

结构是指分析报告如何分段而又构成一个整体的问题。一般根据报告所反映的内容可以多种多样。综合财务分析报告的结构大致如下。

1. 标题　财务分析报告的标题，一般由单位名称、时间、内容和文种 4 项组成。如《某医院 ×××× 年度财务分析报告》。

2. 开头　一般地讲，开头应开门见山，直接进入财务分析主题。应针对分析的问题用数字简要介绍一些基本情况，或提出问题，或简要说明分析报告的目的。开头要紧扣分析的对象和问题，简明扼要，以极其概括的文字说明一下医院的哪一段时间、哪一方面（或全部）的财务活动进行分析，或者用概括的语句把分析对象的概况大致反映一下，使人看了开头就能了解医院财务的概貌。

3. 分析部分　正文是财务分析报告的最主要部分，全面、细致地反映出所要分析的内容。首先，应按可比口径计算说明各项主要经济指标的完成情况，或用数字表示，或用表格列示，通过实际与计划对比、本年与上年同期对比的形式把经济指标的完成情况和运营成果反映出来。其次，要通过分析找出医院所取得的成绩，在哪些方面取得了成绩，如收入、成本管理的经验、经济效益提高的经验等，应有层次、有分析地加以说明。最后，在肯定成绩的同时，要把经济指标完成不好的情况和医院财务管理中存在的问题暴露出来，存在哪些问题，存在问题的原因是什么，应切中要害，有针对性地又有重点地反映清楚。

在写正文部分时，应当注意突出中心，突出重点，突出问题的症结所在。应紧紧围绕分析主题，有重点地总结与分析医院取得某些成绩的状况和经验，或者有重点的总结与分析医院存在的薄弱环节及问题，切记罗列数据，面面俱到，而不分析问题、解决问题。分析时，还要注意善于运用表格、图表的形式，对有关财务指标进行对比分析，以利于说明问题。同时，在分析取得的成绩和存在的问题时，要实事求是，既不虚构或夸大成绩，也不掩盖问题，应客观、真实地作出评价。

4. 建议部分　进行财务分析的最终目的是改善医院的财务状况，提高效率，因此，建议部分应针对财务分析中发现的问题，有针对性地提出改进意见。

5. 署名和日期　报告单位名称和写作日期。

总之，财务分析人员应明确财务分析报告的作用，掌握不同类型报告的特点，重视撰写报告的几个问题，不断提高自己的综合业务素质，做好财务分析工作，这样才能当好医院管理者的参谋和助手。

（三）财务分析报告撰写要求

财务分析是以医院财务报告等会计资料，对医院的财务状况和运营成果进行分析和评价的一种方法。通过财务分析可以评价医院的过去，也可以全面反映医院的现状，还可以通过对过去与现状的分析与评价来预测医院未来的发展状况与趋势。财务分析报告所提供的信息不仅有助于医院内部运营与管理，还有助于制定有效的卫生政策促进行业发展，而其能否发挥作用取决于财务分析报告质量的高低。为了写好一份高质量的财务分析报告，在财务分析及其分析报告编制过程中应注意以下几个问题。

1．对医院经营情况的全面把握和了解 医院的财务状况是医院医、教、研业务活动的结果，对医院财务状况的分析是为了揭示医院开展业务活动中所取得的成绩及存在的问题，所以对医院财务的分析实际上是对医院医、教、研业务活动的还原。因此，作为财务分析人员除了要有良好的财务背景，还应该熟悉医院医、教、研业务，深刻领会数据背后的业务背景，从而能够揭示医院业务活动中存在的问题，据此判断经济业务活动发生的合理性、合规性。由此写出来的财务分析报告也就能为医院管理提供针对性的决策信息。

2．资料要详细、完善和真实 真实性是财务分析报告质量好坏的重要评价标准。很难想象，一份虚假、失真的分析报告会造成什么后果。要完成一份真实可靠的分析报告，得出正确的分析结论，不仅要求在分析资料的搜集过程中应保证分析资料的真实可靠，也应注意资料来源的权威、合法性，并且尽可能通过实际考证确保资料的真实。同时也要求在具体分析时选择科学而高效的分析技术和方法，以便得出合乎实际的结论。

3．重点要突出 财务分析报告编写应该结合医院医、教、研业务的开展情况和财务管理的具体要求，抓住重点、关键的问题，抓住主要矛盾和矛盾的主要方面进行研究，层层解剖，仔细探究，这样才有可能通过分析发现医院财务存在的问题。如上所述，对于重要的，对决策有着重要影响的内容不仅要详细地分析和反映，而且要放在报告的前面；对于可作为决策参考的不太重要的内容则放在后面做较为简略的反映。财务分析人员应时刻遵循重要性原则，不能眉毛胡子一把抓，要始终注意“抓重点问题、主要问题”。

4．语言要简单、客观 财务分析报告是写给医院和上级领导及有关部门看的，其语言应以简洁朴实、通俗易懂为好。文章的开头与结尾应简洁明了，不要穿靴戴帽，套话连篇；不要说空话、大话，更不要只罗列数字，不见文字，或者泛泛而谈，作冗长的解释。

5．报送要及时 财务分析报告有特定的时效性，应随会计报表一同报送，既作为会计报表的附件，对报表的数据作恰当的文字说明，起到画龙点睛的作用，又可作为考核与分析医院一定时期内运营状况的依据，起到当好参谋的作用。

四、医院财务分析报告模板

在实际工作中，要完成一份高质量的财务分析报告不仅需要明确分析目的，搜集真实可靠且全面的信息，掌握较高的财务分析基本技术和方法，还得掌握分析报告的一些写作技巧，合理布局框架结构。本着财务分析报告的撰写要求进行报告的编制，应该能达到分析的目的，满足报告使用者的需求。

为了规范医院年度财务分析报告撰写，国家卫生计生委办公厅《关于印发公立医院预决算报告制度暂行规定的通知》（国卫办财务发〔2015〕17 号）列示了公立医院年度财务分析报告模板，可供参考学习，详见附录。

本章小结

医院财务综合分析，就是以医院的财务报告等核算资料，将各项财务分析指标作为一个整体，全面、准确、客观地揭示医院财务状况和运营情况，并借以对医院运营效率优劣作出合理的评价。

医院的经济活动是一个有机整体，各个方面并不是孤立的，而是相互联系的，要全面评价医院的财务状况，仅仅满足于某些局部的分析是不够的，而应将相互关联的各种报表、各项指标联系在一起，从全局出发，进行全面、系统、综合地分析。财务综合分析是单项分析的深化，是分析者对医院的“会诊”。本章重点介绍了综合评分法、综合评价法、主成分分析法三种综合分析的方法。

综合评分法是根据评价目的选定若干指标，按其重要程度确定权重，然后评出每项指标的得分，求出综合评分，最后将综合评分之和与标准评分之和进行比较，以判断医院财务状况的优劣。

综合评价是对医院作出的全面评价，实务中要根据评价目的选定若干指标，把反映医院的多个指标的信息综合起来，得到一个综合指标，由此来评价医院的整体财务状况，并可以进行横向及纵向的比较。

主成分分析是利用降维的思想，将多个变量转化为少数几个综合变量（即主成分），其中每个主成分都是原始变量的线性组合，各主成分之间互不相关，从而这些主成分能够反映始变量的绝大部分信息，且所含的信息互不重叠。采用这种方法可以克服单一的财务指标不能真实反映医院的经济活动情况的缺点，引进多方面的财务经济指标，但又将复杂因素归结为几个主成分，使得复杂问题得以简化，同时得到更为科学、准确的经济活动信息。

医院财务分析报告是反映医院财务状况和财务成果意见的报告性书面文件，是会计报表使用者作出决策的依据，也是财务分析人员工作能力的最好体现。撰写财务分析报告是对财务分析工作的概括和总结的重要环节。财务分析报告也是财务人员分析工作的最终成果，其撰写的质量高低，直接反映出报表分析人员的工作能力和素质。

思考题

1. 简述医院财务综合分析的作用及意义。
2. 财务综合分析方法的基本原理是什么？有何特点？
3. 如何运用综合评分法对医院财务进行综合评价？
4. 如何运用综合评价法对医院财务状况进行评价？该方法的核心指标是什么？
5. 如何运用主成分分析法对医院财务状况进行综合评价？
6. 简述医院财务分析报告的类型及作用。
7. 简述医院财务分析报告撰写应注意的问题。

附录

附录一　某医院 2015 年财务报表

1. 资产负债表

资产负债表

会政财 01 表

编制单位：某医院　　2015 年 12 月 31 日　　单位：元

资产	期末余额	年初余额	负债和净资产	期末余额	年初余额
流动资产：			**流动负债：**		
货币资金	285 311 875.34	287 081 575.83	短期借款		70 000 000.00
短期投资			应交增值税		
财政应返还额度	7 112 000.00		其他应交税费	1 882 573.26	1 548 004.12
应收票据			应缴财政款		
应收账款净额	252 338 197.82	186 808 762.21	应付职工薪酬		
预付账款	59 192 862.66	36 838 045.66	应付票据		
应收股利			应付账款	1 001 579 575.08	904 503 414.49
应收利息			应付政府补贴款		
其他应收款净额	124 892 484.70	61 147 109.24	应付利息		
存货	65 678 898.25	88 591 314.37	预收账款	129 174 473.65	93 509 090.20
待摊费用			其他应付款	79 266 628.45	86 101 697.25
一年内到期的非流动资产			预提费用		
其他流动资产			一年内到期的非流动负债		
流动资产合计	794 526 318.77	660 466 807.31	其他流动负债		
非流动资产：			**流动负债合计**	1 211 903 250.44	1 155 662 206.06
长期股权投资	42 100 000.00	42 100 000.00	**非流动负债：**		
长期债券投资			长期借款		
固定资产原值	2 030 448 255.87	2 015 519 347.49	长期应付款		
减：固定资产累计折旧	1 000 506 897.54	879 139 142.49	预计负债		
固定资产净值	1 029 941 358.33	1 136 380 205.00	其他非流动负债		
工程物资			**非流动负债合计**		
在建工程	401 969 225.69	313 348 752.69	受托代理负债		
无形资产原值	106 533 802.63	105 691 302.63	**负债合计**	1 211 903 250.44	1 155 662 206.06

续表

资产	期末余额	年初余额	负债和净资产	期末余额	年初余额
减：无形资产累计摊销	16 763 490.65	12 123 435.18			
无形资产净值	89 770 311.98	93 567 867.45			
研发支出					
公共基础设施原值					
减：公共基础设施累计折旧（摊销）					
公共基础设施净值			**净资产：**		
政府储备物资			累计盈余	1 011 860 911.91	960 481 011.56
文物文化资产			其中：财政项目盈余	208 128 093.53	210 037 927.85
保障性住房原值			医疗盈余	783 234 977.50	734 170 996.97
减：保障性住房累计折旧			科教盈余	20 497 840.88	16 272 086.64
保障性住房净值			新旧转换盈余		
长期待摊费用			专用基金	134 543 052.42	129 720 414.83
待处理财产损溢			权益法调整		
其他非流动资产			无偿调拨净资产		
非流动资产合计	1 563 780 896.00	1 585 396 825.14	本期盈余		
受托代理资产			**净资产合计**	1 146 403 964.33	1 090 201 426.39
资产总计	2 358 307 214.77	2 245 863 632.45	**负债和净资产总计**	2 358 307 214.77	2 245 863 632.45

单位负责人：　　总会计师：　　财务部负责人：　　制表人：

2. 收入费用表

收入费用表

会政财 02 表

编制单位：某医院　　2015 年 12 月　　单位：元

项目	本月数	本年累计数
一、本期收入	367 359 563.89	3 216 182 447.13
（一）财政拨款收入	44 277 690.00	71 267 690.00
其中：政府性基金收入		
其中：财政基本拨款收入	3 884 822.99	30 874 822.99
财政项目拨款收入	40 392 867.01	40 392 867.01
（二）事业收入	319 913 883.24	3 128 636 383.41
其中：医疗收入	315 424 883.24	3 121 768 888.85

续表

项目	本月数	本年累计数
科教收入	4 489 000.00	6 867 494.56
（三）上级补助收入		
（四）附属单位上缴收入		
（五）经营收入		
（六）非同级财政拨款收入		
（七）投资收益		
（八）捐赠收入		
（九）利息收入		
（十）租金收入		
（十一）其他收入	3 167 990.65	16 278 373.72
二、本期费用	393 907 177.35	3 134 416 036.00
（一）业务活动费用	364 057 041.81	2 966 551 803.17
其中：财政基本拨款经费		
财政项目拨款经费	33 280 867.01	33 280 867.01
科教经费	323 277.60	3 208 061.23
其他经费	330 452 897.20	2 930 062 874.93
（二）单位管理费用	29 133 981.99	163 054 730.02
其中：财政基本拨款经费	3 884 822.99	30 874 822.99
财政项目拨款经费		
科教经费		
其他经费	25 249 159.00	132 179 907.03
（三）经营费用		
（四）资产处置费用		
（五）上缴上级费用		
（六）对附属单位补助费用		
（七）所得税费用		
（八）其他费用	716 153.55	4 809 502.81
三、本期盈余	−26 547 613.46	81 766 411.13
其中：财政项目盈余	7 112 000.00	7 112 000.00
医疗盈余	−37 825 335.86	70 994 977.80
科教盈余	4 165 722.40	3 659 433.33

单位负责人： 总会计师： 制表人：

3．医疗活动收入费用明细表

医疗活动收入费用明细表

会政财 02 表附表 01

编制单位：某医院　　　　2015 年 12 月　　　　单位：元

项目	本月数	本年累计数	项目	本月数	本年累计数
医疗活动收入合计			医疗活动费用合计	360 303 032.74	3 097 927 107.76
财政基本拨款收入	3 884 822.99	30 874 822.99	业务活动费用	330 452 897.20	2 930 062 874.93
医疗收入	315 424 883.24	3 121 768 888.85	人员经费	104 580 778.00	578 894 340.93
门急诊收入	118 523 387.56	1 194 169 020.69	其中：工资福利费用		
挂号收入	320 581.80	3 479 385.40	对个人和家庭的补助费用		
诊察收入	2 099 416.00	22 728 637.40	商品和服务费用	216 700 116.31	2 208 052 630.58
检查收入	19 260 709.71	202 670 464.02	固定资产折旧费	11 139 970.57	132 763 051.22
化验收入	10 226 268.20	106 622 854.20	无形资产摊销费	199 110.00	4 102 221.52
治疗收入	7 092 929.12	83 890 615.49	计提专用基金	−2 167 077.68	6 250 630.68
手术收入	1 262 417.50	17 373 639.60	单位管理费用	29 133 981.99	163 054 730.02
卫生材料收入	4 411 429.03	45 642 624.67	人员经费	21 189 794.44	123 776 279.15
药品收入	65 535 094.53	679 259 191.26	其中：工资福利费用		
其他门急诊收入	8 314 541.67	32 501 608.65	对个人和家庭的补助费用		
住院收入	196 901 495.68	1 927 599 868.16	商品和服务费用	7 022 562.88	28 003 598.55
床位收入	3 622 945.25	37 299 121.87	固定资产折旧费	897 860.73	10 737 018.37
诊察收入	860 271.56	6 730 099.65	无形资产摊销费	23 763.94	537 833.95
检查收入	14 555 341.60	139 755 698.78	经营费用		
化验收入	17 007 635.51	165 154 944.98	资产处置费用		
治疗收入	17 051 109.26	149 663 155.93	上缴上级费用		
手术收入	9 221 214.24	92 402 719.82	对附属单位补助费用		
护理收入	1 358 592.60	13 820 267.08	所得税费用		
卫生材料收入	61 439 560.31	600 191 241.64	其他费用	716 153.55	4 809 502.81
药品收入	71 255 992.97	715 754 324.74			
其他住院收入	528 832.38	6 828 293.67			
结算差额					
上级补助收入					
附属单位上缴收入					
经营收入					
非同级财政拨款收入					
投资收益					

续表

项目	本月数	本年累计数	项目	本月数	本年累计数
捐赠收入					
利息收入					
租金收入					
其他收入	3 167 990.65	16 278 373.72			

单位负责人： 总会计师： 财务部负责人： 制表人：

4．现金流量表

现金流量表

会政财 04 表

编制单位：某医院 2015 年 单位：元

项目	本年金额
一、日常活动产生的现金流量：	
财政基本支出拨款收到的现金	30 874 822.99
财政非资本性项目拨款收到的现金	
事业活动收到的除财政拨款以外的现金	3 211 525 512.73
收到的其他与日常活动有关的现金	46 364 437.34
日常活动的现金流入小计	3 288 764 773.06
购买商品、接受劳务支付的现金	1 912 775 738.52
支付给职工以及为职工支付的现金	623 113 247.70
支付的各项税费	
支付的其他与日常活动有关的现金	462 884 996.37
日常活动的现金流出小计	2 998 773 982.59
日常活动产生的现金流量净额	289 990 790.47
二、投资活动产生的现金流量：	
收回投资收到的现金	
取得投资收益收到的现金	
处置固定资产、无形资产、公共基础设施等收回的现金净额	23 900.00
收到的其他与投资活动有关的现金	
投资活动的现金流入小计	23 900.00
购建固定资产、无形资产、公共基础设施等支付的现金	217 013 063.17
对外投资支付的现金	

续表

项目	本年金额
上缴处置固定资产、无形资产、公共基础设施等净收入支付的现金	18 300.00
支付的其他与投资活动有关的现金	
投资活动的现金流出小计	217 031 363.17
投资活动产生的现金流量净额	−217 007 463.17
三、筹资活动产生的现金流量：	
财政资本性项目拨款收到的现金	9 000 000.00
取得借款收到的现金	380 000 000.00
收到的其他与筹资活动有关的现金	
筹资活动的现金流入小计	389 000 000.00
偿还借款支付的现金	450 000 000.00
偿还利息支付的现金	13 753 027.79
支付的其他与筹资活动有关的现金	
筹资活动的现金流出小计	463 753 027.79
筹资活动产生的现金流量净额	−74 753 027.79
四、汇率变动对现金的影响额	
五、现金净增加额	−1 769 700.49

单位负责人：　　　　　　总会计师：　　　　　　制表人：

附录二 某医院2016年财务报表

1. 资产负债表

资产负债表

会政财01表

编制单位：某医院 2016年12月31日 单位：元

资产	期末余额	年初余额	负债和净资产	期末余额	年初余额
流动资产：			**流动负债：**		
货币资金	497 271 916.47	285 311 875.34	短期借款		
短期投资			应交增值税		
财政应返还额度	55 512 055.38	7 112 000.00	其他应交税费	4 965 717.63	1 882 573.26
应收票据			应缴财政款		
应收账款净额	333 747 977.11	252 338 197.82	应付职工薪酬		
预付账款	118 695 541.98	59 192 862.66	应付票据		
应收股利			应付账款	1 244 699 916.81	1 000 552 977.46
应收利息			应付政府补贴款		
其他应收款净额	77 898 343.39	124 892 484.70	应付利息		
存货	111 598 416.63	65 678 898.25	预收账款	178 412 041.26	129 174 473.65
待摊费用			其他应付款	85 750 107.14	80 293 226.07
一年内到期的非流动资产			预提费用		
其他流动资产			一年内到期的非流动负债		
流动资产合计	1 194 724 250.96	794 526 318.77	其他流动负债		
非流动资产：			**流动负债合计**	1 513 827 782.84	1 211 903 250.44
长期股权投资	42 100 000.00	42 100 000.00	**非流动负债：**		
长期债券投资			长期借款		
固定资产原值	2 153 509 074.93	2 030 448 255.87	长期应付款		
减：固定资产累计折旧	1 041 614 353.74	1 000 506 897.54	预计负债		
固定资产净值	1 111 894 721.19	1 029 941 358.33	其他非流动负债		
工程物资			**非流动负债合计**		
在建工程	520 423 679.76	401 969 225.69	**受托代理负债**		
无形资产原值	112 809 582.63	106 533 802.63	**负债合计**	1 513 827 782.84	1 211 903 250.44
减：无形资产累计摊销	19 810 202.71	16 763 490.65			

续表

资产	期末余额	年初余额	负债和净资产	期末余额	年初余额
无形资产净值	92 999 379.92	89 770 311.98			
研发支出					
公共基础设施原值					
减：公共基础设施累计折旧（摊销）					
公共基础设施净值			**净资产：**		
政府储备物资			累计盈余	1 273 001 104.90	1 011 860 911.91
文物文化资产			其中：财政项目盈余	381 076 079.92	208 128 093.53
保障性住房原值			医疗盈余	867 213 560.27	783 234 977.50
减：保障性住房累计折旧			科教盈余	24 711 464.71	20 497 840.88
保障性住房净值			新旧转换盈余		
长期待摊费用			专用基金	175 313 144.09	134 543 052.42
待处理财产损溢			权益法调整		
其他非流动资产			无偿调拨净资产		
非流动资产合计	1 767 417 780.87	1 563 780 896.00	本期盈余		
受托代理资产			**净资产合计**	1 448 314 248.99	1 146 403 964.33
资产总计	2 962 142 031.83	2 358 307 214.77	**负债和净资产总计**	2 962 142 031.83	2 358 307 214.77

单位负责人：　　总会计师：　　财务部负责人：　　制表人：

2．收入费用表

收入费用表

会政财 02 表

编制单位：某医院　　2016 年 12 月　　单位：元

项目	本月数	本年累计数
一、本期收入	491 485 677.27	4 086 022 317.14
（一）财政拨款收入	104 537 800.00	134 424 198.00
其中：政府性基金收入		
其中：财政基本拨款收入	3 890 000.00	32 401 600.00
财政项目拨款收入	100 647 800.00	102 022 598.00
（二）事业收入	382 860 596.48	3 892 169 500.51
其中：医疗收入	377 971 608.48	3 882 372 343.51
科教收入	4 888 988.00	9 797 157.00

续表

项目	本月数	本年累计数
（三）上级补助收入		
（四）附属单位上缴收入		
（五）经营收入		
（六）非同级财政拨款收入		
（七）投资收益		
（八）捐赠收入		
（九）利息收入		
（十）租金收入		
（十一）其他收入	4 087 280.79	59 428 618.63
二、本期费用	574 339 546.90	3 927 721 850.74
（一）业务活动费用	524 829 760.24	3 681 552 941.24
其中：财政基本拨款经费		
财政项目拨款经费	50 347 144.62	53 581 942.62
科教经费	752 712.19	5 635 280.89
其他经费	473 729 903.43	3 622 335 717.73
（二）单位管理费用	48 892 426.13	242 121 429.13
其中：财政基本拨款经费	3 890 000.00	32 401 600.00
财政项目拨款经费		
科教经费		
其他经费	45 002 426.13	209 719 829.13
（三）经营费用		
（四）资产处置费用		
（五）上缴上级费用		
（六）对附属单位补助费用		
（七）所得税费用		
（八）其他费用	617 360.53	4 047 480.37
三、本期盈余	−82 853 869.63	158 300 466.40
其中：财政项目盈余	50 300 655.38	48 440 655.38
医疗盈余	−137 290 800.82	105 697 934.91
科教盈余	4 136 275.81	4 161 876.11

单位负责人： 总会计师： 财务部负责人： 制表人：

3．医疗活动收入费用明细表

医疗活动收入费用明细表

会政财 02 表附表 01

编制单位：某医院　　2016 年 12 月　　单位：元

项目	本月数	本年累计数	项目	本月数	本年累计数
医疗活动收入合计	420 958 889.27	4 265 816 962.14	医疗活动费用合计	523 239 690.09	3 868 504 627.23
财政基本拨款收入	38 900 000.00	324 016 000.00	业务活动费用	473 729 903.43	3 622 335 717.73
医疗收入	377 971 608.48	3 882 372 343.51	人员经费	163 661 498.39	753 913 340.60
门急诊收入	129 770 438.88	1 370 868 913.51	其中：工资福利费用	157 159 516.52	691 687 965.68
挂号收入	377 377.60	3 994 363.80	对个人和家庭的补助费用	6 501 981.87	62 225 374.92
诊察收入	2 619 529.00	26 291 048.50	商品和服务费用	300 289 417.25	2 718 542 251.59
检查收入	20 710 629.39	236 177 421.31	固定资产折旧费	12 262 876.21	139 433 617.20
化验收入	10 932 781.85	125 615 648.35	无形资产摊销费	250 959.42	2 668 153.98
治疗收入	8 504 964.07	94 014 642.34	计提专用基金	−2 734 847.84	7 778 354.36
手术收入	1 788 249.50	22 042 461.55	单位管理费用	48 892 426.13	242 121 429.13
卫生材料收入	6 034 229.24	58 820 251.89	人员经费	36 087 265.09	167 991 596.98
药品收入	69 178 329.42	766 619 696.64	其中：工资福利费用	25 019 168.76	92 690 352.29
其他门急诊收入	9 624 348.81	37 293 379.13	对个人和家庭的补助费用	11 068 096.33	75 301 244.69
住院收入	248 201 169.60	2 511 503 430.00	商品和服务费用	11 837 761.62	61 614 289.86
床位收入	4 291 164.50	45 594 969.40	固定资产折旧费	943 186.72	12 136 984.21
诊察收入	986 433.00	10 548 194.00	无形资产摊销费	24 212.70	378 558.08
检查收入	18 983 847.61	188 135 722.19	经营费用		
化验收入	24 480 154.60	236 224 378.60	资产处置费用		
治疗收入	23 800 420.36	229 978 042.23	上缴上级费用		
手术收入	12 026 552.42	119 778 382.84	对附属单位补助费用		
护理收入	2 061 609.13	19 430 914.75	所得税费用		
卫生材料收入	76 962 929.89	780 557 795.83	其他费用	617 360.53	4 047 480.37
药品收入	83 687 045.29	872 095 217.86			
其他住院收入	921 012.80	9 159 812.30			
结算差额					
上级补助收入					
附属单位上缴收入					
经营收入					
非同级财政拨款收入					

续表

项目	本月数	本年累计数	项目	本月数	本年累计数
投资收益					
捐赠收入					
利息收入					
租金收入					
其他收入	4 087 280.79	59 428 618.63			

单位负责人: 总会计师: 财务部负责人: 制表人:

4. 现金流量表

现金流量表

会政财 04 表

编制单位：某医院 2016 年 单位：元

项目	本年金额
一、日常活动产生的现金流量：	
财政基本支出拨款收到的现金	32 401 600.00
财政非资本性项目拨款收到的现金	138 800.00
事业活动收到的除财政拨款以外的现金	4 033 155 646.31
收到的其他与日常活动有关的现金	530 689 617.30
日常活动的现金流入小计	4 596 385 663.61
购买商品、接受劳务支付的现金	2 433 279 599.57
支付给职工以及为职工支付的现金	916 227 901.63
支付的各项税费	
支付的其他与日常活动有关的现金	793 379 803.99
日常活动的现金流出小计	4 142 887 305.19
日常活动产生的现金流量净额	453 498 358.42
二、投资活动产生的现金流量：	
收回投资收到的现金	
取得投资收益收到的现金	
处置固定资产、无形资产、公共基础设施等收回的现金净额	2 359 254.00
收到的其他与投资活动有关的现金	
投资活动的现金流入小计	2 359 254.00
购建固定资产、无形资产、公共基础设施等支付的现金	237 383 995.09

续表

项目	本年金额
对外投资支付的现金	
上缴处置固定资产、无形资产、公共基础设施等净收入支付的现金	2 377 354.00
支付的其他与投资活动有关的现金	
投资活动的现金流出小计	239 761 349.09
投资活动产生的现金流量净额	−237 402 095.09
三、筹资活动产生的现金流量：	
财政资本性项目拨款收到的现金	
取得借款收到的现金	200 000 000.00
收到的其他与筹资活动有关的现金	
筹资活动的现金流入小计	200 000 000.00
偿还借款支付的现金	200 000 000.00
偿还利息支付的现金	4 136 222.20
支付的其他与筹资活动有关的现金	
筹资活动的现金流出小计	204 136 222.20
筹资活动产生的现金流量净额	−4 136 222.20
四、汇率变动对现金的影响额	
五、现金净增加额	211 960 041.13

单位负责人： 总会计师： 财务部负责人： 制表人：

附录三　某医院 2017 年财务报表

1．资产负债表

资产负债表

会政财 01 表

编制单位：某医院　　2017 年 12 月 31 日　　单位：元

资产		年初余额	负债和净资产	期末余额	年初余额
流动资产：			**流动负债：**		
货币资金	536 696 860.70	497 271 916.47	短期借款		
短期投资			应交增值税		
财政应返还额度	1 389 414.60	55 512 055.38	其他应交税费	14 203 751.80	4 965 717.63
应收票据			应缴财政款		
应收账款净额	467 285 288.19	333 747 977.11	应付职工薪酬	14 189 533.18	
预付账款	86 521 395.45	118 695 541.98	应付票据		
应收股利			应付账款	1 161 281 416.81	1 244 699 916.81
应收利息			应付政府补贴款		
其他应收款净额	88 550 701.92	77 898 343.39	应付利息		
存货	79 116 102.45	111 598 416.63	预收账款	202 467 647.89	178 412 041.26
待摊费用			其他应付款	97 424 892.79	85 750 107.14
一年内到期的非流动资产			预提费用		
其他流动资产			一年内到期的非流动负债		
流动资产合计	1 259 559 763.31	1 194 724 250.96	其他流动负债		
非流动资产：			**流动负债合计**	1 489 567 242.47	1 513 827 782.84
长期股权投资	5 600 000.00	42 100 000.00	**非流动负债：**		
长期债券投资			长期借款		
固定资产原值	2 339 177 479.28	2 153 509 074.93	长期应付款		
减：固定资产累计折旧	1 193 319 173.09	1 041 614 353.74	预计负债		
固定资产净值	1 145 858 306.19	1 111 894 721.19	其他非流动负债		
工程物资			**非流动负债合计**		
在建工程	663 107 502.15	520 423 679.76	受托代理负债		
无形资产原值	128 942 942.63	112 809 582.63	**负债合计**	1 489 567 242.47	1 513 827 782.84
减：无形资产累计摊销	23 888 656.52	19 810 202.71			

续表

资产		年初余额	负债和净资产	期末余额	年初余额
无形资产净值	105 054 286.11	92 999 379.92			
研发支出					
公共基础设施原值					
减：公共基础设施累计折旧（摊销）					
公共基础设施净值			**净资产：**		
政府储备物资			累计盈余	1 487 602 995.94	1 273 001 104.90
文物文化资产			其中：财政项目盈余	438 897 463.63	381 076 079.92
保障性住房原值			医疗盈余	1 023 096 982.10	867 213 560.27
减：保障性住房累计折旧			科教盈余	25 608 550.21	24 711 464.71
保障性住房净值			新旧转换盈余		
长期待摊费用			专用基金	202 009 619.35	175 313 144.09
待处理财产损溢			权益法调整		
其他非流动资产			无偿调拨净资产		
非流动资产合计	1 919 620 094.45	1 767 417 780.87	本期盈余		
受托代理资产			**净资产合计**	1 689 612 615.29	1 448 314 248.99
资产总计	3 179 179 857.76	2 962 142 031.83	**负债和净资产总计**	3 179 179 857.76	2 962 142 031.83

单位负责人：　　　　总会计师：　　　　财务部负责人：　　　　制表人：

2. 收入费用表

收入费用表

会政财 02 表

编制单位：某医院　　　　2017 年 12 月　　　　单位：元

项目	本月数	本年累计数
一、本期收入	506 533 567.50	4 537 374 428.06
（一）财政拨款收入	77 186 219.00	113 712 500.00
其中：政府性基金收入		
其中：财政基本拨款收入		33 210 000.00
财政项目拨款收入	77 186 219.00	80 502 500.00
（二）事业收入	426 386 308.71	4 379 113 315.60
其中：医疗收入	423 034 208.71	4 369 987 000.98

续表

项目	本月数	本年累计数
科教收入	3 352 100.00	9 126 314.62
（三）上级补助收入		
（四）附属单位上缴收入		
（五）经营收入		
（六）非同级财政拨款收入		
（七）投资收益		
（八）捐赠收入		
（九）利息收入		
（十）租金收入		
（十一）其他收入	2 961 039.79	44 548 612.46
二、本期费用	628 340 087.98	4 398 641 091.40
（一）业务活动费用	585 515 339.94	4 095 065 144.68
其中：财政基本拨款经费		
财政项目拨款经费	130 022 090.88	134 625 140.78
科教经费	797 166.60	9 574 908.84
其他经费	454 696 082.46	3 950 865 095.06
（二）单位管理费用	42 004 512.57	260 707 847.96
其中：财政基本拨款经费		33 210 000.00
财政项目拨款经费		
科教经费		
其他经费	42 004 512.57	227 497 847.96
（三）经营费用		
（四）资产处置费用		
（五）上缴上级费用		
（六）对附属单位补助费用		
（七）所得税费用		
（八）其他费用	820 235.47	42 868 098.76
三、本期盈余	−121 806 520.48	138 733 336.66
其中：财政项目盈余	−52 835 871.88	−54 122 640.78
医疗盈余	−71 525 582.00	193 304 571.66
科教盈余	2 554 933.40	−448 594.22

单位负责人：　　　　总会计师：　　　　财务部负责人：　　　　制表人：

3．医疗活动收入费用明细表

医疗活动收入费用明细表

会政财 02 表附表 01

编制单位：某医院　　2017 年 12 月　　单位：元

项目	本月数	本年累计数	项目	本月数	本年累计数
医疗活动收入合计	425 995 248.50	4 746 635 613.44	医疗活动费用合计	497 520 830.50	4 254 441 041.78
财政基本拨款收入		332 100 000.00	业务活动费用	454 696 082.46	3 950 865 095.06
医疗收入	423 034 208.71	4 369 987 000.98	人员经费	167 565 746.58	893 354 492.70
门急诊收入	142 363 183.86	1 460 152 862.96	其中：工资福利费用	158 875 344.53	797 389 745.82
挂号收入		981 916.40	对个人和家庭的补助费用	8 690 402.05	95 964 746.88
诊察收入	3 363 896.60	34 928 801.40	商品和服务费用	280 766 229.23	2 897 903 950.22
检查收入	20 168 883.59	230 645 970.13	固定资产折旧费	12 502 422.55	150 617 793.14
化验收入	13 959 091.60	144 910 612.35	无形资产摊销费	357 586.60	3 599 635.81
治疗收入	9 697 814.84	107 185 410.13	计提专用基金	−6 495 902.50	5 389 223.19
手术收入	3 720 747.20	38 111 046.00	单位管理费用	42 004 512.57	260 707 847.96
卫生材料收入	6 218 000.88	64 113 425.83	人员经费	25 130 007.41	186 738 948.52
药品收入	75 459 417.11	788 254 215.38	其中：工资福利费用	17 976 714.41	97 822 197.03
其他门急诊收入	9 775 332.04	51 021 465.34	对个人和家庭的补助费用	7 153 293.00	88 916 751.49
住院收入	280 671 024.85	2 909 834 138.02	商品和服务费用	14 996 906.53	58 909 429.82
床位收入	5 307 927.00	57 105 568.10	固定资产折旧费	1 825 568.44	14 580 651.62
诊察收入	2 391 953.00	23 151 707.80	无形资产摊销费	52 030.19	478 818.00
检查收入	18 887 229.36	199 823 295.86	经营费用		
化验收入	32 311 188.00	320 729 955.40	资产处置费用		
治疗收入	19 656 446.07	221 158 594.30	上缴上级费用		
手术收入	25 738 193.90	232 972 338.67	对附属单位补助费用		
护理收入	6 185 727.60	56 977 834.83	所得税费用		
卫生材料收入	86 512 607.94	841 415 116.16	其他费用	820 235.47	42 868 098.76
药品收入	81 934 147.18	942 371 264.98			
其他住院收入	1 745 604.80	14 128 461.92			
结算差额					
上级补助收入					
附属单位上缴收入					
经营收入					
非同级财政拨款收入					

续表

项目	本月数	本年累计数	项目	本月数	本年累计数
投资收益					
捐赠收入					
利息收入					
租金收入					
其他收入	2 961 039.79	44 548 612.46			

单位负责人：　　总会计师：　　财务部负责人：　　制表人：

4．现金流量表

现金流量表

会政财 04 表

编制单位：某医院　　2017 年　　单位：元

项目	本年金额
一、日常活动产生的现金流量：	
财政基本支出拨款收到的现金	33 210 000.00
财政非资本性项目拨款收到的现金	9 572 485.40
事业活动收到的除财政拨款以外的现金	4 407 503 883.12
收到的其他与日常活动有关的现金	588 514 246.20
日常活动的现金流入小计	5 038 800 614.72
购买商品、接受劳务支付的现金	2 377 082 890.89
支付给职工以及为职工支付的现金	962 697 990.35
支付的各项税费	
支付的其他与日常活动有关的现金	1 528 652 063.31
日常活动的现金流出小计	4 868 432 944.55
日常活动产生的现金流量净额	170 367 670.17
二、投资活动产生的现金流量：	
收回投资收到的现金	
取得投资收益收到的现金	
处置固定资产、无形资产、公共基础设施等收回的现金净额	23 170.00
收到的其他与投资活动有关的现金	
投资活动的现金流入小计	23 170.00
购建固定资产、无形资产、公共基础设施等支付的现金	150 942 725.94

续表

项目	本年金额
对外投资支付的现金	
上缴处置固定资产、无形资产、公共基础设施等净收入支付的现金	23 170.00
支付的其他与投资活动有关的现金	
投资活动的现金流出小计	150 965 895.94
投资活动产生的现金流量净额	−150 942 725.94
三、筹资活动产生的现金流量：	
财政资本性项目拨款收到的现金	
取得借款收到的现金	
收到的其他与筹资活动有关的现金	20 000 000.00
筹资活动的现金流入小计	20 000 000.00
偿还借款支付的现金	
偿还利息支付的现金	
支付的其他与筹资活动有关的现金	
筹资活动的现金流出小计	
筹资活动产生的现金流量净额	20 000 000.00
四、汇率变动对现金的影响额	
五、现金净增加额	39 424 944.23

单位负责人：　　总会计师：　　财务部负责人：　　制表人：

附录四 某医院 2018 年财务报表

1. 资产负债表

资产负债表

会政财 01 表

编制单位：某医院　　2018 年 12 月 31 日　　单位：元

资产	期末余额	年初余额	负债和净资产	期末余额	年初余额
流动资产：			**流动负债：**		
货币资金	769 374 041.02	536 696 860.70	短期借款		
短期投资			应交增值税		
财政应返还额度	300 000.00	1 389 414.60	其他应交税费	21 455 074.65	14 203 751.80
应收票据			应缴财政款		
应收账款净额	636 097 238.68	467 285 288.19	应付职工薪酬		
预付账款	55 807 217.10	86 521 395.45	应付票据		
应收股利			应付账款	1 117 360 691.14	1 175 470 949.99
应收利息			应付政府补贴款		
其他应收款净额	70 557 689.82	88 550 701.92	应付利息		
存货	100 510 298.16	79 116 102.45	预收账款	267 134 382.41	202 467 647.89
待摊费用			其他应付款	87 400 894.30	97 424 892.79
一年内到期的非流动资产			预提费用	7 368 313.50	
其他流动资产			一年内到期的非流动负债		
流动资产合计	1 632 646 484.78	1 259 559 763.31	其他流动负债		
非流动资产：			**流动负债合计**	1 500 719 356.00	1 489 567 242.47
长期股权投资	5 600 000.00	5 600 000.00	**非流动负债：**		
长期债券投资			长期借款		
固定资产原值	2 550 394 621.12	2 339 177 479.28	长期应付款		
减：固定资产累计折旧	1 390 696 176.89	1 193 319 173.09	预计负债		
固定资产净值	1 159 698 444.23	1 145 858 306.19	其他非流动负债		
工程物资			**非流动负债合计**		
在建工程	780 832 803.77	663 107 502.15	受托代理负债		
无形资产原值	141 257 922.63	128 942 942.63	**负债合计**	1 500 719 356.00	1 489 567 242.47
减：无形资产累计摊销	29 371 448.24	23 888 656.52			
无形资产净值	111 886 474.39	105 054 286.11			
研发支出					
公共基础设施原值					

续表

资产	期末余额	年初余额	负债和净资产	期末余额	年初余额
减：公共基础设施累计折旧（摊销）					
公共基础设施净值			**净资产：**		
政府储备物资			累计盈余	1 896 939 508.15	1 487 602 995.94
文物文化资产			其中：财政项目盈余	681 941 193.73	438 897 463.63
保障性住房原值			医疗盈余	1 186 521 960.46	1 023 096 982.10
减：保障性住房累计折旧			科教盈余	28 476 353.96	25 608 550.21
保障性住房净值			新旧转换盈余		
长期待摊费用			专用基金	293 005 343.02	202 009 619.35
待处理财产损溢			权益法调整		
其他非流动资产			无偿调拨净资产		
非流动资产合计	2 058 017 722.39	1 919 620 094.45	本期盈余		
受托代理资产			**净资产合计**	2 189 944 851.17	1 689 612 615.29
资产总计	3 690 664 207.17	3 179 179 857.76	**负债和净资产总计**	3 690 664 207.17	3 179 179 857.76

单位负责人： 总会计师： 财务部负责人： 制表人：

2．收入费用表

收入费用表

会政财 02 表

编制单位：某医院 2018 年 12 月 单位：元

项目	本月数	本年累计数
一、本期收入	561 076 170.99	5 475 088 855.28
（一）财政拨款收入	64 413 898.52	222 574 000.00
其中：政府性基金收入		
其中：财政基本拨款收入		33 510 000.00
财政项目拨款收入	64 413 898.52	189 064 000.00
（二）事业收入	492 095 797.43	5 107 240 650.89
其中：医疗收入	488 295 757.43	5 095 296 908.89
科教收入	3 800 040.00	11 943 742.00
（三）上级补助收入		
（四）附属单位上缴收入		
（五）经营收入		
（六）非同级财政拨款收入		
（七）投资收益		

续表

项目	本月数	本年累计数
（八）捐赠收入		
（九）利息收入		
（十）租金收入		
（十一）其他收入	4 566 475.04	145 274 204.39
二、本期费用	724 622 043.32	5 150 550 888.18
（一）业务活动费用	619 829 529.78	4 756 539 776.01
其中：财政基本拨款经费		
财政项目拨款经费	64 840 953.58	189 837 806.66
科教经费	1 023 516.76	8 683 848.91
其他经费	553 965 059.44	4 558 018 120.44
（二）单位管理费用	54 289 680.47	308 687 168.94
其中：财政基本拨款经费		33 510 000.00
财政项目拨款经费		
科教经费		
其他经费	54 289 680.47	275 177 168.94
（三）经营费用		
（四）资产处置费用		
（五）上缴上级费用		
（六）对附属单位补助费用		
（七）所得税费用		
（八）其他费用	50 502 833.07	85 323 943.23
三、本期盈余	−163 545 872.33	324 537 967.10
其中：财政项目盈余	−427 055.06	−773 806.66
医疗盈余	−165 895 340.51	322 051 880.67
科教盈余	2 776 523.24	3 259 893.09

单位负责人： 总会计师： 财务部负责人： 制表人：

3．医疗活动收入费用明细表

医疗活动收入费用明细表

会政财 02 表附表 01

编制单位：某医院　　2018 年 12 月　　单位：元

项目	本月数	本年累计数	项目	本月数	本年累计数
医疗活动收入合计	492 862 232.47	5 575 671 113.28	医疗活动费用合计	658 757 572.98	4 952 029 232.61
财政基本拨款收入		335 100 000.00	业务活动费用	553 965 059.44	4 558 018 120.44

续表

项目	本月数	本年累计数	项目	本月数	本年累计数
医疗收入	488 295 757.43	5 095 296 908.89	人员经费	221 482 503.91	1 100 577 330.74
门急诊收入	162 938 526.45	1 671 304 020.52	其中：工资福利费用	210 987 911.99	982 805 103.17
挂号收入			对个人和家庭的补助费用	10 494 591.92	117 772 227.57
诊察收入	7 648 245.00	64 338 096.40	商品和服务费用	319 603 874.63	3 281 609 188.00
检查收入	25 046 893.01	267 907 850.86	固定资产折旧费	14 671 104.90	159 487 657.23
化验收入	15 251 686.60	172 133 425.45	无形资产摊销费	308 691.94	4 700 159.70
治疗收入	15 283 478.09	138 371 203.62	计提专用基金	−2 101 115.94	11 643 784.77
手术收入	4 830 777.70	49 806 681.34	单位管理费用	54 289 680.47	308 687 168.94
卫生材料收入	4 555 786.16	61 716 498.76	人员经费	39 665 974.45	218 206 861.43
药品收入	76 109 606.83	846 242 986.83	其中：工资福利费用	31 658 999.02	128 524 755.95
其他门急诊收入	14 212 053.06	70 787 277.26	对个人和家庭的补助费用	8 006 975.43	89 682 105.48
住院收入	325 357 230.98	3 423 992 888.37	商品和服务费用	13 509 871.42	71 544 156.12
床位收入	6 968 970.00	69 498 408.00	固定资产折旧费	910 284.91	18 162 348.37
诊察收入	3 792 986.00	35 894 814.80	无形资产摊销费	203 549.69	773 803.02
检查收入	27 864 413.41	262 682 984.78	经营费用		
化验收入	35 509 676.80	395 187 357.00	资产处置费用		
治疗收入	29 031 509.34	255 450 521.60	上缴上级费用		
手术收入	39 622 555.10	366 561 743.76	对附属单位补助费用		
护理收入	10 923 599.46	99 305 043.03	所得税费用		
卫生材料收入	89 554 836.83	978 954 765.28	其他费用	50 502 833.07	85 323 943.23
药品收入	81 557 434.04	945 288 729.22			
其他住院收入	531 250.00	15 168 520.90			
结算差额					
上级补助收入					
附属单位上缴收入					
经营收入					
非同级财政拨款收入					
投资收益					
捐赠收入					
利息收入					
租金收入					
其他收入	4 566 475.04	145 274 204.39			

单位负责人：　　总会计师：　　财务部负责人：　　制表人：

4．现金流量表

现金流量表

会政财 04 表

编制单位：某医院　　2018 年　　单位：元

项目	本年金额
一、日常活动产生的现金流量：	
财政基本支出拨款收到的现金	33 510 000.00
财政非资本性项目拨款收到的现金	19 686 006.66
事业活动收到的除财政拨款以外的现金	5 092 367 110.41
收到的其他与日常活动有关的现金	641 218 408.14
日常活动的现金流入小计	5 786 781 525.21
购买商品、接受劳务支付的现金	2 591 201 423.26
支付给职工以及为职工支付的现金	1 170 083 121.94
支付的各项税费	
支付的其他与日常活动有关的现金	1 564 388 223.25
日常活动的现金流出小计	5 325 672 768.45
日常活动产生的现金流量净额	461 108 756.76
二、投资活动产生的现金流量：	
收回投资收到的现金	
取得投资收益收到的现金	
处置固定资产、无形资产、公共基础设施等收回的现金净额	73 387.60
收到的其他与投资活动有关的现金	
投资活动的现金流入小计	73 387.60
购建固定资产、无形资产、公共基础设施等支付的现金	228 431 576.44
对外投资支付的现金	
上缴处置固定资产、无形资产、公共基础设施等净收入支付的现金	73 387.60
支付的其他与投资活动有关的现金	
投资活动的现金流出小计	228 504 964.04
投资活动产生的现金流量净额	−228 431 576.44
三、筹资活动产生的现金流量：	
财政资本性项目拨款收到的现金	
取得借款收到的现金	
收到的其他与筹资活动有关的现金	

续表

项目	本年金额
筹资活动的现金流入小计	
偿还借款支付的现金	
偿还利息支付的现金	
支付的其他与筹资活动有关的现金	
筹资活动的现金流出小计	
筹资活动产生的现金流量净额	
四、汇率变动对现金的影响额	
五、现金净增加额	232 677 180.32

单位负责人: 总会计师: 财务部负责人: 制表人:

附录五　某医院 2019 年财务报表

1. 资产负债表

资产负债表

会政财 01 表

编制单位：某医院　　2019 年 12 月 31 日　　单位：元

资产	期末余额	年初余额	负债和净资产	期末余额	年初余额
流动资产：			**流动负债：**		
货币资金	916 332 696.56	769 374 041.02	短期借款		
短期投资			应交增值税		
财政应返还额度	300 000.00	300 000.00	其他应交税费	21 772 992.97	21 455 074.65
应收票据			应缴财政款		
应收账款净额	802 754 551.73	636 097 238.68	应付职工薪酬	46 774 758.98	28 471 841.98
预付账款	58 450 886.72	55 807 217.10	应付票据		
应收股利			应付账款	1 157 908 558.83	1 088 888 849.16
应收利息			应付政府补贴款		
其他应收款净额	187 451 473.34	70 557 689.82	应付利息		
存货	105 671 104.85	100 510 298.16	预收账款	310 120 424.37	267 134 382.41
待摊费用			其他应付款	203 662 283.90	87 400 894.30
一年内到期的非流动资产			预提费用		7 368 313.50
其他流动资产			一年内到期的非流动负债		
流动资产合计	2 070 960 713.20	1 632 646 484.78	其他流动负债		
非流动资产：			**流动负债合计**	1 740 239 019.05	1 500 719 356.00
长期股权投资	5 600 000.00	5 600 000.00	**非流动负债：**		
长期债券投资			长期借款		
固定资产原值	3 047 184 352.78	2 550 394 621.12	长期应付款		
减：固定资产累计折旧	1 502 896 205.56	1 390 696 176.89	预计负债		
固定资产净值	1 544 288 147.22	1 159 698 444.23	其他非流动负债		
工程物资			**非流动负债合计**		
在建工程	597 666 316.02	780 832 803.77	受托代理负债		
无形资产原值	154 512 045.63	141 257 922.63	**负债合计**	1 740 239 019.05	1 500 719 356.00
减：无形资产累计摊销	35 843 170.46	29 371 448.24			

续表

资产	期末余额	年初余额	负债和净资产	期末余额	年初余额
无形资产净值	118 668 875.17	111 886 474.39			
研发支出					
公共基础设施原值					
减：公共基础设施累计折旧（摊销）					
公共基础设施净值			**净资产：**		
政府储备物资			累计盈余		
文物文化资产			其中：财政项目盈余	724 094 809.45	681 941 193.73
保障性住房原值			医疗盈余	1 464 898 489.99	1 186 521 960.46
减：保障性住房累计折旧			科教盈余	26 355 859.62	28 476 353.96
保障性住房净值			新旧转换盈余		
长期待摊费用			专用基金	381 595 873.50	293 005 343.02
待处理财产损溢			权益法调整		
其他非流动资产			无偿调拨净资产		
非流动资产合计	2 266 223 338.41	2 058 017 722.39	本期盈余		
受托代理资产			**净资产合计**	2 596 945 032.56	2 189 944 851.17
资产总计	4 337 184 051.61	3 690 664 207.17	**负债和净资产总计**	4 337 184 051.61	3 690 664 207.17

单位负责人：　　总会计师：　　财务部负责人：　　制表人：

2．收入费用表

收入费用表

会政财 02 表

编制单位：某医院　　2019 年 12 月　　单位：元

项目	本月数	本年累计数
一、本期收入	488 993 319.15	5 775 475 415.71
（一）财政拨款收入	14 297 500.00	104 129 387.94
其中：政府性基金收入		
其中：财政基本拨款收入		33 510 000.00
财政项目拨款收入	14 297 500.00	70 619 387.94
（二）事业收入	468 374 113.84	5 590 610 367.30
其中：医疗收入	468 174 113.84	5 584 980 012.66

续表

项目	本月数	本年累计数
科教收入	200 000.00	5 630 354.64
（三）上级补助收入		
（四）附属单位上缴收入		
（五）经营收入		
（六）非同级财政拨款收入		
（七）投资收益		
（八）捐赠收入		
（九）利息收入		
（十）租金收入		
（十一）其他收入	6 321 705.31	80 735 660.47
二、本期费用	573 323 048.11	5 414 659 673.66
（一）业务活动费用	517 187 948.92	5 051 222 348.06
其中：财政基本拨款经费		
财政项目拨款经费	14 044 184.00	70 619 387.94
科教经费	451 181.71	10 105 734.90
其他经费	502 692 583.21	4 970 497 225.22
（二）单位管理费用	53 393 106.12	332 517 214.37
其中：财政基本拨款经费	897 698.00	33 510 000.00
财政项目拨款经费		
科教经费		
其他经费	52 495 408.12	299 007 214.37
（三）经营费用		
（四）资产处置费用		
（五）上缴上级费用		
（六）对附属单位补助费用		
（七）所得税费用		
（八）其他费用	2 741 993.07	30 920 111.23
三、本期盈余	−84 329 728.96	360 815 742.05
其中：财政项目盈余	253 316.00	
医疗盈余	−84 331 863.25	365 291 122.31
科教盈余	−251 181.71	−4 475 380.26

单位负责人： 总会计师： 财务部负责人： 制表人：

3．医疗活动收入费用明细表

医疗活动收入费用明细表

会政财 02 表附表 01

编制单位：某医院　　2019 年 12 月　　单位：元

项目	本月数	本年累计数	项目	本月数	本年累计数
医疗活动收入合计	474 495 819.15	5 699 225 673.13	医疗活动费用合计	558 827 682.40	5 333 934 550.82
财政基本拨款收入		33 510 000.00	业务活动费用	502 692 583.21	4 970 497 225.22
医疗收入	468 174 113.84	5 584 980 012.66	人员经费	233 550 486.04	1 309 469 931.01
门急诊收入	179 141 111.28	1 914 257 974.80	其中：工资福利费用	209 194 500.51	1 083 822 074.16
挂号收入			对个人和家庭的补助费用	24 355 985.53	225 647 856.85
诊察收入	8 000 854.98	92 746 551.31	商品和服务费用	253 688 063.83	3 488 989 081.37
检查收入	27 121 965.94	313 968 535.87	固定资产折旧费	14 335 350.83	159 682 990.20
化验收入	17 602 205.95	198 384 872.87	无形资产摊销费	427 709.60	4 194 157.58
治疗收入	16 993 007.74	187 124 778.29	计提专用基金	690 972.91	8 161 065.06
手术收入	5 094 916.56	65 177 620.53	单位管理费用	53 393 106.12	332 517 214.37
卫生材料收入	4 058 900.85	53 265 412.79	人员经费	39 360 853.13	243 565 553.13
药品收入	82 055 309.49	925 580 048.87	其中：工资福利费用	27 501 267.42	118 949 254.81
其他门急诊收入	18 213 949.77	78 010 154.27	对个人和家庭的补助费用	11 859 585.71	124 616 298.32
住院收入	289 033 002.56	3 670 722 037.86	商品和服务费用	13 222 430.89	68 424 382.89
床位收入	6 700 521.00	79 400 681.90	固定资产折旧费	616 172.41	18 261 653.71
诊察收入	3 632 835.00	43 117 815.76	无形资产摊销费	193 649.69	2 265 624.64
检查收入	27 276 109.40	320 450 728.68	经营费用		
化验收入	34 294 630.80	410 784 208.00	资产处置费用		
治疗收入	26 632 387.66	328 297 228.39	上缴上级费用		
手术收入	37 996 127.88	474 529 429.80	对附属单位补助费用		
护理收入	10 292 944.16	122 309 994.38	所得税费用		
卫生材料收入	75 526 459.24	1 025 150 200.07	其他费用	2 741 993.07	30 920 111.23
药品收入	66 163 384.42	863 003 174.30			
其他住院收入	517 603.00	3 678 576.58			
结算差额					
上级补助收入					
附属单位上缴收入					
经营收入					

续表

项目	本月数	本年累计数	项目	本月数	本年累计数
非同级财政拨款收入					
投资收益					
捐赠收入					
利息收入					
租金收入					
其他收入	6 321 705.31	80 735 660.47			

单位负责人： 总会计师： 财务部负责人： 制表人：

4. 现金流量表

现金流量表

会政财 04 表

编制单位：某医院 2019 年 单位：元

项目	本年金额
一、日常活动产生的现金流量：	
财政基本支出拨款收到的现金	33 510 000.00
财政非资本性项目拨款收到的现金	18 649 407.94
事业活动收到的除财政拨款以外的现金	5 535 453 432.62
收到的其他与日常活动有关的现金	328 312 975.89
日常活动的现金流入小计	5 915 925 816.45
购买商品、接受劳务支付的现金	2 504 029 601.24
支付给职工以及为职工支付的现金	1 413 237 995.74
支付的各项税费	
支付的其他与日常活动有关的现金	1 513 703 732.89
日常活动的现金流出小计	5 430 971 329.87
日常活动产生的现金流量净额	484 954 486.58
二、投资活动产生的现金流量：	
收回投资收到的现金	
取得投资收益收到的现金	
处置固定资产、无形资产、公共基础设施等收回的现金净额	82 812.20
收到的其他与投资活动有关的现金	
投资活动的现金流入小计	82 812.20

续表

项目	本年金额
购建固定资产、无形资产、公共基础设施等支付的现金	337 995 831.04
对外投资支付的现金	
上缴处置固定资产、无形资产、公共基础设施等净收入支付的现金	82 812.20
支付的其他与投资活动有关的现金	
投资活动的现金流出小计	338 078 643.24
投资活动产生的现金流量净额	
三、筹资活动产生的现金流量:	
财政资本性项目拨款收到的现金	
取得借款收到的现金	
收到的其他与筹资活动有关的现金	
筹资活动的现金流入小计	
偿还借款支付的现金	
偿还利息支付的现金	
支付的其他与筹资活动有关的现金	
筹资活动的现金流出小计	
筹资活动产生的现金流量净额	
四、汇率变动对现金的影响额	
五、现金净增加额	146 958 655.54

单位负责人:　　总会计师:　　财务部负责人:　　制表人:

附录六 年度财务分析报告模版

公立医院年度财务分析报告模版

为进一步提升公立医院经济管理水平，客观反映医院的财务状况及营运成果，为医院管理者和主管部门提供决策支持，根据《公立医院财务报告制度暂行办法》、《医院会计制度》及《医院财务制度》等相关规定，我们对××××年××月××日至××××年××月××日医院会计报表（或者20××年度医院财务决算报告）及相关财务会计资料在核对无误后，进行了财务分析，出具如下财务分析报告：

一、医院基本情况

××××医院（以下简称医院）是××××直属医院，是××型×级×等综合医院（或专科医院），始建于××××年，注册地址：××××××，注册资本：××××，现任法定代表人：×××。医院现有×个院区，编制床位××张，总建筑面积××平方米。

表1 医院基本情况表

项目名称	本期数 ①	上期数 ②	增减变动率% （①-②）/②×100%
科室数			
临床科室数			
医技科室数			
编制人数			
平均在职职工人数			
年末在编在职人数			
合同制人员人数			
年平均离退休人数			
编制床位			
平均开放床位			
年末实际开放床位			
诊疗人次数			
其中：门急诊人次			
实际开放总床日数			
实际占用总床日数			
出院者占用总床日			
出院人数			

截至20×× 年 ×× 月 ×× 日，医院设有临床和医技科室 ×× 个，与上期比较，增加（或减少）×× 个科室，主要原因是：

截至20×× 年 ×× 月 ×× 日，医院平均在职职工 ×× 人，与上期比较，增加（或减少）×× 人，在编人员 ×× 人，增（减）×× 人；合同制人员 ×× 人，增（减）×× 人；离退休人员 ×× 人，增（减）×× 人；临时工 ×× 人，增（减）×× 人。

截至20×× 年 ×× 月 ×× 日，医院编制床位 ×× 张，与上期比较，增加（或减少）×× 张，原因：平均开放床位 ×× 张，增（减）×× 张；年末实际开放床位 ×× 张，增（减）×× 张。诊疗人次 ×× 人次，增（减）×× 人；实际开放总床日数 ××，增（减）××；实际占用总床日数 ××，增（减）××；出院人数 ×× 人，增（减）×× 人。

二、财务状况

截至20×× 年 ×× 月 ×× 日，医院编报了会计报表（或财务决算报告）。医院主要财务状况如下：

（一）预算批复情况

表 2　预算批复情况表

项目名称	本期金额 / 万元 ①	上期金额 / 万元 ②	增减变动率 /% （①-②）/ ② ×100%
总收入			
总支出			
基本支出			
项目支出			
财政拨款预算			
财政基本支出			
人员支出			
公用支出			
财政项目支出			

根据 ××××《关于批复 ×××× 年预算的通知》（文件 号），20×× 年医院预算批复情况如下：

1. 总体收支预算。医院预算收入 ×× 万元，预算支出 ×× 万元，其中：基本支出 ×× 万元、项目支出 ×× 万元。

2. 财政拨款预算。医院财政拨款支出预算 ×× 万元，其中：财政基本支出预算 ×× 万元（人员经费 ×× 万元、公用经费 ×× 万元）、财政项目支出 ×× 万元。

3．新增资产配置预算。医院新增资产配置预算 ×× 万元，其中：车辆购置 ×× 辆 ×× 万元、200 万元以上大型设备购置 ×× 台套 ×× 万元。

4．政府采购预算。医院政府采购预算 ×× 万元，其中：基本支出政府采购预算 ×× 万元，项目支出政府采购预算 ×× 万元（包含进口货物预算 ×× 万元）。

5．绩效评价试点项目。本年 ×× 项目被财政部门确定为绩效评价试点项目。绩效考核目标主要为：××××。

（二）资产负债情况

截至 20×× 年 ×× 月 ×× 日，根据医院会计报表（或财务决算报告）中资产负债表（表号）反映，医院资产负债情况如下：

表 3　医院资产负债情况表

项目名称	本期金额 / 万元 ①	上期金额 / 万元 ②	增减变动率 /% （①－②）/ ② ×100%
资产总额			
其中：货币资金			
应收医疗款			
存货			
长期投资			
固定资产			
在建工程			
负债总额			
其中：应付账款			
预收医疗款			
其他应付款			
长期借款			
净资产总额			

1．资产情况。医院资产总额 ×× 万元，比期初增（减）×× 万元，其中：货币资金 ×× 万元，比期初增（减）×× 万元；应收医疗款 ×× 万元，比期初增（减）×× 万元；待摊费用 ×× 万元，比期初增（减）×× 万元；固定资产 ×× 万元，比期初增（减）×× 万元；长期投资 ×× 万元，比期初增（减）×× 万元；在建工程 ×× 万元，比期初增（减）×× 万元；待处理财产损溢 ×× 万元，比期初增（减）×× 万元。

2．负债情况。医院负债总额 ×× 万元，比期初增（减）×× 万元，其中：短期借款 ×× 万元，比期初增（减）×× 万元；预收医疗款 ×× 万元，比期初增（减）×× 万元；应付账款 ×× 万元，比期初增（减）×× 万元；其他应付款 ×× 万元，比期初增（减）×× 万元；预提费用 ×× 万元，比期初增（减）×× 万元；应交税费 ×× 万元，比期初增（减）×× 万元；长期借款 ×× 万元，比期初增（减）×× 万元（新增贷款 ×× 万元，贷款利率 ××，贷款期间 ××，贷款用途等）。

3. 净资产情况。医院净资产总额 ×× 万元，其中：事业基 金 ×× 万元，比期初增（减）×× 万元；专用基金 ×× 万元，比期初增（减）×× 万元；本期结余 ×× 万元，比期初增（减）×× 万元；未弥补亏损 ×× 万元，比期初增（减）×× 万元。

（三）收入支出及结余情况

表 4　医院收入支出及结余情况表

项目名称	本期金额 / 万元 ①	上期金额 / 万元 ②	增减变动率 /% （①－②）/ ② ×100%
总收入			
其中：医疗收入			
财政补助收入			
科教收入			
其他收入			
总支出			
其中：医疗业务支出			
管理费用			
财政项目支出			
科教项目支出			
其他支出			
总收支结余			
其中：医疗结余			
财政补助结转结余			
科教结转结余			

20×× 年 ×× 月 ×× 日至 20×× 年 ×× 月 ×× 日期间，根据医院会计报表（或财务决算报告）收入费用总表（表号）反映，医院收入支出情况如下：

1. 收入情况。医院总收入 ×× 万元，其中：医疗收入 ×× 万元（门诊收入、住院收入 ×× 万元）、财政基本补助收入 ×× 万元、财政项目补助收入 ×× 万元、科教项目收入 ×× 万元、其他收入 ×× 万元。

2. 支出情况。医院总支出 ×× 万元，其中：医疗成本 ×× 万元（医疗业务成本 ×× 万元、管理费用 ×× 万元）、财政项目支出 ×× 万元、科教项目支出 ×× 万元、其他支出 ×× 万元。

3. 结余情况。医院总体收支结余 ×× 万元，其中：医疗结余 ×× 万元、财政补助结转（结余）×× 万元、科教项目结转（结余）×× 万元。

（四）现金流量情况

表 5　医院现金流量情况表

项目名称	本期金额 / 万元 ①	上期金额 / 万元 ②	增减变动率 /% （①-②）/ ② ×100%
业务活动产生的现金流量净额			
投资活动产生的现金流量净额			
筹资活动产生的现金流量净额			
汇率变动对现金影响额			
现金净增加额			

20×× 年 ×× 月 ×× 日至 20×× 年 ×× 月 ×× 日期间，根据医院会计报表（或财务决算报告）中现金流量表（表号）反映，医院现金流量情况如下：

1. 业务活动现金流量。医院业务活动现金流量金额 ×× 万元，其中现金流入 ×× 万元（含医疗服务收到现金 ×× 万元、科教项目收到现金 ×× 万元）、现金支出 ×× 万元（含购买药品支付现金 ×× 万元、购买卫生材料支付现金 ×× 万元、科教项目支出现金 ×× 万元）。

2. 投资活动现金流量。医院投资活动现金流量金额 ×× 万元，其中：现金流入 ×× 万元（含收回投资收到现金 ×× 万元、投资收益收到现金 ×× 万元、资产处置收到现金 ×× 万元）、现金支出 ×× 万元（含购建固定资产支付现金 ×× 万元、对外投资支付现金 ×× 万元）。

3. 筹资活动现金流量。医院筹资活动现金流量金额 ×× 万元，其中：现金流入 ×× 万元（含取得财政资本性项目补助收现金 ×× 万元、借款收到现金 ×× 万元）、现金支出 ×× 万元（含偿还借款支付现金 ×× 万元、偿付利息支付现金 ×× 万元）。

三、财务分析

表 6　财务指标分析

项目名称	本期数 ①	上期数 ②	增减变动比率 （①-②）
一、预算执行分析			
1. 总收入预算执行率			
2. 医疗收入预算执行率			

续表

项目名称	本期数 ①	上期数 ②	增减变动比率 （①-②）
3．总支出预算执行率			
4．三公经费预算执行率			
二、财政保障水平分析			
1．财政补助收入占总收入比例			
2．财政基本支出补助占总支出比例			
3．离退休人员人均财政基本支出补助水平			
三、医疗费用控制水平			
1．药品收入占医疗收入比例			
2．每门诊人次收费水平			
3．出院者平均医药费			
4．每床日平均收费水平			
四、运行效率分析			
1．百元医疗收入占用人员费用比例			
2．百元医疗收入占用卫生材料比例			
3．净资产结余率			
4．医疗设备收益率			
5．患者欠费占医疗收入比例			
6．在职职工人均业务收入水平			
五、偿债能力分析			
1．资产负债率			
2．流动比率			
3．现金比率			
六、资产运营能力分析			
1．总资产周转率			
2．流动资产周转率			
3．存货周转率			
4．固定资产周转率			
5．应收医疗款周转率			
6．百元固定资产的医疗收入水平			
7．不良资产余额及占比			

续表

项目名称	本期数 ①	上期数 ②	增减变动比率 （①-②）
七、成本管理能力分析			
1. 每门诊人次成本及门诊收入成本率			
2. 每住院人次成本及住院收入成本率			
3. 医疗收入成本率			
八、收支结构分析			
1. 人员经费支出比率			
2. 公用经费支出比率			
3. 在职职工人均工资收入水平			
4. 管理费用率			
5. 药品支出率			
6. 卫生材料支出率			
九、发展能力分析			
1. 总资产增长率			
2. 净资产增长率			
3. 固定资产增长率			
4. 医疗收入增长率			
5. 科研收入增长率			
6. 收支结余增长率			
十、工作效率分析			
1. 病床使用率			
2. 病床周转次数			
3. 出院患者平均住院天数			
4. 平均每医生门诊人次			
5. 平均每医生当期出院人次			
6. 平均每床日占用固定资产金额			
7. 平均每床日占用医疗设备金额			

根据医院财务会计报表和经济活动开展情况，我们采用趋势分析、比较分析、比率分析、因素分析等多种分析方法，对20×× 年 ×× 月 ×× 日至20×× 年 ×× 月 ×× 日期间医院的预算执行、财政保障水平、医疗费用控制、经济效益、偿债能力、资产运营能力、成本管理能力、收支结构、发展能力、工作效率、等进行了财务指标分析。通过财务

指标分析结果，能够较明显的反映出医院，同时也发现医院目前在营运过程中还存在一些问题，需要进一步整改完善，具体分析情况如下：

（一）预算执行分析。（举例）反映医院当期收支预算执行进度，并对预算执行差异原因进行分析。主要包括：总收入预算执行率、医疗收入预算执行率；总支出预算执行率、财政基本支出预算执行率、三公经费预算执行率等。对财政补助的重点项目支出应当单独说明预算执行情况。

1．医疗收入稳步增长。截至20×× 年 ×× 月末，医院实现医疗收入 ×× 万元，同比增长 ××%，预算完成率100%。

2．新增资产配置预算执行进度慢。本期新增资产配置预算 ×× 万元，截至20×× 年 ×× 月末预算完成率为30%，主要原因是 ××××××。

3．重点项目预算执行分析情况。

……

（二）财政保障水平分析。（举例）反映医院当期收到的财政补助情况，并与上期比较分析增减变动原因。主要包括：财政补助收入占总收入比例、财政基本支出补助占总支出比例、离退休人员人均财政基本支出补助水平等。

1．基本支出财政保障水平不足。截至20×× 年 ×× 月末，财政基本支出补助占全部基本支出比例为 ××%，在职职工人均财政基本支出补助水平为 ×× 万元，离退休人员人均财政基本支出补助水平为 ×× 万元。

2．……

（三）医疗费用控制分析。（举例）反映医院当期开展医疗服务收费情况，并与上期比较分析增减变动原因。主要包括：药品收入占医疗收入比例、每门急诊人次收费水平、出院者平均医药费、平均每床日收费水平等指标分析。

1．医疗费用控制力度不断加强。本期药品收入占医疗收入比例为 ××%，同比减少 ××%，下降幅度较大。每出院人次费用 ×× 万元，同比减少 ××%。主要是医院非常重视医疗费用控制，采取了 ×××××× 措施，取得了效果。

2．每床日收费水平较低。本期平均每床日收费水平为 ×× 万元，同比减少 ×× 万元，主要原因是 ××××××。

3．……

（四）运行效率分析。（举例）反映医院在运行中各种耗费与成果的对比，并与上期比较分析。主要包括：百元医疗收入占用人员费用比例、百元医疗收入占用卫生材料比例；净资产结余率、医疗设备收益率；在职职工人均业务收入水平、患者欠费占医疗收入的比例。

1．百元医疗收入的耗费水平呈现下降趋势。本期百元医疗收入占用人员费用比例为 ××%，同比减少 ××%；百元医疗收入占用卫生材料比例为 ××%，同比减少 ××%，主要原因是医院采取了 ×××××× 措施。

2．患者欠费问题仍较突出。截至20×× 年 ×× 月末，医院应收医疗款 ×× 万元，比上年同期增加 ××%；患者欠费占医疗收入比例 ××%，同比增加 ××%，主要原因是 ××××××。

3．……

（五）偿债能力分析。（举例）反映医院当期使用资产偿还长期债务与短期债务的能力，并与上期比较分析。主要包括：资产负债率、流动比率、现金比率。

1．偿债保障能力有所提升。截至 20×× 年 ×× 月末，医院资产总额 ×× 万元，比上年同期增加 ××%；负债总额 ×× 万元，比去年同期增加 ××%；资产负债率为 ××%，比上年同期增加 ×× 个百分点。

2．短期独立偿债能力较强。截至 20×× 年 ×× 月末，医院现金比率 ××%，医院现金净现金增加额 ×× 万元，其中业务活动净现金流入 ×× 万元，说明医院在各项经济活动中现金净流入的金额较多，且流动比率为 ××。

3．……

（六）资产运营能力分析。反映医院当期期末资产规模、结构、收益及质量情况，并与上期比较分析。主要包括：总资产周转率、流动资产周转率、存货周转率、固定资产周转率、应收医疗款周转率；百元固定资产的医疗收入水平；不良资产余额及占比。

（七）成本管理能力分析。反映医院每门诊收入和住院收入耗费的成本水平，并与上期比较分析。主要包括：每门诊人次收入、每门诊人次成本及门诊收入成本率；每住院人次收入、每住院人次成本及住院收入成本率；医疗收入成本率。

（八）收支结构分析。反映医院收入支出结构的合理性，并与上期比较分析。主要包括：人员经费支出比率、公用经费支出比率、在职职工人均工资收入水平、管理费用率、药品支出率、卫生材料支出率。

（九）发展能力分析。反映医院通过各种经济活动不断扩大积累而形成的发展潜能情况，并与上期比较分析。主要包括：总资产增长率、净资产增长率、固定资产增长率、固定资产净值率、医疗收入增长率、科研收入增长率、收支结余增长率等。

（十）工作效率分析。反映医院的病床、医疗设备利用率及出诊医生的工作效率情况，并与上期比较分析。主要包括：病床使用率、病床周转次数、出院患者平均住院日；平均每医生门诊人次、平均每医生当期出院人次；平均每床日占用固定资产金额、平均每床日占用医疗设备金额。

四、其他情况说明

（一）会计核算分析。反映医院会计核算的规范性和准确性。主要包括：医院所有资产和收支（包含医院举办的非独立法人分支机构）是否纳入财务部门统一管理、统一核算，核算科目设置是否准确、是否符合相关财务制度规定，是否按照《医院会计制度》对经济业务事项进行正确的会计核算，是否设置部门辅助核算和项目辅助核算，成本费用分摊依据是否充分，会计数据记录是否准确，基本建设投资项目是否单独建账、单独核算，是否执行国家基本建设投资方面的会计制度，是否按照《医院会计制度》编制财务会计报告，会计数据反映是否真实，会计档案管理是否规范等。

（二）内部控制分析。反映医院的单位层面和业务层面的内部控制建设及实施情况。主要包括：单位层面内部控制情况（组织领导情况、机制建设情况、制度完善情况、关键岗位人员管理情况、财务信息编报情况），业务层面内部控制情况（预算管理情况、收支管理情况、）政府采购管理情况、资产管理情况、建设项目管理情况、合同管理情况），分析是否实施了不相容岗位相互分离、内部授权审批控制、归口管理、预算控制、财产保护控制、会计控制、单据控制和信息内部公开等控制方法。

（三）绩效考核分析。反映医院绩效考核制度建立及执行情况，当期绩效目标完成情况。主要包括：是否建立绩效考核制度，绩效考核指标及目标设置是否合理有效，绩效目标完成情况，绩效考核方法是否规范有效，考核结果使用及奖惩兑现情况，人均绩效奖励支出水平。

（四）其他分析。是指对医院本期或下期财务状况发生重大影响的事项进行分析，以及其他需要分析的事项。

五、下一步打算为进一步完善医院运营管理，根据上述财务报告分析发现的运营过程中存在的薄弱环节和主要问题，医院拟采取如下措施：

（一）……

（二）……

××××医院

20××年××月××日

参考文献

[1] 徐元元，田立启，陈新平，等. 政府会计制度——医院会计实务与衔接［M］. 北京：企业管理出版社，2019.

[2] 徐元元，田立启，侯常敏，等. 医院经济运行分析［M］. 北京：企业管理出版社，2018.

[3] 徐元元，田立启，侯常敏，等. 医院经济运行精细化管理［M］. 北京：企业管理出版社，2014.

[4] 田立启，张永征. 医院管理会计［M］. 北京：中国财政经济出版社，2003.

[5] 张新民，钱爱民. 企业财务报表分析［M］. 北京：北京大学出版社，2008.

[6] 王德法. 财务报表分析［M］. 北京：中国人民大学出版社，2004.

[7] 李桂荣. 财务报表分析［M］. 北京：清华大学出版社，2010.

[8] 徐元元，田立启，刘鹏涛，等. 医院会计管理［M］. 北京：企业管理出版社，2015.